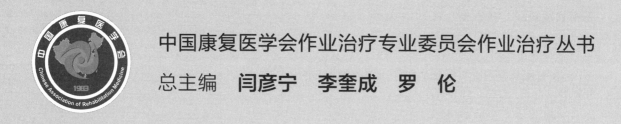

中国康复医学会作业治疗专业委员会作业治疗丛书

总主编　闫彦宁　李奎成　罗　伦

循证作业治疗

Evidence-Based of Occupational Therapy

主编　朱　毅　藏雅宁

江苏凤凰科学技术出版社·南京

图书在版编目（CIP）数据

循证作业治疗 / 朱毅，藏雅宁主编. — 南京：江
苏凤凰科学技术出版社，2023.5
（中国康复医学会作业治疗专业委员会作业治疗丛书）
ISBN 978-7-5713-3261-7

Ⅰ. ①循… Ⅱ. ①朱… ②藏… Ⅲ. ①循证医学
Ⅳ. ①R499

中国版本图书馆 CIP 数据核字（2022）第 199890 号

中国康复医学会作业治疗专业委员会作业治疗丛书

循证作业治疗

主　　　编	朱　毅　藏雅宁	
策　　　划	傅永红　杨小波	
责 任 编 辑	胡冬冬	
责 任 校 对	仲　敏	
责 任 监 制	刘文洋	
出 版 发 行	江苏凤凰科学技术出版社	
出版社地址	南京市湖南路 1 号 A 楼，邮编：210009	
出版社网址	http://www.pspress.cn	
照　　　排	南京新洲印刷有限公司	
印　　　刷	南京新洲印刷有限公司	
开　　　本	889 mm×1 194 mm　1/16	
印　　　张	17.5	
字　　　数	510 000	
版　　　次	2023 年 5 月第 1 版	
印　　　次	2023 年 5 月第 1 次印刷	
标 准 书 号	ISBN 978-7-5713-3261-7	
定　　　价	108.00 元	

循证作业治疗

编者名单

主　　编　朱　毅　藏雅宁

副 主 编　杨雨洁　吕　军　刘春玉

编　　者　（按姓氏笔画排序）

丁东方　郑州大学

马召玺　昆山市第一人民医院

马晓杰　海南医学院第二附属医院

王　颖　苏州大学附属无锡九院

王先斌　贵州医科大学

王梦琪　洛阳市第六人民医院

付高勇　宜宾市第一人民医院

吕　军　暨南大学附属第一医院

朱　毅　郑州大学第五附属医院

朱昭锦　常州卫生高等职业技术学校

刘春玉　海南省肿瘤医院

李孝熠　东南大学附属中大医院

李紫薇　上海上体伤骨科医院

李聪慧　郑州大学

杨　瑶　郑州大学

杨雨洁　康复大学（筹）

宋　帅　郑州大学第五附属医院

张文毅　江苏钟山老年康复医院

周　雪　郑州大学

侯伟倩　郑州大学

俞　君　苏州大学附属无锡九院

姚婵娟　常州市妇幼保健院

郭佳宝　徐州医科大学

黄　璞　贵州医科大学

曹武婷　四川省妇幼保健院

彭梦思　海南医学院第二附属医院

韩吉龙　苏州大学附属无锡九院

程　洁　南京中医药大学

游　进　泰州市中医院

赖西癸　上海体育学院

翟立文　郑州大学

藏雅宁　成都市第二人民医院

推荐序 Recommended order

世界卫生组织文件中指出"康复是一项有益的投资,因为可以提升人类的能力……任何人都可能在生命中的某一时刻需要康复。"根据 2021 年世界卫生组织发表于《柳叶刀》的研究报告,2019 年全球有 24.1 亿人可从康复中获益。当今,康复的重要性和必要性已成为人们的广泛共识。《"健康中国 2030"规划纲要》更是将康复提升到前所未有的高度,全民健康、健康中国已上升为国家战略。2021 年 6 月,国家卫生健康委、国家发展改革委、教育部等八部委联合发布了《关于加快推进康复医疗工作发展的意见》,指出"以人民健康为中心,以社会需求为导向,健全完善康复医疗服务体系,加强康复医疗专业队伍建设,提高康复医疗服务能力,推进康复医疗领域改革创新,推动康复医疗服务高质量发展"的总体目标,推出了"加强康复医疗人才教育培养""强化康复医疗专业人员岗位培训",鼓励有条件的院校要"积极设置康复治疗学和康复工程学等紧缺专业,并根据实际设置康复物理治疗学、康复作业治疗学、听力与言语康复学等专业",并且提出"根据医疗机构功能定位和康复医疗临床需求,有计划、分层次地对医疗机构中正在从事和拟从事康复医疗工作的人员开展培训,提升康复医疗服务能力"。

作业治疗作为康复医学的重要组成部分,近年来得到了快速发展。2017 年 11 月成立了中国康复医学会作业治疗专业委员会,并于 2018 年 5 月成为世界作业治疗师联盟(World Federation of Occupational Therapists,WFOT)的正式会员,这是我国作业治疗专业发展的一个重要里程碑。自 2020 年开始中国康复医学会作业治疗专业委员会开始承担 WFOT 最低教育标准作业治疗教育项目国际认证的材料审核工作。据不完全统计,目前我国已有 15 所本科院校开设康复作业治疗学专业(其中 7 所已通过 WFOT 认证),另有一些高职院校也开始开设康复治疗技术(作业治疗方向)的培养课程。然而,目前国内还没有一套专门的作业治疗专业教材,也没有系统的作业治疗系列专著。本次由中国康复医学会作业治疗专业委员会组织编写的国内首套"作业治疗丛书",系统化地介绍了作业治疗的基本理论、常用技术以及在各个系统疾病或群体中的实际应用。丛书以临床需求为导向,以岗位胜任力为核心,不仅可以为作业治疗专业人才培养/培训提供系统的参考用书,也可以作为作业治疗临床/教学的重要参考用书,具有非常重要的现实意义。

作为康复医学界的一位老兵和推动者,我从2011年就开始组织并推动作业治疗国际化师资培训,至今已举办了十余期,在以往的培训中均缺少系统的培训教材和参考专著。我非常高兴地看到本套丛书得以出版,为此由衷地推荐给广大读者,相信大家一定可以从中获益。同时我也希望各位编委总结经验,尽快出版作业治疗学系列教材,以满足作业治疗教育的需要。

励建安

美国国家医学科学院国际院士

南京医科大学教授

序言 Preface

为满足人们日益增长的康复医疗服务需求,2021年6月国家卫生健康委、国家发展改革委等八部门共同发布了《关于加快推进康复医疗工作发展的意见》,提出"力争到2022年,逐步建立一支数量合理、素质优良的康复医疗专业队伍",并对康复从业人员的数量和服务质量提出了具体的要求。

作业治疗作为康复医疗的重要手段之一,是促进病(伤、残)者回归家庭、重返社会的重要纽带,在康复医疗工作中发挥着不可替代的作用。近年来,随着我国康复医疗工作的不断推进,许多医院已经将原来的综合康复治疗师专科逐步向物理治疗师、作业治疗师、言语治疗师的专科化方向发展。

在我国,现代作业治疗自20世纪80年代随着康复医学引入,经过40余年的发展,从业人员的数量和服务质量都有了很大的提高。2017年12月,中国康复医学会作业治疗专业委员会成立,并于2018年5月成为世界作业治疗师联盟(World Federation of Occupational Therapists, WFOT)正式会员,为我国作业治疗从业者搭建了更高的学术平台,为推动我国作业治疗师队伍走向世界打下了基础。目前,我国已经有近20所高校开设了作业治疗专业(或康复治疗学专业作业治疗方向),其中7所高校的作业治疗本科课程通过了WFOT教育项目的认证。2017年,教育部正式批准部分高校开设"康复作业治疗学"本科专业,标志着我国作业治疗高等教育走向了专科化发展的轨道。可是,目前国内尚无一套系统的作业治疗专业教材,为了促进国内作业治疗的专业化、规范化发展,满足作业治疗从业人员的需求,有必要出版一套系统、全面且符合中国国情的作业治疗丛书。因此,在中国康复医学会的指导下,由中国康复医学会作业治疗专业委员会牵头启动了我国首套作业治疗丛书的编写工作,以期为国内作业治疗、康复治疗、康复医学等相关专业临床及教学工作者提供一套较为全面和系统的参考工具书,同时该套丛书也可作为作业治疗及相关专业学生的教材使用。

本套丛书共有14个分册,涵盖了作业治疗理论、作业治疗评定、常用作业治疗技术、临床常见病症的作业治疗、特殊群体的作业治疗以及作业治疗循证研究等模块,包括《作业治疗基本理论》《作业治疗评定》《日常生活活动》《职业康复》《矫形器制作与应用》《辅助技术与环境改造》《神经系统疾病作业治疗》《骨骼肌肉系统疾病作业治疗》《心理社会功能障碍作业治疗》《烧伤作业治疗》

《儿童作业治疗》《老年作业治疗》《社区作业治疗》《循证作业治疗》。

参加本套丛书编写的人员多数有在国外或我国台湾、香港、澳门地区学习作业治疗的经历，或具备深厚的作业治疗理论基础和丰富的作业治疗临床或教学实践经验。在编写过程中，本套丛书力图体现作业治疗的专业特色，在专业技术方面做到详细、实用、具体，具有可操作性。

丛书编写工作得到了康复领域多位专家的悉心指导，得到了中国康复医学会、江苏凤凰科学技术出版社以及参编人员所在单位的大力支持，同时也离不开所有参编人员的共同努力，在此我们一并表示衷心的感谢。

作为本套丛书的总主编，我们深感责任重大。作为国内首套作业治疗丛书，由于可供参考的资料不多，且参编人员较多，写作水平和风格不尽一致，书中难免存在不足或疏漏之处，我们恳请各位同道不吝指正，以便修订时完善。

闫彦宁　李奎成　罗　伦

中国康复医学会作业治疗专业委员会

2022 年 8 月

前言 Foreword

作业治疗(occupational therapy,OT)早在公元前100年,就被运用于治疗患有精神或情绪障碍的患者,一位希腊的医师阿斯克勒庇得斯(Asclepiades)就使用锻炼、沐浴和音乐等活动来治疗患者的压力情绪并安抚他们的心灵。随着社会的发展,OT也在不断进步,已经逐渐成为一个有完整框架的,内涵不断丰富和完善的,向循证医学、心理、社会发展的不断精细化的临床学科。

临床决断是一个复杂的、动态的过程。对于作业治疗师来说,循证是最基本的职业素养,以保证将最好的、最前沿的证据和临床经验与患者价值观相结合,以此来进行临床决断以及后续治疗。但是,循证作业治疗绝不仅是从多个资源中收集证据,还需要审思创造、重构职能:需要对最近研究中涉及的评定和治疗方法仔细分析,解释并且推理信息,以及将这些方法应用于提供给患者的治疗中。进一步来说,循证医学不能单独依赖于研究证据,需要结合自己作为医疗工作者接受的教育,获得的技能和经验选择治疗方案,考虑患者的背景和价值观,并且还需要和别的医疗工作者合作。

审视国内作业治疗的现状,我们发现作业治疗尚存在治疗手段单一、缺少循证实践意识、掌握循证方法不足等诸多问题。因此,循证作业治疗的培训和推广就显得尤为重要,而编写一本实用的工具书则更为必要,以适合当前作业治疗发展的需要。

经过慎重讨论,我们组织编写了这本《循证作业治疗》。全书包括三大部分,共十五章。这三大部分分别为:理论篇、方法篇、实践篇,带你循序渐进地了解循证医学,了解及实践循证作业治疗。理论篇:第一章主要介绍循证医学的概况,了解我国循证作业治疗的现状;第二章了解常用的循证工具;第三章了解作业治疗的框架。方法篇:主要以第四章中循证实践的5个步骤为主线:①提出临床问题;②寻找证据;③评价证据;④应用证据;⑤后效评价。每个步骤均衍生了相应的科学方法,它们之间环环相扣形成一个完整系统。其中,重点介绍了如何寻找证据(第六章)、如何评价证据(第七章),以及我们经常用到的证据类型(第八章和第九章)。实践篇:该部分主要补充循证实践的第④步骤和第⑤步骤,即应用证据和后效评价。第十一章介绍了循证医学在作业治疗临床、科研和教学中的具体应用。第十二章、第十三章结合实例展示作业治疗循证过程。第十四章介绍作业治疗学经济学的循证研究。第十五章的指南考虑到作业治疗在儿童康复、神经康复、精神心理等方面发展较好,我们结合当下背景,筛选了几个有潜力的作业治疗领域,如糖尿病、阿尔茨海默病、肿瘤等。

此次,我们邀请了32位经验丰富的康复专家及作业治疗师组成编委会,历经多次讨论,编委们各展所长又相互学习,取长补短,较好地完成了编写任务。本书可以作为广大作业治疗师、作业治疗教师、康复治疗师等康复工作者的工具书和工作参考用书。

本书编写历时四年多,几经波折,编委们呕心沥血,力图为读者们奉上一本全面、实用的循证作业治疗精品专著。但由于编写水平有限,加之循证医学的证据日新月异,书中内容难免会出现一些不足甚至错漏之处,还请广大读者们不吝批评指正。

"主动融入,成就自我",作业治疗与循证医学的融入是历史发展的演变,相信未来的OT会被更多的人了解,更多的人享有,让更多的人成为更好的自己。

朱　毅　藏雅宁

2022 年 7 月

目录 Contents

第一部分　理论篇

第一章　循证医学概论 3

第一节　循证医学的基本概念与发展 3

第二节　循证医学与临床流行病学 5

第三节　我国循证医学的应用现状及存在的问题 7

第二章　循证医学常用工具的介绍 10

第一节　循证医学数据库 10

第二节　临床实践指南资源 12

第三节　循证医学电子期刊 13

第四节　循证医学证据相关网站 14

第三章　作业治疗学的循证医学基础 16

第一节　作业治疗理论框架的循证医学依据 16

第二节　ICF 理论的循证医学依据 23

第三节　生物-心理-社会医学模式的循证医学依据 25

第二部分　方法篇

第四章　循证临床实践 29

第五章　循证医学证据的获取途径 34

第一节　循证医学证据概述 34

第二节　证据的分级及推荐 36

第三节　证据推荐 GRADE 系统简介 37

第六章　临床研究的文献检索方法 40

第一节　常用中文数据库的文献检索 40

第二节　常用英文数据库的文献检索 45

第三节　常用作业治疗证据资源 61

第四节　常用文献管理软件 64

第七章　循证医学证据的质量评定 ································· 75
　第一节　概述 ·· 75
　第二节　试验性研究的质量评定 ······························· 78
　第三节　随机对照研究的质量评定 ··························· 80
　第四节　非随机对照研究的质量评定 ······················· 85
　第五节　观察性研究的质量评定 ······························· 85
　第六节　筛查/诊断研究的质量评定 ·························· 91
　第七节　卫生经济学研究的质量评定 ······················· 95
　第八节　定性研究的质量评定 ··································· 97
　第九节　二级来源证据的质量评定 ·························· 100
　第十节　研究报告的质量评定 ································· 120

第八章　综述、系统评价和 Meta 分析 ····················· 123
　第一节　基本概念 ·· 123
　第二节　系统综述与传统综述、Meta 的关系 ··········· 124
　第三节　步骤与方法 ··· 126
　第四节　Meta 分析中的统计学方法 ························ 132
　第五节　Meta 分析结果的图示报告 ······················· 137

第九章　临床实践指南 ··· 141
　第一节　概述 ··· 141
　第二节　循证指南的制定方法和步骤 ······················ 142
　第三节　指南的规范化撰写和报告 ·························· 149
　第四节　指南的外部评审和发表 ····························· 152
　第五节　临床实践指南质量评定 ····························· 153

第十章　循证医学常用软件的应用方法 ···················· 154
　第一节　RevMan 软件的应用入门 ·························· 154
　第二节　Stata 软件的应用入门 ····························· 160
　第三节　R 软件的应用入门 ··································· 165

第三部分　实践篇

第十一章　作业治疗学的循证医学应用概论 ··············· 173
　第一节　循证医学在作业治疗学临床治疗中的应用 ······· 173
　第二节　循证医学在作业治疗学科研与教学中的应用 ····· 175
　第三节　循证医学在医疗卫生体系管理中的应用 ·········· 178
　第四节　作业治疗学的决策及其模式的演进 ··············· 184

第十二章 作业治疗学常用评定方法的循证医学研究 ……………………………………… 187

第一节 作业治疗学常用评定方法的简介 …………………………………………………… 187

第二节 描述作业治疗学常用评定方法准确性的指标 ……………………………………… 199

第三节 常用作业治疗学评定方法的准确性及其意义 ……………………………………… 200

第四节 实例解读 ……………………………………………………………………………… 202

第十三章 作业治疗方案的临床循证实例 ……………………………………………………… 204

第一节 神经疾病作业治疗的循证实例 ……………………………………………………… 204

第二节 肌肉骨骼疾病作业治疗的循证实例 ………………………………………………… 208

第三节 烧伤作业治疗的循证实例 …………………………………………………………… 213

第四节 心肺疾病作业治疗的循证实例 ……………………………………………………… 214

第五节 儿童疾病作业治疗的循证实例 ……………………………………………………… 217

第六节 精神心理疾病作业治疗的循证实例 ………………………………………………… 220

第七节 老年疾病作业治疗的循证实例 ……………………………………………………… 222

第八节 肿瘤疾病作业治疗的循证实例 ……………………………………………………… 227

第十四章 作业治疗学的经济学效应的循证医学研究 ………………………………………… 230

第十五章 作业治疗指南 ………………………………………………………………………… 234

参考文献 ……………………………………………………………………………………………… 243

附录 …………………………………………………………………………………………………… 253

附录一 中英文名词对照 ……………………………………………………………………… 253

附录二 循证医学常用名词解释 ……………………………………………………………… 255

附录三 网上常用循证医学资源及其主要内容 ……………………………………………… 260

———第一部分———

理 论 篇

第一章

循证医学概论

循证医学的基本概念与发展

一、循证医学的概念

循证医学（evidence-based medicine，EBM）从20世纪90年代以来作为一门充满生机和活力的学科逐渐进入人们的视野，它是基于临床医疗实践发展起来，是一种新的医学实践范式和终身学习的过程。

加拿大著名临床流行病学家 David Sackett 和 Gordon Guyatt 在 1992 年首次提出"循证医学"的概念，还在后续的循证医学书籍中，将循证医学定义为"谨慎、精确和明智地使用当前所能取得的最佳研究证据来确定对患者的治疗措施"。

到了 2000 年，循证医学的概念被重新修订为"将当前最佳研究证据与临床专业知识同患者的价值观和意愿相结合，制定出具体的治疗策略"。循证实践（evidence-based practice，EBP）是临床决策框架，鼓励临床工作者在做临床决策时将定量和定性的高质量研究成果与自己的临床经验及患者的背景、喜好和价值观相结合。作业治疗（occupational therapy，OT）需要作业治疗师具备专业的临床知识（expert clinical knowledge）、科学证据（scientific evidence）、实践经验（practical experience）和以人为本（person-oriented）的原则，循证则贯穿其中（图 1-1-1）。

"当前最佳研究证据"指的是和临床实践相关的研究证据，通常是从基础医学研究中获取，特别是以患者为中心的临床研究。"临床专业知识"指

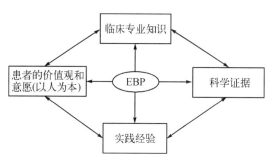

图 1-1-1　EBP 在作业治疗中的运用

的是临床医师个人的医学理论知识、专业技能和长期积累的临床经验等。一个好的医务工作者，既要运用好个人的临床专业知识，又要利用好当前最佳的研究证据，仅依靠其中任何一项都是远远不够的。没有当前最佳的研究证据，那么医师的临床专业知识很可能就会过时，不利于患者的诊疗效果，二者相辅相成。"患者的价值观和意愿"指的是每个患者对其治疗策略的选择、接受和合作程度，患者的个体状况、个人背景和经历等，即现代医疗中强调"以患者为中心"，这在 OT 中体现得淋漓尽致。这些因素的存在都会对患者的治疗策略产生影响。即使研究证据明确且可以作为我们的首选治疗措施，但如果患者认为不合适或不可接受，那么对该患者而言也不是基于证据的实践。Sacett 等人坚决主张外在证据只是决策过程的一环，它必须和临床判断以及患者偏好相结合，统筹考虑。循证过程应当被看作一种对具体治疗和医疗行为的批判性思维过程，是临床推理和反思的一种强有力的工具。

二、循证医学的产生与发展背景

循证医学的哲学起源起自 19 世纪中叶的巴黎或更早的时期。20 世纪 80 年代初期，加拿大麦克

马斯特大学的 Gordon Guyatt 教授开设了首期循证医学培训班,1992 年,在《循证医学:医学实践教学新模式》一文中,循证医学的概念被正式提出。

循证医学产生的重要背景之一在于 20 世纪 80 年代临床医学领域干预效果的评价方面取得了较大的进展。当时全世界临床试验空前活跃,也获得了很多结果,这促进了循证医学的诞生。随机对照试验(randomized clinical trial,RCT)的结果在国际上被公认为是预防和治疗性研究中最具可靠性的证据,但遗憾的是单个 RCT 指导临床实践的效果不尽人意。1971 年,英国流行病学家 Archine Cochrane 提出各临床专业应该整理和综合分析所有的 RCT 文献,并且不断收集新的研究结果,对先前的评价进行更新,从而为临床治疗实践提供更加可靠的依据,并将其发表在《疗效与效益:医疗保健中的随机对照试验》中。该建议一经提出便得到了医学界的积极反馈,此外,医学界还对一些重要疾病的干预方法进行了系统综述和 Meta 分析(meta-analysis),对临床医学产生了划时代的影响。

1992 年,英国牛津大学成立了 Cochrane 中心,由于 Archine Cochrane 对循证医学的先驱性贡献,便以他的姓氏命名正式成立国际性的 Cochrane 协作网。Cochrane 协作网旨在收集、整理研究数据,对临床干预措施的效果进行系统评价,并通过电子媒介和期刊等途径向世界范围传播最新的研究结果,推动国际交流与合作。Cochrane 系统评价(CSR)被 JAMA、Lancet 等权威期刊全文收录,截至 2011 年 4 月,Cochrane 图书馆已完成的系统评价数量达 4 575 个,而且几乎覆盖医学的全部领域,是全世界卫生保健制定临床决策时获取最佳证据不可或缺的信息来源。

此外,循证医学的发展还得益于以下因素:①人类疾病谱发生改变。人类关注的疾病重点已经从原来的单因素疾病(如传染病)转变为多因素疾病(如冠心病、肿瘤等),使得临床医师不能停留于原先的单一诊疗模式,迫切需要寻求多方位的治疗策略;②医学模式发生改变。医学发展的社会化也促使传统生物医学模式向现代"生物-心理-社会"医学模式的转变,即"以疾病为中心"转变为"以患者为中心"。显然,传统的诊疗模式已无法匹配当前的医疗需求,我们需要寻找新的诊疗模式以及新的疗效判定指标;③新临床科研方法学的出现。1938 年,"临床流行病学(clinical epidemiology)"这一概念被美国耶鲁大学 John R. Paul 教授提出,他主张将研究方向从单一个体的临床诊治扩展到群体特性。1948 年,在英国开展了首个临床随机对照试验,证明了链霉素对肺结核的治疗效果。1959 年至 1962 年期间,全球因服用药物沙利度胺导致患儿出现"海豹肢"不良反应的案例多达上万例,提示全球应该对药物流行病学的相关研究给予重视。1974 年,"药物流行病学(pharmaceutical epidemiology)"的概念被 Jan Venulet 提出。1985 年,第一届国际药物流行病学大会召开,之后每年进行一次。主要任务就是大力发展药物流行病学,敦促安全、合理地使用药物。人们也逐渐认识到没有经过临床药物试验的药品不能贸然用于临床实践;④信息与网络的飞速发展。20 世纪后期,计算机和网络技术的飞速发展,带来了海量信息的同时也产生了新的问题,各种信息纷繁复杂,要求临床医师在海量的信息中正确筛选及评价对临床有价值的信息;⑤医疗资源有限。1972 年,Archie Cochrane 就曾提到过"因为资源是有限的,所以应该将其用于那些已被证明有显著效果的医疗保健措施"。呼吁要合理安排及使用卫生资源,达到成本和治疗效果的最优化。这就要求我们基于循证医学理念,有效、合理地使用当前的医疗资源。

三、学习循证医学的目的和意义

(一)循证医学对科研的意义

1. 循证医学的发展给临床科研带来革命性的改变 自随机对照试验问世以来,虽然其结果被国际上公认为在预防和治疗性研究中最具可靠性的证据,但并不能很好地指导临床实践。

一方面,RCT 的证据质量参差不齐,英国医师 Chalmers 发现在 226 种干预措施中,有 RCT 证明的措施又仅有 40% 显示有效,60% 无效甚至对患者有害,此发现一出,人们意识到不能仅依靠过往经验与推理,还需要进行高质量的 RCT,并且应该淘汰 RCT 结论不支持的干预措施。另一方面,Archie Cochrane 提出,对临床研究成果的总结和应用并没有引起医学界的重视,他呼吁医学界应该对已知的 RCT 证据进行系统完善的总结,并且通过各种信息渠道广泛传播。因此,以 RCT 为基本研究方法并在此基础上逐步发展、成熟及完善的循证医学也应运而生,与此同时,随着世界范围 Cochrane 协作网的扩大和网络技术的飞速发展,它的实践应用也在逐步完善。循证医学理论体系和技术体系的逐渐形成,对临床、科研的各个步骤都产生了显著的影响,在医学模式方面也逐渐舍弃了先前的经验医学,转变为循证医学。

2. 循证医学能有效改进传统临床科研的不足 在传统的临床研究中,由于服务对象(患者)的局限性以及不同患者的临床特征、社会经济及心理状态差异导致的复杂因素,研究人员倾向于根据有限的患者数量进行观察性总结和研究,导致结果出现偏差。这也是传统临床研究的一大局限,而循证医学可以通过系统地检索、评定和应用现有证据很好地解决这个问题。进行循证医学研究并做出科学合理的临床医疗决策,有助于推广经济有效的措施,减少对卫生资源的浪费,提高医疗卫生服务的质量与效率。

(二)循证医学在临床工作上的意义

对于作业治疗师来说,循证是最基本的职业素养。EBP 可以帮助作业治疗师提供最有效的治疗手段、最大程度减少伤害并增加益处、保证不同治疗师的连贯性,以及确保治疗手段是最新的。

1. 培养医务人员的学习能力 传统的临床医学继续教育大都采用灌输式的教育方式。研究表明,虽然可以在短期内增加新知识,但是对改变临床医师长期的临床实践却收效甚微。现代社会,随着科学技术和科研水平的飞速发展,每年有数以百万计的文献发表在生物医学杂志上,作为一个优秀的临床医师,需要不断学习新的理论基础、提高临床实践技能,掌握循证医学的原理与方法,如此才能保持高水平地跟上医学科学发展的速度。同时,循证医学的创立和发展也为临床医师在繁杂的临床研究报告中快速有效地获取所需文献以及对文献结果进行评价指明了方向和路径。

2. 规范临床诊疗行为,促进医疗决策科学化 随着社会与科学的发展,卫生资源和卫生需求之间的矛盾越来越明显。人口老龄化、更高的医疗需求、高质量的设备和药品不断出现,这都促使医疗成本的增长超过国民生产总值的增长,导致卫生资源和卫生需求之间愈发失衡。循证医学不仅为医疗决策提供医学基础,而且还为医务人员进行规范的临床实践提供了依据,有利于良好和有效地利用资源。

(三)循证医学在医疗卫生体系管理上的意义

随着医疗制度改革、市场竞争加剧和日益紧张的医患关系等,医疗卫生体系必须要适应复杂的内外环境和提高医疗服务质量,引进由循证医学演变的循证管理是医疗卫生体系发展的必然趋势。我们需要建立循证管理相关组织,搭建循证医疗卫生体系管理科研和实践平台。1992 年,美国成立了卫生管理研究中心(center for health management research, CHMR),CHMR 为管理人员、临床医师和研究者提供了一个论坛,以便就研究问题进行合作,审查现有的研究文献、根据需要实施新的研究、评价研究结果,并将研究成果和建议提供给决策人员。CHMR 已经开展了广泛的研究项目,包括医师组织安排的评定、医师制度一致性、系统整合对供应商矛盾的影响等方面。虽然在我国没有相关的组织,但循证理念已经在一些医疗机构中应用,这些研究的开展与应用,表明了循证管理方法的可行性。

第二节

循证医学与临床流行病学

一、流行病学的定义

流行病学(epidemiology)是人们在防治传染性疾病的过程中逐步发展起来的,现代流行病学指的是研究人群范围内健康和疾病的分布状况及其影响要素,是研究疾病与健康状况的防治方法和策略的科学。临床流行病学是流行病学和临床医学相结合的产物,是流行病学学科的一个分支。临床流行病学将流行病学的原理和方法与统计学方法相结合后应用于临床医学研究,以解决疾病的预防、早期发现、病因、诊断、治疗和康复等一系列临床问题。

二、流行病学的研究方法

流行病学研究方法见图1-2-1。

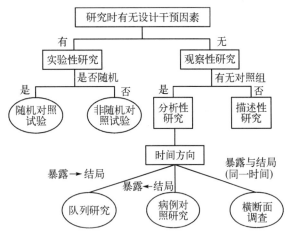

图1-2-1　流行病学研究方法的类型

(一)观察性研究

流行病学通常是在大规模人群范围内进行调查的,然而,在一般情况下,研究者难以掌握、控制研究对象的暴露条件,因此研究者只能通过使用观察法来获取研究所需要的资料。观察性研究根据不同的研究目的和研究原理又分为描述性研究和分析性研究两类。

1. 描述性研究　描述性研究(descriptive study)指运用现有或特意调查的资料,经过归纳整理,以展示疾病或健康状况的分布情况,找出某些因素与身体健康状况间的关联,建立病因学的假说。主要关注疾病在不同人群、时间和地点的分布和影响规律。其优点是通常不设立对照组,仅对人群的疾病或健康状况进行客观描述。缺点是虽然描述性研究可以确定变量间联系的密切程度,但并不能反映暴露和疾病的因果关系。涵盖病例个案报告、病例系列报告、生态学、监测相关研究。

2. 分析性研究　分析性研究(analytical study)的工作主要是检验描述性研究中提出的假说,找出与疾病发生有关的暴露因素,即核验病因假说。分析性研究主要包括病例对照研究、队列研究和横断面研究。

(1)病例对照研究:病例对照研究(case control study)是从目标人群中选择一定数量患有某种疾病的人作为病例组,同时在该目标人群中选择相应数量的非某病患者形成对照组,调查选中的两组人群既往暴露于某个危险因素的频率,并将两组暴露史进行比较,分析暴露因素与疾病之间的关联(图1-2-2)。病例对照研究常用于流行病学调查。其优点是较容易进行,可以同时调查多个因素,节省人力、物力,收集资料后结果得到的也较快。其缺点是调查暴露史通常是通过回忆获得的,可靠程度一般,容易产生回忆偏倚。且病例与对照只是人群的一部分,不能完全反映群体的真实情况。一般不能计算发病率,因此不能直接分析相对危险度。

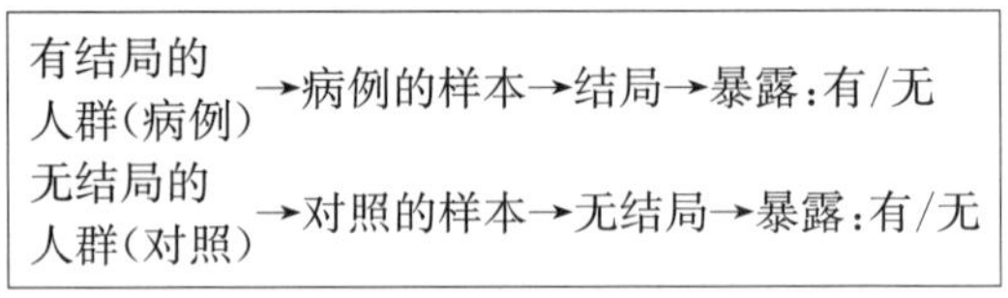

| 有结局的人群(病例) | →病例的样本→结局→暴露:有/无 |
| 无结局的人群(对照) | →对照的样本→无结局→暴露:有/无 |

图1-2-2　病例对照研究设计原理图

(2)队列研究:队列研究(cohort study)是依照研究人群是否暴露于某暴露因素或该暴露因素程度的差别,分为暴露组和非暴露组,进行一定期限的随访,查看和比较两组之间某病的发病率或死亡率是否有区别,从而检验该暴露因素与疾病之间是否有关联以及关联程度的研究方法(图1-2-3)。与病例对照研究相比其优点是资料相对可靠。检验病因假设的能力强,有助于了解人群疾病的自然史。缺点是不适合于发病率很低的疾病。研究常常需要观察很长一段时间,易产生失访偏倚,费时费力。研究设计要求高,资料的收集和分析也有一定的难度。

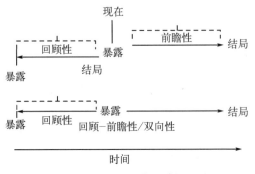

图1-2-3　队列研究设计原理图

（3）横断面研究：横断面研究（cross-sectional study）指在某一人群中，在特定的时间内通过普查或抽样调查等措施收集和描述当时有关变量与疾病或健康情况分布特点的方法。由于现况调查是在某一时点或很短时间内将所需资料收集完成，这一时点与一个时间断面类似，因而又称为横断面研究。其优点是研究时间短，节省人力、物力。缺点是不能得到发病率，只能得到患病率。因为是在同一时间点调查因和果，无法对因果关系作出判断。

（二）试验性研究

试验性研究（experimental study）又被称为干预研究（interventional study），研究者利用随机化方法，将研究对象分成试验组与对照组，主动给予研究对象不同的干预方法，在相同的情况下，随访一定期限，观察并比较两组人群的结局，判断干预方法与结局之间的关系，并评价干预方法的有效性。试验性研究又能分为随机对照研究（randomized controlled trial）和非随机对照研究（non-randomized controlled trial）。随机对照研究的优点是随机化的方法可以减少选择偏倚，且研究对象的诊断明确。其缺点是样本量大，因而研究周期较长。患者的选择需遵循事先制定好的纳排标准，代表性较局限，且安慰剂使用不合理还可能引起伦理方面的争议。非随机对照研究的优点是可行性较好，容易为临床人员和患者接受，研究工作较易进行。与随机对照研究相比，非随机对照研究更节约样本，缺点是两组可能因分布不均衡，缺乏可比性，造成两组结果有偏差。同时研究者为了获得阳性结果，可能将预后较好的患者分在试验组，夸大了试验的疗效，人为导致了结果的偏差，降低了结果的真实性。

三、循证医学与临床流行病学

临床流行病学是利用流行病学的思想和方法，通过科学的设计、测量和评定，研究患病的患者群体，主要特点是指导临床研究的方法学学科。而循证医学的核心是强调要有意识地寻求、研究和应用最佳证据，并将其与自身的经验和患者的意愿相结合，以指导实践，从而解决临床医疗实践中的难题。由此看来流行病学作为一种研究方法论，重点在于产生证据；而循证医学则在于使用流行病学研究结果进行医学实践与决策，促进证据的使用。循证医学是证据与实践之间的桥梁。

流行病学与循证医学息息相关，循证医学的实践就是基于临床流行病学的基本理论和临床研究的方法学。临床流行病学是循证医学的理论基础之一，循证医学也是临床流行病学补充和发展。流行病学作为一种研究方法论，给我们带来了源源不断的研究证据，但临床医疗行为并没有因为有了新的证据而产生了改变。其原因在于：一方面，缺少对医疗干预措施的专业整理、归纳；另一方面，尽管存在相关证据，但临床医师们不知道如何获取和应用这些证据。基于此，产生了循证医学对证据的系统整理、归纳和评价的方法，即系统综述和Meta分析（荟萃分析）；循证医学也对证据进行了严格的评价，即循证实践的五部曲——提出相关问题、查找相关临床证据、严格评价证据、使用证据和进行效果评价。

向医患双方提供真实、可靠、方便的证据，是临床流行病学及循证医学需要努力的目标。要促进临床流行病学的发展，需要吸收和应用循证医学的思想，在循证医学的指引下，流行病学的临床应用也将变得更加科学和系统。

第三节
我国循证医学的应用现状及存在的问题

一、我国循证医学的发展现状

1996年王吉耀教授发表了《循证医学的临床实践》，这是国内首篇关于循证医学的文章，自此循证医学正式被引入国内，次年，在四川大学华西医院正式成立中国循证医学中心。此后，循证医学成为热门话题并迅速传播发展，并逐渐应用到医学人才的培养、研究证据的生产、手术技术的改良、康复治疗的改进、公共卫生政策的提高、医院质量评价的改进等方面；在学术领域方面，相继推出了《中国循证医学杂志》《循证医学》《中国循证儿科杂志》、

《中国循证心血管医学杂志》和《循证护理》这5本以循证冠名的中文学术期刊,为中国循证医学的学术交流与传播构建了强有力的平台;很多地区相继成立了循证医学中心或研究所,如北京、上海、成都、广州、香港等;2002年,教育部批准建立以四川大学为首的网上合作研究中心,部分医学院校为本科生和研究生开设了专门的循证医学课程,各高校也先后建立循证医学教研室,并出版了大量的本科及硕士研究生相关书籍,使循证医学在教学和研究上初具雏形;循证医学也成为住院医师规范化培训和临床医师继续教育中不可或缺的一部分。

李幼平教授首先提出"广义循证观",之后又在众多学者的创新与努力下逐步提出循证科学(evidence-based science, EBS),将关注重点放在医疗决策的科学性和成本效益上,重视对决策质量和效果的评价,使循证医学的理念和模式得以进一步创新。目前,在大数据时代下,通过开展循证医学的研究,积极搭建循证医学智能平台,全方位提高证据质量,推动临床数据全面公开,并且利用大数据平台,使循证医学的应用得到全方位、多维度的发展。

二、目前循证医学存在的问题

就其发展来看,国内的循证医学已经取得了不俗的成绩,但是,我国循证医学的发展与发达国家相比还有较为悬殊的差距:一是目前可用的高质量研究证据多由国外发现,很少有来自中国的研究结果被纳入系统综述或临床实践指南。1999年至2008年期间,在《新英格兰医学杂志》、《美国医学会杂志》和《柳叶刀》上发表的1880篇临床试验中,只有0.21%来自中国大陆。二是已发表的证据质量不高,而且大多在方法学上有缺陷。1994年至2005年期间,在中国自然知识数据库的20种常见疾病的随机对照试验中,只有7%的案例遵循了方法学准则(标准为Cochrane系统综述准则)。方法学上的错误很普遍,甚至在一些中华级医学杂志上也是如此,这使得证据的可靠性下降。三是缺乏有能力的人员进行高质量的研究。许多临床研究人员和临床执业医师接受研究方法的正式培训的机会有限,不了解或忽视临床试验的设计和报告标

准。四是缺乏开展高质量临床试验的资源,且有限的研究资源被分散投入,无法实现有针对性的突破。

此外,循证医学在快速发展的道路也会出现各种各样的错误认识问题,例如:①将系统评价和Meta分析同循证医学等同看待。这是错误的认识,它们之间并不能画等号。事实上,Meta分析也只是循证医学用来合成证据的工具之一。循证医学强调临床医师在进行实践时参照当前所能获得的最佳研究证据。虽然在临床研究中系统评价和Meta分析所能提供的研究结果可信度很高,但并不是说将系统评价和Meta分析的结果直接生搬硬套到患者身上就是循证医学;②过分强调当前最新证据以至于否认医务工作者长期的临床经验。虽然在实际工作中已经证明医务工作者的临床经验并不是完全正确的,有时他们也需要及时更新他们的知识储备。但是这并不代表循证医学就可以直接对他们的临床经验说不,丰富的临床经验也是证据的一部分,只是在临床诊疗中需要运用最新、最准确的证据;③循证医学的定义为"将当前最佳研究证据与医师的临床专业知识,连同患者的价值观和意愿相结合,制定出具体的治疗策略"。该定义并不意味着一个医务工作者只需要凭借最佳的研究证据和自身过硬的专业知识就可以完成对患者的医疗诊治。循证医学的实践过程依旧需要伦理道德和人文思想。临床医师在面对患者时也应该重视患者的意愿和思想,考虑道德要求、遵循伦理原则;④错误地理解循证医学提供的是"菜谱式"诊疗方法。认为循证医学的研究证据为一般性结论,然而在临床工作中,医务工作者面对的是一个个不同的患者,单纯地认为循证医学就是按照"菜谱"方法生搬硬套到患者身上。殊不知循证医学提供的任何研究证据都是经过归纳总结的,在治疗过程中会结合患者的自身意愿和思想,为每个患者提供个性化的诊疗体验。

三、循证作业治疗发展的机遇与挑战

循证实践运用于作业治疗领域,即循证作业治疗,主要包括作业治疗师在临床决策过程中整合最佳的可供使用的研究证据;作业治疗师的临床技

能;患者的人格、文化与意愿等方面的内容,以便给予患者最大程度上的关心和最佳的康复方案。

作为一名作业治疗师,要想增强自身的核心竞争力,就需要运用循证医学的思想丰富自己并增强循证实践的能力。我们对临床决策的信心水平一定程度上基于我们对证据使用的能力。我们需要证明我们的干预措施在临床效果和卫生成本上都是有效的,如此循证医学可以帮助作业治疗师关注有助于临床任务类型的特定证据。我们也需要使用多种证据来指导我们的工作,幸运的是,作业治疗可使用的证据正在以指数速度增长,作业治疗教科书、期刊、专家意见、指南等研究证据都可供所有人使用。

随着临床研究证据的增多,学习和实践循证医学对作业治疗师提出了更高的要求。主要体现在以下三个方面:①作业治疗师通过临床实践熟悉并掌握临床专业技能,提高对疾病的评定和治疗能力并积累经验;②循证实践能力,包括识别可回答的临床问题、掌握查找和评定临床研究的技能、掌握文献检索和科研评价的能力、从国内外已经发表的临床研究中获取最新的、可靠的证据,以此指导治疗决策的制定;③治疗师应从实际出发,结合患者的意愿、价值需求,恰当地应用现有的证据,采取利大于弊的治疗措施,而不仅仅依据理论或经验来处理患者。

由于作业治疗强调的以患者为中心的哲学基础与循证医学中以科学研究为中心的证据看似不相符,由此导致基于证据的临床决策过程在作业治疗领域发展较晚。为了更好地认识作业治疗师可用的证据范围,强调作业治疗证据的广义性,循证作业治疗被加拿大作业治疗师协会定义为:以患者为中心的循证作业治疗是基于患者的信息、批判性的证据、专家共识以及过去的经验。

与此同时,随着证据的增长,循证实践过程中也遇到了新的障碍。需要筛查的证据过多、证据数量不等于证据质量。另外,在态度上也存在障碍,因为治疗师认为他们发现的新证据可能会威胁到他们偏爱的实践方式。《加拿大作业治疗学杂志》中指出:在系统水平和个人水平均存在许多障碍,列举的障碍包括缺乏行政支持、缺乏寻找证据的能

力、缺乏解释证据的能力以及缺乏时间等。现有的手册或参考书可能由于发行周期限制而过时,专家意见不一致,甚至有错误,治疗师工作繁忙,很少有时间阅读期刊和文献,面对大量的医学文献,他们无法评定其研究结果的真实性,也无法有效地审查最佳研究。

尽管我们会遇到很多障碍,但对我们影响最大的障碍是我们的态度。如一些作业治疗师抗拒改变,认为新证据可能会影响或是威胁到他们偏爱的实践方式,一些治疗师传统观念较严重,善于背书,机械的使用评定表,模仿上一级治疗师或其他治疗师,上网搜现成的答案,缺少阅读文献的能力,缺乏批判性思维。而没有循证实践能力,作业治疗师将无核心竞争力。如果我们不利用最佳研究证据为我们的患者提供治疗,结果将会导致我们的临床能力减退。《美国作业治疗杂志》中提到:在不断变化的实践环境中,该职业的生存在某种程度上取决于"治疗师在科学探索和研究中获得技能的能力"。这个学习过程需要花费时间和精力,更需要通过主动学习和练习获得的所需技能。我们必须系统地从实践中学习,并从一开始就以专业的能力来学习与作业治疗相关的知识、技能。需要学会寻找证据并将其养成为一种习惯,更好的保障我们所面对的患者。

虽然目前中国的作业循证治疗仍然存在诸多问题和不足,但引入循证医学对于调整临床研究的思路与方法,拓宽科研领域等方面有重要的促进作用。采用循证医学方法寻找和评价临床治疗措施,其目的在于确保给予的治疗是有效和安全的最佳选择,同时尽可能节约医疗资源,避免资源的滥用。

循证医学作为一个具有"新鲜"活力的学科,是一种幸运,这意味着它还有无限的发展潜能,它总是在争议声中悄然的成长,逐渐为大家所认识和支持。循证医学也积极地与其他学科相互融合、相互成长。任何事物都不能阻挡循证医学的发展之势。尽管目前还存在或多或少的争议,但我们不能因为质疑声的存在就对循证医学灰心,这些质疑也是我们这些循证实践者需要努力的方向。我们更应提升自身素养,更好地迎接挑战与机遇。

第二章

循证医学常用工具的介绍

循证医学是一门基于现有最佳证据进行决策的学科。近几十年,医学信息研究人员在相关证据的收集、归纳、整理和宣传等方面做了很多工作。循证医学为临床医务人员、卫生保健系统的决策者、临床专业人员等提供循证医学的工具,如循证医学相关的数据库、临床实践的指南或共识、循证医学相关电子期刊以及相关网站等。循证医学的数据库,是指基于循证医学的理念,以相关临床医学证据为核心,为临床研究应用、政策制定和指南修订提供研究证据的数据库。例如,有专门检索系统评价研究的数据库,有检索临床研究方案设计和注册的临床试验数据库,还有为解决临床问题而设计的循证医学综合数据库。当以上数据库均无法获取相关研究证据时,可以考虑综合性生物医学数据库,如 EMBASE、MEDLINE 等,这些数据库除了可以检索原始研究外,还可以检索到系统评价、Meta 分析、指南等循证医学的相关内容。其次,临床实践指南是应用循证的医学研究方法,在文献检索的基础上,由权威学术机构或者学(协)会组织对现有证据进行整合制作而成。此外,本章还介绍了常用的循证医学电子期刊和循证医学相关网站资源。

第一节

循证医学数据库

一、系统评价数据库

(一) Cochrane 系统评价数据库

Cochrane 系统评价数据库(Cochrane database of systematic reviews,CDSR)是一个国际性循证医学数据库,于 1995 年创建,官方网址为 https://www. cochranelibrary. com/cdsr/reviews。CDSR 旨在让用户在其工作手册的指导下,进行系统评价的撰写。其还包括研究方案、社论以及增刊,内容几乎涵盖临床医学各专业,是卫生保健行业系统评价的主要资源。工作人员使用明确、系统的方法使得偏倚风险最小化,以获得更加可靠的研究结果。CDSR 所使用的研究证据评价系统标准也被国际广泛认可。当出现新的证据时,该系统评价会进行及时更新,以确保结果的准确性。该数据库可免费浏览摘要,下载全文需要付费。

(二) 疗效评价文摘数据库

疗效评价文摘数据库(database of abstracts of reviews of effects,DARE)主要收录系统评价的摘要,由英国国家健康研究所资助,英国约克大学评价与传播中心创建。内容涵盖了诊断试验、公共卫生等医疗保健领域。该数据库可作为 Cochrane 系统评价的一个补充数据库,每篇摘要包括评论概要及其质量的严格评述。DARE 目前已记录 45 418 条,2015 年 3 月英国国家健康研究所停止资助,故也不再向资料库添加新纪录。可通过访问 https://www. crd. york. ac. uk/CRDWeb/HomePage. asp 来检索这些记录。

(三) PROSPERO

PROSPERO 是由英国国家健康研究所资助建立的一个系统评论注册数据库,旨在进一步保证 Cochrane 系统评价之外研究的真实和客观性,能够为临床研究提供更为有力的证据。研究者可以在 PROSPERO 上注册与人相关或与动物相关的系统评价研究以获得注册号,访问网址为 https://

www.crd.york.ac.uk/PROSPERO。

二、临床试验数据库

（一）临床对照试验中心注册数据库

临床对照试验中心注册数据库（Cochrane central register of controlled trials，CENTRAL）为Cochrane Library的其中一个子数据库（访问网址：https://www.cochranelibrary.com/central）。该数据库大多数记录来自PubMed/MEDLINE和EMBASE，除此之外，其还包括WHO国际临床试验注册平台、CINAHL以及美国临床试验数据库上的资源。用户可获取题录信息（作者、来源、年份等）及文章的摘要，该库不提供文章的全文，内容每月更新一次。

（二）美国临床试验数据库

美国临床试验数据库是由美国国立生物医学图书馆和美国食品与药物管理局联合开发的数据库（访问网址：https://clinicaltrials.gov），也是美国当前影响力较大的试验注册机构之一。该系统可以免费进行临床试验所必需的注册登记和检索工作，以降低重复的临床试验和资金的损失。所有临床实践数据均提供了论文方面的有关内容（包括论文的题目、研究方法、干预、纳入标准、研究地点、结果、不良事件等）。截至2022年8月，该数据收录了420 000多个临床研究。

（三）中国临床试验注册中心

中国临床试验注册中心（Chinese clinical trial registry，ChiCTR），访问网址为http://www.chictr.org.cn。ChiCTR是四川大学华西医院的吴泰相博士及李幼平博士的团队建立的一个临床试验注册平台，2007年认证成为WHO全球临床实践注册平台的一级注册机构。截止目前，该数据库已完成申请6万多个，主题广泛，内容丰富，是我国临床试验研究注册常用的平台之一，研究人员也能够从该平台查阅相关临床试验的进展和详细信息。

三、循证医学整合数据库

（一）UpToDate

UpToDate是荷兰威科（Wolters Kluwer）出版集团的循证医学数据库之一，以即时、权威的研究内容协助医疗机构优化临床结构，提升医疗服务质量。UpToDate并非单纯的汇总或宣传最新的研究结论，而是以循证为主体原则，结合现有临床医疗研究和专家丰富的临床经验，经过筛选、综合、归纳总结，综合性的向用户展现实用的医学信息。

UpToDate还基于循证医学提出了分级诊疗的推荐意见以用于临床实践。该数据库涵盖了临床25个专科，除了可以协助临床医师、技师等专业人员进行临床诊疗，还能够帮助患者了解自己的健康情况和帮助社区进行疾病的健康宣传教育。该数据库的患者入口不收费，能实现每日更新，访问网址为https://www.uptodate.com。

（二）DynaMed

DynaMed是全球内容最全面、使用最广泛的循证医学数据库之一，访问网址为https://www.dynamed.com。1995年由Brian S. Alper博士创建，旨在为医疗保健专业人员提供最有用的信息。2005年，EBSCO出版集团收购DynaMed数据库，并对其进行优化。DynaMed涵盖28种专业（急诊医学、儿科、外科等），3000多个主题（如疾病症状、鉴别诊断、治疗干预、预后和管理等），内容由世界一流的医师和专家团队编辑。

（三）MD Consult

MD Consult是1997年Elsevier集团创建的临床医学信息平台，为医疗相关的专业人员提供权威和持续更新的临床信息资源。MD Consult中包含多种临床个性化的信息。该数据库已于2014年底停用，从ClinicalKey平台可以检索到MD Consult数据库，访问网址为https://www.clinicalkey.com。

（四）BMJ Clinical Evidence

BMJ Clinical Evidence（访问网址：http://bestpractice.bmj.com）是1999年由英国医学杂志出版集团创建的平台，后升级为BMJ Best Practice数据库。BMJ Best Practice数据库不仅汇总了原数据库中临床医疗研究，它还补充了权威学者及专家撰写的知识内容。该数据库的内容涵盖基础医学、疾病的预防和诊断、干预方法和愈后随访等临床诊疗环节。除此之外，其还纳入了国际认可的药物处方指南、疾病的健康教育以及疾病相关彩色图像等，内容每月会更新一次。

（五）Essential Evidence Plus

Essential Evidence Plus 是由 Wiley 公司出版的循证医学数据库,访问网址为 https://www.essentialevidenceplus.com。该数据库包含了 EBM Guidelines、临床指南、临床诊疗以及决策思路、Cochrane 数据库、健康教育和医学教学材料等,能够为临床医师提供丰富的研究证据和临床知识材料。

四、综合性生物医学数据库

（一）中国知网

中国知识基础设施工程（China national knowledge infrastructure,CNKI）是清华大学以及清华同方共同发起,为了实现知识信息共享与增值的信息化建设项目。总库平台深度整合海量的中、英文文献。内容覆盖广泛,包含医学、人文社会科学等多个领域。总库平台访问网址为 https://www.cnki.net,支持中英文检索功能,共有一框式检索等五种检索方式可供选择。

（二）中国生物医学文献服务系统

中国生物医学文献服务系统（SinoMed）是中国医学科学院开发的集检索、文章查阅和用户服务等多种功能综合的系统。该系统整合了包括中国生物医学文献数据库在内等多个数据库的资源,访问网址为 http://www.sinomed.ac.cn。数据库支持多种检索方式,同时,还可配合使用智能检索、精确检索、限定检索、过滤筛选等功能。

（三）EMBASE

由荷兰 Elsevier Science 出版公司创建的 EMBASE 数据库,是全球最大、最为权威的数据库之一,访问网址为 https://www.embase.com。该数据库包括多种疾病及药物信息,它的更新速度极快。EMBASE 收录了大量循证医学信息,同时具有专门的"PICO 检索模块"。对于从事循证医学研究的专业人员,推荐 EMBASE 为必检数据库。EMBASE 检索功能强大,有全文链接,满足了相关领域研究人员对相关信息的需求。

（四）MEDLINE

MEDLINE 是当前最大的生物医学数据库之一。它的数据来源众多,内容涉及生物医学的各个领域,如临床医学等。通过 PubMed 平台可以免费检索 MEDLINE。

第二节

临床实践指南资源

一、美国国立临床实践指南

美国国立临床实践指南（national guideline clearinghouse,NGC）是 1998 年美国卫生健康研究与质量机构和美国医学会以及美国卫生健康规划协会联合创建的数据库。NGC 旨在为医师、卫生保健工作者等专业人员提供一种方便快捷获取临床实践指南的方式,并进一步推进指南的临床实践。NGC 要求必须是由专业团队或政府指定机构制定的指南,且需要提供有利于患者和医师做出决定的建议。同时规定,必须包含对指南建议的利弊说明。NGC 一般不会直接提供原文,而是经专业编辑人员分析和归纳后再放到数据库中,这样便于用户能够快速地了解指南的相关内容。NGC 每周会更新一次,内容包括指南和指南修订,除此之外还包括最新的医学资讯和各个领域的研究进展。NGC 检索简便,当检索得出两个或多个指南时,可以选择其中两个及以上的指南进行比较,可比较题目、日期、适应证、资助来源等。官方网址为 https://www.guideline.gov。

二、英国国家卫生与临床优化研究所临床实践指南

英国国家卫生与临床优化研究所（national institute for health and clinical excellence,NICE）是由英国政府创立的卫生技术评价机构,该数据库主要通过基本检索（如标题、关键词检索）进行目标指南查询。此外,还可按日期或相关性排序,根据指南所属领域、文件的类型,以及发表日期等方式可以缩小检索范围。该数据库可以提供相关指南的在线浏览和下载并提供指南的编辑状态。官方网址为 https://www.nice.org.uk。

三、苏格兰校际指南网络

苏格兰校际指南网络（Scottish intercollegiate

guidelines network，SIGN)是英国皇家学(协)会建立的临床实践指南网络平台。该数据库的建立是为了制订和发布基于证据的临床实践建议以及指南，以降低不同地区医疗决策的不一致性，提高卫生保健的服务质量。该数据库主要通过基本检索进行检索，也可以按指南状态进行分类和查找。SIGN能够及时更新各领域的最新方向，还可以进行指南全文的查阅与下载，指南介绍(包括发布日期等)，快速查阅指南，以及指南的其他相关信息。官方网址是 http://www.sign.ac.uk。

四、国际指南协作网

国际指南协作网(guidelines international network，GIN)作为一个全球性协作平台，于2002年创建，拥有全球最大的指南数据库。截至2022年，GIN 已经拥有来自60多个国家的注册成员，数据库每月更新。GIN 旨在引导、增强和支持指南制订、修订更新和具体实践等方面;对于促进医疗卫生行业之间的交流沟通，协助 GIN 用户制订更加高质量的临床实践指南，促进临床医疗实践具有重大意义。其检索方式有网页和指南检索两种。指南检索可按标题等多种方式进行排序。GIN 提供了指南全文链接地址，以及为方便读者迅速了解指南内容，还在网站提供了指南概要。官方网址是 http://www.g-i-n.net/。

五、"医脉通"指南网

"医脉通"网站创建于2006年，用户群体主要面向医师以及医学生。目前该网站已经注册了100多万名用户，大量的医学信息资源汇聚于此。其中"临床指南"是其重要的功能和服务内容。该网站不仅可以提供最新的指南和专家共识，还能提供指南解读、翻译等文章的阅读和下载功能。用户可通过医脉通网站的基本检索进行指南查找，或将指南按照发布时间顺序进行排序，也可以限定发布的年限、通过限定词等方式查找目标指南。同时，为了方便不同背景的读者快速定位，该网站可以按科室浏览或按主题浏览。医脉通官方网址是 https://guide.medlive.cn/。

六、其他循证医学相关指南资源

1996年，由新西兰国家卫生委员会创建的新西兰临床实践指南(New Zealand guidelines group，NZGG)，其主要目的是制定并实施循证的临床实践指南，可以提供指南图书馆、指导开发和评定的工具等信息资源。官方网址是 http://www.nzgg.org.nz。

加拿大医学会临床实践指南(Canadian medical association's clinical practice guidelines database，CPG InfoBase)于1995年由加拿大医学会创建，主要目的是提供相关的信息及学习内容。官方网址是 https://www.cma.ca/En/pages/clinical-practice-guidelines.aspx。

第三节
循证医学电子期刊

一、*Journal of Evidence-Based Medicine*

Journal of Evidence-Based Medicine 是四川大学华西医院和 Wiley 联合主办的具有同行评议的一个英文期刊，也是由中国四川华西医院所创办的第一本英文期刊，访问网址为 https://onlinelibrary.wiley.com/journal/17565391。该期刊以发表循证医学的最新研究方向，促进全球对临床决策、医疗研究、教育实践的理解和发展为主要目标，其范围包括但不限于临床试验和注册、研究方法学、政策制定和管理、药物安全、教育、患者安全等。鼓励跨学科研究投稿，所有的稿件均需经过严谨的同行评审。

二、*BMJ Evidence-Based Medicine*

BMJ Evidence-Based Medicine 是英国医学杂志旗下的一本关于循证医学的专刊，创办于1995年，属于混合式期刊，有开放获取选项，官方网址为 http://ebm.bmj.com。该期刊主要聚焦临床，关注循证医学实践基础和核心的工具、方法和概念，旨

在帮助临床医师科学地进行研究,并获取最新的临床诊断、治疗及预后的进展。读者可在该期刊看到评述、方法学文章、系统综述、论著、循证医学初级课堂、循证医学巡礼、读者来信、资料评述和评论栏目。此外,英国医学杂志旗下还有两本关于循证医学的期刊,分别是 *Evidence-based mental health*(http://ebmh. bmj. com)和 *Evidence-based nursing*(http://ebn. bmj. com)。

三、ACP Journal Club

ACP Journal Club 由美国医师协会出版,创刊于 1991 年。1991 年 1 月至 2008 年 4 月该期刊是一本独立的双月刊,它从 100 多种生物医学期刊中选择报道原始研究和系统综述的论著,由临床专家总结书写摘要,并加以评论。读者可在官网 http://www. acpjc. org 上免费获取文献。2008 年 5 月开始该期刊不再是一个独立的期刊,成为内科学年鉴的一部分。它总结了 120 多本临床期刊的最佳内科学新证据,并将其发表在内科学年鉴上,每月更新,访问网址为 http://annals. org。研究人员和临床编辑严格评定临床文献的科学价值,目前超过 5000 名医师评定了相关科学研究的临床相关性和新闻价值。

四、BMC Medicine

BMC Medicine 是 BMC 系列的旗舰医学期刊,是一本开放存取、同行评审透明的期刊,访问网址为 https:// bmcmedicine. biomedcentral. com。*BMC Medicine* 致力于宣传医学相关领域中的最新研究进展,同时以文章开放获取的方式来扩大研究的影响力。*BMC Medicine* 主要收录并发表经同行评审的论文,也接收各种报告指南、方法学指南,同时会考虑方法学研究。*BMC Medicine* 期刊也会采取双盲的同行评审系统来进行投稿文章的评审。

五、中国循证医学杂志

中国循证医学杂志作为第一个中文的循证期刊,主要由四川大学和中国循证医学中心、四川大学华西医院创建,访问网址为 http://mc. cjebm. org. cn。期刊收录的文章主要涵盖临床决策与管理、循证医学方法学研究等方面。除此之外,还包含多种专科循证杂志。

第四节
循证医学证据相关网站

一、Trip Medical Database

Trip Medical Database 由 Jon Brassey 和 Chris Price 博士于 1997 年创立,2001 年注册为有限公司,是一个临床医学搜索引擎。该网站旨在让用户快速、轻松地找到并使用高质量的研究证据来支持他们的临床实践。其包括 CDSR 的摘要、DARE、NGC(national guideline clearinghouse)、Bandolier、Evidence based Medicine、POEMs(patient oriented evidence that matters)以及主要的医学期刊论文。提供特色的 PICO 检索模式。除了研究证据,Trip 还允许临床医师搜索其他类型的内容,包括图像、视频、患者信息传单、教育课程和新闻等。官方网址为 https://www. tripdatabase. com。

二、SUMSearch

SUMSearch 是一个综合性检索循证医学资源的搜索引擎,可同时从多个来源(包括 PubMed、NGC、AHRQ 等)检索原始研究、系统综述和实践指南,由美国堪萨斯大学医学中心维护运营。它始于 1998 年,由 Bob Badgett 以 "Medical Smart Search"首次发布,旨在帮助用户同时搜索 PubMed 的原始研究、系统回顾和实践指南。2010 年 8 月 SUMSearch 更新为 SUMSearch 2。与 SUMSearch 相比,SUMSearch2 搜索速度更快,检索策略更有效。对于每个检索结果,SUMSearch 2 可提供包括标题、PubMed ID、描述性信息以及到 PubMed、PubMed Central 和其他文章源的外部链接。官网网址为 http://sumsearch. org。

三、Clinical Key

Clinical Key 是 Elsevier 推出的一个临床决策

支持工具。网站内容聚焦临床需求,基于国际权威发表的内容,再经由专家编审,并定期进行更新。该网站旨在帮助医师等专业人员获取精确的、各个研究领域前沿的循证医学知识,提升诊疗水平,引导循证和科研意识。Clinical Key 涵盖全部医学专科,内容含期刊、视频以及指南等 12 类资源,能够按照疾病、检查、药物等信息进行相关临床问题的查询。网址为 http://www.clinicalkey.com。

四、Students 4 Best Evidence

Students 4 Best Evidence(S4BE)是一个由来

自世界各地不同年龄的学生组成的一个正在不断增长的网络社区,他们有兴趣学习更多关于循证医学的知识。S4BE 贡献者会将循证医学的所有资源整合到一个互动空间中,以便用户能在这里找到适合的信息,并帮助用户认识其他志同道合的学生。S4BE 旨在帮助学生了解循证医学,树立循证思想。网址为 https://s4be.cochrane.org。

第三章

作业治疗学的循证医学基础

作业治疗理论框架的循证医学依据

若想成为一名以作业为中心、具备循证医学素养的作业治疗师,我们必须要以理论为基础,知其然还要知其所以然。医师关注的重点是疾病本身、既往史、现病史、体格检查等;物理治疗师关注的重点是肌肉、神经、粗大精细运动等;营养师关注的重点是消化系统、身体代谢、食物营养等。总结下来,他们关注的都是身体本身,甚至关注到了细胞、基因层面。而作业治疗师关注的核心是患者能否参与到日常活动中去做他们想做的、需要做的和被期待去做的事。作业治疗的独特贡献是通过帮助患者克服影响他们作业表现力的障碍,从而实现患者的目标。而目标的达成是通过完成作业活动,所以"作业"二字是整个作业治疗的核心。

作业表现这个词,作业治疗师们应该不陌生,好的作业表现是指天(环境)人合一的状态,即该环境可以支持该人完成有意义的作业活动。评定作业表现很有意义,一方面,通过评定可以得到患者目前的状态、能力、困难等信息,这对于确定长短期目标和制定作业治疗方案有重要参考作用。另一方面,评定可以更好地落实以患者为中心的理念,帮助治疗师和患者以及家属共同参与到后期治疗方案的制定中。

在作业治疗漫长的发展历程中,治疗模式逐渐形成。这些模式融合了作业治疗的理念与精髓,强调了人、环境、作业活动、作业表现之间的紧密联系,在实际治疗过程中指导着作业治疗的实施。模式能为设计和评定有关作业治疗所关心的现象提供理论基础,并且能够推动治疗上相关的策略、工具及技巧的使用。在临床上使用模式来了解患者及设计治疗方案;评定是否对患者实施了合理的治疗;建立一个从发现问题到治疗干预的思考和运作流程。对作业治疗师而言,学会使用治疗模式这个工具是一项必要的训练。

一、作业表现模式

1983 年,加拿大卫生福利部和加拿大作业治疗师协会联合出版了"以患者为中心的作业治疗实践指南",其中描述了作业治疗实践的概念框架。这个框架就是作业表现模式,该模式认为人的作业表现有三个方面:自我照顾、生产力和休闲,这三方面以个人的心理、身体、社会文化和精神表现成分的相互作用为基础,提出了作业表现、作业技能、作业情景等概念(图 3-1-1)。

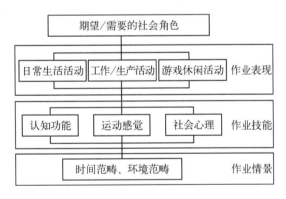

图 3-1-1　作业表现模式

作业表现是作业治疗中广泛使用的一个概念,指的是个体在从事某项作业活动时的表现,是作业治疗的根本目标。作业表现包括日常生活活动、工作/生产活动、休闲娱乐活动。这一概念关注的是个人、他/她的有意义的作业和他/她的行为发生的环境之间的契合度。作业表现会随着个人在不同场景和环境下发生变化。就残疾而言，重点是缩小残疾人和非残疾人在日常表现和参与社会角色方面的差距。

作业技能是作业活动的基本组成部分，包括认知能力、运动感觉、社会心理等要素。在作业治疗方案制定中要强调选择有意义的作业活动和功能性目标。个体能否在有效的时间内、不受外界干扰地参与有意义的活动，需基于良好的认知功能这一重要前提。患者的认知水平可以帮助作业治疗师缩小选择治疗项目的范围，是设计作业活动的重要参考。精神因素也影响作业表现，所以治疗师应该考虑对患者来说具有重要意义的精神因素，如信仰、价值观、人生信条等。

作业情景包括时间范畴（如年龄、人生发展阶段等）和环境范畴（如物理环境、人文环境等）。作业治疗师进行评定时，不仅要关注患者自身的功能，还应关注患者所处的环境。例如，可以考虑患者居住的地方有无电梯、家居环境中有无障碍物、是否有门槛、浴室是淋浴还是浴缸、厨房操作台面和餐桌椅的高度、过道的宽度、过道和浴室有无扶手等，这些都可以放在需要评定的内容中。根据患者居住环境的特点，作业治疗师可以协助进行环境改造，或在治疗前调整治疗区域的场景布置，使治疗场景最大限度地接近患者的真实居住环境，随后再开展日常生活活动训练。

二、人类作业模式

人类作业模式（model of human occupation，MOHO）最初是由 Kielhofner 和 Burke（1980）从作业行为理论中发展出来，随着时间的推移，MOHO已是目前国际上使用最广泛的作业治疗模式。MOHO 提出个体由三个子系统组成，分别是意志力、习惯和履行力子系统。

意志力子系统主导人类理解、选择并开展自己的作业活动，影响着个体选择及预期。意志反映了一个人的价值观（关于做什么是重要的、如何从事工作）、兴趣（活动中的乐趣和成就感）和个人归属感（对自我能力和效率的信念）。该系统把人的注意力集中在某一个方面，选择符合预期结果的作业

活动，它综合了信念、价值观和兴趣爱好等影响因素。MOHO 强调意志是作业治疗实践的基础，因为治疗过程需要患者对治疗活动做出决定，这会影响治疗结果。例如受伤的工人认为他的工作具有强大的社会价值，是独立和改善生活环境所必需的，那么他可能会更积极地参与治疗。不过，这种价值观可能会受到文化的影响，并不是每个人都以相同的程度或相同的方式重视工作。职业兴趣极大地影响着人们选择的工作类型。个人信念也是受伤工人在选择重返工作岗位或潜在职业机会时的一个重要考虑因素。受伤工人对其个人能力和自我效能的准确理解将有助于他们有效地利用已有技能来选择工作。

习惯子系统指的是个体目前执行每日生活的模式，将个体的作业行为组织成技巧和惯例，包括作业习惯及生活角色。作业习惯指人们在特定的环境下进行作业行为的方式和安排。当人有了从事某些作业活动的能力后，经过多次反复的练习而逐渐形成习惯。生活角色（如学生、工人、朋友、家庭成员等）的内容包括一系列的责任及行为模式。这些责任与行为模式很大程度上受到个体所处情景、文化环境、社会价值等影响。习惯在不同的环境背景下发挥不同的作用，影响着个人在这些背景下如何进行日常活动和行为。角色是个体所承担的功能，角色的内化是一个为个体提供身份的过程，伴随身份而来的义务感会影响行为，以满足社会制度塑造的角色要求。当应用 MOHO时，治疗的基本任务包括构建或重建受损伤或环境影响的习惯和角色，以帮助患者更容易地参与工作。

履行力子系统指的是个体做事时显示出的表现能力，表现能力受个人潜在的身体和精神能力以及如何使用和体验这些能力的影响。身体功能是人类开展作业活动所必需的基础能力，包括骨骼肌肉系统、神经系统及心肺系统的功能。精神包含人的心理、认知等功能。当受伤工人的工作能力发生变化时，个人信念、兴趣、价值观、角色和习惯都会受到影响。此外，如果永久性丧失工作能力，那么通常需要改变意志和习惯的一个或多个要素，以便工人能适应能力的丧失。因此，行为能力的改变通

常需要意志和习惯的补充。如果受伤的工人认为自己无法正常使用右臂，或者害怕在活动时疼痛加剧或再次受伤，那么他可能会刻意限制手臂的活动，而这会导致功能水平下降。在这种情况下，意志和习惯的改变对于实现履行能力的改变必不可少。

在 MOHO 中，根据环境需求和影响来描述环境因素（如物体、空间、社会、文化和政治需求），个体所处的环境和个体本身的内在特征是相互联系的，它们共同影响作业行为。从 MOHO 的角度来看，环境可以显著影响作业活动，其包含了物理、社会、文化、经济和政治等相关特征。环境的几个方面可以影响行为以及个人对自己行为的想法和感受。

在整个作业治疗过程中，一个相当重要的内因是患者的自主驱动力：即动机。动机指的是个体如何被启动及选择去做生活中的事，它是由患者的康复目标衍绎转变而来，与之紧密结合，息息相关。在治疗过程中，治疗师应当调动患者积极性，设计适合的有意义的治疗活动，让患者脱离枯燥单调的康复过程，主动配合治疗计划。个体在作业活动中不断做出有目的性的、重复的、逐渐熟练的动作形成技巧。技巧分为动作技巧、处理技巧、沟通技巧等，功能就是由不同的、复杂的技巧结合重组构成。人的行为活动是动态变化的，个体的特性与环境的相互作用将影响个人作业活动的动机、习惯和表现。作业治疗是一个过程，在完成每一个活动中，个体的能力会得到保持或改变，产生新的经验或重建动机，从而促成了个体对自我能力、自我概念和角色的肯定。没有充足适宜的作业动机，或未能培养良好合适的治疗习惯，又或是缺乏某些专业所需能力是作业活动过程中出现障碍的几大重要因素。因此，在实施治疗计划前应评定作业障碍的关键，找到问题根源并设计针对性的治疗方案，采取适合患者的最佳措施。

MOHO 关注内在的发展和变化，即作业适应。作业适应是"积极作业认同的结果和作业能力的实现"。MOHO 致力于理解和发展一个人的身份角色（自我意识）和作业能力（参与常规活动和角色的能力），以促进适应生活活动的动态需求。该模式将作业适应描述为个人和作业过程的结果，但强调作业过程与环境的动态相互作用。

经过几十年的不断创新与进步，该模式已包涵了精神、儿童、生理等层面。部分国家和地区成立了人类作业模式研究中心，与 MOHO 相关的出版物已被翻译成 20 多种语言，如今 MOHO 已成为许多作业治疗师在对患者开展作业治疗时的主要理论参照。在治疗过程中，作业治疗师可根据 MOHO 的理论构筑来安排训练。如应用 MOHO 筛选量表对患者存在的康复问题进行筛选，主要集中于意志、能力和环境三个方面，从个案身上采集信息。又比如把从个案身上获取的信息依照 MOHO 的要求进行分类，包括其存在的优缺点。针对存在的问题进行原因分析，以制定针对性的治疗目标与策略。治疗过程中随时观察和记录，掌握个案在治疗过程中的表现和不同时段的训练状态。

在为慢性精神分裂患者进行评定与介入时，人类作业模式提供了一个可参考的治疗模式，从不同的层面上了解个案的问题，并给予适当的介入。如针对某一慢性精神疾病患者存在的做事顺序紊乱、对家人过度干扰、抱怨多、对疾病认识不足、强烈要求出院等情形和问题，作业治疗师可在意志力子系统中，修正该患者的个人想法来改善其对疾病的认知，以及建立符合现实的价值观。在习惯子系统中，建立较为合适的角色及习惯，并尝试解决履行力子系统中的问题。总之，人类作业模式可以帮助了解患者、促进治疗性推理的过程，以及设计治疗计划。在 MOHO 模式指导下的训练能缓解患者的精神症状，显著改善患者的社会功能。与精神分裂症传统的模式进行比较，MOHO 理论指导下的训练模式对精神分裂症患者的社会功能康复效果更明显。

人类作业治疗模式对构音障碍的训练也明显有效。当分别使用常规的构音障碍治疗方法和应用人类作业模式的思路来评定、分析问题、制订治疗计划、治疗性作业活动治疗，发现人类作业治疗模式运用于构音障碍的训练能够取得更好的治疗效果，患者回归家庭、回归社会的程度更高（图 3-1-2）。

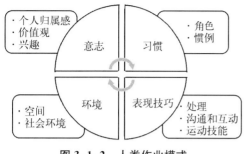

图 3-1-2　人类作业模式

三、人-环境-作业模式

作业治疗关注人、作业和环境之间复杂的动态关系。加拿大 Law 博士等人提出了人-环境-作业模式（person-environment-occupation model，PEO），该模式阐明作业表现是人、环境和作业的动态、持续的相互影响的结果。

P 即 person（人），也就是个人因素，指的是患者的身体、心理、认知、社会角色、职业等内容。当个体机能处于良好的状态中，即表明生理健康能够支持其独立完成有意义的作业活动并获得具有意义的作业表现。心理包括个体寻找生存的意义，对生命的了解，对人际交往及人际关系的渴求。认知包括对日常生活活动的操控能力，如沟通、情绪发展、动机的形成等。个体在不同生活场景下拥有不同的社会角色，这些角色会随时间及生活场景的变化而改变其重要性或意义。例如，脑卒中患者可能会出现性格或情绪的变化，如暴躁、焦虑、抑郁等，作业治疗师在设计作业治疗方案时，可以根据患者所处的心理阶段进行调整，调节并减少负面情绪。E 即 environment（环境），包括物理环境、自然环境、社会环境、人文环境等，同时，也包括个体在不同时间、年龄或发展阶段所处的不同的情景。自然环境是指天然的地理和地形等因素，文化环境涉及人的价值观和信仰。环境可以有利于作业表现的发生，也可以成为阻碍因素。例如，社会环境因素中，社会对使用轮椅出行的脊髓损伤患者的接受程度会影响患者的出行频率、出行时间，从而对其作业表现产生很大的影响。O 即 occupation（作业），指个体所从事的一切活动，包括日常生活活动、工作/生产性活动、休闲娱乐活动等。

通过遵循 PEO 应用框架，PEO 的应用可以很容易地整合到实践中。一旦确定了作业表现问题，患者和治疗师一起通过评定环境条件、分析作业要素（活动、任务、时间、顺序等）来审视作业表现的优势和问题，以及与特定环境下作业表现相关的方面。通过关注人与作业、作业与环境以及人与环境之间的关系，在这个框架内整合信息，与患者一起制定治疗计划，确定消除障碍和增加支持的策略，通过创造更大的人-环境-职业之间的相交来提高作业表现，通过评定作业表现的变化来改进治疗计划。例如，在老年人乘坐公共汽车有困难这一问题上，PEO 模式在评定和实施作业治疗，及改善作业表现中起着重要作用。老年人在乘坐公共汽车时有诸多困难，这些困难将限制他们的社会参与。当作业治疗师结合以人为本的理念，考虑人、环境、作业的因素及三者的互动关系，包括公共汽车的设计、乘务人员的态度、公交系统的服务质量等，都将影响老年人乘坐公共汽车这一活动的能力和表现。

作业治疗师在各种不同的疾病中都可以使用 PEO 模式，PEO 是促进实践的实用工具。PEO 模式的优势在于，它使治疗师能够在患者的日常生活和治疗师的实践中考虑人的功能和经验的复杂联系。治疗师考虑人、环境、作业三要素之间的各种组合以及它们在不同时间和不同环境中的交互作用，通过考虑这些元素之间灵活的交互影响，治疗师也能够对复杂的作业表现情况获得更清晰、更全面的理解。此外，PEO 模型还提供了一个系统的方法来分析作业表现问题，治疗师通过遵循 PEO 应用框架（图 3-1-3）评定作业表现中的问题，并将评定结果整合起来制定治疗计划。PEO 模式和加拿大作业表现模式是互补的，二者术语相似，且都强调作业表现是由个人、作业和环境的动态相互影响关系形成的。

四、加拿大作业表现模式

加拿大作业表现模式（Canadian model of occupational performance，CMOP）是由加拿大作业治疗师协会开发的。CMOP 将人置于作业治疗过程的中心，阐明了个人生活的不同组成部分，以及它们如何相互作用以影响作业表现。三个组成部分（人、作业和环境）之间的相互作用至关重要，

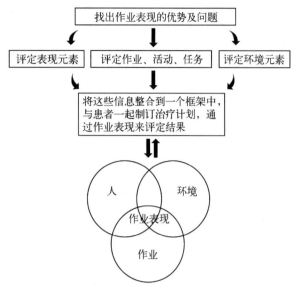

图 3-1-3 人-环境-作业模式应用框架

CMOP 认为人是由认知、情感和身体组成的,其中,精神是核心。精神指的是自我的内在本质;独特而真实的人性;意志和自我决定的源泉,以及人们在所处环境中体验到的意义、目的和联系感。有些人可能需要通过信仰来探索他们的精神世界,而另一些人可能依靠感觉或意义感。对于那些希望探索自己精神层面的人来说,精神上的感觉可以帮助他们应对慢性病。比如可以通过参与宗教或支持团体来寻求精神意义,也可以在精神治疗师帮助下,或通过冥想寻找应对慢性疾病的方法。作业被描述为人们所做的事情,包括照顾自己(自我照料)、享受生活(休闲娱乐)以及为社会和经济结构做出贡献(生产力)。自我照料、生产力和休闲不再被视为静态的结果,而是人们能够与环境互动的工具,在动态的环境中,个人利用身体、情感和/或认知能力来完成日常工作。CMOP 中的环境领域包括了物理环境、文化和社会因素,还包括制度因素。

接受放射治疗时可能需要使用到面罩,而有部分患者人群存在面罩焦虑(即对使用面罩感受到焦虑、痛苦、害怕等)。作业治疗师可以使用 CMOP 来指导面罩焦虑的作业治疗管理。通过面谈,患者和作业治疗师之间互动,得到以下信息。

身体:面罩给患者带来了身体挑战。患者表示戴着面罩感到呼吸困难,担心戴着面罩咳嗽和吞咽。在这里,作业治疗师指导患者采取一些策略,比如戴面罩前清理鼻子、戴面罩时闭着眼睛、穿宽松的运动装等,这样可以感觉更自在一点。作业治疗师还告诉患者在穿戴面罩时保持身体静止的重要性,以确保面罩的最佳舒适度和形状。

认知:一些患者表示在戴面罩前无法控制紧张的情绪,治疗师和患者合作创造具体的策略,如专注于听音乐、和工作人员交谈;还可以专注于想象、默念数字、自言自语、深呼吸来应对戴面罩的过程。

情感:通过询问调查,治疗师了解到一部分患者有幽闭恐惧症史、抑郁症史,他们在佩戴面罩的过程中会出现恐慌、担忧的情绪。为了应对这些情绪,作业治疗师应充分包容患者表达当下的感受,并利用临床经验向患者保证,许多头颈癌患者都有面罩焦虑的情况,但随着时间的推移,大多数人变得不那么焦虑。

精神:在 CMOP 中,精神是人的本质。作业治疗师指导患者专注于他们的优势,以及这些优势将如何促进他们与面罩的接触。一些患者称自己找到了内心的力量和决心,一些患者和他们的照护者表示人的个性特征也会影响使用面罩的体验。

物理环境:作业治疗师向患者介绍面罩的材料、如何促进呼吸以及可以选择定制面罩。

社会环境:患者的社会网络也会影响他们对面罩的认识,当作业治疗师调查人们对面罩的认识时,一些患者得到了同样戴过面罩的朋友的支持。

制度环境:作业治疗师与患者进行关于医院政策、结构和程序的讨论,大多数患者从卫生专业人员处了解到面罩的使用。对一无所知的患者,治疗师要提供教育来填补知识空白,包括第一次戴面罩的程序、减轻面罩焦虑的药物治疗、戴面罩的持续时间,以及制定脱离面罩的策略。

作业治疗师研究了 CMOP 的个人和环境领域,以了解是什么影响了个人参与健康管理的能力,考虑患者对面罩焦虑的体验,所处的环境如何影响他们的焦虑,以及如何改变这些因素。根据这些信息,作业治疗师指导患者探索和理解一系列策略来应对他们的面罩焦虑,并促进参与放射治疗。

五、河川模式(Kawa model)

Kawa 在日语中指"河流",由岩间博士等人提出。Kawa 模式试图解决西方中心模型的文化局限性,关注影响人们日常生活的现实环境。Kawa模式通过河流的比喻阐述人类与环境的交互影响以及自我和他人的相互关系,将生命比喻为一个复杂、深刻的旅程,就像河流一样流经时间和空间。人生活的最佳幸福状态可以比喻为一个不受阻碍流动的河流形象。河流中的某些结构或物体会影响水的流动,如岩石、河堤、河底、浮木等,都影响了河流的边界、形状、流速和整体质量。作业治疗的目的与跨学科的康复任务相一致,是通过增强构成整体环境的所有元素之间的和谐来实现和增强生命流动。

在这里,水隐喻的是生命能量和生命流动。正如人们的生活受到周围环境影响一样,流动的河水也被其接触岩石、两岸和浮木等影响水的体积、形状和流速。当生命水流减弱时,就是人处于不舒服或不和谐的状态;当它完全停止流动时,就像河水流入浩瀚的海洋,生命就到了尽头。

河堤和河底代表了个体所处的社会和物理环境。个体周围的社会和物理环境会影响河流的整体流量和速率。和谐的关系可以促进生命的流动:当水的力量足够大,能够移动河道中的岩石,甚至产生新的水流路线;相反,当水流量减少,河道中有障碍物(岩石和浮木),河壁和河底较厚且狭窄时,河流的正常流动受到阻碍。

人们的生活,像大多数河流一样,有岩石或其他障碍物,其质量和数量各不相同。大块岩石本身,或它与其他岩石结合,直接或间接堵塞河壁和河岸会严重阻碍水流。一旦患者能意识到生命河流中的岩石(包括它们的相对大小和位置),治疗师就可以帮助确定潜在的干预领域和策略。

浮木表示个体的个人属性和资源,例如:价值观(如诚实、节俭)、性格(如乐观、固执)、知识和经验(如高级文凭、兵役)、特殊技能(如木工、公开演讲)、非物质资产(如朋友、家人)和物质资产(如财富、设备),这些资源可以对个体的环境和生活产生积极或消极的影响。就像河里的浮木一样,在某些情况下,它们可能显得无关紧要,而在另一些情况下,比如当它卡在岩石、河堤之间时,它们就阻碍了河水的流动。另一方面,它们可能会碰撞障碍物,帮助拓宽河堤。在这里,个人的宗教信仰往往

会成为移开岩石的积极因素。再比如,获得专门的辅助设备,就像是浮木与现有的流动障碍碰撞,打开了一个更大的通道,让生命更强有力地流动。浮木是每个人的河流中的一部分,有经验的治疗师会关注患者或环境资源的部分,并考虑它们对患者情况的潜在影响。

Kawa模式在考虑患者所面临的问题时,不会简化为孤立的问题,而是联系患者所处的特定背景,在一个整体框架内看待和处理问题。通过改变患者世界的一个方面,他们河流的所有其他方面都会改变。通过使用这种模式,作业治疗师与他们的患者合作,指导他们阻止生命流动的障碍,并在更广泛的背景下寻找每一个机会来增强它。该模式是考虑东方患者文化价值观并高度以患者为中心的介入模式。治疗师可以通过使用河流隐喻作为工具来引出患者对日常生活体验的叙述,透过患者自我生活经验,使用绘画与叙事方式进行提取、集中,并形成随后康复过程的基础,而不是把一个普遍的框架或模式连同其预先确定的概念、原则强加给患者。

六、太极工具——从中国传统文化中汲取作业治疗智慧

太极图图式简单,内涵丰富,是中国哲学的精华。太极模式挖掘了太极思想在作业治疗实践中的运用,以下做一介绍。

将太极图(图3-1-4)的四个要素分别匹配四个要素。①白色区域:人。②黑色区域:环境。③白点:环境的内核,即经济条件。④黑色点:人的内核,即心理状态。

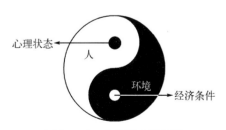

图3-1-4 太极模式四要素

(一)人与环境

太极图中的阴阳鱼,圆的部分为鱼头,尖的部分为鱼尾。鱼头部分所占面积多,属于"强势"区

域,鱼尾所占面积小,属"弱势"区域(图 3-1-5)。太极图提示,人与环境相互融合,如果人处于强势状态,具有强大功能,那么他对适宜环境的需要就会小一些;反之,如果人的状态在鱼尾部分,即功能较弱,那么他需要更贴合自身生活、工作要求的环境,这样的环境可能需要通过环境改造或代偿、替代等方式获得。

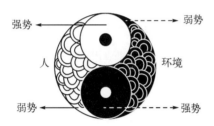

图 3-1-5　太极模式中强势和弱势

(二)经济条件

经济活动是人类生存和发展的基础。经济水平的发展影响自然环境和社会环境,这些环境又反作用于人。经济条件的差异影响生活方式,也影响人们对康复知识的了解程度。高收入者在经济上限制较小,对就医的要求也更高,进行康复治疗的可能性更大,了解程度也相对更高。在社会经济水平较低的国家,人们较少接受高质量的医疗服务。另外,经济水平的不同也会影响对功能障碍的自我评定和自我适应。

(三)心理状态

人的心理既受身体结构与功能的影响,又受环境因素的影响。中国养生医学对精神调养的观点富含太极思想,"形生神而寓神"强调身体功能与心理状态的协调统一,"形劳而不休则蹶,精用而不已则竭",说明精神因素对身体健康的影响。积极的环境因素对心理状态的作用不容忽视。在经过改造、适合于功能障碍者的环境中,人往往会有更受鼓励的心理状态。丰富的社会关系也可增强患者幸福感,促进心理健康,提高社会参与能力。

太极图式作业治疗实践模式适应中国环境。一方面,太极思想根植于中华民族传统文化中,患者容易理解,易与治疗师形成有效沟通;另一方面,太极模式强调人与环境融为一体,二者平衡才能达到和谐状态,平衡理念也是其特点。

"太极和"理念认为共容与共存是事物发展的

根本规律,"和"即平衡和谐的状态。太极模式强调的平衡是交融的平衡、动态的平衡。由上图可看出,黑白相交、内核相嵌,太极模式将"人"与"环境"看作一个相互交融的整体。只有"人"与"环境"的面积平均分布,这个整体才能达到平衡。"人"与"环境"的任一方变多或变少,都是不平衡的状态。"人"自身的平衡有赖于内在心理状态与外在身体功能及环境的相宜。长期功能障碍的人群往往需要更多贴合他们生活工作要求的环境因素,通过对社会、物理、人文等环境的改造可以增加其活动与参与能力,提高重返社会的机会。然而人对环境的改造也应考虑改造的动机是否合理,以及是否存在改造过度或不足的问题。比如交通工具的使用增加了肥胖人群数量,手机的使用减少人与人面对面的沟通;而人对环境的改造不足则会影响作业活动的完成程度。太极模式的"动态的平衡"体现在"人"与"环境"的关系不是固定不变的,当一方改变,只有另一方也相应出现变化,才会重新形成一个平衡稳定的结构。

如果出现不平衡的情况(图 3-1-6),如对人的过度/欠缺赋能,对环境的过度/欠缺改造,或内核改变,将影响整个结构的平衡与稳定。比如对糖尿病患者的过度训练会导致低血糖的发生,对小儿麻痹患者过度赋能,看似增加了人的能力,但是关节退变等后果也接踵而至。环境改造也应考虑是否存在改造过度或不足的问题。

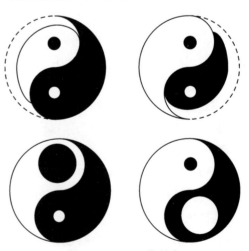

图 3-1-6　不平衡状态

平衡的特点提示我们应当关注人与环境的和谐,对于人要适度赋能,同时关注人的心理和身体功能状态的平衡;对于环境要以合理挑战为宜,既以挑战激发潜能,又以合理规控量度,即"合理挑战,正确赋能"。

第二节
ICF 理论的循证医学依据

自 20 世纪 80 年代以来,为了提供统一的标准和语言框架来描述健康状况,世界卫生组织制定了国际损伤、残疾和障碍分类(International Classification of Impairments, Disabilities, and Handicaps, ICIDH),50 多个国家对国际分类的发展做出了贡献,陆续修订 ICIDH-2 等多个测试版本,直到 2001 年在世界卫生大会上正式命名为国际功能、残疾和健康分类(International Classification of Functioning, Disability and Health, ICF)。2007 年,ICF 还开发了一个儿童和青少年版本。ICF 可作为统计工具、研究工具、临床工具、社会政策工具、教育工具用于不同的场合,它不仅用于医疗保健,还用于保险、社会保障、劳工、教育、社会政策和一般立法发展以及环境改造。ICF 为认识和研究健康、与健康有关的状况、因素提供科学的基础,为从生物-心理-社会角度认识损伤所造成的影响提供了一种理论模式,可以对不同国家、不同卫生保健学科领域、不同服务及不同时间的数据进行比较。自 2001 年发布以来,《国际功能、残疾和健康分类》已逐步在各种环境和部门得到实施。在临床层面,它在医疗、社会和职业康复领域的应用最为显著。《国际功能、残疾和健康分类》关于功能和残疾的信息丰富了 ICD 的诊断信息,提供了更广泛、更有意义的患者健康状况,可用于更好的管理决策。

一、ICF 的基本原理

传统医学模式认为残疾是个人问题,并将它视为由疾病、创伤或健康状态所导致,从而以个人治疗的形式提供医疗保健,而 ICF 认为残疾不仅仅是个人的问题,而是一种特定环境下的健康体验。倡导医学从业者和政策制定者的关注层面重心从疾病和残疾逐渐转移到参与和环境层面,这对于整个残疾人群是巨大的福音,也是整个人类进步的体现。ICF 与作业治疗的异曲同工之妙就在于作业治疗关注参与层面,无论什么原因导致的损伤,都强调人在社会中的功能,从残疾人融入社会的角度出发,将残疾作为社会性问题,不再仅仅是个人问题。

ICF 分类可分为两部分,第一部分是功能和残疾;第二部分是背景性因素。第一部分包括身体功能和身体结构、活动和参与;第二部分包括环境因素和个人因素。根据 ICF,残疾和功能是健康状况(疾病、失调和损伤)和环境因素相互作用的结果(图 3-2-1)。ICF 中嵌入的生物-心理-社会医学模式拓宽了残疾的视角,审视医疗、个人、社会和环境对功能和残疾的影响。健康状况(疾病或失调)可能在三个层面的相互作用下影响功能:与身体相关的层面、活动层面和参与社会的层面,健康状况影响功能的方式也应在环境和个人因素的背景下加以考虑。

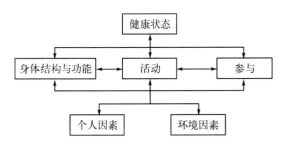

图 3-2-1 ICF 成分组成交互图

身体功能分类包括精神功能、感觉功能和疼痛、言语功能、心血管系统的功能、免疫系统的功能、呼吸系统的功能、消化系统的功能、内分泌系统的功能、生殖泌尿功能、神经肌肉骨骼和运动相关功能、皮肤和相关结构的功能。

身体结构分类包括神经系统的结构、与眼睛耳朵的相关结构、与发音言语相关的结构、与心血管、免疫和呼吸系统相关的结构、与消化、代谢和内分泌系统相关的结构、与泌尿生殖系统相关的结构、与运动相关的结构、皮肤的相关结构。

活动和参与包括学习和应用知识、沟通、自我照料、家庭生活、人际互动、社区、社会和公民生活。活动是个体执行一些动作或行动,参与是指个体融入生活情景中,参与受限指的是个体在融入生活场景中出现问题,是个体的社会功能障碍。

环境因素包括自然环境、社会支持和关系、产品和技术、态度、服务、系统和政策。个人因素包括年龄、性别、种族、性格、健康情况、生活方式、教育背景、职业状况、过去和现在的经验等。有促进作用的背景因素可以提高个体的活动表现,而不利的背景因素则将限制个体的活动表现。对于残疾人而言,周围人的眼光、建筑环境的不适宜、个人的年龄、个人的性格等都会导致活动和参与受限。

除个人因素外,ICF 的各个组成部分都进行了分类以提供对健康和健康相关状态的标准化和通用的理解和描述。每个组成部分都包含不同规范级别的类目,如下例所示。

第一类目	b2	感觉功能和疼痛
第二类目	b280	痛觉
第三类目	b2801	身体部位疼痛
第四类目	b28013	背部疼痛

ICF 能为专业人员评定患者功能提供信息,对一位脊髓损伤患者进行评定和治疗计划制定过程中,可以做出以下记录,见表 3-2-1。

表 3-2-1 脊髓损伤患者评定和治疗计划的记录

治疗目标	治疗方案
身体结构与功能	
b28013 背部疼痛	身体姿势训练、改装轮椅、坐姿控制、药物
b415 血管功能存在风险	药物
B7101 关节活动	被动活动
b755 不自主运动	平衡训练
b7800 肌肉僵硬	牵伸
s810 皮肤结构存在风险	日常检查
活动和参与	
d410 变换姿势	坐起训练
d4153 保持坐姿	平衡训练
d4200 坐位转移	转移训练
d465 使用轮椅	户外轮椅训练
d510 清洗自己	辅助/指导
d5300 排尿调节	辅助/指导
d5301 排便调节	辅助/指导
d9201 运动	体育锻炼

(续表)

治疗目标	治疗方案
环境因素	
e1151 辅助用具:座垫	座垫使用
e1201 个人移动辅助用具:轮椅和改装汽车	测试不同的轮椅,改装汽车
e155 建筑物	重建住宅
e5700 社会保障服务	支付机构
个人因素	
疾病知识	咨询、宣教
接受/应对疾病	行为训练

二、ICF 的应用领域

ICF 是一种通用语言和数据标准,能够用于多种目的和不同的环境。它所具备的优点,如术语的标准化;改善医务人员之间的交流;不同时期对不同国家、学科和服务进行比较;确定残疾和缺陷方面所涉及的多因素复杂交互的性质和程度等使它自 2001 年世界卫生大会以来已在多个领域以各种方式加以实施。

(一)人群层面的应用

1. 普通人群和特定人群调查中的健康和残疾数据收集 ICF 已为多国研究提供了概念框架和项目库。

2. 数据汇编和分析 基于 ICF 分析全球和区域残疾流行率和多领域功能水平。在地区一级,欧洲健康和残疾测量等项目将 ICF 应用于人口健康和残疾数据的分析。在国家一级,ICF 用于促进澳大利亚健康数据集的协调性和可比性。

3. 开发残疾调查模块和问题集 ICF 框架和分类法用于为国际和区域项目开发残疾问题集,包括世卫组织健康和残疾调查模块、欧统局关于"残疾和社会融合"的调查模块等。

4. 政策制定和监测 在国际条约和倡议以及国家卫生和社会政策制定时,政策的实施需要与数据来源相匹配。使用 ICF 框架和编码系统,通过将政策目标和指标与各自的数据来源联系起来,监测政策执行情况。

(二)卫生和社会服务层面的应用

1. 国家立法 ICF 被用作健康和残疾相关立

法的参考标准。例如,德国第九部《基本社会法》使用 ICF 作为规范慢性病患者和残疾人权利和服务提供的参考。

2. 服务提供 ICF 用于医疗、社会和职业康复领域,以评定患者需求、规划健康和社会照护,并衡量从身体功能到个人活动、社会参与和环境因素等多个维度的干预措施带来的变化。

3. 残疾认证 ICF 认为残疾应被理解为一个人与其环境之间复杂相互作用的结果,而不是一个人的特征。许多国家已经或正在实施以 ICF 来评定个人的残疾状况,以确定他们是否有资格享受健康、社会或医疗服务、教育服务等。

第三节
生物-心理-社会医学模式的循证医学依据

现代医疗大多数基于疾病的生物医学模式,该模式侧重于导致损伤的病理学,关注的层面是疾病,它可以识别和治疗很多疾病,将器官功能障碍与身体功能障碍联系起来,但未能认识到许多(包括非器质性)疾病的多因素交互的复杂性质,并非所有器官或系统功能障碍都有特定的治疗,而且有些人身患疾病,不一定不能参与到生活中,比如残疾人可以通过任务改造、使用辅具等获得良好的表现力;相反,有些人虽是医学上的无病,却不能正常参与到社会生活,比如失业、心理障碍等。生物医学模式仅考虑在疾病发作期间,患者身体中容易检测的生物学方面,而患者自身的感觉和他们的活动参与能力则不列于医疗机构的责任范围。从生物医学的角度来看,患者只是医师指令的被动接受者,治疗的重点是修复患者身体的疾患。对于许多疾病,借助这种模式介入治疗是不够充分的。1977年,恩格尔在《科学》上发表了开创性论文"新医学模式的需求:对生物医学的挑战",提出了一个基于系统理论和有机体层次结构的生物-心理-社会医学模式(biopsychosocial model,BPS)。生物-心理-社会医学模式在生物学层面考虑患者的精神或身体障碍,在心理学层面结合个性或宗教信仰考虑人

的情绪状态,在社会层面变化环境以适应残疾患者所需。残疾不是仅仅理解为"身体不正常的结构",而是理解为受到疾病损伤、个人因素及环境因素的共同影响。疾病损伤因素指的是疾病本身导致的症状;个人因素包括年龄、性别、种族、文化等;环境因素包括建筑环境、人文环境、亲朋对患者的态度、工作的时间地点等。

生物医学模式和生物-心理-社会医学模式最大的区别在于有没有将患者作为一个人的属性整体看待。生物医学模式既不能为整个人也不能为心理或社会性质的因素作出规范,因为该模式所依据的理论是还原论和身心二元论。在科学工作中,研究者通常不得不选择一个系统层面来集中精力开展研究,或者至少从某个层面开始,比如应用日益多样化和精细化的技术来研究细胞,几乎无限地扩展了对构成细胞的组成部分的知识。但是任何一个系统的每个组成部分都不是简单地叠加,应当以一个整体视角去看待,而生物-心理-社会医学模式就是以系统方法为基础的。细胞是组织、器官和人等系统的组成部分,人是家庭和社会等系统的组成部分,在系统中,每一个单元既是整体又是部分。人同时代表了有机体层次结构的最高层次和社会层次结构的最低层次。没有什么是孤立存在的,无论是一个细胞还是一个人,每一个部分都受到系统结构的影响,也就是说,受到环境的影响。更确切地说,如果不把细胞或人作为一个更大的系统的一部分来描述,细胞或人也就都不能完全被描述为一个动态系统。举例来说,"红细胞"这个名称代表了一个更大的系统,没有这些系统,红细胞就不存在。而"患者"这个名称也是从一个更大的社会系统的角度来描述,通过患者的年龄、性别、婚姻状况、职业和居住地来识别出患者所处的其他系统,而这些系统又是其环境的一部分。

对于作业治疗师的日常工作来说,研究的主要对象是人。许多评定所必需的数据都是在生物-心理-社会医学模式框架内收集的,了解患者如何完成作业活动,以及他对自己和自己生活的感受。从广义上讲,患者的需求是从疾病的痛苦中解脱出来,而医务人员具备提供这种帮助的专业能力和动机。医务人员首先要了解患者的感受和经历;然后

为这些感受和经历做解释（如为什么会这样）；再让患者参与进一步的治疗以检验这些解释；此外，还要减轻患者压力和/或纠正可能导致痛苦或残疾的潜在问题。在临床实践中，第一手信息来源往往是患者本人或其他知情人，评定从个人水平开始，并在一个人际系统，即医患关系中进行。评定结果应包括患者所述的内心体验（如感觉、知觉、思想、观点和记忆）以及治疗师可观察到的行为活动。借助生物-心理-社会医学模式的系统观点，以系统层次为指导，治疗师从一开始就考虑系统层次的所有信息，以及每个层次的信息对患者进一步评定和治疗的相关性和有用性。比如患者的年龄、就业等最基本的信息可以提示对未来治疗目标的判断。

残疾本质上是一个动态的概念，因为它涉及患者与他们的损伤、物理环境、社会氛围、经济因素和宗教信仰之间的关系。在康复相关干预中，活动和参与领域是最常用的功能领域。由于功能受限、社会态度和其他环境障碍，严重身体残疾者的社会参与率较低。因此，他们需要经历一个终生的调整过程，以便在个人目标、表现和社会需求之间达到适当的平衡。就业也是一项重大的生活活动，在某些情况下可以维持生命，并非每个损伤都是残疾。例如，一名胫骨截肢的足球运动员可能不得不结束他的职业生涯，而具有相同残疾的计算机技术人员可能仍然可以工作，不会失业。作业治疗的视野能突破身体功能障碍的层面，落眼点直达患者的活动参与能力中，是这个职业的无穷魅力。借助生物-心理-社会医学模式可以了解可能影响一个人的身体和情绪状态的生物和心理社会因素之间的相互作用，以及这些因素如何随着个人患病而变化。例如，从认知、心理、家庭及社会支持等方面对卒中后抑郁的患者进行作业治疗干预。通过向患者详细介绍脑卒中的发病机制、治疗方案、预后等知识尤其是脑卒中后抑郁发生的原因及对身心的危害，减少患者对自己所处情况的错误认知；缓和患者的情绪，增强患者对预后的信心；鼓励患者在恢复期通过功能活动或休闲娱乐活动来转移注意力，调节患者抑郁症状；同时，治疗期间多与患者的照护者沟通，让照护者能更加科学全面地了解疾病的基本知识和患者的病情，鼓励照护者多与患者进行积极的沟通，多陪伴患者，使患者能够感觉到家庭的温暖。

再例如，新型冠状病毒治疗成为2020年全国甚至全世界的主要内容，随着新型检测手段和治疗方法的介入，越来越多的患者从中受益，大大地改善了肺炎的预后。但在生物-心理-社会医学模式的指导下，抗病毒治疗过程应有一个整体观念，明确治疗对象是冠状病毒感染的患者，而不只是冠状病毒。除了药物治疗外，若医师还关注患者的心理、社会关系和科普肺炎知识，树立患者战胜疾病的信心，则会显著减少社会上存在的对新冠患者的偏见和对患者的心理产生的压力。

唇腭裂是颅颌面部常见的先天畸形，早期的治疗是希望通过手术最大限度地恢复正常解剖结构和生理功能。然而，唇腭裂为非单纯生物性疾病，不仅仅是口腔颌面部结构和功能方面的缺陷，也包括患者及其家庭的心理压力和活动参与障碍等社会问题。在生物-心理-社会医学模式下可以关注到唇腭裂患者在不同年龄时期存在不同的问题，所以修复治疗也随之循序渐进。不同学科（包括正畸、外科、耳鼻喉、心理、牙科、遗传、健康咨询）的专家对唇腭裂患儿不同时期的状况做出评定、诊断和治疗，重视心理和社会因素在治疗过程中的作用，对唇腭裂患者进行语音治疗和心理辅导，从关注疾病本身，发展为将患者放入他们所处系统整体地考量。这也有助于帮助患者将自身注意力从对局部形态的关注引导到对整体活动参与能力的关注。患者逐渐正视疾病并在治疗师的协助下学会合理安排工作和生活的行为方式。等到患者建立了自信心后，将会更乐于接受后续的治疗计划，降低对成年后社交的负面影响。

———第二部分———

方 法 篇

第四章

循证临床实践

循证医学的精髓是基于研究证据的临床实践，即循证临床实践。循证实践始于循证医学，循证实践作为循证医学的应用方法，随着循证过程的扩大和深入，现在倾向于使用"循证实践"来描述包含循证医学内涵和原则的应用手段，循证实践已被纳入许多临床及其相关专业的应用和教学，包括作业治疗、物理治疗、护理学、口腔医学等，循证实践正在迅速成为有效临床实践的标准规范。

一、循证医学实践概念

循证实践是指医务人员在计划其医疗活动过程中，认真地、明智地、深思熟虑地将临床研究中得到的最新、最有力的科研证据结合医务人员自身的临床经验以及患者的治疗期望并联系所处的医疗环境综合考虑后所制定的治疗方案，其理念雏形最初在 2001 年由 David Sackett 提出，认为循证医学实践是"整合患者价值观念、临床医师的专业技能和最佳证据，将三者完美地结合以制定出适合患者的治疗措施"。随着循证医学的发展以及与其他学科的交叉融合，其内涵也不断丰富。总而言之，循证临床实践即为狭义的循证医学，是临床医师和治疗师在临床实践中针对患者病情而提出的问题和发现问题，并查找证据、应用证据的过程。循证实践的意义在于促进以经验为主要依据的传统临床实践向基于科学证据的现代临床证据转变。

二、循证医学实践的实践基础

（一）高素质的医务人员

医务人员是循证医学实践的主体，在临床工作中，医务人员既是循证证据的提供者同时也是循证证据的应用者。循证医学模式下的医务人员应具备：①充足的理论知识及专业知识技能。②流行病学、统计学和卫生经济学基础。③循证医学所要求的特有的批判性思维和查证用证的能力。④协作和交流能力。⑤专业技能技能持续发展的潜质。当代循证医学研究十分活跃，没有亘古不变的"真理"。医务人员还要有不断进取和创新的精神以及全心全意为患者服务的意识，才能为患者提供高质量的医疗服务。

（二）最佳证据

最佳证据是实践循证医学的关键前提，也是解决临床问题的重要手段。最佳证据来自临床医学研究，而证据的获取需要科学的方法去检索、分析与评价，结合具体的临床问题选择适宜的证据。循证医学实践是当代临床医疗实践中诊治决策的科学方法，方法学是实践循证医学的核心，包括寻找证据、辨析证据、应用最佳证据、提供有效证据。

（三）患者的参与

患者是医疗服务的对象和载体。循证医学实践必须取得患者的信任和配合，从而提高患者对其诊疗方案的依从性。因此，医务人员应充分考虑患者自身需求，构建良好的医患关系，否则，任何方法和措施，若无患者的配合，都难以达到预期疗效。在患者的临床决策过程中如何融合患者的独特偏好、价值观与治疗意愿，是循证个体化实践及医学未来发展的重大挑战。

（四）医疗环境

循证医学实践需在一定的医疗环境下推行，即便某一最佳措施和方法对某疾病有确切的疗效，但当医疗环境或技术条件受限时，也是难以实现的。因此，循证医学实践不可脱离实际的医疗环境。在我国,随着医疗制度改革的不断深入,国家对人民卫生事业的关注与资源投入,各级卫生医疗机构的软硬条件正不断改善。因此,医疗环境的改进和提高为实践循证医学创造了良好的硬件基础,最终的落脚点也是利用良好的医疗条件全心全意地为患者服务。

三、循证医学实践的内容

循证医学实践包括循证基础实践、循证公共卫生实践和循证临床实践。

循证基础实践即循证医学实践在基础医学研究领域的实践。

循证公共卫生实践,亦称循证卫生决策,即宏观和群体的医疗卫生决策也必须遵循证据。同时强调,实现循证医学不单是医师的责任,更是医疗卫生决策者和管理者的责任,是国家和社会的责任。循证公共卫生实践的基本要素包括证据、资源和价值取向。

循证临床实践,早期狭义的循证医学实践只是针对个体的循证临床实践,即医师针对个体患者的病因、诊断、治疗和转归等临床问题进行的循证医学实践,其基本要素包括医师、患者、证据和医疗环境。循证临床实践在不同专业及科室,有了很多分支,如循证内科实践、循证外科实践、循证作业治疗实践、循证物理治疗实践、循证护理实践、循证药学实践、循证中医临床实践、循证检验实践等。

四、循证实践的基本步骤

完整的循证实践可分为以下 5 个步骤(5A):①提出临床问题(asking question);②寻找证据(acquiring evidence);③评价证据(appraising evidence);④应用证据(applying evidence);⑤后效评价循证实践的结果(assess your performance)。每个步骤均衍生了相应的科学方法,它们之间环环相扣形成一个完整系统,任何环节存在缺陷或不足,都会影响循证医学实践的总体质量和效果,见图 4-1-1。

(一)提出问题

循证问题是指临床医疗实践中亟待解决的

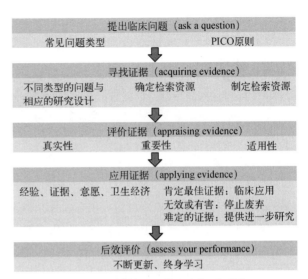

图 4-1-1　循证医学实践"五部曲"

重要问题,构建循证问题是实践循证医学的第一步。准确选题是临床医疗决策的关键,找准循证问题类似临床科研的选题,可避免因问题不准确或者重复造成研究结果毫无价值及资源浪费。

临床问题的来源多种多样,多涉及以下几个方面:①疾病的病因及危险因素:使人群患病率升高的因素称为病因,与健康有关并有重要预防意义的一些个人行为、生活方式、环境暴露称为危险因素。②疾病的诊断与鉴别诊断:前者是研究诊断疾病的各种试验方法,如何基于诊断试验的特异性、敏感性、可接受性、费用和安全性来选择试验以便于早期和准确诊断疾病。后者是如何解释诊断试验的结果。③疾病的治疗:根据患者的具体病情考虑采用怎样的治疗方法?治疗方法的有效性如何?有什么不良反应?还有哪些替代治疗方法?哪种方法更有效而花费最少?该治疗对患者的生存质量有何影响?治疗后患者的预后如何?④疾病的预后:预后指疾病发生后,对患者病情变化的预测或事前估计。通过预后研究可以了解疾病的自然史和临床过程,回答患者的疑问,找出预后较好和预后不良的因素,帮助医务人员优选相应的治疗方案,并告诉患者需要避免的影响因素。⑤疾病的预防:如何通过和改变危险因素防治疾病的发生,如何通过筛检进行早期诊断。

循证问题构建过程中,医务人员需要仔细收集患者的第一手资料,包括详细的病史、细致的查体及充分的试验室检查,仔细观察患者病情变化、治疗效果,随访患者预后,结合自己的专业知识、技能及临床经验,经过整理、分析及深入思考后将临床问题通过 PICO 原则有效地转化为可以回答的循证问题。

PICO 原则是构建循证医学问题的 4 个要素,分别是:P(patients/population)即何种患者、何种疾病;I(intervention or exposure):指采取了什么样的干预措施、诊断试验或暴露因素;C(comparison):作为干预措施或暴露因素的对照措施;O(outcomes):干预后的相关临床结局,见表 4-1-1,表 4-1-2。

表 4-1-1　PICO 原则

PICOS	意义	内容
P patients/ population	患者类型/人群	何种疾病患者 种族、年龄、性别及合并症
I intervention or exposure	干预措施或暴露因素	新的药物、手术方式等 暴露或危险因素
C comparison	对照措施	诊断试验 无 安慰剂或其他治疗
O outcome	临床结局	诊断的金标准 生存率、死亡率 重要临床事件发生率 经济学指标等
S study design	研究设计方案	试验设计 研究人群的具体细节信息 时间范围和流程 伦理学问题

表 4-1-2　PICO 举例

类型	问题	P	I	C	O
病因	有氧运动是否会降低肥胖人群糖尿病发病率	肥胖人群	有氧运动	无减肥	糖尿病发病率
诊断	PET-CT 诊断肺癌的把握性如何	——	PET-CT	金标准(病理活检)	诊断肺癌
治疗	稳定型心绞痛患者,应用缺血性训练+药物治疗和单独药物治疗的效果(疼痛缓解、心脑血管发生率)如何	稳定型心绞痛患者	缺血性训练+药物治疗	单独药物治疗	疼痛缓解和心脑血管事件发生率
预后	心肺功能评定发现两分钟步行试验步行距离过短是肺结核患者预后不良的标志吗	肺结核患者	心肺功能评定发现两分钟步行功能下降	无肺结核	总体生存率

(二)寻找证据

在确定了要解决的临床问题后,要对最初的临床问题进行构建和转换,以便快速获取最相关的证据。在检索有关证据时,首先要有目的地根据临床问题的类型针对性寻找(表 4-1-3),然后要选择检索的数据库或数据资源,根据 PICOS 策略确定有关检索"关键词"及其相互关系,构建合理的检索策略,进行文献检索,还需要对检索到的证据进行初步分析,确定与临床问题关系最密切的研究证据,作为下一步评价证据使用。文献检索方法详见本书第六章。

(三)评价证据

由于研究设计的差异、偏倚等,获取到的证据质量参差不齐,因此要对获得的证据严格评价。对于收集到的文献,应用流行病学及 EBM 质量评价

表 4-1-3　常见不同类型的问题与相应的研究设计

研究类型	相应的研究设计	
病因研究	评定某因素与疾病发生是否有关	队列研究、病例-对照研究、试验研究
诊断性研究	检验各种干预措施如物理治疗、作业治疗、药物治疗或外科手术的效果	横断面调查(须同时进行新方法和金标准方法检验)
治疗性研究	检验各种干预措施如药物治疗、介入或科手术的效果	随机对照试验(RCT)
预后研究	了解确诊患者以后可能发生的情况	纵向队列研究
筛检研究	评定适于大规模人群检验和在疾病呈现症状早期检出该病的各种检查方法	横断面研究
个案研究	特殊病例描述和介绍	个案报告、病例分析

的标准,根据证据的真实性、可靠性、临床价值及其适用性等多纬度做出具体而确切的评价,得出综合性的论断以指导决策,见表4-1-4。若收集的文献较多,可根据具体情况对其作系统评价和Meta分析,这样的结论更为可靠。

指在多大程度上,能确定治疗手段的有效性。通俗地说,治疗方法的证据质量等级越高,其在临床的疗效越佳,见表4-1-5。

表4-1-5 证据质量等级说明

证据质量等级	具体描述
高—A	非常确信预估疗效接近实际疗效
中—B	对预估疗效期望一般,即预估疗效可能接近实际疗效,但也可能无效
低—C	对疗效预估期望有限,即预估疗效与实际疗效差别很大
极低—C	对疗效预估几乎不抱有期望,即预估疗效在极大程度上与实际疗效不符

表4-1-4 证据评价三要素

研究成果的性质	意义	评价标准
真实性	反映真实情况的程度	研究设计是否可靠 研究对象的选择是否符合随机对照要求 研究组间基线是否一致 数据是否可靠真实 统计学分析是否符合规范 研究背景是否可靠真实
重要性	反映应用到非特定人群的效力	非特定患者实际情况 医疗设施 医务人员技能水平
实用性	反映实际的临床应用价值	解决的临床问题是否明确具体 评价指标是符合规范

可以针对临床中不同类型的关键问题,进行快速评定,如果答案是否定的,那么它的真实性便值得怀疑。如果找到真实性高又能够回答临床问题的答案,测定其结果的作用大小和精确性(95%置信区间),并思考有显著统计学意义的结果是否也有临床意义?

如果查到新近的、标有证据级别和推荐意见、高质量的相关临床指南,可以省去证据评价。

（四）应用证据

制定临床决策以后,开始实施临床决策的具体内容,这就是临床循证实践的过程。临床循证实践的过程是临床决策实施的过程,患者接受诊治的过程,也是医务人员提高自身能力的过程。

将经过严格评价的文献、资料进行分类,将其中真实可靠并含有临床价值的最佳证据用于指导临床实践决策,服务于临床问题;反之,若治疗措施效果不佳甚至有害,则应予以否定;对于尚难定论并有期望的治疗措施,需要近一步地研究。

在循证医学实践中,临床决策受到证据质量、利弊综合分析、患者意愿与价值取向、卫生服务资源的可及性和经济性等因素的影响。

1. 证据质量 在循证医学中,证据质量一般

2. 利弊综合分析 即使推荐意见基于高质量的证据,在临床实践中疗效显著,但也应该充分考虑该种治疗方法对患者的受益和可能会造成的负面效应,并考虑到在临床应用中将会产生的所有结果。例如,对于长期卧床的脑卒中患者骨质疏松的治疗而言,运动疗法无疑是有效手段之一,但也会增加下肢静脉血栓的脱落风险,故需要权衡治疗手段的利与弊,什么样的治疗手段才能将风险降低到最低,将治疗收益达到最大化。

3. 患者意愿和价值取向 患者自身最清楚自己对于疾病的体验,应依据整体治疗疗效评定的治疗的手段并不完全适合单独的患者个体。除此之外,每个患者在医疗决策中的每一个步骤所表达的需求都不一样,故医务人员针对每个患者所做出的医疗决策也不尽相同。了解患者的意愿和价值取向,有助帮助患者选择最佳的治疗方案,改善医患关系,提高患者的依从性,从而保证治疗的有效性。

4. 卫生服务资源的可及性和经济性 医疗处置结局的利弊由患者承担,但整个医疗过程所产生的成本则由当地政府医保政策,商业保险和患者共同承担,该群体对医疗成本的态度也会影响医务人员对于患者的诊疗决策,且同一种治疗方案的医疗成本在不同地区甚至同一地区中也可能存在较大的差异性。在一个卫生服务资源有限且共享的医疗保障体系内,不同病种、不同治疗措施、不同患者群所负担的医疗成本也不尽相同,它们之间存在资源竞争使用的关系,如何合理使用有限的卫生服务资源和医疗成本实现医疗效应最大化也是决定医

疗方案的重要因素之一。决定将研究成果应用于患者时,需考虑研究成果是否与所提出的患者有关,能否在临床应用中实施。

(五)后效评价

应用最佳证据进行临床实践后,医务人员应总结经验教训,进行分析和评价,从中获得经验,达到提高认识、促进学术水平和提高医疗质量的目的,此为自身继续教育的过程。后效评价的方法常用的有自我评价和同行评价。

自我评价是医务人员对临床循证实践结果进行的评价,这种评价方式贯穿医务人员的全部职业生涯(从医学生到临床执业生涯结束),这种方法不仅使医务人员意识到自身能力的缺失,也能使医务人员更好地将最佳证据与临床实践紧密结合在一起,提高疗效。自我评价包括哪些内容? 如何正确且有效地评价循证实践的每一步呢?

1. 评价"是否正确提出问题" 首先,思考自己有没有提出过问题,对于问题的描述是否符合规范;是否因自身专业知识不足从而对核心问题存在盲区;积累相关临床经验后,是否对最初问题有了新的认识并做出改正;是否能适应在临床实践中不断出现的新问题,并解决问题,并将这种思维习惯贯穿进自身整个执业生涯。

2. 评价"是否具有检索最佳证据的能力" 对于所提出的问题,是否尝试寻找证据;是否了解现有的最佳临床证据来源;是否具备快速寻找最佳临床证据的硬件、软件和检索能力;是否能从庞大的数据库中寻找出最佳临床证据,效率如何;与专业文献检索人员相比,检索结果是否一致,存在哪些不足。

3. 评价"是否严格评定最佳证据" 对于所获得的"最佳证据"是否具有真实性和适用性并通过严格的科学评价,若未通过,应不予采纳;分析并总结"最佳证据"在临床应用可能出现的问题,并制定好相应的处理措施。

4. 评价"最佳证据、临床实践经验和患者价值取向是否完美整合" 在临床实践中,是否应用了最佳证据,是否根据临床经验和患者自身的诉求调整了诊疗方案,是否解释(或解决)了在临床决策上与最佳证据、临床经验和患者价值取向相关的争议。

同行评价主要针对患者群体的效果评价,评价临床干预措施是否正确的应用在了患者身上;临床实践质量是否得到了提高,并思考干预措施中哪些是可循证的,哪些是暂无最佳证据支持;当发现有新证据表明当前的临床决策需要改变时,是否能克服固有思维进行适当调整,并对既往和新证据下的循证实践过程中的诊断、治疗和预后进行统计和总结,从而积累经验,不断提高临床实践质量。可通过复发率、病死率、质量调节寿命年、需治数(number needed to treat,NNT)、NNH(number needed to harm,NNH)(治疗多少例可能会导致 1 例损害)等指标来评价。

通过对患者的循证医学临床实践过程进行总体评价,那些成功或不成功多为经验和教训,会提高自身认识水平和学术水平,提高之后循证医疗的水平,而尚未或难于解决的问题则为进一步的研究提供了方向。

第五章

循证医学证据的获取途径

第一节
循证医学证据概述

一、证据和证据体的概念

证据是循证医学的基础和核心。循证医学的证据(evidence)是指原始或二次研究的结果和结论,包括离体研究、体外细胞研究、动物实验及人体(人群)研究的结果和结论,但主要指以患者为研究对象的各种临床研究(包括病因、诊断、预防及治疗措施、经济学研究及评定等)所得到的结果和结论。证据主要来自在线数据库、杂志及指南等。

证据体(evidence body)指针对同一临床问题,多种来源、不同研究方法和不同等级强度的多个研究构成的证据体系。证据体一般为金字塔型,位于塔尖的一般为多个基于临床随机对照试验研究的系统评价结论,然后可能是证据级别依次降低、研究数量逐渐增多的随机对照试验、队列研究、病例对照研究、横断面研究、病例系列分析、病例报告和专家经验总结等。证据体的形成一般需要长期的积累过程,往往是对某个问题研究目的由探索到验证、研究精度由粗到细的逐渐递进过程,同时证据级别也由低到高。

二、证据的分类

(一)根据研究方法分类

按照研究方法不同可以分为原始研究证据和二次研究证据。

1. 原始研究证据　原始研究证据(primary research evidence)是指直接以受试者(包括健康人群

及患者)为研究对象,通过进行单个的预防、病因、诊断、治疗及预后研究,获取原始数据,经统计学分析和总结后得出的结论。原始研究的基本设计类型包括随机对照试验(平行或交叉)、非随机同期对照试验、队列研究、病例对照研究、现况调查、病例系列分析和病例报告等。

原始研究的证据资源主要分布在各种科技期刊、会议文献、科技报告、学位论文以及其他内部刊物、网络、循证医学数据库、综合性医学数据库等。

目前常用的中文资料库有:中国知网(CNKI)的中国学术期刊网络出版总库(CAJD)、维普资讯的中文期刊服务平台(VIP)、万方数据知识服务平台(Wanfang Data)的中国学术期刊数据库(CSPD)、中国生物医学服务系统(SinoMed)的中国生物医学文献数据库(CBM)等。常见的英文资料库有:PubMed、EMBASE、Cochrane Library、UpToDate 等。

第六章介绍常用的 CNKI、VIP、Wanfang Data、PubMed、EMBASE 数据库的使用方法。

2. 二次研究证据　二次研究证据(secondary research evidence)是指对某一具体问题系统地收集全部原始研究证据,然后应用科学的标准严格评价、整合处理、分析总结后所得出的综合结论,二次研究证据是对多个原始研究证据再加工后得到的更高层次的证据。

二次研究证据主要包括系统综述(systematic review, SR)、临床实践指南(clinical practice guidelines, CPG)、临床证据手册(handbook of clinical evidence)、临床决策分析(clinical decision analysis)、和卫生技术评定报告(health technology assessment, HTA)等。

系统综述信息源主要分布在:循证医学数据

库、科技期刊、综合性医学数据库。临床实践指南信息源主要分布在专业期刊、图书、单独发行的指南手册、互联网、专业数据库和综合性医学数据库。

除了以上研究证据，还有个人经验、专家意见等非研究证据。非研究证据在研究证据较少和面对复杂病例时有重要的参考价值。

（二）根据研究类型分类

根据研究问题的类型不同可将证据分为预防、病因、诊断、治疗、预后及不良反应等研究证据。既可以是原始研究证据，也可以是二次研究证据。

（三）根据用户需求分类

按照用户需求分类可将证据分为临床证据手册、临床实践指南、临床决策（clinical decision rule, CDR）、系统综述、卫生技术评定报告及健康教育资料等，主要面向医务工作者、卫生政策制定者、广大公众及患者。

（四）根据获取渠道分类

按照获取渠道可分为公开发表的研究证据、灰色文献（gray literature）、在研的研究证据及网上信息。公开发表的研究证据主要有杂志、专著和手册等；灰色文献指已完成，还未公开发表的研究证据，主要有非公开出版的政府文献、会议文献、技术档案、企业产品资料及内部刊物等；在研的研究证据指正在进行且尚未完成的原始研究和二次研究；网上信息包括不同医学组织和机构建设的各种数据库。

三、证据演进的"5S"模式

为方便医务工作者使用循证医学证据，进而促进基于循证的临床决策，循证医学的学者做了大量工作，通过对原始研究的筛选、归纳和总结，最终将整合的证据进一步删繁就简。经过此过程，碎片化的原始研究就能汇总为简明扼要的证据，帮助决策者进行临床决断。

R. Brian Hayes 教授及其团队于 2006 年提出了循证医学资源的"5S"模型（图 5-1-1），"5S"模型是比较理想化的模型，根据"5S"模型将信息资源分为 5 类，即证据系统（System）、综合证据（Summaries）、证据摘要（Synopses）、系统评价（Syntheses）和原始研究（Studies），见表 5-1-1。

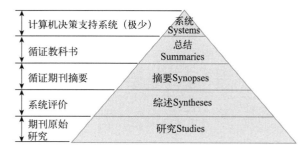

图 5-1-1 循证医学资源的"5S"模型

表 5-1-1 基于"5S"模型的循证医学资源分类

分类	易用性和局限性	举例
证据系统	快捷易用，随时更新，但目前数量少，覆盖面小，主题面窄，费用高	Clinical Evidence 等
综合证据	检索系统和功能比较完善，使用方便，可以快速解决临床问题，但涉及的疾病种类尚不全面且制作成本较高	NGC、CE、PIER、UpToDate 等
证据摘要	较易用；但分布零散不够系统；且更新机制不佳	ACP Journal Club、CRD、EBMR 等
系统评价	易用性不佳；数量较多；报告冗长；质量参差不齐，需使用者自己判断；更新难以保障	Cochrane Library、DARE 等
原始研究	易用性差，数量庞大，质量没有保障，必须严格评价	PubMed、Embase、Sinomed 等

（一）证据系统

证据系统（Systems）是指通过计算机系统建立，且以临床问题为导向的，概括总结出来的临床证据系统。它可以通过电子病历系统与患者的具体情况自动匹配，为医务工作者提供临床决策。现有的数据库尚不能达到如此高智能化程度，但已有一些循证医学数据库具有部分功能，如：Clinical Evidence。

（二）综合证据

综合证据（Summaries）整合了较低层次（摘要、综述、原始研究）当前的最佳证据，针对某一临床具体问题，为医务工作者提供临床决策的全面证据。总结的汇总性相对于单个摘要、综述、原始研究甚至它们的总和都更具优势。但是限于总结涉及的疾病种类尚不全面且制作成本较高，临床实践指南和证据总结类数据库主要包括 NGC、CE、PIER、UpToDate 等。

（三）证据摘要

证据摘要（Synopses）又称循证杂志摘要，用来帮助工作繁忙的医务人员快速、有效地搜索临床医学的证据,循证学家和临床专家通力协作,制定严格的评价标准,对医学杂志上的原始文献和二次研究进行评价,主要有循证质量等级和临床指导意义两方面标准,筛选出高水平的研究,然后汇总为结构式摘要,并包括专家推荐等级。循证期刊类和证据评价类数据库主要包括 ACP Journal Club、CRD、EBMR 等。

(四)系统评价

原始研究的系统评价(Syntheses)是循证医学的奠基石。它是为了解决具体的临床问题,而对既往专业领域的文献进行全面地检索,用规范化的质量评价标准,筛选出满足标准的高水平文献,最终通过统计学计算和科学地总结分析,得出的可信结论,并随着新的临床研究结果的出现及时更新。纳入高质量的系统评价的数据库主要有 Cochrane Library、DARE 等。

(五)原始研究

原始研究(Studies)是发表在期刊或综合数据库等、没有经过行业内人员质量评价的文献资料,医务工作者如果在临床工作中应用这类研究,需要自行评定文献内容的真实性和可实践性。纳入高质量的原始研究的数据库主要包括 PubMed、Embase、Sinomed 等。

第二节
证据的分级及推荐

循证医学是通过使用证据指导临床实践,不同的临床研究问题要求使用不同的研究证据,医务工作者需要根据证据级别和推荐意见使用各种证据。

一、证据分级

(一)证据分级概念

证据分级(level of evidence)是指按照论证强度将证据定性分成多个级别,以进一步定量评价证据质量的系列方法。在对证据进行分级时,主要考虑研究设计及研究完成的质量。影响证据级别的主要因素包括:①研究设计因素:研究设计方案的

科学性越高,研究证据的真实性越强,证据级别也就越高。②研究对象的性质:直接来自人体的证据,可直接用于指导临床,其证据级别也高于来自非人体研究的证据;在非人体来源的证据中,体内试验证据级别高于体外试验;在体内试验中,与人类越接近的动物种属的试验证据,证据级别也越高。③结局指标因素:若研究结局是生存、死亡、痊愈、残疾和复发等,这些指标与健康改善关系密切,临床意义大,且测量真实性、可靠性高,证据级别也高;有些研究选择中间指标,如血脂、体重等,研究结果的真实性、客观性就会受到影响,进而影响证据的级别。④研究的实施及质量控制:按照研究设计贯彻实施、并严格控制各项偏倚的研究结果真实性好,证据级别也高。

(二)金字塔证据分级

基于证据的实践的基本工具是证据金字塔,它描述了从最低到最高的证据层次或水平。1979年,加拿大定期体检特别工作组率先对研究证据进行分级并给出推荐意见。Sackett 教授将其进一步发展为证据金字塔。证据的级别从下到上以内部有效性(严谨或没有偏见的自由度)从高到低的顺序进行,体外和动物研究处于最低水平,然后是病例报告、观察性研究、随机对照试验、系统评价,尖端的 Meta 分析代表最高水平的可用证据(图5-2-1)。

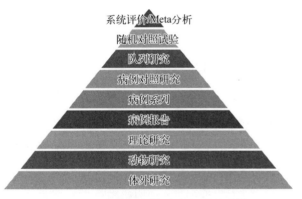

系统评价/Meta分析
随机对照试验
队列研究
病例对照研究
病例系列
病例报告
理论研究
动物研究
体外研究

图 5-2-1 证据金字塔(九级证据金字塔)

这种标准的"金字塔"结构有助于评估研究中干预措施的证据层次,却未提供与整个临床人群的因果关系相关的信息(如患者的偏好、观念、职业或可能的干预策略),而以患者为中心的物理治疗实践哲学需要与患者相关的干预策略范围内的证据。通常,描述性研究和定性研究会回答这些问题。在

临床任务和问题需要不同信息的情况下,提供有关模式和可能干预范围的信息的研究应被视为等同于研究单个干预的因果关系的研究,并且应对所有研究进行评定以提供"当前患者的最佳选择"。

但是,在实际的循证资源中,不一定会严格按照上图的金字塔等级划分,即并不是所有的系统评价效果一定会优于随机对照试验,同样,也并非所有的队列研究的证据等级都逊色于随机对照试验。受研究设计因素影响,研究设计方案的科学性越高,研究证据的真实性越强,证据级别也就越高。在一个多项临床随机对照试验研究的系统综述中,若每个单项研究本身存在诸如研究对象同质性差、组间不均衡、信息偏倚较大等缺陷,那么系统综述研究证据的可靠性、真实性也可能较差。因此后期对原始的证据金字塔做了改良,见图5-2-2。

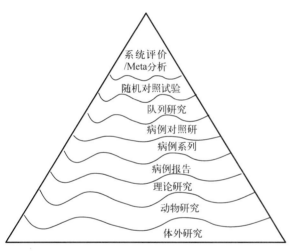

图 5-2-2　改良的证据金字塔

二、推荐强度

推荐强度(strength of recommendations)是指证据被介绍给证据使用者并可能被接受的程度。证据等级水平并不一定完全决定推荐级别,如某项治疗措施经大样本随机对照临床试验验证,但仍存在争议,虽然证据级别高,但不一定推荐强度高。影响推荐强度的三个要素分别为:①证据的利弊权衡;②证据的质量高低;③价值观、意愿的差异以及资源利用。一般而言,证据利弊间差别越大,越适合做出强推荐。干预措施的积极作用包括发病率和死亡率的下降、生活质量的改善、医疗资源和成本的降低等;反之即为其消极作用。证据质量越

高,相应推荐强度也越高。而价值观和意愿差异越大,处理措施的成本越高则越不适合做出强推荐。

第三节
证据推荐 GRADE 系统简介

一、概述

证据是循证医学的核心。在 GRADE 系统出现之前,系统评价或 Meta 分析是"金字塔尖"的高质量证据。在临床应用过程中,我们更需要关注的是证据的真实性、临床指导价值和具体病例的相关性,而真实性最为重要。当前,证据级别(level of evidence)和推荐强度(strength of recommendation)的标准被广泛用于评价文献质量,但这些标准各不相同甚至相互矛盾。为了弥补当前文献质量评价标准的不足,世界卫生组织(WHO)及其他18个国际组织在2000年正式成立相关工作组,即"推荐分级的评价、制定与评定(grades of recommendations assessment, development and evaluation, GRADE)",并且在2004年GRADE证据质量分级和推荐强度系统(以下简称 GRADE 系统)应运而生,这在证据发展史上具有重大意义。该系统证据推荐和质量评价的方式更为简便,目前已被WHO、Cochrane协作网等58个国际组织或协会采用(http://www.gradeworkinggroup.org/society/index.htm)。

二、GRADE 系统的优势

与其他证据评价标准相比,GRADE 系统具有的优势如下:第一,明确定义了证据质量和推荐强度,证据质量——确信疗效评定的正确性的水平高低;推荐强度——确信依从推荐意见利大于弊的水平高低。第二,统一使用"级别(grade)"代替"证据水平(levels of evidence)"。第三,摒弃了之前只考虑研究设计的证据质量的单一角度,对研究的设计、质量以及结果这三个方面进行整体评定,最后给出更统一且更简明的证据。第四,从证据的临床应用人员而非研究人员的角度制定标准,能更好满足临床

的适用条件,并可根据临床需要随时调整。第五,推荐意见将当前证据的3种结论(推荐,不推荐,不清楚)简化为强推荐或弱推荐,这更能体现循证医学主要是为了帮助医务工作者解决临床问题的思想,又为未来证据的发展和向其他领域的延伸保留了一定空间。

三、GRADE 证据质量和推荐强度

GRADE 系统将证据质量分为"高、中、低和极低"四个等级,将推荐强度简化为强弱两个等级,并用符号、字母或数字来简要表达不同的等级(表5-3-1)。

表 5-3-1　GRADE 证据质量分级的详情表

证据级别	具体描述	研究类型	总分	推荐等级	表达符号/字母
高级证据	进一步研究也不可能改变该疗效评定结果的可信度	随机对照试验(RCT) 质量升高二级的观察性研究	≥0分	强	⊕⊕⊕⊕/A
中级证据	进一步研究很可能影响该疗效评定结果的可信度,且可能改变该评定结果	质量降低一级的 RCT 质量升高一级的观察性研究	−1分	弱	⊕⊕⊕○/B
低级证据	进一步研究极有可能影响该疗效评定结果的可信度,且该评定结果很可能改变	质量降低二级的 RCT 观察性研究	−2分		⊕⊕○○/C
极低级证据	我们对效应估计值几乎没有信息;真实值很可能与估计值大不相同	质量降低三级的 RCT 质量降低一级的观察性研究 病例系列观察 个案报道	≤−3分		⊕○○○/D

四、GRADE 证据质量分级的定量标准

(一)证据质量和推荐分级的评价

与当前存在的其他证据质量评价标准一样,GRADE 评价系统最初的关注点也是研究设计。在 GRADE 质量分级中,随机对照试验为高等级的证据,设计类型并不完美的观察性研究属于低等级证据。但 GRADE 评价系统还有优于其他质量评价系统的地方,不仅详细阐述了影响证据质量的因素,还提供了能左右分级标准的定量内容。在随机对照试验和观察性研究中,如果存在可能增加或降低证据质量的因素,则对证据质量进行相应的调整,如:观察性研究中如存在降低证据质量的因素,则降为极低质量(表5-3-2)。

(二)证据概要

利用 GRADE 针对系统综述里的重要结局的证据体系进行证据质量的评价,并制定 GRADE 证据概要(GRADE evidence profiles)(表5-3-2)。

表 5-3-2　影响 GRADE 证据质量降级和升级因素

降级/升级因素	表示方法
可能降低证据质量等级的因素	
1. 研究的局限性	
严重	减1分

(续表)

降级/升级因素	表示方法
极其严重	减2分
2. 研究结果不一致	
严重	减1分
极其严重	减2分
3. 不能确定是否为直接证据	
部分	减1分
大部分	减2分
4. 精确度不够或置信区间较宽	
严重	减1分
极其严重	减2分
5. 存在发表偏移	
可能	减1分
很可能	减2分
可能增加证据质量等级的因素	
1. 效应值	
大:2个或2个以上研究的证据一致显示 RR>2 或 RR<0.5,且几乎无混杂因素	加1分
很大:直接证据显示 RR>2 或 RR<0.2,且不影响其真实性	加2分
2. 可能的混杂因素会降低疗效	加1分
3. 剂量-效应关系:药物剂量及其效应大小有明显关联	加1分

（三）结果总结

在结果总结（summary of findings）（表5-3-3）中，应出现以下信息：①研究的患者人数：应报告试验组和对照组的总人数及每个结局涉及的患者人数。②临床效果：绝对效应值和相对效应值都应报告，可从系统综述中获得（如从Meta分析中获得）。③研究的证据质量：研究的证据评价的级别（高、中、低、极低）。④结局指标的重要性：确定结局指标范围的过程中对其重要性分级的结果。

表5-3-3　结果总结表

患者：
背景：
干预：
对照：

结局指标	危险估计值（95% CI）		相对效应[RR（95% CI）]	受试者人数（研究数）	证据质量（GRADE）	备注
	对照危险	干预危险				

结果总结表与证据概要表不同，证据概要表除有对每个结局的结果总结外，还会包括对每个影响证据质量的因素的具体评价。结果总结表虽然有证据质量评价，但没有该评价标准的具体依据。证据概要表提供了证据文献的作者进行质量评价时需要的每个依据。质量评价类文献的作者、制作总结表的人及那些对评价质量持疑的人都可以进行查阅，以此来确保结果总结表制作者做出系统、公开且透明的判断，同时允许专业内同行来核验之前的判断是否规范。指南制定工作小组应使用证据概要表来确保他们能就其中质量评价内容达成一致，并将最终的判断录入到结果总结表中。结果总结表的适用范围更广，包括系统综述及指南的阅读人群。它为决策者提供了临床问题证据的简明总结，对指南而言，则提供了推荐意见的关键依据的概括。

五、GRADEpro GDT软件的使用简介

目前，GRADE工作组正式推出了一款在线工具GRADEpro Guideline Development Tool（GRADEpro GDT，以下简称GDT）——"指南制订工具"，希望通过GDT致力于将干预和诊断类系统评价及临床实践指南制订过程中的重要数据和流程进行整合，更方便研究者使用与交流。同时GRADE工作组宣布后期将加大力度完善和推广GDT在线工具。因此，掌握GDT在线工具的使用方法对系统评价的证据分级以及临床实践指南的制订十分重要。GDT是一款在线工具，无须下载及安装，直接注册后在线使用。目前GDT在线工具包含9种语言版本，其中中文版是由GRADE中国中心团队组织翻译的。GDT可在线使用，也可通过Google App离线使用，其官方网站为：https://www.gradepro.org/。

第六章

临床研究的文献检索方法

第一节

常用中文数据库的文献检索

一、中国知网

（一）中国知网概述

中国国家知识基础设施（China national knowledge infrastructure，CNKI）由清华大学、清华同方发起，始建于 1999 年 6 月。目前，中国知网是全球最大的中文数据库之一，涵盖的资源丰富，研究型的资源有期刊、会议论文、学位论文、专利、项目成果、国标行标、国家法律、地方法规、年鉴、案例、数据、图谱、报纸；学习型的资源有各种字词典、各种互译词典、专业百科、专业辞典、术语；阅读型的资源有文学、艺术作品与评论、文化生活期刊。此外，中国知网还有行业知识服务与知识管理平台、研究学习平台、出版平台 & 评价、学术不端文献检测系统的特色功能。

中国知网的文献检索可分为一框式检索、高级检索、专业检索、作者发文检索和句子检索。

（二）中国知网检索

1. 一框式检索　CNKI 检索平台提供了统一的检索界面，采取了一框式的检索方式，用户只需要在文本框中直接输入自然语言（或多个检索短语），然后选择字段和数据库，最后单击"检索"按钮即可进行检索，见图 6-1-1。

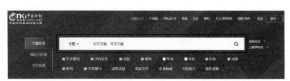

图 6-1-1　中国知网——一框式检索界面

（1）数据库选择：在区域①处的检索框内输入检索词，默认进入跨库检索（即包含"学术期刊"、"学位论文"、"会议"、"报纸"等数据库），可通过单击区域②的数据库前面的小方框选中或取消数据库，区域③一般系统默认选择的检索方式为"文献检索"，见图 6-1-2。

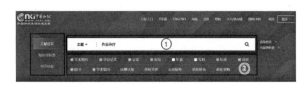

图 6-1-2　中国知网一框式检索——数据库选择

（2）结果中检索：获得一框式检索结果后，可在区域①处查看本次的检索信息，在区域②处查看本次检索所选择的数据库及每个数据库检索结果的数量，上述信息也简要呈现在区域③，见图 6-1-3。

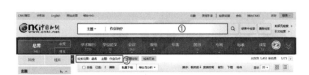

图 6-1-3　中国知网——一框式检索结果

如果对检索结果不满意，可以选择在结果中检索，以缩小检索范围，得到更加精确的检索结果。操作中，在区域①处检索框中输入新的检索词，再单击区域②中的"结果中检索"即可，见图 6-1-4。

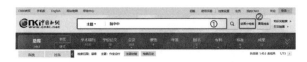

图 6-1-4　中国知网——在结果中检索-1

区域③更新了最新的检索结果来源，每次检索的信息会更新在区域④处，如果想要将检索的结果重新变为上一次检索的结果,单击区域④内的"×"即可,见图6-1-5。

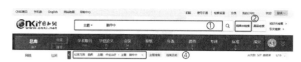

图6-1-5 中国知网——在结果中检索-2

2. **高级检索** 登录全文检索系统后,系统默认的检索方式为初级检索方式,要进行高级检索,点击主页右面"高级检索",切换到高级检索方式界面,见图6-1-6。

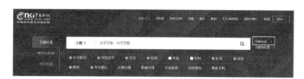

图6-1-6 中国知网——切换至高级检索页面

高级检索界面列出四个"检索词"输入框,每行最左边的"+"和"-"按钮用来增加和减少检索条件,第一个输入框的左侧设有"检索项"下拉列表框(包括主题、关键词、篇名、摘要、全文和作者等),第二个输入框的左侧设有逻辑关系检索选择下拉框(并含、或含、不含)。

在区域①处输入检索词,作者信息和文献来源等信息;在区域②处选择基金文献、同义词扩展、时间范围等检索控制条件;单击区域③处检索按钮即可进行检索。区域④介绍了高级检索的使用方法,见图6-1-7。

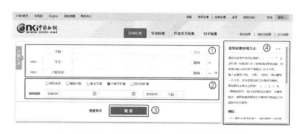

图6-1-7 中国知网——高级检索界面

3. **专业检索** 所有检索方式里较为复杂的一种检索方法。用户需要亲自输入检索式,还需确保输入语法正确的检索式,方可检索到想要的结果。在期刊库中,用户首先要明确期刊库的可检索字段有哪些,分别用什么字母来表示。可检索字段:SU%=主题,TKA=篇关摘,TI=题名,KY=关键词,AB=摘要,FT=全文,AU=作者,FI=第一责任人,RP=通讯作者,AF=机构,JN=文献来源,RF=参考文献,YE=年,FU=基金,CLC=分类号,SN=ISSN,CN=统一刊号,IB=ISBN,CF=被引频次。

如果需要检索主题是"作业治疗在脑卒中康复中的应用",在区域①检索框中输入"SU%='作业治疗'*'脑卒中'",在区域②选择基金文献、同义词扩展、时间范围等检索控制条件,单击区域③处检索按钮即可进行检索。区域④介绍了专业检索的使用方法,右击箭头可以得到更为详细的指导,见图6-1-8。

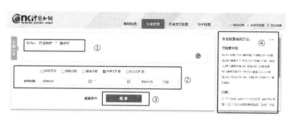

图6-1-8 中国知网——专业检索界面

4. **作者发文检索** 作者发文检索用于检索某作者的发表文献,检索非常简单,只要用户输入相应作者姓名、单位即可。可以点击"+"和"-"按钮增加删除检索条件,见图6-1-9。

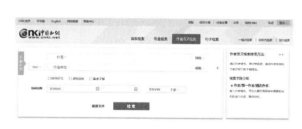

图6-1-9 中国知网——作者发文检索界面

5. **句子检索** 句子检索用来检索文献正文中所包含的某一句话,或者某一个词组等文献,可以点击"+"和"-"按钮,在同一句或者同一段中检索,见图6-1-10。

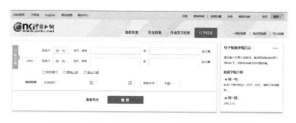

图6-1-10 中国知网——句子检索界面

二、万方数据库

（一）万方数据库概述

万方数据库是综合性数据库，由中国科技信息所暨万方数据公司所属万方数据库中心专业组开发的，其内容涵盖学术期刊、会议论文、学位论文、专利科技报告等多个方面。其检索方法有一框式检索、高级检索、专业检索和作者发文检索四种检索方式。

（二）万方数据库检索

1. PQ检索表达式 PQ检索表达式即为Pair-Query表达式（如"题名:作业治疗"），其用法如下。

（1）每个PairQuery表达式由多个空格分隔的部分组成，每个部分称为一个Pair，每个Pair由冒号分隔符":"分隔为左右两部分，":"左侧为限定的检索字段，右侧为检索词，即："检索字段:检索词"。

（2）限定的检索字段以及":"可以省略，省略时候的含义是在任意字段中检索。

（3）PairQuery中的符号（空格、冒号、引号、横线）可任意使用全角、半角符号及任意的组合形式。

（4）模糊检索和精确检索：模糊检索即直接输入的任何词或者短语，表示在全部字段中检索。精确检索：检索词部分使用引号（""）或书名号（《》）括起来，表示精确匹配。例如作者:"张晓"，表示作者字段中含有并且只含有"张晓"的结果。

（5）日期范围：日期范围的检索采用 Date:1998—2003 的形式，"—"前后分别代表限定的年度上下限，上限和下限可以省略一个，代表没有上限或下限，但"—"不可省略。

（6）逻辑关系：逻辑与:and;逻辑或:or;逻辑非:not。优先级为从左到右，可加()提高优先级。

2. 资源导航 在进行检索时，默认选择所有数据库。点击区域①左侧的下拉框，可弹出区域②以便选择合适的资源（如期刊、会议、专利等），见图 6-1-11。也可以在区域③中点击相应的资源（如期刊），将会跳转至包含该资源简介的新的检索界面，见图 6-1-12。

在新的检索界面中，可在区域①直接选择数据库，检索框下方区域②会出现该资源的简介，见图 6-1-12。

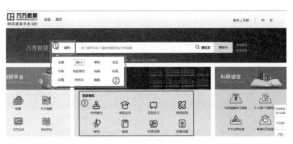

图 6-1-11　万方数据库检索界面

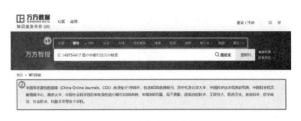

图 6-1-12　万方数据库资源导航

3. 一框式检索

（1）字段检索：打开万方首页后，单击检索框内空白区域①后，系统会在区域②智能推荐"题名"、"作者"、"作者单位"、"关键词"、"摘要"五个检索字段，见图 6-1-13。

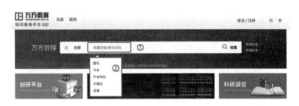

图 6-1-13　万方数据库一框式检索——字段检索-1

在图 6-1-13 的区域②中单击"题名"，然后在检索框内输入"作业治疗"，即可得到图 6-1-14 区域①的检索式，最后单击检索即可开始检索，见图 6-1-14。

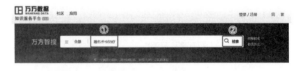

图 6-1-14　万方数据库一框式检索——字段检索-2

（2）PQ检索表达式示例：标题:作业治疗;摘要:作业治疗;作者:闫彦宁。基本检索可以选择""（双引号）进行精确匹配的限定，同时也可以使用括号以及运算符构建检索表达式。如果对图中检索式不加括号，系统默认检索为:题名:"作业治疗"and（摘要:"作业治疗"and作者:闫彦宁），见图 6-1-15。

图 6-1-15　万方数据库一框式检索——PQ 检索表达式

（3）结果中检索：一次检索后，得到的信息可能过于稀少或冗杂，因此可进行二次检索。二次检索就是将检索范围限定在一次检索结果的记录内，重新选择检索入口和检索词，进行又一次检索。二次检索并非仅限进行两次，三次、四次乃至多次进行都可以。二次检索须在前一次检索的检索结果界面进行，区域①为第一次检索的条件，在区域②可以从题名、作者、关键词和发表年限上做进一步限定，最后点击区域③结果中检索，见图 6-1-16。

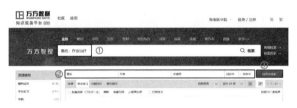

图 6-1-16　万方数据库——结果中检索-1

单击在结果中检索后，区域①中的检索信息增加了检索字段，区域②中的检索结果数量减少，检索得到的结果进一步精确，见图 6-1-17。

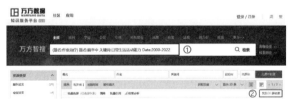

图 6-1-17　万方数据库——结果中检索-2

4. 高级检索　单击万方首页检索框旁的高级检索，进入高级检索页面，见图 6-1-18。

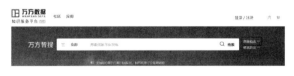

图 6-1-18　切换至高级检索界面

进入高级检索页面后，可在区域①单击高级检索、专业检索或作者发文检索进行三种检索方式的切换。可在区域②选择文献的类型，根据所选的不同类型的文献，检索信息中的检索字段会出现相应的变化（区域③），如选择期刊论文时，下拉框中的检索字段包含主题、题名或关键词、第一作者、作者单位、期刊名称等，选择专利时，下拉框中的检索字段包含主题、题名或关键词、作者、作者单位、专利号、申请日等。区域④可对发表时间进行限定以缩小检索范围，区域⑤可通过中英文扩展和主题词扩展扩大检索范围，见图 6-1-19。

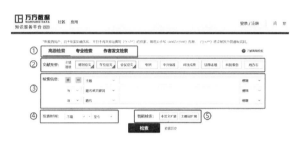

图 6-1-19　万方数据库高级检索界面

5. 专业检索　专业检索比高级检索功能更强大，需要用户根据系统的检索语法输入检索式进行检索。单击界面中的专业检索（区域①）切换进入专业检索，在区域②处选择文献类型，然后在区域④的检索框内编写表达式，编写检索式的时候可以在区域③通用和逻辑关系中选择字段和运算符，在区域④对应字段后面的括号里填入检索词即可。区域⑤可通过限定发表时间缩小检索范围，点击中英文扩展和主题词扩展扩大检索范围。区域⑥有针对专业检索的指导链接，见图 6-1-20。

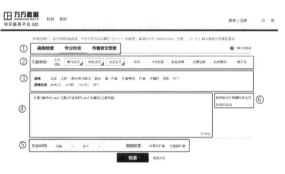

图 6-1-20　万方数据库专业检索

6. 作者发文检索　在区域①切换入作者发文检索，在区域②处选择文献类型，在区域③填写作者/第一作者的姓名以及作者单位/会议-主办单位，在区域④限定发表时间，即可进行检索，见图 6-1-21。

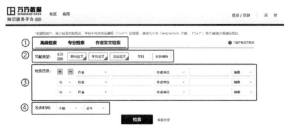

图 6-1-21　万方数据库作者发文检索

三、维普网

（一）维普网概述

维普网，原名"维普资讯网"，该网站由重庆维普资讯有限公司于2000年建立，目前是中国最大的综合性文献服务网之一。截至2022年，维普网收录中文期刊12 000余种，外文期刊6 000余种，中文报纸400余种。

维普网提供的检索方式有简单检索、高级检索和检索式检索。

（二）维普网检索

1. 简单检索　打开维普网首页（http：//cqvip. com），区域①可以看到简单检索有多个对象：文献检索、期刊检索、学者检索、机构检索，一般默认为文献检索。不同的检索对象会在区域②出现相应的检索字段，可通过单击选中检索字段。然后在区域③左侧的检索框中输入检索词，单击"开始搜索"即实现检索，见图6-1-22。需要注意的是，简单检索不支持逻辑运算，检索框中出现的所有字符（包括逻辑运算符）均被视为检索词进行处理。

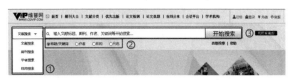

图 6-1-22　维普网简单检索界面

检索结果页面中，区域①显示了检索条件和检索结果的数量，区域②处可输入作者、期刊名称，并在区域②中选择文献的分类，最后单击"确定"按钮即可在结果中筛选以缩小检索范围，见图6-1-23。

2. 高级检索　在维普网首页一框式检索的右下方可见高级检索的入口，见图6-1-24。

进入高级检索界面后，在区域①选中高级检索，在区域②选择检索字段及逻辑运算符，并输入

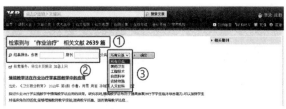

图 6-1-23　维普网简单检索——在结果中检索

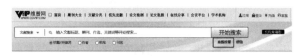

图 6-1-24　维普网高级检索入口

检索词，可通过其后方的同义词扩展和模糊/精确检索调整检索范围。在区域③、④、⑤可以分别从时间、期刊范围和学科类别上对检索条件加以限定，见图6-1-25。

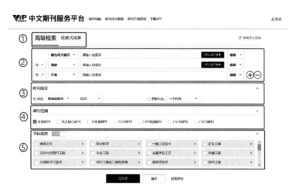

图 6-1-25　维普网高级检索

3. 检索式检索　维普网的检索式中，使用检索字段的英文首字母代表对应的检索字段，如U＝任意字段、M＝题名或关键词、K＝关键词、A＝作者、C＝分类号、S＝机构、J＝刊名、F＝第一作者、T＝题名、R＝摘要。在区域①选中检索式检索，区域②输入检索式，区域③分别从时间、期刊范围和学科类别上对检索条件加以限定，见图6-1-26。

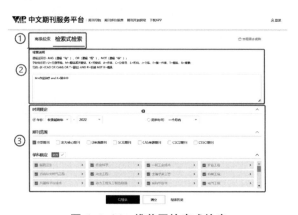

图 6-1-26　维普网检索式检索

第二节

常用英文数据库的文献检索

一、PubMed 数据库

（一）PubMed 数据库的概述

PubMed 由美国的国家生物技术信息中心（national center for biotechnology information，NCBI）研制开发，具有文献报道速度快、访问免费、使用方便、检索功能强大、外部链接丰富、个性化服务等众多优点，是国际上最重要、最权威的生物医学文献数据库之一。

PubMed 收录了全球 80 多个国家 5 200 多种生物医学期刊的题录、摘要及部分全文，多数可回溯至 1948 年，部分早期文献可回溯至 1865 年。截至 2022 年，PubMed 累积收录有超过 3 400 万篇生物医学文献的引用和摘要，内容涵盖了基础医学、临床医学、药学、预防医学、护理学、口腔医学、兽医学、生物学、环境卫生、卫生管理以及信息科学等。

PubMed 网址：https://www.ncbi.nlm.nih.gov/PubMed。

（二）PubMed 数据库的检索

PubMed 的基本检索包括自动词语匹配检索、高级检索、短语精确检索、截词检索、字段限定检索、布尔逻辑检索等。打开 PubMed 的检索界面，默认为检索 PubMed（Search PubMed），点击下拉式菜单，可选择"All Databases"（所有数据库）或 NCBI 其他数据库，见图 6-2-1。

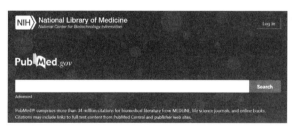

图 6-2-1　PubMed 首页

在英文检索当中涉及字母大小写时，PubMed 会忽略大小写来进行检索。例如："occupation"，"Occupation"以及"OCCUPATION"检索的结果是一样的。除了大小写转换，输入一些无意义的符号

（例如逗号等于号等。）也会被强制性的转换为空格。例如"occupational ＝ therapy"和"occupational therapy"检索的结果是一样的。

1. PubMed 数据库检索规则

（1）布尔逻辑运算：PubMed 系统允许使用布尔逻辑检索，可在检索框中直接输入大写的布尔逻辑运算符（AND，OR 或 NOT）。直接输入几个检索词，系统默认这几个词之间是 AND 的逻辑组配关系。布尔逻辑检索的运算顺序为从左到右，但可使用圆括号来改变其运算顺序，圆括号中的检索式最先运算。

布尔逻辑检索允许在检索词后附加字段标识加以限定检索字段（字段标识要用方括号括起来，位于检索词之后）。其检索表达式的格式为：检索词［字段标识］布尔逻辑运算符检索词［字段标识］。如：2022［dp］ AND （occupational therapy［ti］ OR physical therapy［ti］），见图 6-2-2。

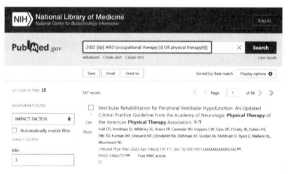

图 6-2-2　PubMed 数据库布尔逻辑运算

（2）截词检索：在检索词后输入"＊"可实现截词检索。截词符前至少需要提供四个字符，截词符"＊"置于单个词的词末或短语中最后一个词末尾，替代检索词中任意多个字母。截词检索时，PubMed 关闭自动词语匹配功能，见图 6-2-3。

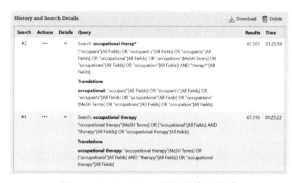

图 6-2-3　PubMed 数据库截词检索

（3）字段限定检索：在主检索词后输入限定词进行字段限定检索，具体的字段限定检索形式为：检索词[字段标识]。检索词大小写和间距无关紧要，但字段标识必须用方括号括起来。例如 low back pain[TI]可检索出篇名中含有 low back pain 的文献；occupation therapy[mh]则检索出 MeSH 主题词为 occupation therapy 的文献。

字段限定检索会关闭自动术语映射（ATM），将检索词视为指定的术语，在多个词后使用字段标识则会将这些词作为短语进行检索，如 occupation therapy[ti]。要对多个检索词进行字段限制检索，必须在每一个检索词后面添加字段标识，如：occupation therapy[ti] stroke[ti] ADL [ti]，每个检索词之间默认用 and 连接。

下表是常用的字段标识符见表 6-2-1。

表 6-2-1　常用的字段标识符

字段标识符	含义
Affiliation[ad]	第一作者所属单位和地址
Author[au]	作者姓名
Language[la]	原文语种
MeSH Terms[mh]	主题词
MeSH Subheadings[sh]	副主题词
Journal [ta]	刊名
Publication Date [dp]	发表日期
Publication Type [pt]	发表类型
Text Words [tw]	文本
Title [ti]	标题
Title/Abstract [tiab]	标题/摘要

示例：检索语种英语，标题中有 occupational therapy 且文本中包含 stroke 的文章，occupational therapy[ti] AND stroke[tw] AND English[la]，见图 6-2-4。

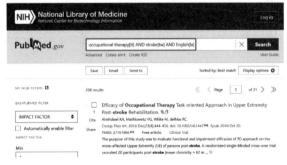

图 6-2-4　PubMed 数据库字段限定检索

（4）短语精确检索：在 PubMed 中，输入 occupational therapy 相当于检索 occupational AND therapy。可通过如下方式强制将其作为一个词组进行检索：①加双引号："occupational therapy"（需切换为英文输入法）；②加标段标识[tw]：occupational therapy[tw]；③使用短横线"－"将两词连接起来：occupational-therapy；④使用截词符 *：occupational therapy *。这时 PubMed 关闭自动词语匹配功能，直接将该短语作为一个检索词进行检索，避免了自动词语匹配时将短语拆分的情况，提高查准率。对于输入 PubMed 的多词词组，PubMed 会查询词组索引，如果查到相应词组则将其作为一个检索词来检索。如果未查到相应词组，则将其拆分成单个词，分别进行检索并以逻辑和（AND）进行组配，见图 6-2-5。

图 6-2-5　PubMed 数据库短语精确检索

2. PubMed 数据库检索渠道

（1）自动词语匹配检索：在检索框中输入检索词，如关键词、作者、刊名等，点击"Search"，系统会按照自动词语匹配（automatic terms mapping）的原理进行检索，并返回检索结果。输入检索词时，PubMed 具有智能拼写检查及词语自动提示功能，帮助用户正确选词。自动词语匹配是 PubMed 最具特色的检索功能之一，PubMed 会自动对输入的检索词进行分析、匹配、转换并检索，是一种智能化的检索过程，见图 6-2-6。

其基本原理是：对输入的检索词，系统首先在多个索引词表（包括 MeSH 转换表、刊名转换表、作者索引及转换表等）进行搜索、比对，并自动转换为相应的 MeSH 主题词、作者或刊名，再将检索词在所有字段（all fields）中检索，并执行"OR"布尔逻辑运算。如果输入多个检索词或短语词组，系统会继续将其拆分为单词后分别在所有字段中检索，单

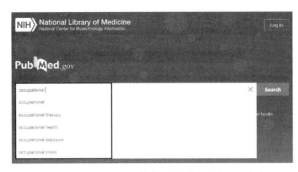

图 6-2-6　PubMed 数据库自动词语匹配检索

词之间的布尔逻辑关系为"AND"。

（2）高级检索

1）直接检索：点击主页的 Advanced 进入高级检索页面。在区域①选择检索字段，区域②输入检索词，区域③选择逻辑运算符与之前的检索条件相结合，见图 6-2-7。

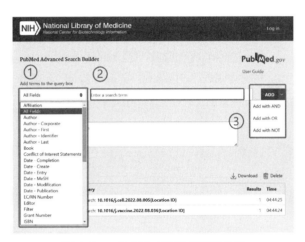

图 6-2-7　PubMed 数据库高级检索

2）组合检索：应用检索构建器可以方便地实现多个字段的组合检索，提高准确率；也可以结合检索史的操作，完成复杂的布尔逻辑运算。检索时，先在左侧的下拉菜单中选择检索字段（默认为 All Fields），输入检索词（点击右侧的"show index"，可显示该检索词的相关索引引词，帮助正确选词），选择布尔逻辑运算符 AND、OR 或 NOT，检索框中即显示输入的检索词及运算符。重复上述步骤，完成检索式的构建，点击 Search 即可返回检索结果。已有的多个检索式可以点击"Action"下面的"Add query"一键添加进检索框，再选择适当的限定条件，进行二次检索，见图 6-2-8。

3）检索历史处理：所有的检索都会留下检索历史，检索历史包含的内容有检索式序号，操作

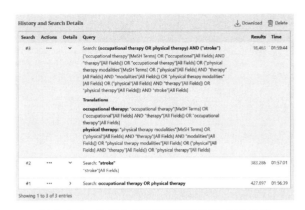

图 6-2-8　PubMed 数据库高级检索-组合检索

（Actions），检索细节（Details），检索式（Query），检索出的文献数量（results）和检索时间（time）。单击检索历史窗口上方的 Download history 或者 Clear History 按钮可将所有检索式下载或者删除。单击检索式后的文献数链接可显示该检索式的检索结果。检索历史最多可保存 100 条，用户离开 PubMed 数据库 8 小时后自动消失，见图 6-2-9。

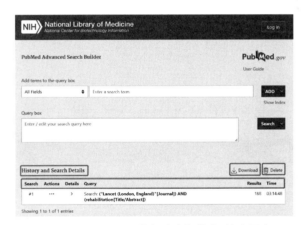

图 6-2-9　PubMed 数据库高级检索-检索历史

（3）主题词检索：主题词（Subject Heading）是通过人工进行规范化处理的最能用于表达文章主题概念的语词。规范化处理即为在文献存储时，对文献中的同义词、近义词、多义词等加以严格的控制和规范，使得同一主题概念的文献相对集中在一个主题词下。

进行主题词检索有以下 2 种方式。

1）进入 PubMed 首页，单击页面中的 explore 栏目下的"MeSH Database"，见图 6-2-10。

2）进行 PubMed 首页，点击最上方的"National Library of Medicine"，见图 6-2-11。进入新页面后选择数据库 MeSH，见图 6-2-12。

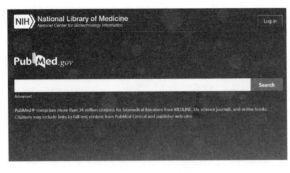

图 6-2-10 MeSH Database 的进入方式一

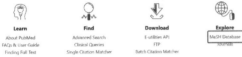

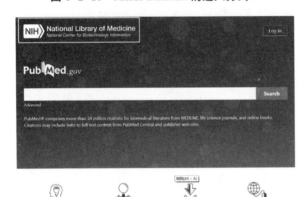

图 6-2-11 MeSH Database 的进入方式二-1

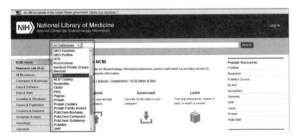

图 6-2-12 MeSH Database 的进入方式二-2

图 6-2-13 是 MeSH 主题词检索页面。

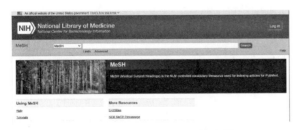

图 6-2-13 MeSH Database 检索界面

若使用主题词检索了解康复在脑卒中的应用，可在检索框中输入检索词 stroke，见图 6-2-14。

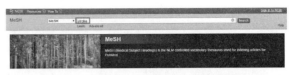

图 6-2-14 主题词检索——输入检索词

检索结果显示了多个含有 stroke 的主题词，简要呈现了相应的解释以及其出现的时间，需要根据检索要求选择合适的主题词，见图 6-2-15。

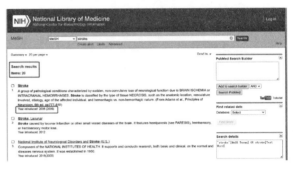

图 6-2-15 主题词检索——选择合适的主题词

在主题词下方勾选副主题词"rehabilitation"，然后单击"Add to search builder"，最后单击"Search PubMed"进行检索，见图 6-2-16。

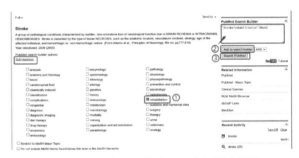

图 6-2-16 主题词检索——选择副主题词

主题词检索结果见图 6-2-17。

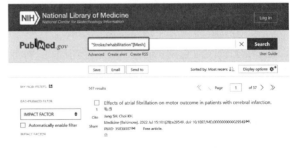

图 6-2-17 主题词检索——检索结果

主题词检索界面下方的 Entry Terms 中包含了 stroke 的同义词，有利于进行文献查全，见图 6-2-18。

Entry Terms:

- Strokes
- Cerebrovascular Accident
- Cerebrovascular Accidents
- CVA (Cerebrovascular Accident)
- CVAs (Cerebrovascular Accident)
- Cerebrovascular Apoplexy
- Apoplexy, Cerebrovascular
- Vascular Accident, Brain
- Brain Vascular Accident
- Brain Vascular Accidents
- Vascular Accidents, Brain
- Cerebrovascular Stroke
- Cerebrovascular Strokes
- Stroke, Cerebrovascular
- Strokes, Cerebrovascular
- Apoplexy
- Cerebral Stroke
- Cerebral Strokes
- Stroke, Cerebral
- Strokes, Cerebral
- Stroke, Acute
- Acute Stroke
- Acute Strokes
- Strokes, Acute
- Cerebrovascular Accident, Acute
- Acute Cerebrovascular Accident
- Acute Cerebrovascular Accidents
- Cerebrovascular Accidents, Acute

图 6-2-18　主题词检索——Entry Terms

主题词最下方的 All MeSH Categories 可用于了解检索词的从属关系,用以指导用户扩大或缩小检索范围,见图 6-2-19。

All MeSH Categories
　Diseases Category
　　Cardiovascular Diseases
　　　Vascular Diseases
　　　　Cerebrovascular Disorders
　　　　　Stroke
　　　　　　Brain Infarction
　　　　　　　Brain Stem Infarctions +
　　　　　　　Cerebral Infarction +
　　　　　　Hemorrhagic Stroke
　　　　　　Ischemic Stroke
　　　　　　　Embolic Stroke
　　　　　　　Thrombotic Stroke +

图 6-2-19　主题词检索——All MeSH Categories

（4）作者检索:作者检索时,有其特定的书写规范,一般要求姓在前名在后,姓氏用全拼,名字用首字母缩写。西方人姓名书写格式为 First name（名字）、Last name（姓氏）。如美国肯尼迪总统名为:John Frank Kenedy,Kenedy 为 Last name（姓）。若看到姓名中间有逗号,则逗号前一定是姓,如:Kenedy, John F。中国人姓名格式为 Last name（姓氏）、First name（名字）。如钟南山,就有如下拼写形式可供检索:Zhong nanshan,nanshan zhong,zhong NS 和 zhong n。在 2002 年之前,PubMed 引文中不包含作者全名,因此作者全名搜索只会检索 2002 年以后的引文。

1）直接检索:在检索框中输入作者姓名,PubMed 会自动执行作者检索。对于姓氏相同,名字首字母也相同的作者,可提供作者单位等信息,以提高查准率。此外,通过字段限定检索可以实现更精确的作者检索。例如输入 Smith SR,可检索出所有字段和文本中包含姓为 Smith,名的首字母为 SR 的文献,见图 6-2-20。若在作者姓名的前后使用双引号,且用作者字段标识［AU］加以限定,如"Smith SR"［AU］,则系统就只检索作者字段,见图 6-2-21。

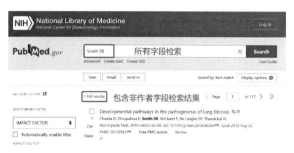

图 6-2-20　PubMed 数据库作者检索-直接检索

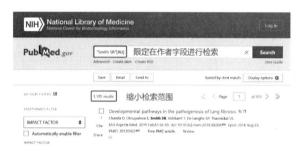

图 6-2-21　PubMed 数据库作者检索-直接检索
（字段限定）

2）高级检索:在高级检索页面的检索字段下拉框中可以选择 Author（所有出现在作者列表的作者）、Author-Corporate（共同协作作者）、Author-Identifier（作者标识符）、Author-Last（最后一个作者,一般为通讯作者）,输入作者姓名即可进行精确检索,见图 6-2-22。

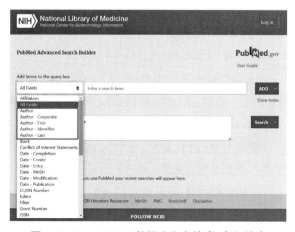

图 6-2-22　PubMed 数据库作者检索-高级检索

（5）期刊检索

1）直接检索：进入 PubMed 首页，在检索框中直接输入刊名全称、MEDLINE 的简称或 ISSN 号，例如"molecular biology of the cell"、mol biol cell 或 1059—1524，然后点击 search，系统将在刊名字段检索，并显示检索结果，见图 6-2-23。

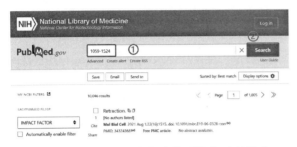

图 6-2-23　PubMed 数据库期刊检索-直接检索

若刊名和 MeSH 词表中的主题词相同时，例如：Gene Therapy、Science 或 cell 等，PubMed 将把这些词作为 MeSH 词检索。为避免误检，可采用刊名字段限定检索，如 Cell［TA］可检索出 Cell 期刊中被 PubMed 收录的所有文献，见图 6-2-24。

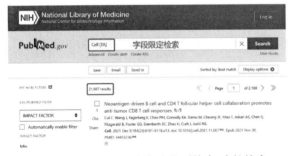

图 6-2-24　PubMed 数据库期刊检索-直接检索（字段限定）

2）高级检索：进入高级检索页面，从所有字段菜单中选择 journal，输入刊名全称、MEDLINE 的简称或 ISSN 号，依次点击 ADD 和 Search 即可进行精确检索，见图 6-2-25。

3）期刊检索平台检索：此外，在 PubMed 首页 Explore 一栏中，点击"Journals"进入期刊检索平台，见图 6-2-26。

根据主题、期刊名称、期刊名称缩写或 ISSN 号进行期刊检索，见图 6-2-27。

在检索框中输入期刊名词 cell 会出现所有刊名包含 cell 的期刊，此时采用刊名字段限定检索 cell［ta］，能够快速检索出目标期刊，见图 6-2-28。

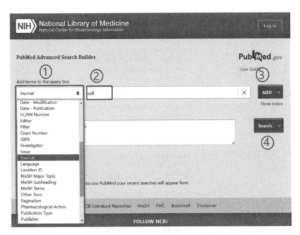

图 6-2-25　PubMed 数据库期刊检索-高级检索

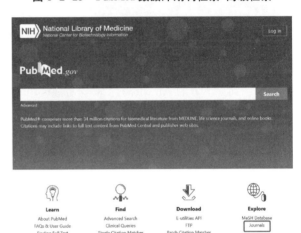

图 6-2-26　PubMed 数据库期刊检索入口

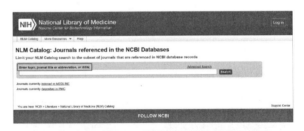

图 6-2-27　PubMed 数据库期刊信息获取平台

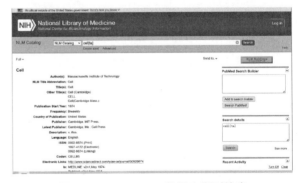

图 6-2-28　PubMed 数据库期刊检索

在此页面可以查看到期刊的发表频率、语言和 ISSN 等信息，较早的引文可能没有 ISSN。单击右侧的"Add to search builder"将此期刊添加到"PubMed Search Builder"中,最后单击"Search PubMed"进行检索,即可检索在此期刊上发表的所有文章。

此外,在摘要视图中,可点击引文上的期刊名称缩写进入图6-2-28的页面以获取期刊详细信息,并通过上述操作检索该期刊上发表的所有文章,见图6-2-29。

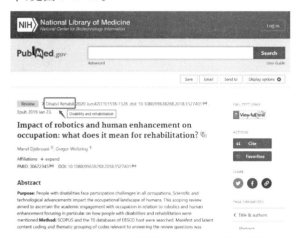

图6-2-29　PubMed数据库期刊检索(摘要视图)

(6)索引检索:索引检索是通过输入文献出处信息,查找特定文献的一种检索方法(刊名要准确,缩写要标准;著者姓名大小写不敏感)。进行索引检索有单一引文匹配和成组引文匹配两种方式。索引检索入口在PubMed首页,见图6-2-30。

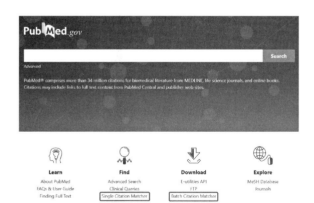

图6-2-30　PubMed数据库索引检索界面

单一引文匹配(Single Citation Matcher)输入已知的信息,可得到相应的特定文献。进入"单一引文匹配"页面,输入已知信息,如journal为"Lancet",date为"2021",第一作者为"Dawson, Jesse"点击search(检索)即可,见图6-2-31。

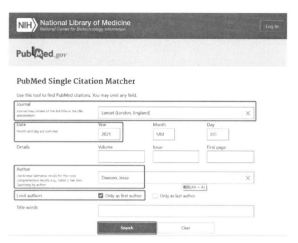

图6-2-31　PubMed数据库单-引文匹配界面

成组引文匹配(Batch Citation Matcher)允许一次输入多条检索要求或以文本文件上传引文信息,返回结果为相应文献的PMID。如果在文本框中输入引文字符串并上传文件,则结果将是二者的汇总。成组引文匹配的结果将发送至邮箱,见图6-2-32。

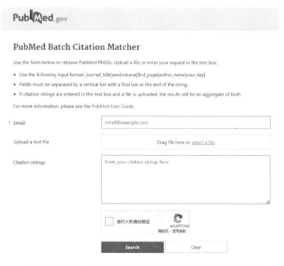

图6-2-32　PubMed数据库成组引文匹配界面

(7)检索限定:在实际应用中,我们可能会面临更加具体化的检索课题。如:如何在PubMed中查询研究对象是女性的研究?如何在PubMed中查询研究对象年龄在65岁以上的研究?这些限定检索,通过PubMed左侧的过滤器即可解决。

过滤器可限定只检索那些提供全文或免费全文的文献,也可将检索策略限定于特定的发表时间、年龄组、性别、人类与动物研究、语种、文献类型、PubMed的特定文献子集等。在PubMed检索结果页面的侧边栏中有最常用的过滤器,点击侧边栏下方的"Additional filters"按钮将弹出一个包含其他过滤器的菜单。单击最上方是"MY NCBI FILTERS"可登录该数据库定制自己的过滤器。单击目标过滤器中的复选框即可进一步限定检索条件以缩小检索范围,见图6-2-33。

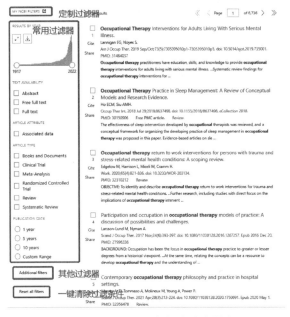

图 6-2-33　PubMed 数据库过滤器应用

选择了某种限定条件并进行检索后,当前的限定条件显示于检索结果页面上方,进行新的检索时需单击限定条件右侧的"Clear"清除当前的限定条件,或单击侧边栏最下方的"Reset all filters"清除所有限定条件,否则将使用相同的限定条件进行检索,见图6-2-34。

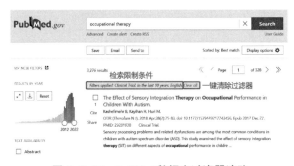

图 6-2-34　PubMed 数据库过滤器清除

(8)临床查询:加拿大临床流行病学及生物统计学研究人员 Haynes RB 等人于1994年提出临床查询,该通道专为临床医师设计,可从治疗、诊断、病因、预后与循证等不同的方面来查询文献。检索

入口见图6-2-35,检索界面见图6-2-36。

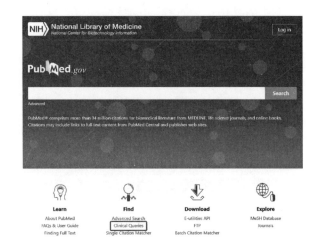

图 6-2-35　PubMed 数据库临床查询入口

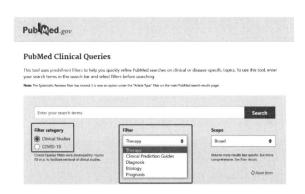

图 6-2-36　PubMed 数据库临床查询

3. PubMed 数据库使用技巧

(1)检索结果输出:PubMed 检索结果页面的右上方罗列出了检索结果的显示方式,一般默认以 Summary 的形式呈现,按照匹配程度排序,每页10条结果,见图6-2-37。

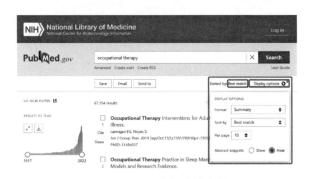

图 6-2-37　PubMed 数据库检索结果显示

Format 下拉框内包括 Summary、Abstract、PubMed 和 PMID。其中 Summary 包含标题、著者、出处、DOI 和 PMID 号,Cite 和 Share 可以一键

引用和分享文献,见图 6-2-38。

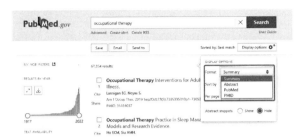

图 6-2-38　PubMed 数据库检索结果格式

默认情况下,结果按最佳匹配排序。最佳匹配排序是一种基于检索词出现频次、检索词出现的字段和文章发表时间(最近发表的文章权重更高)等信息计算"权重"的算法,可以获得更好的相关性。排序方式除了默认的最佳匹配排序,还可调整为时间排序、作者排序和杂志排序,见图 6-2-39。按最新、出版日期、第一作者或期刊排序时,可以通过单击所选排序依据选项右边的上/下箭头,在升序或降序之间切换,以反转排序顺序。选择"Best match"时,将不显示反向排序选项。

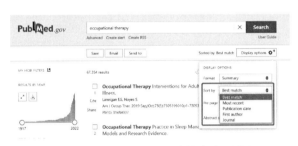

图 6-2-39　PubMed 数据库检索结果排序

每页显示数量可调整为:10、20、50、100 或 200 条,见图 6-2-40。

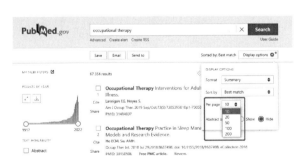

图 6-2-40　PubMed 数据库每页显示文献数量

检索得到的文献可以通过不同的渠道进行保存。Save 可将检索结果(最多 10 000 条)以 text 的格式保存至计算机上,Email 可将检索结果发送至指定的邮箱,Send to 可以将文献保存至特定位置。其中,Clipboard 是一个临时存放所选文献的空间,最大容量为 500 篇文献,并可以对存入其中的文献进行去重;My Bibliography 将检索结果直接保存到 My NCBI 帐户的 My Bibliography 中;Collections 是在 My NCBI 的 collections 中永久保存所选文献,一次最多 1 000 条;Citation Manager 可将检索结果输出到 EndNote,Reference Manager 和 ProCite 等参考文献管理软件,见图 6-2-41。

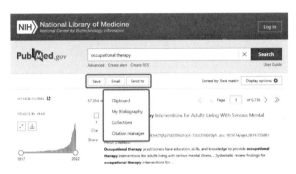

图 6-2-41　PubMed 数据库检索结果保存

(2) 订阅研究领域的文献:RSS 是在线共享内容的一种简易方式(也叫聚合内容,Really Simple Syndication)。网站提供 RSS 输出有利于让用户获取网站内容的更新。只要将感兴趣的内容订阅在一个 RSS 阅读器中,这些内容就会自动出现阅读器里,一旦有了更新,RSS 阅读器就会自动通知用户。

在进行 PubMed 检索时,点击检索框下面有个 create RSS 按钮,出现对话框,进行设置之后,点击 Create RSS,见图 6-2-42。点击 Copy 一键复制网址,在 RSS 订阅器(如:FeedReader、Feedly)中添加所复制的网址即可。

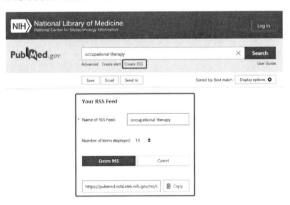

图 6-2-42　创建 RSS

（3）PubMed 主动推送文献：PubMed 可以免费注册，注册后即可享用很多个性化的服务，其中最重要的一项服务就是主动推送最新文献。进入 PubMed 首页，点击右上角"Log in"进入登录界面，见图 6-2-43。

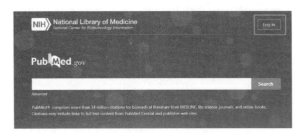

图 6-2-43　PubMed 数据库登录

PubMed 支持通过 ORCID 等第三方渠道登录，也可点击最下方的"Sign up"注册新账号。在注册界面中，根据注册提示填写相应内容即可。需要特别注意的是，PubMed 会默认填写的邮箱为今后接收推送文章的邮箱，见图 6-2-44。

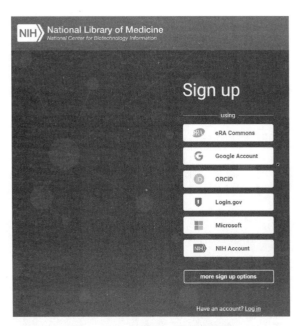

图 6-2-44　PubMed 数据库注册

填写完毕后就可以登录 PubMed 了，登录后的界面右上角变成用户名。若想获取作业治疗的文献的推送，此处使用自由词"occupational therapy"进行检索，点击检索框下面的 Create alert，见图 6-2-45。

页面中各项的含义如下：Name of search 即检索结果的名称，默认的名称是检式，但是可以根

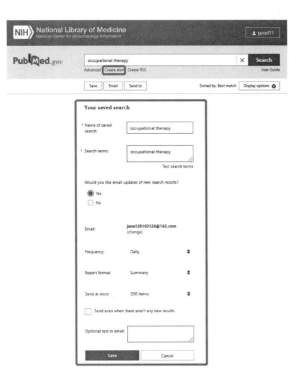

图 6-2-45　PubMed 数据库中创建文献更新提醒

据个人习惯更改；Search terms 是指自己的检索式，一般不需要更改；Would you like E-mail updates of new search results 默认的选项是 Yes，无须更改；E-mail 将接受 PubMed 发送的文章，该邮箱一般默认为注册邮箱；Schedule 表示推送频率，一般建议选择 daily，即每天推送，若无文献更新，PubMed 当天不会推送相关内容；Format 即推送格式，一般选择 Summary，即只推送标题、杂志名、作者等内容；Number of items 即每次推送的条目数，一般建议设置为 200（即最大值）。

设置完成后，点击 Save，即完成了推送的相关设置。此后，一旦有相关的更新，PubMed 会在 24 小时内向订阅者的邮箱发送相关文献。如果想退订相关内容，直接点击邮件中的 Unsubscribe 即可。当然，也可以通过 PubMed 中的 My NCBI 进行退订。

二、Cochrane 协作网

（一）Cochrane 协作网概述

Cochrane 协作网（www. cochrane. org）是公认的循证医学实践的可靠证据来源。Cochrane 协作网的主要任务是收集整理研究依据，尤其是临床治疗的证据，进行信息的二次加工，建立资料库——

Cochrane Library,帮助人们制定遵循证据的医疗决策。从 1998 年起,Cochrane 协作网更加深入地进行方法学研究,以获得高质量的研究依据,便于研究依据更好应用于临床实践和制定医疗决策。目前,该平台与循证医学、上市药物后效评价、卫生技术评定等组织和研究项目的合作逐步加强,对循证医学的作用更加深入广泛。Cochrane 协作网首页最上端可切换不同语言,检索框下方可之间点击进入 Cochrane Library,见图 6-2-46。

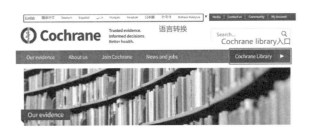

图 6-2-46　Cochrane Library 首页

（二）Cochrane Library 检索

1. 简单检索　在 Cochrane Library 首页的右上角的输入框中输入检索词,点击放大镜图标即可完成简单检索。简单检索的默认字段是标题(title),摘要(abstract)或关键词(keywords),下拉框可调整检索字段,见图 6-2-47。简单检索中可使用逻辑运算符 AND、OR 和 NOT。输入多个检索词进行检索时,系统默认使用 AND 连接检索词,且会忽略词的词序。若使用词组进行检索,则应该给词组加上双引号,如"occupational therapy"。

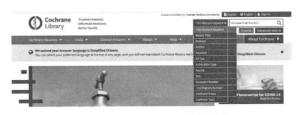

图 6-2-47　Cochrane 简单检索

Cochrane Library 的检索结果按照相关度排序,每页显示 25 条结果。页面上部呈现了研究类型及对应的检出量,左侧边栏有时间、语言转化、研究类型和研究主题的过滤器,可以直接某一过滤器规则点击查看添加了该项限制条件之后的检索结果,见图 6-2-48。

对于检索出的 Cochrane Reviews,可以点击标题

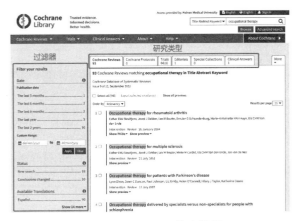

图 6-2-48　Cochrane 检索结果-1

下方"show PICOs"获取 Population、Intervention、Comparison 和 Outcome 的详细信息,点击"show preview"可以看到简略的摘要,见图 6-2-49。

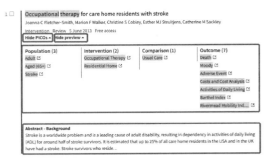

图 6-2-49　Cochrane 检索结果-2

2. 高级检索　在 Cochrane 首页检索框下点击 Advanced search 可进入高级检索页面,见图 6-2-50。

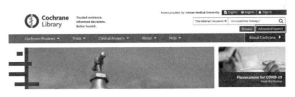

图 6-2-50　Cochrane 高级检索入口

高级检索模式还有 Display Word List(词汇列表显示框),检索者将一个词输入检索屏幕的检索框后,在其右下方的方框内将显示该词或与该词拼写相近的其他词,该功能有助于向检索者建议可供选择的词汇,见图 6-2-51。

(1) Search:高级检索默认选择 search 模式,通过向导式的字段限制和逻辑关系运算逐步构成检索式。区域①选择 Search,点击区域②的"＋"或"－"按钮可增加或减少检索条件,区域③选择逻辑运算符号,区域④选择检索字段,最后点击区域

⑤"Run Search"开始检索,见图6-2-52。

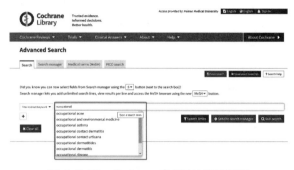

图6-2-51　Cochrane高级检索词汇提示

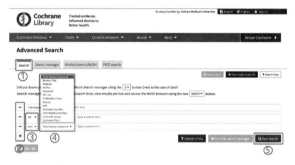

图6-2-52　Cochrane高级检索- search

更多检索限制,可以点击右下角"Search Limits(检索限定范围)"进行选择,见图6-2-53。

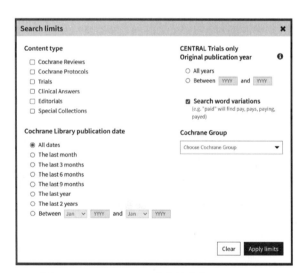

图6-2-53　Cochrane高级检索"Search Limits（检索限定范围）"

（2）Search manager:在高级检索界面中点击Search manager(区域①),可以自行编写检索式并进行多个检索式的串联运算,见图6-2-54。编写单个检索式的时候,可以点击输入框后面(区域③)的S或MeSH以提供向导式帮助。点击每行后面的检索结果数量,页面下方将呈现出相应的

检索结果。

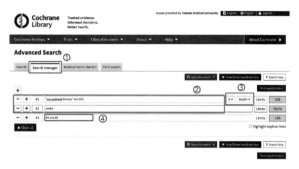

图6-2-54　Cochrane高级检索- Search manager

（3）Medical terms（MeSH）:在高级检索界面中点击Medical terms（MeSH）,可以进行主题词检索,见图6-2-55。在区域①输入主题词,光标置于区域②会出现副主题词下拉框,选择一个或多个副主题词,点击后面的"Look up"将会出现下方主题词的解释(区域③)、词库匹配(区域④)、主题词树(区域⑤),以及检索结果(区域⑥)。点击区域⑥下方的"View results",页面下方将出现相应的检索结果。

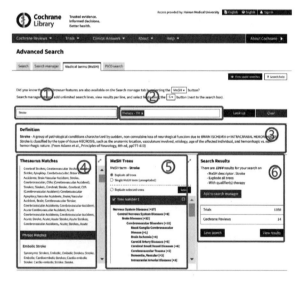

图6-2-55　Cochrane高级检索- Medical terms（MeSH）

（4）PICO search:在高级检索界面中点击区域①PICO search,在区域②选择逻辑运算符,区域③输入检索词后须在下拉框中点击对应的词语,后面的区域④将会自动为检索词选择PICO字段,此处也可根据检索目的进行调整。最后点击区域⑤"Run Search"即可完成检索,见图6-2-56。

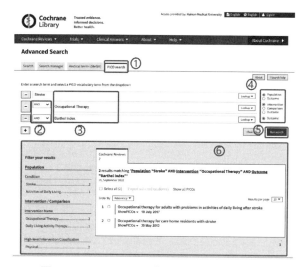

图 6-2-56　Cochrane 高级检索-PICO search

三、Embase 数据库

（一）Embase 概述

Embase 是由荷兰 Elsevier 公司开发的世界上著名的《医学文摘》（*Excerpta Medica*）的网络版数据库，目前是 ELSEVIER 旗下数据库。EMBASE 大量收录欧洲和亚洲地区的生物医学信息，PubMed 主要收录北美地区的医学信息，二者有很好的互补性。

EMBASE 的收录范围广泛。其收录的期刊涵盖了全球 95 个国家和地区出版的 8 500 多种经同行评审的期刊，其中 2 900 多种为 Embase 的特有期刊未被 MEDLINE 收录。收录的学科范围包括药物研究、药理学、制药学、药剂学、毒理学、人体医学、基础生物医学、生物医学工程、卫生保健、精神病学与心理学、替代与补充医学等。数据每日更新，每年新增记录超过 100 万条。同时，EMBASE 是唯一一个可同步检索 EMBASE 和 MEDLINE 的平台，且检索结果没有重复记录。EMBASE 数据库可以通过 OVID 间接检索，也可以直接通过 https://www. embase. com/进行检索，推荐后者，后者可以联合检索 MEDLINE。

（二）Embase 检索

Embase 提供多种检索途径，包括：快速检索（quick search）、PICO 检索、高级检索（advanced search）、药物检索（drug search）、疾病检索（disease search）、设备检索（device search）和引文信息检索（Citation information search）等。

1. **快速检索**　基本检索即快速检索，是 Embase 默认的检索界面，简单易用，注重查全。在检索词输入框中输入检索词，会出现与该词拼写相近或相应主题词列表供选择，系统默认对其进行宽泛检索 Extensive Search（mapping, explosion, as keyword），即将检索词自动转换为 Emtree 中的术语（主题词）并对其进行扩展检索，同时将该检索词作为关键词在全字段范围内进行检索，用"OR"组配去掉重复，获得查全率高的检索结果，见图 6-2-57。

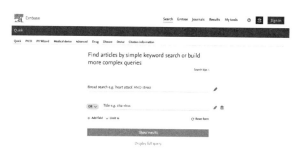

图 6-2-57　Embase 快速检索界面

此外，检索界面提供出版时间和文献类型供选择限制，见图 6-2-58。

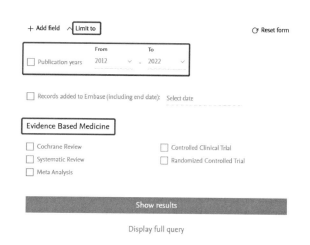

图 6-2-58　Embase 快速检索限制条件

输入自然语言进行检索，可用单词或词组，在检索词组时需要加上单（双）引号。检索词序无关，且不分大小写。如：'blood pressure'；可使用逻辑运算符、通配符和接近运算符进行各种组配检索。逻辑运算符：NOT、AND 和 OR。通配符：在检索词的末尾加上星号（＊）表示检索词的派生检索或完全词检索。如 inflam＊ 包括 inflamed，inflammation，inflammatory。在检索词的中间或末尾加上问号(?)表示一个可变字符,如 sulf? nyl 可检出'sulfonyl' and 'sulfinyl'。临近符:(＊n)表示两个检索词之间可间隔数词。例:'acetylation ＊5 histones'可检出'……acetylation of various kinds of Xenopus histones ……'注意次序是一定的。

2. PICO 检索 在 Embase 数据库中提供了基于 PICO 原则的检索方法,见图 6-2-59。

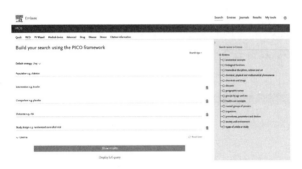

图 6-2-59 Embase 数据库 PICO 检索界面

更为人性化的是,当键入一个关键词时,可以进一步进行限制,同时显示潜在同义词,以供参考,见图 6-2-60。

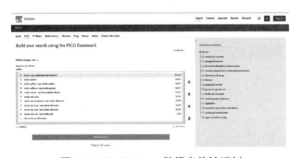

图 6-2-60 Embase 数据库关键词树

3. 高级检索 高级检索中的修饰选项(Mapping)位于检索输入框下方,内有 5 个选项:①术语对照检索(Map to preferred term in Emtree):默认选项,系统将检索词自动转换成 Emtree 术语进行检索。②同时作为自由词检索(Search also as free text in all fields):输入的检索词若有相应的专业术语,当点选此项修饰时,系统则同时将该检索词作为自由词在全字段检索,并与专业术语检索结果用"OR"组配。③用较窄的主题词检索(Explode using narrower Emtree terms):如果一个术语在 Emtree 主题词表中有更具体的(更窄的)索引项,那么 Embase 将自动检索它们。④尽可能广泛地搜索(Search as broadly as possible):从不同途径检索,提高查全率。⑤Emtree 术语加权检索(Limit to terms indexed in article as 'major focus'):检索词是 Emtree 中的主要术语,即能反映核心内容的文献,提高查准率,见图 6-2-61。

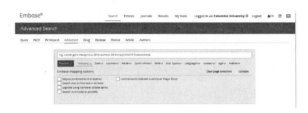

图 6-2-61 Embase 数据库高级检索

高级限定包括检索地图(Mapping)、日期(Date)、来源(Sources)、领域(Fields)、快速限制(Quick limits)、循证医学(evidence based medicine)、出版类型(publication types)、语种(article languages)、性别(gender)、年龄组(age group)和动物研究类型(animal study types)。可根据课题需要,逐级展开,点选一项或多项限定内容。

4. 药物检索 药物专题检索专门用于检索以某药物为研究重点的文献,如药物临床试用、不良反应、药物分析等。提供用药方式(口服、静脉注射、肌内注射等)的检索,增强索引的深度。限制选项包括出版日期、是否带有文摘、是否英语文献、是否选自主要期刊等,见图 6-2-62。

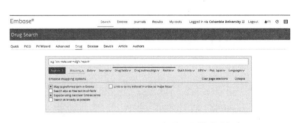

图 6-2-62 Embase 数据库药物检索

5. 疾病检索 疾病专题检索专门用于检索以某疾病为研究重点的文献,能够更精确地检索疾病的某一类或几类分支的相关文献,提高相关性。如:(疾病)恢复、(疾病)治疗、(疾病)不良反应、外科手术等,见图 6-2-63。

6. 文章检索 检索字段:作者(姓在前,名的缩写在后)、期刊名称、期刊缩写名称、ISSN 及 CODEN 代码、期刊卷、期号及文章首页数。限制选项:出版日期,见图 6-2-64。

7. 作者检索 根据作者的名字找到相应的记

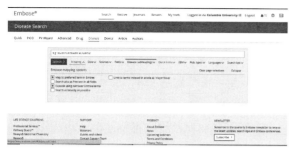

图 6-2-63　Embase 数据库疾病检索

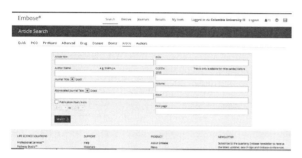

图 6-2-64　Embase 数据库文章检索

录。检索时，作者姓在前，名的缩写在后，如：Smith J. A。当作者名称较长或不确定时，通过检索前半部分主要词根，以获得更多的检索结果，见图 6-2-65。

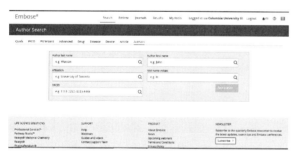

图 6-2-65　Embase 数据库作者检索

四、Web of Science 平台

（一）Web of Science 概述

1958 年，美国科学信息研究所（institute for scientific information，ISI）的创始人 Eugene Garfield 创造性地发展文献间引证关系的思想，构造了独具特色的引文检索法，并创建了美国《科学引文索引》（science citation index，SCI）（Web of Science 的前身）。1997 年，汤森路透（Thomson Reuters，原美国情报信息研究所）推出 Web of science 平台。目前，Web of Science 已成为全球最大、覆盖学科最

多的综合性学术信息资源库之一，收录了来自 60 多个国家和地区的 3 300 多家出版商的 12 000 多种世界权威的、高影响力的学术期刊，广泛涵盖生物医学、自然科学、社会科学、工程技术、艺术与人文等领域。使用 Web of Science 丰富而强大的检索功能，能够全面了解有关某一学科、某一课题的研究信息。

Web of science 是大型综合性、多学科、核心期刊引文索引数据库，包含多个数据库，详见表 6-2-2。

表 6-2-2　Web of Science 收录的数据库

数据库名称	简介与应用
Science Citation Index-Expanded（SCIE，科学引文索引扩展）	可以检索 1900 年以来全世界 150 多个学科，8 300 多种主要自然科学、工程技术或生物医学领域的权威期刊的文献报道及其引文信息
Social Sciences Citation Index（SSCI，社会科学引文索引）	可以检索 1900 年以来全世界 4 500 多种主要社会科学学术期刊的文献报道及其引文信息
Arts&Humanities Citation Index（A&HCI，艺术人文引文索引）	可以检索 1975 年以来全世界 2 300 多种艺术和人文科学期刊的文献报道及其引文信息，以及 250 多种自然科学及社会科学期刊中的相关内容
Conference Proceedings Citation Index（CPCI，会议论文引文索引）	可以检索 1990 年以来与自然科学和社会科学相关的 148 000 篇会议论文及其引文信息，每年新增 12 000 篇会议论文
Current Chemical Reactions（目前的化学反应）	可以检索 1840 年以来的化学反应，其数量目前超过 100 万个化学反应
Index Chemicus（化合物索引）	可以检索 1993 年以来的化学物质，其数量目前超过 260 万
Book Citation Index（图书引文索引）	可以检索 2005 年以来出版的 30 000 多种图书，同时每年增加 10 000 种新书

以上数据库可以合并检索，也可以单个检索，其中以前三个数据库，即 SCIE、SSCI 和 A&HCI 最为著名和广泛利用，这三个数据库的结构及检索方法相同，其区别在于其所涵盖的期刊学科领域不同。

（二）Web of science 检索

Web of science 提供的检索方式有基本检索、被引参考文献检索、高级检索和作者检索等。Web of science 拥有数据库 Web of Science 核心合集、

BIOSIS Citation Index、中国科学引文数据库、Derwent Innovations Index、KCI-Korean Journal Database、MEDLINE 和 SciELO Citation Index。在检索时可选择其中一个数据库也可选择所有数据库。选择不同的数据库,页面会刷新和呈现一个新的检索页面,并在页面右侧出现对应数据库的简介,见图 6-2-66。

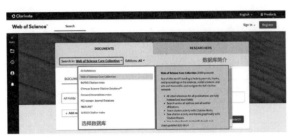

图 6-2-66　Web of science 数据库选择

1. 基本检索　Web of Science 的默认检索界面为基本检索(DOCUMENT)。基本检索可以在检索界面的一个或多个检索框中输入检索词,如果在多个检索框输入检索词,则系统会自动将所有检索项用 AND 连接起来,也可用布尔运算符(AND、OR、NOT)将不同检索框进行组合检索,见图 6-2-67。

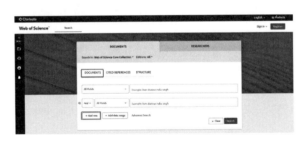

图 6-2-67　Web of Science 基本检索界面

检索词和检索条件输入完成后,在下方可以点击"Add time range"在弹出的检索框内选择文献发表的时间跨度,进行更多设置,精确检索结果,见图 6-2-68。

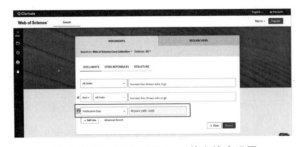

图 6-2-68　Web of Science 基本检索设置

在检索结果页面上,最上面显示了检索结果的数量以及检索条件。左侧边栏包含文章类型、作者、发表时间、机构、出版商、资助机构、语言等过滤器,可以进一步精确检索结果。右上侧是排序选项,可以按照出版日期、被引频次、第一作者、来源出版物等对检索结果进行排序,默认的排序选项是相关度排序。如果需要查找高影响力的论文,可以选择被引频次(降序)排序,见图 6-2-69。

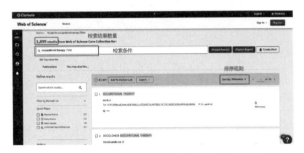

图 6-2-69　Web of Science 基本检索—结果排序

2. 被引参考文献检索　引文(参考文献)是科技论文的重要组成部分,是对前人研究成果的传承和尊重,同时为科研人员查找信息、获取知识提供了新的思路。如果顺着这个思路反其道而行之,通过引文,从某一专题的一、两篇文献入手,能够分别向前和向后检索到一批相关论文,使科研人员快速深入地了解到该研究专题发展的来龙去脉,洞悉现在,了解未来。而以 Web of Science 为代表的引文检索系统正是这种检索思想的具体体现。

在被引参考文献检索模式下,可进行查找引用个人著作的文献,所有的数据库均有此项功能。在检索框中输入有关被引著作的信息,各字段用布尔逻辑运算符 AND 组配。可输入有关被引著作的信息有被引作者、被引著作、被引年份、被引卷＊、被引期＊、被引页、被引标题＊。同样的,被引参考文献检索也可以限定文献发表的时间跨度,精确检索结果,见图 6-2-70。

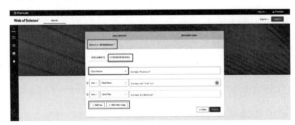

图 6-2-70　Web of Science 被引参考文献检索

3. 高级检索　高级检索模式下,在区域①选择数据库,不同的数据库提供的检索字段有所差异。在区域②通过限定检索字段,输入检索词得到一个检索条件,多次在区域②输入并选择逻辑运算符,可逐步完善检索条件,在区域③得到完整的检索式,区域④限定时间后即可完成检索,见图6-2-71。

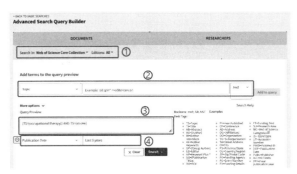

图 6-2-71　Web of Science 高级检索界面

检索历史处可将检索式可以一键添加至检索框"Query Preview",但其与检索框中的检索式关系只能为 NOT。同时,检索历史也支持复制、编写和订阅推送,见图6-2-72。

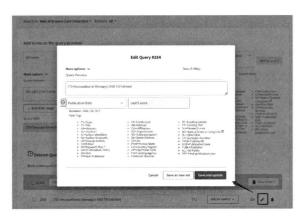

图 6-2-72　Web of Science 高级检索—检索式组配

4. 作者检索　在作者检索页面中,需要分别输入作者的姓和名,并且支持输入姓名的不同写法以查全。下面的"Add name variant"按钮用以增加检索行,仅在上面的检索框均有内容之后才可使用,见图6-2-73。

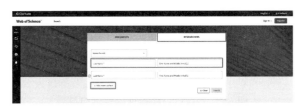

图 6-2-73　Web of Science 作者检索

第三节

常用作业治疗证据资源

权威的作业治疗协会可以提供实践指南或其他资源来解决当前的问题。如果某个特定问题超出了专业组织提供的资源范围,可在作业治疗相关数据库中检索已在同行评审期刊上发表的文章,以解决该问题。

一、作业治疗相关数据库

由于作业治疗师很少有足够的时间检索诸如 MEDLINE 之类的综合数据库,因此需要一种用于过滤文献的系统,以提供高质量的研究成果。Co-chrane 图书馆和临床证据是这类资源的主要示例,作业治疗相关专家也制定了许多针对本学科的循证计划,以简化获取证据的过程。这些举措包括开发服务于作业治疗师的独立的学科证据数据库 OT seeker 等,下文将对此类数据库进行汇总。

（一）OT seeker

OT seeker 是一个纳入作业治疗证据的专科学术资源数据库,其中主要包含与作业治疗实践相关的系统评价和随机对照试验的索引。OT seeker 免费服务于作业治疗师和公众,且其内容仅限于系统评价和随机对照试验,被认为是作业治疗师进行循证实践的最佳数据库。作业治疗师可以通过严格检索关键数据库(例如 MEDLINE,CINAHL 和其他数据库),找到 OT seeker 中的系统评价和随机对照试验,并进行人工检索以获取与作业治疗相关的重要期刊。

OT seeker 数据库于 2003 年 3 月启动,其纳入了与作业治疗相关的约 4000 篇随机对照试验(RCT)和系统评价(SR)的引文和摘要。OT seek-er 是以 PEDro(Physiotherapy Evidence Database, PEDro;www. pedro. org. au)为模型构架的专科数据库,其中纳入的每个 RCT 均需经过两个独立评定者从内部有效性和统计可解释性进行严格评定。它的创建主要有以下三个原因:①减少定位和严格评定作业治疗研究所需的时间;②提高现有 RCT 和 SR 研究成果在作业治疗中的应用;③支持与作业治疗相关的 SR 的发展。

随着新研究的进行,证据亦在不断更新,这对于保持证据的时效性至关重要。在 2007 年的一项调查中,用户认为 OT seeker 是查找与实践相关证据的宝贵资源,数据结果显示,OT seeker 位列作业治疗师最常使用数据库的第三位,仅排在 MED-LINE 和 CINAHL 两个医学综合数据库之后。

OT seeker 使用者可以通过基本检索或高级检索进行证据检索。每个选项都可以在 OT seeker 的主页面上找到(图 6-3-1),具体检索方法和注意事项如下。

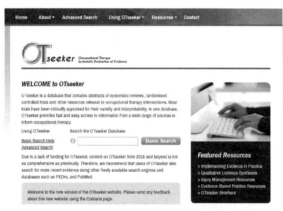

图 6-3-1　OTseeker 数据库主界面

1. **基本检索**　通过基本检索查找一篇文章时,需在关键字框中键入关键字,单击基本检索按钮。这时,OT seeker 将检索数据库中所有在摘要或标题中包含指定关键词的文章。检索结果页面上,文章默认按相关性排序,每个随机对照试验的底部都注明了该试验满足的标准数量,这些标准的详细信息见于文章的详细搜索结果页面。

在基本检索文本框中,OT seeker 可以检索以下内容:一个单词或短语(关键词检索);单词或短语的前缀(前缀检索);与单词或短语相近表意的词语或短语(邻近检索)。

(1) 关键词检索:在检索框中输入多个单词,OT seeker 将默认用 AND 将这些词组合在一起进行检索。例如,输入了 occupational therapy,OT seeker 将显示包含单词 occupational AND therapy 的文章,示例如图 6-3-2。要检索特定的短语,需将该短语用双引号括起来,造成数据结果的差异,见图 6-3-3。

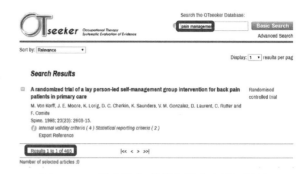

图 6-3-2　基本检索-关键词检索中不加引号

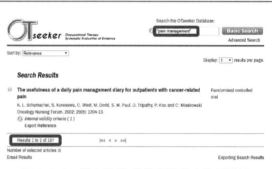

图 6-3-3　基本检索-关键词检索中使用引号

(2) 前缀检索:输入检索词后跟星号(＊)进行前缀检索。例如,输入 *splint ＊* 将检索所有以夹板开头的单词(如 splint,splinter,splints,splinting),见图 6-3-4。前缀检索中星号缺失造成数据结果的差异见图 6-3-5。

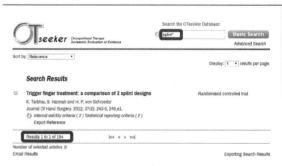

图 6-3-4　基本检索-前缀检索输入检索词后跟星号

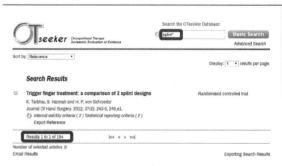

图 6-3-5　基本检索-前缀检索中星号缺失造成数据结果的差异

（3）邻近检索：输入单词或短语，紧跟着NEAR，后接第二个单词或短语。例如，输入 pain NEAR management，OT seeker 将检索单词或短语相近的文章。多个邻近检索项可以使用逻辑运算符 AND，NOT，OR 来连接，括号可用于对检索条件进行分组和优先运算，见图 6-3-6。

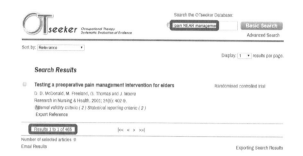

图 6-3-6　基本检索-邻近检索中逻辑运算符的应用演示

2. 高级检索　使用高级检索执行检索，可以单击＋或－增删检索框，并使用"AND"、"OR"或"NOT"来组合文本框中的术语，通过下拉框限定检索字段，见图 6-3-7 和图 6-3-8。

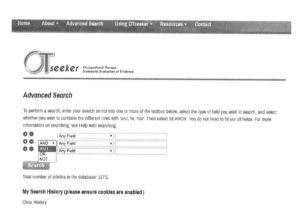

图 6-3-7　高级检索中逻辑运算符的应用演示

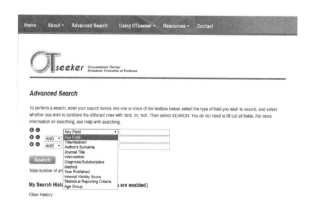

图 6-3-8　高级检索中检索字段菜单的应用演示

（二）OT SEARCH

OT SEARCH 是美国作业治疗基金会（American occupational therapy foundation，AOTF）的一个在线索引。它将康复、教育和心理学学科中的作业治疗期刊、书籍文献以及辅助材料汇总到同一个在线索引中，该在线索引是作业治疗师对相关的信息进行"一站式获取"的平台。OT SEARCH 词库包含的主题词准确描述了作业治疗师在实践中所需要的生理评定、治疗技术和理论支持等。OT SEARCH 仅可付费订阅访问，其中美国作业治疗协会的会员可以享受大幅折扣。有关此数据库的更多信息，请访问 AOTF 网站（http：//www.aotf.org/）。

（三）Age Line

Age Line 数据库是另一个与作业治疗相关的循证数据库，Age Line 数据库包含与老年人（50 岁以上）各个方面相关的期刊文章、书籍和报告，涉及经济学、公共政策、心理学、社会工作和健康等学科。Age Line 和 OT SEARCH 数据库高度集中的主题领域使得其相较于其他数据库（例如 MEDLINE）检索相关文章更加容易。但需要付费订阅才能访问 Age Line 数据库。

（四）CINAHL

CINAHL（cumulative index to nursing and allied health literature）涵盖护理、物理治疗、作业治疗、营养和饮食、以及其他与健康相关专业的内容。CINAHL 对 MEDLINE 未包含的约 13 种与作业治疗相关的期刊进行索引，并包含对书籍、书籍章节和论文的引用。仅可付费订阅访问 CINAHL。MEDLINE 和 CINAHL 之间的期刊内容覆盖范围有些重叠，但是应该检索这两个数据库以全面检索与临床问题相关的 OT 文献。

（五）Scopus 和 Web of Science

有两个大型的多学科书目引文数据库，Scopus 和 Web of Science，涵盖了包括人文科学、医学和社会科学在内的各种学科的期刊文献。作业治疗涉及多个学科和研究领域，使用这些更广泛的数据库可以一次检索得到来自多个不同学科的文章，大大节省检索者的时间。

缺点是这些数据库缺少某些检索工具，例如，在准备文献综述或对证据进行全面检索时,最好检索覆盖该主题的多个数据库,以减少漏检。其次,所有这些数据库(OT seeker,OT SEARCH,Age Line,PubMed,CINAHL,Scopus 和 Web of Science)的检索结果为期刊文章的摘要,而不是文章的全文,仅部分数据库包含指向期刊文章全文的链接。

二、OT 相关协会官网网址

世界作业治疗师联盟(WFOT):http://www.wfot.org/

日本作业治疗师协会(JAOT):http://www.jaot.or.jp

美国作业治疗协会(AOTA):http://www.aota.org/

英国作业治疗学会(BAOT):http://www.cot.co.uk/

澳大利亚作业治疗协会(OTA):http://www.ausot.com.au/

加拿大作业治疗师协会(CAOT):http://www.caot.ca/

新西兰作业治疗师协会(NZAOT):http://www.nzaot.com/

新加坡作业治疗师协会(SAOT):http://www.saot.org.sg/

中国香港职业治疗学会(HKOTA):http://www.hkota.org.hk

中国台湾职能治疗学会(TOTA):http://www.ot-roc.org.tw/

澳门职业治疗师公会:http://www.mota.org.mo/

中国台湾职能治疗师公会全联会:http://www.oturoc.org.tw/

中国香港职业治疗学院:http://www.hkiot.org/

中国康复医学会:http://www.carm.org.cn/index.do

中华医学会物理医学与康复学分会:http://www.capmr.org/

中国作业治疗网:http://ot.gzrehab.com.cn

OT 循证网:http://www.otseeker.com/default.aspx

OT 辅助技术资源网:http://www.otworks.org/

三、OT 相关杂志(免费资源)

中华 OT 电子杂志:http://www.hkiot.org/(中国香港职业治疗学院网站可下载)

美国作业治疗杂志(全文免费):http://ajot.aotapress.net/content/by/year

香港作业治疗杂志(SCI 收录):http://www.hkjot-online.com/

澳大利亚作业治疗杂志(部分免费):http://onlinelibrary.wiley.com/journal/10.1111/(ISSN)1440-1630/issues

亚洲作业治疗杂志(部分免费):http://www.jstage.jst.go.jp/browse/asiajot/_vols

Clinical Rehabilitation(SCI 收录):http://cre.sagepub.com/content/by/year

Physiotherapy:http://www.physiotherapy-journal.com/issues

Archives of Physical Medicine and Rehabilitation:http://www.archives-pmr.org/issues

Journal of rehabilitation medicine:http://jrm.medicaljournals.se/

中国康复医学杂志(全文免费):http://www.rehabi.com.cn/

第四节
常用文献管理软件

一、文献管理软件概述

(一)文献管理软件简介

文献管理软件的主要功能是记录文献信息,整理和编辑文献信息,生成参考文献与参考书目,提供论文写作模板帮助使用者完成论文写作。另有一些特色功能,包括注释个人笔记、编排引文格式、管理统计分析等。目前常用的文献管理软件有

EndNote 与 NoteExpress。

（二）文献软件的特色功能

许多文献管理软件具备各自的特色功能,具体内容如下。

1. 可联网通过 Internet 把检索获得的文献资料直接保存到本地数据库中,也可以读入各种格式的检索结果。

2. 可在线管理文献,并同步文献库,实现文献信息的分享和协同管理。

3. 可实现引文的插入及指定格式参考书目列表的生成。

4. 文献信息统计分析,笔记、标签、附件的添加等功能,便于科研人员对科技文献进行深入的分析和使用。如:Zotero 以 Firefox 浏览器扩展插件的形式存在,可以帮助用户收集和整理网络浏览器页面中的文献信息,并可以加上标签、批注、笔记、附件等内容。同时也实现了文献信息的共享和引文插入、参考文献列表生成等多种功能。

5. 科研人员之间可以更广泛、更便捷进行学术交流。如:Mendeley 是一款基于 Qt 平台开发的跨平台文献管理软件,包含电脑桌面版和在线客户端,以及 iOS 系统的移动设备客户端(iPhone、iPad)。不仅有较好的和 PDF 文献和网页文献信息的抓取功能,还提供了学术社交平台。

6. Zotero、RefWorks、Mendeley 均提供了完备的离线和在线文献库,科研人员可以自由地访问文献库,不用受到地点、计算机、网络等限制。Mendeley 具有功能完备且可相互同步的本地与在线文献库,并提供了 500MB 的共享空间。

二、EndNote 文献管理软件

（一）EndNote 的起源与发展

EndNote 是一款国外公司 THOMSON 的一款文献管理软件,大多数的国外数据库和国内数据库都支持通过 EndNote 进行文献管理。EndNote 从第一个版本至今,已经经历了多次更新,最新的版本 EndNote 为 EndNote 20。

具体的更新情况如下:EndNote X3 版本开始出现分组的功能;EndNote X5 开始出现文献自动检索和 PDF 及时浏览的功能;EndNote X6 网络版

更加便捷;EndNote X7 对各个功能进行更新、完善和增强了网络一体化的功能。目前 EndNote 可在笔记本/台式电脑、iPad、网页上使用,EndNote 新改进的同步化功能,可在多个客户端(如笔记本/台式电脑、iPad、网页版)同步更新使用者的文献。设置首选项,以便在导入文献时创建清晰、有组织和易于搜索的名称。可自动推荐文献类型,如综述、会议论文等帮助使用者编排研究材料;EndNote X8 改进了文献更新功能,EndNote X7 在查找文献过程中,需要选择 update all fields 或 update empty fields,而 EndNote X8 在查找文献过程中增加了 Edit Reference 功能。

（二）EndNote 的简介和功能介绍

1. **EndNote 的简介** Endnote 软件是由 Thomson Research Soft 开发的,作为 SCI(Thomson Scientific 公司)的官方软件,支持国际期刊的 3 776 种参考文献格式,上百种的写作模板,涵盖各个领域的杂志。EndNote 能直接连接多个数据库,以通用的检索方式来提高检索效率;其管理的数据库没有上限,至少能管理数十万条参考文献。在 Word 编辑器中嵌入 EndNote 快捷工具,可以边书写文章边插入参考文献。

2. EndNote 的功能介绍

（1）文献信息管理:在首次使用 EndNote 时需要先建立一个用于保存文献信息的数据库,Endnote 可以将国内外数据库中的文献信息下载到本地数据库,记录与分类管理大量的文献信息。在 EndNote 中可检索得到以往曾经阅读过的文献信息,避免了文献信息的丢失或反复检索的繁杂过程。EndNote 软件可查阅已存储参考文献的标题、摘要、关键词和文献来源等信息。文献的导入包括从在线文献数据库直接导入、手工输入和本地文献批量导入三种方式。文献管理的常用功能包括文献排序、文献增删、文献检索、文献修改和制作文献统计分析报表等。

（2）生成、编排引用数目和参考文献格式:EndNote 可按照核心期刊的要求快捷生成、编排参考文献的格式,管理文献中的相关信息,如文献中的图片、表格和文献的网络地址等,这有利于加快文献信息的阅读与提取的速度,提高收集所需数据的效率。

（3）编排论文模板：Endnote 可按照多种期刊的要求提供对应的论文模板，帮助使用者进行论文编排，快速建立合适的论文手稿。当 EndNote 没有使用者需要的论文模板时，可以自主创建所需的论文模板。

（4）记录并管理文献阅读的笔记：在文献阅读过程中，可记录个人的读书笔记并制定自定义字段，使用者可随时根据字段查阅读书笔记，也可随时修改读书笔记的内容和自定义字段。如果需要引用曾阅读过的文献，可在本地数据库中调出此文献的读书笔记，快速应用在论文写作中，这可避免反复多次阅读同一文献。

（5）检索功能：可检索数百个在线数据库并导入本地的 PDF 数据库；编排储存功能，可编排和储存使用者的研究文件、笔记；格式创建功能，可根据使用者编写的文稿类型匹配相应的格式；分享功能，可在网上与同专业人员分享研究成果；期刊匹配功能，可登陆 EndNote，并根据使用者的研究方向推荐合适的期刊，使用者可将自己的研究成果向推荐的期刊投稿。

3. EndNote 界面介绍

EndNote 的界面介绍见图 6-4-1。

①设置参考文献的显示类型，如按照 Cell 或 Nature 的期刊格式显示。

②包括四个常用快捷工具按钮，第一个为在线搜索常用数据库；第二个为从文件中导入参考文献到文献数据库中；第三个为从文献数据库中导出参考文献；第四个为查找全文。

③打开全文，这里进行阅读是调用了外部 PDF 阅读器，若需使用 EndNote X8 内置阅读器，点击区域⑨的"Attached PDFs"即可。注意，必须是已经下载了全文的文献才可使用这两种阅读模式。

④将选中的文献记录按照设定的文献格式插入 Word 中光标所处位置。

⑤隐藏搜索面板快捷按钮。

⑥导航区域，包括所有文献记录、同步状态、最近添加记录、未分类记录、回收站、个人分组、在线搜索常用数据库、查找全文。

⑦为在线搜索面板，包括作者、年限、标题等限

定检索项，可以使用逻辑关系联合多个关键词进行检索，点击工具栏上的图标⑩可隐藏搜索面板。

⑧为参考文献记录条目显示区，包括文献是否已读状态标识（状态标识为实心圆，标题加粗表示文献未读；状态标识为空心圆，标题未加粗表示文献已读）、文献标题、作者、期刊名、文献的星标等级、文献发表年限、文献类别等，点击栏目名可以进行排序、拖动等操作；

⑨参考文献记录条目详细预览窗口，包括 Reference——文献具体信息；Preview——文献预览窗口，其显示格式与工具栏上的图标⑥有关；Attached PDFs——已经下载的文献全文，如有则可进行全文阅读和注释；"回形针"图标——添加附件。

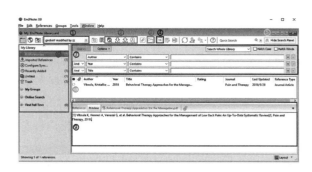

图 6-4-1　EndNote 界面介绍

4. EndNote 应用举例

（1）检索和下载文献：首先打开 EndNote X8，新建个人文献图书馆（＊.enl）进入主界面，点击左上角图标①，进入文献图书馆和网络检索混合模式，如下图所示：EndNote X8 的文献检索有本地文献图书馆检索、网络检索、本地文献图书馆和网络混合检索三种模式，下面将主要介绍本地文献图书馆和网络混合检索模式，见图 6-4-2。

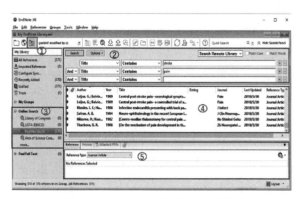

图 6-4-2　EndNote 检索与文献下载

①为本地文献图书馆和网络混合检索模式图标,点击后可进入此模式。②为检索框,可输入标题、摘要、作者、发表年份等内容进行检索。③为常见的几种数据库,点击'more'后可选择更多数据库。④为检索结果区域。⑤为文献信息预览区域,包括作者、发表年份、主题、ISSN 等文献信息,文献引文格式及文献的 PDF 附件。

（2）用星标将文献分级、自动下载全文:在检索文献时如遇到需要的文献,可在检索结果区内'Rating'一列标注星号,然后点击'Rating'可根据标注文献星号数量进行降序或升序排序,见图 6-4-3。

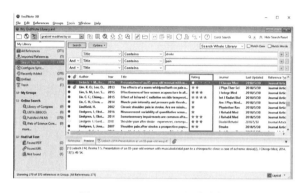

图 6-4-3　EndNote 文献分级

如果在检索时需要想要下载的文献,选中文献（步骤①）,右击并在出现的菜单栏中选择'Find Full Text'（步骤②③）即可下载选中的文献,是否成功下载的结果在区域④显示。成功下载的文献保存在 My EndNote Library. Data 文件夹下的 PDF 文件夹中。已下载全文的文献前会出现'回形针'标识,如需查阅全文内容,只需选中该文献,并点击下方的 Attached PDFs,文献全文将会显示在区域⑤中。如需全屏阅读,点击全屏图标（区域⑥）即可进入全屏模式,见图 6-4-4。

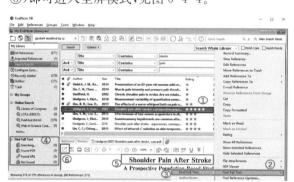

图 6-4-4　EndNote 文献下载

（3）文献管理:EndNote 可以对文献进行检索、下载和快速阅读,根据标题、发表年份、星标（文献重要程度）、文献的已读或未读状态等进行排序筛选和分组管理。

文献的已读或未读状态标识设置,一种是在进行快速浏览时,当文献摘要浏览完成即认为该文献为已读状态（或者该文献在单独窗口中被浏览）,见图 6-4-5;另一种是在文献条目列表中,选择需要标记的文献,右键菜单进行设置,见图 6-4-6。

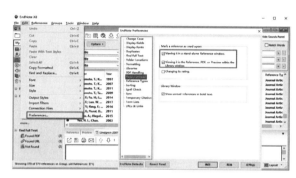

图 6-4-5　EndNote 文献管理-设置已读 1

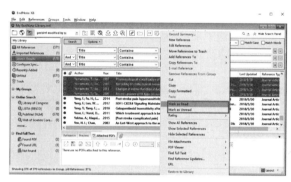

图 6-4-6　EndNote 文献管理-设置已读 2

（4）界面显示与调整:"Research Notes"可以显示笔记,设置如下:Edit——Preference——Display Field,Column 选择 Research Notes,点击确定即可。各栏位置可以用鼠标拖动,见图 6-4-7。

（5）文献去重:检索多个数据库后,添加参考文献记录,难免会有重复文献。因此,可以通过 EndNote X8 软件进行查找去重。具体操作步骤为先选中需要查找去重的文献条目,然后点击 References,最后在弹出的列表中点击 Find Duplicates 即可完成查找去重,见图 6-4-8,图 6-4-9。

另外一种方法,可以在设置中设定在线检索时自动去重,具体操作如下:Edit——Preference——Duplicates,便于在检索时,若当前数据库中已有该文献记录，不会被添加进来，见图 6-4-10。

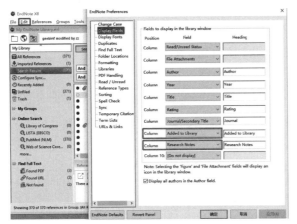

图 6-4-7　EndNote 界面显示与调整

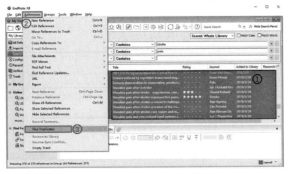

图 6-4-8　EndNote 文献去重-1

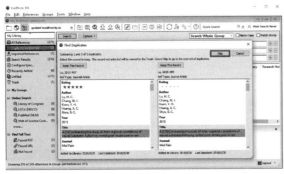

图 6-4-9　EndNote 文献去重-2

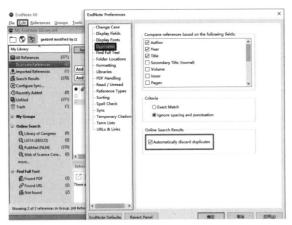

图 6-4-10　EndNote 文献去重-3

（6）文献查找：同一大方向的全部文献数据放在一起，细分方向可建立多个分组，方便检索。顶部为快速搜索框，输入关键词进行检索，也可打开搜索面板进行详细检索，见图 6-4-11。

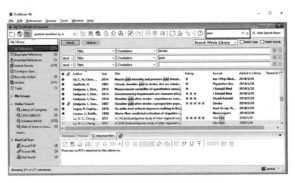

图 6-4-11　EndNote 文献查找

（7）群组管理：根据研究内容，有必要进行适当分组，右键点击"My Groups"即可创建分组，分组包括三类：Great Group、Great Smart Group 和 Great Group Set，分别是创建组、智能分组以及组集。Great Group 即创建分组，可以将列表区域文献记录选中后拖到分组中，见图 6-4-12。

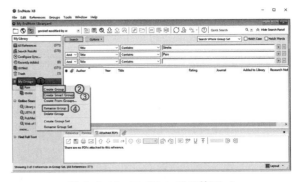

图 6-4-12　EndNote 群组管理-1

1）Great Smart Group：按照一定条件筛选当前所有文献，符合条件的文献自动归组；例如，筛选当前数据库文献，将标题包含'Pain'的文献自动归为一组，此时便可以利用 Great Smart Group 功能进行创建分组，见图 6-4-13。

2）Great Group Set：创建组集，相当于多个分组的集合，类似树形结构层次，但是只能是二层结构。具体操作步骤如下：在 My group 旁右击，在弹出的列表中选择'Create group set'创建组集（步骤①），再次在 My group 旁右击，在弹出的列表中选择'Create group'在新组集里创建分组。组集和分组成功创建后,可以进行更名,见图6-4-14,图6-4-15。

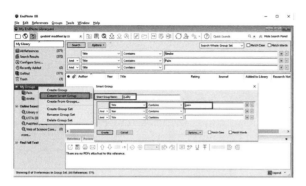

图 6-4-13　　EndNote 群组管理-2

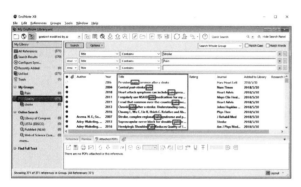

图 6-4-14　　EndNote 群组管理-3

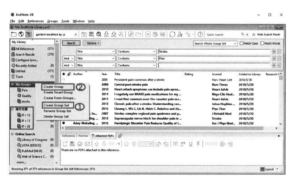

图 6-4-15　　EndNote 群组管理-4

(8) 文献阅读:可以根据文献是否已读(若状态标识为实心圆,标题加粗表示文献未读;若状态标识为空心圆,标题未加粗表示文献已读)进行排序,也可以根据文献重要程度星标等级进行排序,见图6-4-16。

在文献阅读过程中,标星操作是逐步的:初次浏览文献后,对于与课题相关的文献标注1星,然后按照星标排序,即可将不相关文献进行隐藏或删除,剩下的文献需要进一步阅读,根据文献重要程度逐渐加星,重复上述步骤即可筛选出与课题最相关的文献。点击图中标题栏①根据文献是否已读

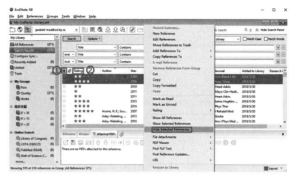

图 6-4-16　　EndNote 文献阅读

进行排序,点击标题栏②Rating 根据星标进行排序。对于一部分文献,可以选中后右键进行隐藏、标记为已读或未读、删除等操作。

(9) 添加笔记

1) 单篇添加笔记:调整布局将 Reference Panel 设置在界面右边,将光标定位在 Research Notes 栏下,即可随键盘上下键翻阅时做笔记。具体操作如下:先选中需要添加笔记的文献条目(步骤①),然后点击'Reference'(步骤②),接着就可在 Research Notes 下方添加笔记(步骤③)。Reference Panel 布局设置最初默认是在界面底部,可点击 Layout(步骤④),随后点击 Right 将 Reference Panel 设置在右方,便于添加笔记,见图6-4-17。

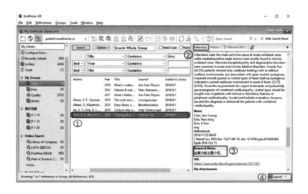

图 6-4-17　　EndNote 单篇添加笔记

2) 批量添加笔记:需要同时一次性标记多篇文献(比如同时标记为"需要引用")时,可以使用批量添加笔记功能。具体做法是:先选中需要标记的文献并右键点击"Show Selected References"(只针对选中文献标记),然后点击 Tools——Change/Move/Copy Fields……,下拉菜单选择 Research Notes,添加笔记后,点击确定即可,见图6-4-18。

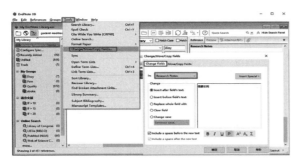

图 6-4-18 EndNote 批量添加笔记

该法也可以批量删除 Research Notes，即在上述"Change/Move/Copy Fields"对话框的 Change Fields 下的 Change 列表中选择"Clear field"即可。

（10）附件管理

1）添加文件：添加附件有两种方法。

第一种方法，先选中要添加 PDF 附件的文献条目，然后将下载好的 PDF 附件直接拉进下方的 Attached PDFs。

第二种是通过菜单栏 Reference——File Attachments——Attach File，然后在弹出的窗口中选中本地存储的 PDF 附件，最后点击打开即可，见图 6-4-19。

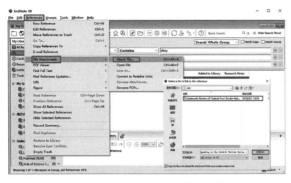

图 6-4-19 EndNote 添加文件

2）添加图片：在文献预览区域右键选择 Figure——Attach Figure，选择图片即可。具体操作如下：先选中需要添加图片的文件条目（步骤①），然后在文献条目下方的 Reference 空白处右击，依次选择 Figure（步骤②）和 Attach Figure（步骤③），随后在出现的文件框中点击 Choose File（步骤④），最后选择图片（步骤⑤）并点击打开（步骤⑥），图片添加完成，见图 6-4-20。

添加完成后文献 Reference 区域下的 Figure 即会显示该图片，并且可以在 Caption 栏对其进行

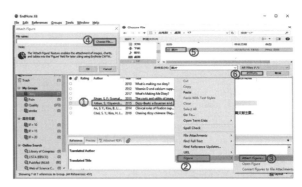

图 6-4-20 EndNote 添加图片-1

命名，见图 6-4-21。

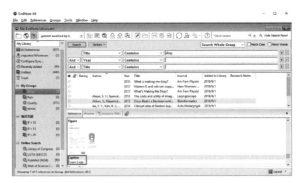

图 6-4-21 EndNote 添加图片-2

（11）全文查找下载：对于重要的参考文献，可以选中后右键 Find Full Text 下载全文。需要说明的是，电脑必须处于联网状态。对于某些未能下载到 PDF 的文献，一般原因是没有对应数据库的下载权限，建议查找全文时候，利用校园网或者挂上高校 VPN 进行，见图 6-4-22。

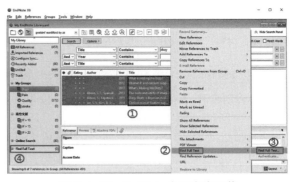

图 6-4-22 EndNote 全文查找下载

（12）文献统计分析：EndNote X8 提供了对文献记录的基本统计功能，例如对当前数据库文献记录发表的第一作者（Author）、作者地址（Author Address）、年份（Year）、期刊名称（Secondary title）以及关键词（Keywords）等进行统计分析。具体操

作如下：在文献统计分析过程中，文献栏目中的所有文献都将计入统计，可通过右击文献栏目选择显示或隐藏部分文献。依次点击'Tools'，'Subject Bibliography'（步骤①②），见图6-4-23。随后在弹出的 Subject Fields 对话框中选择需要统计的项目并点击 OK（步骤③④），文献统计分析完成（步骤⑤），见图6-4-24。

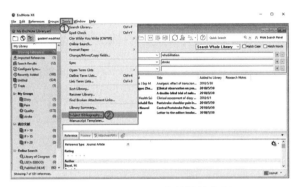

图 6-4-23　EndNote 文献统计分析-1

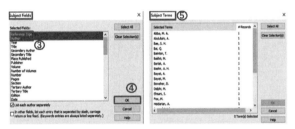

图 6-4-24　EndNote 文献统计分析-2

（13）编排参考文献格式：首先在 Word 菜单栏的"EndNote"菜单下设置要插入的文献格式，并将光标定位在待插入文献所在位置，见图6-4-25。

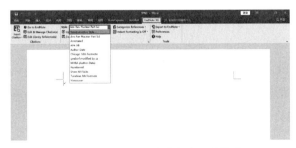

图 6-4-25　EndNote 编排参考文献格式-1

然后在 EndNote 中将需要插入文档的参考文献选中，点击工具栏图标，即可将选中的文献条目按照已经设定的文献格式插入文档中，见图6-4-26。

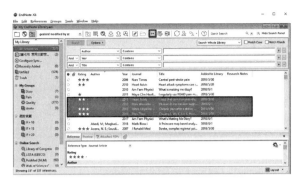

图 6-4-26　EndNote 编排参考文献格式-2

三、NoteExpress 的介绍

（一）NoteExpress 的起源与发展

NoteExpress 是北京爱琴海软件公司开发的，作为一款专业级别的文献检索与管理系统，覆盖了"知识采集、管理、应用、挖掘"知识管理的所有环节，可帮助使用者管理文献和发表论文。

最新 NoteExpress V3.0 添加的特性有新增 Chromium 内核浏览器插件、新增从 CAJ 文件自动抽取题录信息的功能、正式支持金山 WPS 和 MS Office 2016、新增中文作者姓名自动翻译、新增题录"已读/未读"状态标记。

（二）NoteExpress 简介和功能介绍

1. NoteExpress 简介　作为国内专业的文献检索与管理系统，完全支持中文使用，可以帮助用户通过各种途径高效地搜索（含互联网）、下载、管理文献资料和研究论文。

2. NoteExpress 功能介绍　NoteExpress 的主要功能有题录采集、题录管理、题录使用、记录笔记。其功能与 Endnote 软件大致类似，在此不过多赘述。

3. NoteExpress 界面介绍

NoteExpress 界面介绍见图6-4-27。

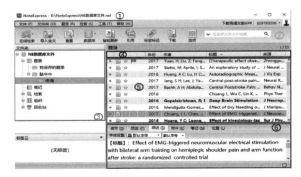

图 6-4-27　NoteExpress 界面介绍

①为工具栏。②为菜单栏。③为数据库组织树形目录。④为表头栏。⑤为题录列表栏。⑥为题录详细信息列表。

4. NoteExpress 应用举例

（1）检索文献：NoteExpress 提供三种保存检索结果的方式，分别是手工录入、在线检索题录导入，数据库检索题录导入。

1）手工录入的具体操作：在题录空白处右击，在弹出的对话框中选择题录类型，最后在弹出的新建题录中输入题录信息，如在作者右侧空白处输入'张三'，见图 6-4-28 和图 6-4-29。

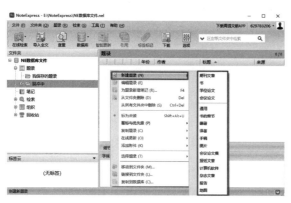

图 6-4-28　NoteExpress 检索文献-1

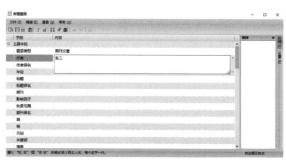

图 6-4-29　NoteExpress 检索文献-2

2）在线检索结果导入：NoteExpress 本身集成了 PubMed、ISI、Wiley、CNKI、万方、维普、amazon等数据库，可以在软件中通过统一的界面检索，检索结果直接保存到本地数据库中。具体操作如下：依次点击检索——在线检索——选择在线数据库，见图 6-4-30。在弹出在线数据库页面后选择点击某一数据库即可出现检索页面，最后在检索页面内输入检索词，完成检索，见图 6-4-31 和图 6-4-32。

3）数据库检索题录导入：各大数据库导入 NE的大体步骤是一致的，只是不同的数据库在具体的

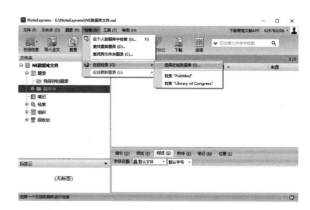

图 6-4-30　NoteExpress 在线检索结果导入-1

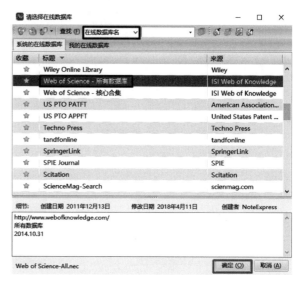

图 6-4-31　NoteExpress 在线检索结果导入-2

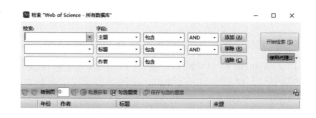

图 6-4-32　NoteExpress 在线检索结果导入-3

操作上有些细节不一致，具体请登录 www. scino-te. com 下载相应的教程。

（2）过滤器：不同数据库检索结果有不同的显示格式，导入 NoteExpress 时却要以相同的格式进入软件并以相同的格式显示出来，也就是一个从无序到有序的过程。因此，我们在导入题录时需要选

择正确(与相应数据库匹配)的过滤器。

具体操作如下:依次点击工具——过滤器——过滤器管理器,见图 6-4-33。随后弹出过滤器管理器,可在过滤器管理器旁边输入关键字查找数据库,或滑动鼠标滑轮查找数据库,见图 6-4-34。

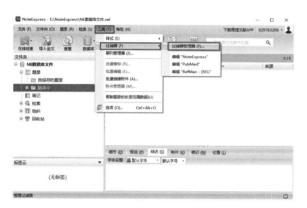

图 6-4-33　NoteExpress 过滤器-1

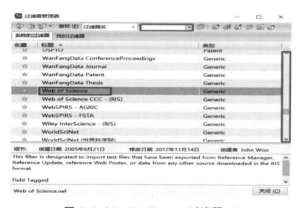

图 6-4-34　NoteExpress 过滤器-2

下面以将 PubMed 文献导入 NoteExpress 为例。

首先使用 PubMed 检索文献得到检索结果,在检索框下方点击 Send to 弹出对话框,随后点击 File,选择 Format 下方的 MEDLINE,最后点击 Create File 下载题录文件,见图 6-4-35。

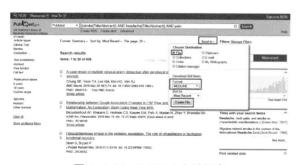

图 6-4-35　PubMed 文献导出

右击 PubMed 题录文件夹,在弹出的选项中点击导入题录,在弹出的对话框中选择下载好的题录文献地址,过滤器选择 PubMed,最后点击开始导入,完成题录导入,见图 6-4-36 和图 6-4-37。

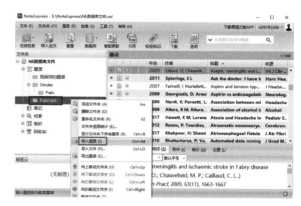

图 6-4-36　NoteExpress 文献导入-1

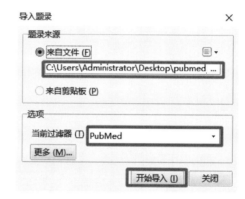

图 6-4-37　NoteExpress 文献导入-2

(3)回收站功能:删除的题录和笔记能会存放在回收站,可以点击题录预览题录信息,并且可以在回收站里恢复删除的题录和笔记,见图 6-4-38。

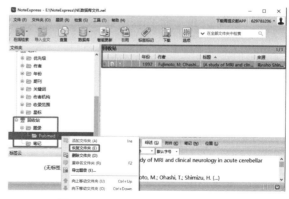

图 6-4-38　NoteExpress 回收站功能

(4)设置文献阅读状态与优先级:首先选择要编辑的题录文件夹(步骤1),打开题录文件夹后可以查看到文献是否已读和文献的优先级（步骤②③），可右击文献条目在弹出的选项中选择将文献标为已读或未读状态（步骤④），并对文献设置优先级（步骤⑤⑥），见图6-4-39。

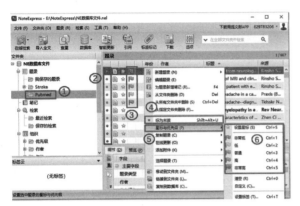

图6-4-39　NoteExpress设置文献阅读状态与优先级

（5）给题录新增笔记：给题录新增笔记的具体操作如下：选中文献条目，点击菜单栏的题录，在弹出的选项中选择为题录新增笔记，随后弹出新增笔记，在文献阅读过程中可在此页面编辑笔记，见图6-4-40和图6-4-41。

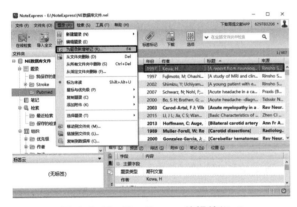

图6-4-40　NoteExpress编辑笔记-1

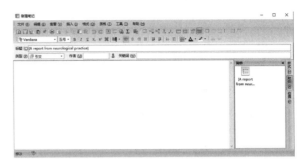

图6-4-41　NoteExpress编辑笔记-2

（6）文献题录查重：具体操作如下：先选中题录文件夹，在弹出的对话框中选择查重字段和查重选项，最后点击查找，完成查重。查重的结果可在最近检索中查询，见图6-4-42。

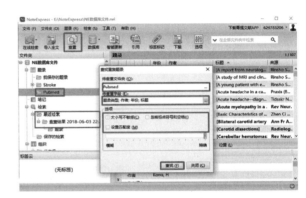

图6-4-42　NoteExpress文献题录查重

第七章

循证医学证据的质量评定

第一节
概述

一、基本概念

（一）质量

质量是一个多尺度概念，在不同领域的含义不同。在临床试验中，质量指的是试验设计产生无偏倚结论的可能性，或是在设计与研究过程中，反映结论有效性的因素。在临床流行病学研究中，质量涉及研究内在真实性的判定。推荐分级的评估、制定与评价（grades of recommendations assessment, development and evaluation, GRADE）工作组将质量定义为真实效应值接近效应估计值的把握程度，并将证据质量分为高、中、低和极低四类。就系统评价而言，证据质量是指效应值评定正确的可信程度。在循证医学中，除了证据的有效性，还要评价其安全性、经济学价值、适宜性、可行性和意义；若对一项证据的结局效应估计极具信心，且足以支持该推荐转化应用于当前医学实践，从而实现改善卫生保健结局的目的，即为最佳质量证据。

（二）真实性

真实性（validity）是指研究结论与客观实际的接近程度，取决于研究结论与客观实际的真实性，可分为内部真实性和外部真实性。

1. 内部真实性（internal validity） 讨论研究结果是否符合研究对象的真实情况，即研究本身是否真实有效，是否准确地回答了研究问题。在研究设计和实施过程中，内部真实性可能受到各种偏倚因素的影响。

2. 外部真实性（external validity） 又称为普遍性（generalizability）或适用性（applicability），是指研究结果和推论与外部对象真实情况的符合程度，即一项研究所得的结论能否被推广应用于研究对象以外人群。外部真实性主要与研究对象本身的特征、研究的实施过程和结果的评价标准密切相关。

内部真实性是临床研究的必要条件，一项研究的内部真实性越高，该项研究就越有价值；而外部真实性越高，则研究结果越具有普遍性意义（即该结果具有更好的代表性和外推性）。不具备内部真实性，就不可能具备外部真实性；但是，具备内部真实性不代表一定具备外部真实性。

（三）精确性

精确性（precision）又称为可靠性（reliability）或可重复性（reproducibility），是指反复测量同一结果的一致性，与样本量大小和测量次数有关。样本量越大，或测量次数越多，其平均值越趋向于真实值，精确性越高，结果越可靠。精确性受随机误差的制约，减小随机误差，可以提高结果的精确性。

（四）误差

误差（error）指研究中获得的实际测量值与客观真实值之间的差异，通常分为随机误差和系统误差。真实性（validity）和可靠性（reliability），或称为效度和信度，是判断临床研究是否存在误差及其影响程度最常用的指标。真实性反映系统误差，可靠性反映随机误差。

随机误差（random error）又称为机遇误差（chance error）、偶然误差（accidental error）。由于

研究对象通常是从某个特定总体中随机抽取的样本,他们与总体之间必然存在一定的差别。这些差别可能来自被测定指标本身或测量方法本身等的随机变异。随机误差包括抽样误差(sampling error)和测量误差(random measurement error)等。抽样误差是由个体间存在的生物学变异所致,即从同一总体中随机抽取不同的样本,各样本统计量与总体参数之间的差别也不相同。测量误差是指在相同条件下反复测量同一观察对象的某项指标时,测量值的大小和符号以随机方式出现变化而产生的误差。从表面上看,随机误差是偶然出现且无法消除和避免的,但其分布仍存在一定的规律。增加样本量和提高统计效率(statistical efficiency)是减少随机误差、提高研究精确性的主要途径,具体措施如限制研究对象的基本特征,使各组间达到基线平衡;研究过程中充分收集和利用有价值的信息;运用高效的统计分析方法,提高误差估计的精度等。

系统误差(systematic error)是指在临床调查或测量时,由于某些确切的原因而造成的误差,通常表现为结果有规律的变化。造成系统误差的原因包括试验方法不当、仪器不准、试剂不同、调查员凭主观意向询问、操作人员技术不熟练或未执行标准操作规程、医师诊断标准不一致等。系统误差不受样本量的影响。随机误差与系统误差的比较结果见表 7-1-1。

表 7-1-1　随机误差与系统误差的比较

项目	随机误差	系统误差
产生原因	个体生物学变异 测量方法本身的随机变异 偶然因素	研究方法的不同 研究条件的不同 测量或观察方法的不同 测量工具的不同 人为因素
大小和方向	无固定的大小和方向	有固定的大小和方向
分布	正态分布	偏态或线性分布
是否可以消除	否	是
增加样本量	降低	无作用
主要评价指标	可靠性或精确度	真实性

在进行医学研究时,应根据两种误差的来源及特点,采用不同的控制方法,尽量减少随机误差,有效控制或消除系统误差,以提高研究的质量,确保最终获得的研究结果真实可靠。

(五) 偏倚

偏倚(bias)是指在整个研究过程中,由于方法不当导致研究结果系统地偏离真实值的情况,是影响研究结果内部真实性的主要因素。偏倚的存在可使研究者对真实效应的估计出现偏差,进而高估或低估研究因素与研究结局间的关联强度。不同临床问题的研究和不同的研究设计会受到不同的偏倚因素的影响(表 7-1-2)。进行系统评价时需要考虑纳入研究的结果的可信程度,故需要对纳入研究的偏倚风险进行评价。

表 7-1-2　不同类型临床流行病学研究中的常见偏倚及其分类

临床研究类型	常见偏倚	偏倚类型
干预性研究	失访偏倚、志愿者偏倚	选择偏倚
	向均数回归、霍桑效应、安慰剂效应、干扰和沾染、测量偏倚	信息偏倚
病因与危险因素研究	现患-新发病例偏倚(奈曼偏倚)、检出偏倚或检出症候偏倚、入院率偏倚(伯克森偏倚)、无应答偏倚、易感性偏倚、失访偏倚	选择偏倚
	回忆偏倚、报告偏倚和诱导偏倚、诊断怀疑偏倚和暴露怀疑偏倚、生态学偏倚、测量偏倚	信息偏倚
	混杂偏倚	混杂偏倚
预后研究	失访偏倚、零点偏倚、集合偏倚、迁移性偏倚	选择偏倚
	测量偏倚	信息偏倚
诊断(筛检)试验	病情检查偏倚、疾病谱偏倚、领先时间偏倚、病程长短偏倚、志愿者偏倚	选择偏倚
	参考试验偏倚、测量偏倚	信息偏倚
系统综述与 Meta 分析	发表偏倚	信息偏倚

临床流行病学研究的各个环节均可发生偏倚,根据其产生的原因和阶段,常见的偏倚包括选择偏倚、信息偏倚和混杂偏倚,见表 7-1-2。

1. 选择偏倚　选择偏倚(selection bias)是由于选取或分配研究对象的方式不当,导致入选者与未入选者之间在与暴露或疾病有关的特征上存在差异,从而造成的系统误差。不同的研究类型与设计会受到不同选择偏倚因素的影响。

2.信息偏倚 信息偏倚(information bias)或称观察偏倚(observational bias),是由于测量或收集资料的过程存在问题,如资料收集不完整、仪器测量不准确等,致使获取的资料或信息出现系统误差。有关暴露程度或疾病结果的系统偏差常会导致研究对象被错误地归类,进而影响结果估计的有效性,故而又常被称作错误分类偏倚(misclassification bias)。当错误分类与研究分组无关,即不存在组间差异,称作无差异性错分(non-differential misclassification),此时的研究效应趋向于无效应值或无关联。当错误分类与研究分组有关,即存在组间差异,称作差异性错分(differential misclassification),会导致高估或低估研究效应值。根据导致信息不准确的原因,信息偏倚又可分为回忆偏倚(recall bias)、测量偏倚(measurement bias)、报告偏倚(reporting bias)等。

3.混杂偏倚 混杂偏倚(confounding bias)是指所研究因素与疾病(或事件)之间的联系被一个或多个外在因素掩盖或夸大,导致研究人员错误地估计了二者之间的真实联系。引起混杂偏倚的外在因素称为混杂因素(confounding factor)。

(六)证据水平与推荐分级或强度

证据水平是对证据总体质量进行的梯度分级,它基于受试者主要结局的证据及每个证据的质量(包括可行性、外推行、意义、有效性、安全性及经济性等的综合评价)。证据质量是评判证据水平的核心。证据水平分为不同等级,每一等级有相应的标准,如在著名的牛津大学循证医学中心发布的证据分级和推荐强度标准中,根据证据的可靠性将其分为 Level 1~5 水平;根据证据的性质将其分为 A~D 共 4 个推荐级别。

证据推荐强度或分级是指基于证据水平做出的对干预措施应用于临床实践后的利弊程度的判断,反映我们对某项干预措施是否利大于弊的确定程度。至于是否推荐使用某项干预措施,需在综合权衡获益、风险、负担及潜在成本后,根据不确定性的大小决定证据的推荐强度。证据推荐强度可以为患者、临床医师和政策制定者提供参考,例如当某项干预措施的获益大于其带来的风险和负担,则推荐临床医师可为合适的患者提供相应的干预

措施。

GRADE工作组分级系统将指南中的推荐分为强推荐、弱推荐两级。推荐强度取决于利弊平衡(利弊间的差别越大越适合做出强推荐)、证据质量(证据质量越高越适合做出强推荐)、价值观和意愿(价值观和意愿差异越大或不确定性越大,越适合做出弱推荐)、成本或资源配置(一项干预措施的花费越高及消耗的资源越多,越不适合做出强推荐)。

二、证据质量评定

(一)证据质量评定目的

系统综述的结论是否可靠,取决于其纳入研究的结果是否真实。而纳入研究的结果的真实性则取决于研究中存在的偏倚风险的类型与程度。若研究者未能充分考虑每项研究的偏倚风险,在未核实研究结果真实性的情况下进行合并分析,则系统综述的结果也将受偏倚影响而不可靠。不可靠的系统综述的结果可能导致误导性结论的产生和传播。研究者会采用方法试图避免原始研究的偏倚。然而,原始研究的偏倚通常难以避免,故系统评价人员应当采用严密的质量评定程序,评价纳入研究的真实性也因此成为一篇系统综述的最核心部分,并将影响对纳入研究结果的分析、讨论与结论。系统综述中评价研究质量的作用包括:筛选纳入原始研究时,确定研究设计类型及纳入研究质量下限;合并分析时,探讨研究异质性来源及程度,选择对应统计模型,赋予各原始研究相应权重;指导解释结果,辅助决定推论强度,进一步指导制定推荐意见。

(二)证据质量评定工具

研究质量评价和偏倚风险评定工具通常是根据研究设计、实施和分析整个过程中可能出现的各种偏倚来确定的,主要分为三类。

1.单个质量评价条目 单个质量评价条目(individual quality component or item)一般为与临床研究方法学有关的单个条目,其内容主要为可能影响研究结果的偏倚因素,如随机分配的隐藏、盲法和随访及失访的处理等。

2.质量评价清单 质量评价清单(checklist)

包含多个用来评价研究质量和偏倚风险的条目,但不给予评分。

3. 质量评价量表 质量评价量表(scale)同样包含条目,且每个条目都给予评分,从而定量地评定整个研究的质量。所有评分系统均带有主观性。每个条目分值相同或根据其重要性给予不同的分值。

针对不同临床问题(病因、诊断、治疗和预后)的系统评价,虽然进行系统评价的基本路线相似,但其纳入研究的设计类型和研究方法并不相同。因此,纳入研究的质量评价工具和方法也有明显差别。

(三)证据质量评定程序

证据质量评定可以分为以下5个步骤:评定方案制订、预试验与培训、证据质量评定、解释与报告。

1. 制订研究方案 ①明确所用术语与概念,如质量、偏倚风险评定等;②明确研究质量标准、纳入与排除标准;③确定质量评定工具;④参考质量评定范本,进一步明确质量标准及评价的操作;⑤解释单个质量标准或条目的分级(如偏倚风险高、中、低)依据,或阐述使用评分法(定量评分研究质量)的理由;⑥明确如何处理系统评价人员之间质量评定不一致问题;⑦阐述如何将质量评定结果用于证据合成;⑧讨论在质量评定过程中如何处理对报告质量低的研究的评定。

2. 预试验与培训 ①确定系统评价团队的人员组成,至少两名人员评定质量,同时第三者作为意见不一致时的仲裁;②培训系统评价人员;③将质量评定工具用于能代表质量评定范围的小样本研究进行预试验;④发现问题继而修订质量评定工具和/或培训。

3. 评定纳入研究质量 ①明确纳入研究的设计类型;②依据预定的研究设计类型和结局标准,对每一项质量或偏倚风险做出判定;③参照研究设计,对纳入研究的每一项结局的总质量或偏倚风险做出判定;④总结质量评价结果的理由及过程;⑤解决质量评定中的差异并记录每项结局的总质量分级。

4. 证据质量用于证据合成 ①根据已制定的研究方案进行分析;②进行额外所需分析;③依据研究设计类型,将质量评定结果合并入定量或定性证据合成。

5. 报告证据质量及其局限性 ①在研究报告中陈述所选质量评定工具的有效性、证据质量评定过程(可由研究方案总结)及局限性;②若可能,陈述进一步改进质量评定的措施。

(四)证据质量评定的质量控制

质量控制有四个步骤:制定标准、评价符合标准的程度、必要时采取措施、制定改进计划。在证据质量评定过程中具体措施可概括如下。

1. 预先制订统一的证据质量评定方案(如选择何种评价工具、界定低偏倚研究及剔除的标准等)和评价用表(包括单篇文献信息摘要采集表、数据提取表、偏倚风险评价表等)。

2. 评价人员需在培训合格后方能进行评价,培训内容包括偏倚风险、相关流行病学知识、专业背景等内容。

3. 采取不同人员独立评价文献偏倚风险的方法,以获得尽量一致、准确的结果,并在文中方法学部分予以详细描述。

4. 至少由两名系统评价人员(主评价员与副评价员)独立完成评价。其中,副评价员在主评价员完成评价后进行,同时针对已有评价结果对副评价员施盲,最后由主评价员对比二者结果,不一致时通过讨论或第三方仲裁解决。

5. 必要时,可计算一致率(以 Kappa 值表示)了解评价结果的一致性。

6. 文献评价结果采用规范方式记录并以数据库形式保存方便查询等。

第二节
试验性研究的质量评定

一、选择偏倚(selection bias)

选择偏倚是指在选择和分配研究对象过程中出现的偏倚。对试验性研究而言,选择偏倚主要是由于随机方法不完善,致使各组基线不平衡所致。

该偏倚的存在会导致对干预措施效果的错误估计。为了避免这类偏倚,应使用正确的随机方法并对随机分配方案进行完善的隐藏。

二、霍桑效应(Hawthorne effect)

霍桑效应最初为心理学领域的概念。在临床试验中,霍桑效应是指当受试者了解到自己是研究中"被特别关注"的对象(试验组)时,心理状态产生变化,进而改变自身行为的一种现象。受试者的行为变化与干预措施叠加,通常会导致干预措施的效果被夸大。研究者应给予不同组别受试者相同的待遇,尽量避免对试验组的过度关心。正确的实施盲法也是减少该效应的主要措施。

三、志愿者偏倚(volunteer bias)

志愿者偏倚是指当治疗组的研究对象为志愿者时可能产生的偏倚。相较于非志愿者,志愿者一般具有更强的健康意识,如更健康的饮食与运动习惯、主动回避危险因素等,因此可能与对照组在基线水平即形成系统误差。

四、实施偏倚(performance bias)

实施偏倚是指在干预措施的实施过程中发生的偏倚。除了目标措施外,研究对象接受的其他干预措施不一致。为避免此类偏倚,研究人员应严格执行预先指定的标准化治疗方案,并对研究对象以及提供干预措施的人员严格施盲。

五、安慰剂效应(placebo effect)

安慰剂效应是指某些患者出于对医疗行为或医务人员的信任,即使接受无效的治疗,仍表现出症状缓解或良好治疗效应的心理现象。在评价疗效,尤其当评价指标为患者的主观症状时,需要注意安慰剂效应的影响。

六、干扰(intervention)

干扰是指试验组额外地接受了与目标治疗一致的其他干预措施,从而提高了试验组的治疗效力,人为地扩大了试验组与对照组之间的差异,导致干预措施的疗效被夸大。

七、沾染(contamination)

沾染是指对照组接受了试验组的干预措施,从而提高了对照组的治疗效力,人为地缩小了试验组与对照组之间的差异,导致干预措施的疗效被低估。干扰和沾染均会影响试验结果的真实性。为了避免其影响,研究人员应在正确的实施盲法的基础上,严格执行治疗方案不要随意增加和减少干预措施。

八、随访偏倚(attrition bias)

随访偏倚是指在随访过程中,试验组和对照组因退出、失访、违背治疗方案的人数不一样而造成的系统差异。为减少这类偏倚的影响,研究人员应尽可能收集失访者的信息,分析失访原因,并采用恰当的统计学方法处理失访数据,如意向处理分析(intention-to-treat analysis)。

九、测量偏倚(measurement bias/detection bias/ascertainment bias)

测量偏倚是指在测量某项指标时,由于测量方法不同而造成的误差。在评价某些主观指标时,不同测量人员主观判断上的差异也可能导致测量偏倚。为减少此类偏倚,应对测量人员进行统一培训,采用标准化测量工具及方法,并对测量人员施盲。

十、向均数回归(regression to the mean)

向均数回归是指在临床上,一些初诊表现出极端的症状、体征或指标的患者,即使不接受治疗或干预,在后续的多次测量中,其测量结果向正常值趋近的现象。为了尽量避免向均数回归的影响,应注意避免纳入存在极端指标的人群,且在不同时间对同一个体进行多次测量并取均值。

十一、报告偏倚(reporting bias)

报告偏倚是指文章中报告的结果与已测定但未报告的结果间存在的系统差异。研究人员应按照预先制定或发表的研究计划报告所有指标的测量结果;循证研究人员则应尽可能收集潜在的未被报告的结果。

第三节
随机对照研究的质量评定

一、Cochrane 协作网偏倚风险评价工具

Cochrane 协作网推荐的用于进行干预性研究系统评价的最新手册(2022 年第 6.3 版)中,用于评价随机对照研究偏倚风险的工具称为改良版 Cochrane 偏倚风险工具(Revised Cochrane risk-of-bias tool for randomized trials,RoB 2)。RoB 2 工具提供了一个框架,用于评定来自任何类型的随机试验的单一结果的偏倚风险。除了用于单一的随机对照试验,该工具还有关于整群随机试验和交叉试验的变体。RoB 2 工具的完整指导文件可在 www. riskofbias. info 获取,它总结了该工具背后的经验证据,并详细解释了所涵盖的概念和实施指南。RoB 2 工具主要包括五个偏倚风险评价域,每个域包括旨在引出与偏倚风险评定信息相关的信号问题(signalling questions)。研究人员需回答这些信号问题,每个问题的回答可以为"是"、"可能是"、"可能否"、"否"、"不清楚"。通过 RoB 2 工具中提供的算法,所有回答将汇总并最终得出有关每个域的偏倚风险的判断。除了高或低偏倚风险外,还可用"需要关注(some concerns)"表明某研究可能在某方面存在引起偏倚担忧的问题,但不一定是高风险的(表 7-3-1)。Cochrane 系统评价手册及其详细说明均可在其官网(https://www. training. cochrane. org/handbook/current)免费获取。

某些偏倚对同一研究中所有结局指标的影响是一样的,如随机分配序列的产生和分配方案隐藏,而另一些偏倚对不同结局指标影响不同,如盲法和结果数据的完整性。非常客观的结局指标如死亡,对结果测量者采用盲法意义不大,而非常主观的结局指标如疼痛,对受试对象和结果测量者采用盲法则十分重要,可避免测量偏倚的影响。RoB 2 工具强调针对纳入研究中每一结局指标按照评

表 7-3-1 Cochrane 干预性研究系统评价手册偏倚域

偏倚域	具体问题
随机过程引起的偏倚	是否 ● 分配顺序是随机的 ● 分配顺序被充分隐藏 ● 干预组之间的基线差异表明随机化过程存在问题
偏离预期干预措施引起的偏倚	是否 ● 参与者在试验过程中意识到他们被分配的干预措施 ● 护理人员和提供干预措施的人员都知道参与者在试验期间被分配的干预措施 当评价人员对干预的分配感兴趣时 ● (如果适用)由于试验背景(即不反映通常的做法)导致偏离了预期的干预措施;如果是这样,他们是否导致组间不平衡并且可能影响结果 ● 使用适当的分析来估计干预分配的效果;如果没有,是否有可能对结果产生重大影响 当评价人员感兴趣的是坚持干预的效果时 ● (如果适用)重要的非方案干预措施在干预措施组之间保持平衡 ● (如果适用)未能实施干预措施可能会影响结果 ● (如果适用)研究参与者遵守指定的干预方案 ● (如果适用)使用适当的分析来评定坚持干预措施的效果
由于缺少结果数据引起的偏倚	是否 ● 该结果的数据可用于所有或几乎所有随机参与者 ● (如果适用)有证据表明结果没有因缺少结局指标数据而产生偏差 ● (如果适用)结果中的缺失可能取决于其真实值(例如,干预组之间缺失结局指标数据的比例或缺失结局指标数据的原因有所不同)
结局测量过程引起的偏倚	是否 ● 测量结果的方法是不合适的 ● 干预组之间结果的测量或确定可能有所不同 ● 结局指标评定者知道研究参与者接受的干预 ● (如果适用)了解参与者接受的干预措施可能会影响对结局指标的评定
选择报告结果时引起的偏倚	是否 ● 根据预先确定的计划对试验进行了分析,该计划在非盲结果数据用于分析之前已完成 ● 被评定的数值结果很可能是从结果域中的多个测量结果中选择的 ● 被评定的数值结果很可能是从数据的多次分析中选择的

注:由于最新版本 Cochrane 评价手册尚无官方翻译版本,此处翻译可能不准确,如有疑问,请以原文意义为准。

价条目分别评定,再对系统评价纳入的每一研究和所有纳入研究的每一结局总的偏倚情况进行总结(表7-3-2)。在RevMan软件中进行Cochrane协作网的偏倚风险评价后可产生每项研究的偏倚风险图(图7-3-1)和每项偏倚风险的结果图(图7-3-2)。

表7-3-2 针对特定结果得出总体偏倚风险判断

偏倚风险	判断标准
低偏倚风险	对于某个结果,这项研究被认为在所有偏倚域的风险均较低
需要关注	对于某个结果,这项研究被认为在至少一个偏倚域存在担忧,但在任何其他偏倚域都没有高偏倚风险
高偏倚风险	对于某个结果,这项研究被认为至少在一个偏倚域存在高风险。或者这项研究被认为在多偏倚域有风险,从而大大降低了对结果的信心

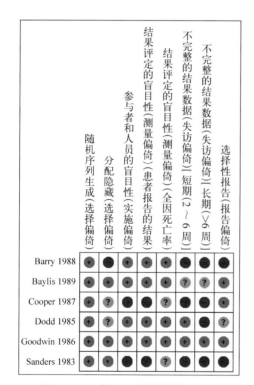

图7-3-1 每项研究的偏倚风险图

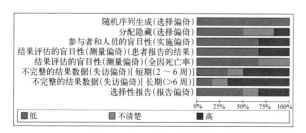

图7-3-2 每项偏倚风险的结果图

二、PEDro物理疗法RCTs质量评分表

物理治疗证据数据库(physiotherapy evidence database,PEDro)是一个包含物理治疗领域的临床研究、系统性文献回顾和临床实践指南的数据库。PEDro评分(表7-3-3、表7-3-4)是以Delphi清单为基础开发的,在完整地保留Delphi清单上项目的同时,增添有两个Delphi清单中所没有的项目(条目8、10)。该质量评分表帮助用户快速评定物理治疗干预性RCTs的内部真实性(条目2~9)以及是否有足够统计学信息解释结果(条目10、11),条目1与外部真实性或外推性相关。PRDro评分表及其细则可在其官网(https://www.pedro.org.au/english/downloads/pedro-scale/)免费获取。

表7-3-3 PEDro物理疗法RCTs质量评分表

1. 受试者的纳入条件有具体说明	是□ 否□ 何处:
2. 受试者被随机分配到各组(在交叉研究中,受试者的治疗顺序是随机安排的)	是□ 否□ 何处:
3. 分配方式是隐藏的	是□ 否□ 何处:
4. 就最重要的预后指标而言,各组在基线都是相似的	是□ 否□ 何处:
5. 对受试者全部设盲(实施盲法)	是□ 否□ 何处:
6. 对实施治疗的治疗师全部设盲(实施盲法)	是□ 否□ 何处:
7. 对至少测量一项主要结果的评定者全部设盲(实施盲法)	是□ 否□ 何处:
8. 在最初分配到各组的受试者中,对85%以上的人进行至少一项主要结果的测量	是□ 否□ 何处:
9. 凡是有测量结果的受试者,都必须按照分配方案接受治疗或者对照条件,假如不是这样,那么应对至少有一项主要结果进行"意向治疗分析"	是□ 否□ 何处:
10. 对至少一项主要结果的组间统计结果做出报告	是□ 否□ 何处:
11. 研究将提供至少一项主要结果的点测量值和变异测量值	是□ 否□ 何处:

表7-3-4 PEDro评分细则

全部标准	只有明确符合某项标准,才能给分。如果试验报告从字面上看来有可能不符合某项标准,那么该项标准就不应给分
标准1合格标准	如果报告中描述了受试者的来源,并列出了各项纳入研究的条件,以此来决定哪些人有资格参加该项研究,则符合标准

标准 2 随机分配	如果报告说明受试者是被随机分配的，则认为该项研究采用了随机分配法。随机分配具体方法不必详细说明。抛硬币和掷骰子之类的程序应该算是随机方法。半随机的分配程序，例如，按住院号或出生日期分配，或交替分配等，都不符合本标准
标准 3 分配隐藏	分配隐藏是指决定受试者是否有资格参加试验的那个人在做出决定时并不知道该受试者会被分配到哪个干预组。如果报告指出分配序列表是密封在不透光的信封里，或者在分配时必须与不在场而持有分配序列表者联系，那么即使没有说明采取隐藏分配，也符合本标准，可以得一分
标准 4 基线可比性	在研究治疗干预中，研究报告最低限度必须提供至少一项描述正在接受治疗疾病的危重程度的数据，以及至少一项（不同的）主要结果的基线数据。仅就预后变量的基准差异而言，评定者必须认定各组的预期结果不会出现有显著临床意义的差别。即使只提供了研究完成者的基线数据，也符合本项标准
标准 4， 7～11 主要结果	主要结果是指衡量治疗有效（或无效）最重要的若干测量结果。在大多数研究中，使用一个以上的变量来测量其结果
标准 5～7 盲法	设盲（实施盲法）是指当事人（受试者、治疗师或评定者）不知道受试者被分到哪个组。此外，必须能够预计到，受试者和治疗师都无法分辨不同组采用的不同疗法，这样才能视为采用了盲法。有些试验的主要结果来自自我报告（如视觉模拟评分，疼痛日记），那么如果对受试者实施了盲法，对评定者也视为实施了盲法
标准 8 足够的 随访	最初分配到各组的受试者人数，以及获得主要结果数据的受试者人数，二者都应该在报告中明确记载，这样才算符合本标准。如果有些试验的测量是在若干个时间点进行的，那么在其中一个时间点必须对 85% 以上的受试者进行一项主要结果的测量
标准 9 意向性 分析	意向治疗分析是指：如果受试者没有按照分配方案接受治疗（或对照条件），但能够获得测量结果，那么在进行分析时将假定受试者已按照分配方案接受治疗（或对照条件）。如果指出所有受试者均按分配方案接受治疗或对照条件，那么即使没有提到意向治疗分析，也符合标准
标准 10 组间比较	组间统计对比是指将一个组与另一个组进行统计对比。取决于研究设计，这可能是两项或多项治疗的比较，或者治疗组与对照组进行比较。这样的分析可能只是治疗后的测试结果比较，也可能是将一个组的变化进行比较（如果采用因子方差分析来分析该数据，那么后者在报告中通常会被称为"小组×时间交叉作用"）。比较可以采用假设检验的形式（得出一个 P 值，用以描述各组之间出现偶然差异的可能性），也可以采用估计值（例如，平均差或中位差，或者比例差，或者需要治疗的人数，或者相对危险或危险比）和置信区间的形式
标准 11 点估计和 可变性	点测量是衡量疗效大小的一种方法。疗效可以采用各组的结果差异来描述，也可以是（分别）描述所有各组的结果。差异量值包括标准差、标准误差、置信区间、间距范围（或其他四等分的位差）以及数据的范围。点测量和/或差异量值可以用图表来表示（例如：标准差可用图表中的误

差条来表示），只要图表清楚说明其所描述的对象就可以了（例如：只要误差条清楚说明它所显示是标准差还是标准误差就可以了）。如果结果是类别性的，那么只要得出每一组中各个类别的人数，符合标准

三、CASP 随机对照研究质量评价清单

严格评价技能项目（critical assessment skills programme，CASP）的主要推动力是 20 世纪 80 年代的"将研究付诸实践"项目，这是对临床医师使用与证据相矛盾或没有证据支持的干预措施的回应。该项目发现管理人员和政策制定者对使用研究证据为决策提供信息的重要性缺乏认识，故由此开展了一系列教育研讨会，这些研讨会很快发展成为 CASP。始于 1993 年的 CASP 研讨会最初旨在提高人们对实践中证据需求的认识，至今已经发展到关注系统评价在循证实践中的重要性、高质量评价的特征、结果的解释以及如何有效地定位系统评价。通过使用其级联方法，CASP 现在在世界各地都有分支机构，形成了严格评价技能项目国际网络（CASP International，CASPin），旨在帮助医疗保健决策者理解科学证据，已经培训了成千上万的参与者如何进行批判性评定及相关技能。CASP 现已开发了包括评定随机对照研究、队列研究、病例对照研究、诊断性试验质量等的 8 个严格评价工具，所有清单均可在其网站免费获取（https://casp-uk. net/casp-tools-checklists/）。CASP 清单一般包括 3 个部分：研究结果是否有效？结果如何？结果有助于当前实践吗？部分更新的清单中还新增了一个部分即研究方法是否合理？

CASP 随机对照研究质量评价清单（CASP randomised controlled trial checklist）前三个问题（A 部分）是关于基础研究设计有效性的筛选问题，可以快速回答（表 7-3-5）。根据对 A 部分的回答，若认为研究设计是有效的，则继续 B 部分以评定该研究在方法上是否合理，以及是否值得通过回答 C 部分和 D 部分中的其余问题继续进行评定。问题之间可能存在某种程度的重叠，大多数质量条目评判为"是""否"或"不确定"，同时应在部分问题对应空白处简要记录评判内容。

表 7-3-5　CASP 随机对照研究质量评价清单

问题	提示	判断		

A. 基础研究设计对随机对照试验有效吗

问题	提示	是	否	不确定
1. 该研究是否提出了一个明确的重点研究问题	考虑 该研究是否旨在评定干预的结果,研究问题是否"集中"在以下方面 • 研究人群 • 干预措施 • 所选对照 • 结果评定	☐	☐	☐
2. 参与者接受干预措施的分配是否随机	考虑 • 随机化是如何进行的? 方法恰当吗 • 随机化是否足以消除系统偏差 • 分配顺序是否对研究人员和参与者隐藏	☐	☐	☐
3. 研究结束时是否所有的参与者都被计算在内	考虑 • 是否考虑了随机分组后的随访损失和排除 • 参与者是否在他们被随机分配到的研究组中进行了分析(意向治疗分析) • 研究是否提前停止? 如果有,原因是什么	☐	☐	☐

B. 这项研究在方法上是否合理

问题	提示	是	否	不确定
4. • 是否对参与者实施了盲法 • 是否对研究人员实施了盲法 • 是否对评定/分析结果的人员实施了盲法		☐ ☐ ☐	☐ ☐ ☐	☐ ☐ ☐
5. 随机对照试验开始时各研究组情况是否相似	考虑 • 每个研究组的基线特征(例如年龄、性别、社会经济群体)是否明确列出 • 研究组之间是否存在任何可能影响结果的差异	☐	☐	☐
6. 除了试验性干预之外,各研究组是否接受了相同水平的护理(即,他们是否受到同等对待)	考虑: • 是否有明确的研究方案 • 如果给予任何额外的干预措施(例如测试或治疗),研究组之间是否相似 • 每个研究组的随访间隔是否相同	☐	☐	☐

C. 研究结果如何

问题	提示	是	否	不确定
7. 是否全面报告了干预的效果	考虑 • 是否进行了统计功效的计算 • 评定了哪些结局指标,是否明确规定了要评定这些指标 • 结果是如何描述的? 对于二分类结果,是否报告了相对和绝对效应 • 是否在每个随访间隔报告了每个研究组中每个指标的结果 • 是否有任何缺失或不完整的数据 • 研究组之间是否存在可能影响结果的脱落差异 • 是否确定了潜在的偏见来源 • 使用了哪些统计测试 • 是否报告了 P 值	☐	☐	☐
8. 是否报告了干预或治疗效果估计的精确度	考虑 • 是否报告了置信区间(CI)	☐	☐	☐
9. 试验性干预的好处是否大于其危害和成本	考虑 • 干预或治疗效果的大小是多少 • 是否报告了每个研究组的伤害或非预期效应 • 是否进行了成本—效益分析(成本—效益分析允许分析比较用于治疗相同病症或问题的不同干预措施)	☐	☐	☐

D. 结果有助于当前实践吗

问题	提示	是	否	不确定
10. 结果可以应用于您所在地区人群/所处情况吗	考虑 • 研究参与者与您照顾的人是否相似 • 您的人群和研究参与者之间存在任何会改变研究报告的结果的差异吗 • 结果对您的人群重要吗 • 是否有任何您想要了解但尚未研究或报告的结果 • 研究中是否存在任何会影响您的决定的局限性	☐	☐	☐

（续表）

问题	提示	判断		
		是	否	不确定
11. 与现有的任何干预措施相比，试验性干预是否会为您所照顾的人提供更大的价值	考虑 • 考虑到时间、资金和技能发展或培训需求，需要哪些资源来引入这种干预措施 • 您是否能够缩减一项或多项现有干预措施的资源，以便能够重新投资于新的干预措施	□	□	□

四、改良 Jadad 质量评分表

Jadad 量表最早是哥伦比亚医师亚历克斯·贾达德在 1996 年发表的评定临床试验方法学质量的问卷。包含三个条目的问卷构成了 Jadad 评分的基础。每个问题都用"是"或"否"来回答。"是"得一分，"否"得零分。三个条目为：①该研究是否被描述为随机的？②该研究是否被描述为双盲的？③是否有关于退出和脱落的描述？由于条目 1 和 2 还包含关于实施方案是否合适的细则问题，所以量表最高得分为 5 分（高质量），最低为 0 分（非常差）。尽管 Jadad 量表的应用非常的广泛，但仍有批评者指责其存在缺陷，如过于简单化，过于强调盲法，在不同评定者之间表现出低一致性，没有考虑分配隐藏等。故研究人员在原有量表基础上进行改良，目前常用的有包含 6 个条目或 8 个问题的改良 Jadad 量表（表 7-3-6 和表 7-3-7）。

表 7-3-6 包含 6 个条目的改良 Jadad 量表

条目	最高分	描述
随机化	2	• 如果提到随机化，得 1 分 • 如果随机化方法合适，加 1 分（如果一种生成随机序列的方法允许每个研究参与者有相同的机会接受每种干预，并且研究人员无法预测接下来是哪种干预，则认为该方法是合适的。使用出生日期、入院日期、医院编号或交替分配的方法应被认为是不适当的） • 如果随机化方法不合适，扣 1 分（交替分配患者，或根据出生日期、医院编号等）
盲法	2	• 如果提到实施双盲，得 1 分 • 如果双盲实施方法合适，加 1 分（如果使用"双盲"一词，则必须将研究视为双盲） • 如果声明进行评定的人或研究参与者都无法识别正在评定的干预措施，则该方法将被视为适当；或者如果在没有这样的声明的情况下，提到了使用安慰剂或仿制药） • 如果施盲方法不合适，扣 1 分（例如，片剂与注射剂的比较，没有双重模拟）

（续表）

条目	最高分	描述
退出或脱落	1	必须描述纳入研究但未完成观察期或未纳入分析的参与者。必须说明每组退出的人数和原因。如果没有退出，则应在文章中说明。如果没有退出说明，则此项不得计分
评定不良事件的方法	1	如果没有描述，该项目必须不得分
统计分析	1	如果没有描述，该项目必须不得分
纳入或排除标准	1	如果没有描述，该项目必须不得分

该量表总分为 8 分数，6~8 分为高质量，4~5 分为中等质量，<4 分为低质量。

表 7-3-7 包含 8 个问题的改良 Jadad 量表

问题	回答	得分
该研究是否被描述为随机的	是	+1
	否	0
随机化方法是否合适	是	+1
	否	−1
	未描述	0
该研究是否被使用了盲法	是	+1
	否	0
施盲方法是否合适 *	是	+1
	否	−1
	未描述	0
是否有关于退出和脱落的描述	是	+1
	否	0
是否有明确的纳入/排除标准的描述	是	+1
	否	0
是否描述了用于评定不良反应的方法	是	+1
	否	0
是否描述了统计分析方法	是	+1
	否	0

* 双盲得 1 分，单盲得 0.5 分。

质量条目	评定依据	评分
8. 前瞻性计算干预效果大小预先估算研究规模	根据预期结局事件的发生率,计算可检出预期差异的样本量及其95%置信区间;并提供在比较结果时有关统计显著性水平和把握度估算的信息	□0分(未报道) □1分(不完全报道) □2分(完全报道)
第二部分:适于评价非随机对照研究(附加标准)		
9. 设置恰当对照	对照组应为诊断"金标准"(诊断性试验);或从已发表研究中获取的最佳干预措施(治疗干预性试验)	□0分(未报道) □1分(不完全报道) □2分(完全报道)
10. 各组同步干预	对照组与试验组应该是同期进行的,而非历史对照	□0分(未报道) □1分(不完全报道) □2分(完全报道)
11. 组间基线均衡	除了想要研究的终点指标外,各组基线标准应具有相似性。不存在可能影响结果解释的混杂因素	□0分(未报道) □1分(不完全报道) □2分(完全报道)
12. 统计分析适当	用于计算置信区间或相对危险度的统计学方法是否与研究类型相匹配	□0分(未报道) □1分(不完全报道) □2分(完全报道)
总计得分	非随机无对照研究 非随机对照研究	

第四节

非随机对照研究的质量评定

非随机对照试验方法学评价指标(methodological index for non-randomized studies, MINORS)是由法国外科医师 Slim 等在 2007 年全面回顾文献及专家共识的基础上制定的临床干预研究的质量评价工具,用于评定非随机研究,无论其有无对照与否,包括诊断与治疗研究。该质量工具共包括 12 个条目,第 1~8 个条目适用于非随机无对照研究,添加第 9~12 个条目适用于非随机对照研究。针对每个条目可评为 0 分(未报道)、1 分(不完全报道)或 2 分(完全报道),非随机无对照研究总分为 0~16 分,非随机对照研究总分为 0~24 分(表 7-4-1)。

表 7-4-1　非随机对照试验方法学评价指标(MINORS)

质量条目	评定依据	评分
第一部分:适于非随机对照或非对照研究		
1. 明确的研究目的	研究问题精确且基于可获得相关文献	□0分(未报道) □1分(不完全报道) □2分(完全报道)
2. 连续纳入患者	所有潜在符合纳入标准的受试者均被纳入研究,无剔除或给出了剔除的详细理由	□0分(未报道) □1分(不完全报道) □2分(完全报道)
3. 前瞻性预期数据收集	依据研究开始前制定的研究方案收集数据	□0分(未报道) □1分(不完全报道) □2分(完全报道)
4. 终点指标能恰当的阐释研究目的	明确解释用来评价与研究问题一致的结局指标的标准	□0分(未报道) □1分(不完全报道) □2分(完全报道)
5. 终点指标评价的客观性	对客观终点指标采用单盲评价,对主观终点指标采用双盲评价;否则,应陈述未实施盲法评价的理由	□0分(未报道) □1分(不完全报道) □2分(完全报道)
6. 随访时间适合于研究目的	随访时间足够长,以使得能对终点指标及可能的不良事件进行评定	□0分(未报道) □1分(不完全报道) □2分(完全报道)
7. 失访率<5%	应当将所有受试者纳入随访,否则,失访比例不应当超过反映主要终点指标的受试者的比例	□0分(未报道) □1分(不完全报道) □2分(完全报道)

第五节

观察性研究的质量评定

一、横断面研究

(一)常见偏倚

1. 选择偏倚(selection bias)　选择偏倚是指当选择的研究对象对总体人群的代表性较差时,研究结果会高于或低于总体的检出率,例如抽样不当,抽取的是高发或低发人群,或只用医院病例而忽视了未就诊的轻型病例等。

2. 无应答偏倚(non-response bias)　对调查做出应答的受访者占总受访人群的比例称应答率。影响应答率的因素包括:①调查对象是否了解调查;②调查方式或内容是否适当;③调查对象对疾病调查是否关心；④调查对象是否因为自身原因抗拒调查；⑤调查对象外出未遇等。若无应答比例高（如在抽样调查中达 30%），即可造成偏倚。一般要求应答率应在 90% 以上，如果应答率低于 85% 会对结果造成较大影响。

3. 回忆偏倚（recall bias）和报告偏倚（reporting bias） 二者均是由调查对象本身所引起的偏倚。例如患有某种疾病的患者通常能较好地回忆既往的暴露史，而健康受访者则常常遗忘以往的暴露。又如当调查涉及敏感性问题时，调查对象可能抗拒回答而导致报告偏倚。

4. 调查人员偏倚 调查人员偏倚是指由于调查人员主观因素造成的偏倚。例如有意识地对具有某些特征的对象进入深入调查，或者为了获得自己所需要的回答进行诱导性询问等。

5. 测量偏倚（measurement bias） 测量偏倚可来自测量者、被测量者与测量过程中的各个环节。测量者技术水平的差别，被测量者由于不配合或生物学变异，测量过程中可因测量环境不佳，仪器、试剂不统一，标本采样、处理不当，判定标准不统一等，均可影响患病率、检出率等研究结果。因此现患疾病的诊断，健康、生理、病理、精神心理等指标的测量要严格进行质量控制，统一测量人员、统一测量用具，必要时重复测量等，尽量减少测量偏倚，以保障测量结果准确可靠。

（二）横断面研究的常用质量评价工具

1. AHRQ 横断面研究质量评价清单 美国卫生保健质量和研究机构（agency for healthcare research and quality，AHRQ）推荐的横断面研究质量评价清单包括 11 个条目，针对每个条目问题回答"是""否"或"不清楚"（表 7-5-1）。

表 7-5-1 AHRQ 横断面研究质量清单

质量条目	评判		
是否明确了资料的来源（调查，文献回顾）	□是	□否	□不清楚
是否列出了暴露组和非暴露组（病例和对照）的纳入及排除标准，或参考之前出版文献中的纳排标准	□是	□否	□不清楚
是否陈述了鉴别患者的时间阶段	□是	□否	□不清楚
如果不是基于人群，研究对象是否连续	□是	□否	□不清楚

（续表）

质量条目	评判		
评价者的主观因素是否掩盖了研究对象其他方面的情况	□是	□否	□不清楚
是否陈述了为确保质量而进行的任何评定（如对主要结局指标的测量/再测量）	□是	□否	□不清楚
是否解释了排除分析任何患者的理由	□是	□否	□不清楚
是否描述了评价和/或控制混杂因素的措施	□是	□否	□不清楚
如适用，是否解释了分析中是如何处理丢失数据的	□是	□否	□不清楚
是否总结了患者的应答率及数据收集的完整性	□是	□否	□不清楚
明确预期的随访（如果有）以及获得不完整数据或随访的患者百分比	□是	□否	□不清楚

2. JBI 横断面研究评价清单 乔安娜·布里格斯研究所（Joanna Briggs institute，JBI）是一家位于南澳大利亚阿德莱德大学健康与医学科学学院的国际研究机构，开发和提供独特的循证信息、软件、教育和培训，旨在改善医疗保健实践和健康结果。JBI 关键评定工具由 JBI 和合作者开发，并在经过广泛的同行评审后由 JBI 科学委员会批准。目前 JBI 提供了包括横断面研究、病例对照研究、病例报告、队列研究、随机对照试验、系统评价、卫生经济等在内的 13 个清单。JBI 横断面研究评价清单共包括 8 个评价条目（表 7-5-2）。每个条目用"是"、"否"、"不清楚"或"不适用"来回答。通过小组讨论，决定最终是否纳入或排除某项研究，抑或是需获取进一步的信息。

表 7-5-2 JBI 横断面研究批判性评价清单

质量条目	是	否	不清楚	不适用
是否明确规定了研究对象的纳入标准				
是否详细描述研究对象及环境				
是否采用有效、可信的方法测评暴露因素				
是否采用客观、标准的方法测评病情				
是否明确了混杂因素				

（续表）

质量条目	是	否	不清楚	不适用
说明了处理混杂因素的策略				
是否采用有效、可信的方法测评结局指标				
是否采用适当的统计分析				

整体评价：纳入□　排除□　获取更多信息□

二、队列研究和病例对照研究

（一）常见偏倚

1. 集合偏倚　集合偏倚（assembly bias）又称集中偏倚、分组偏倚或就诊偏倚，属于选择偏倚。它是指进入队列的患者之间除研究因素外还存在某些不一致因素，而这些因素的存在会影响疾病的结局。例如病程的长短、疾病的严重程度、有无并发症、是否接受治疗以及治疗措施的不同都会对疾病的结局产生影响。由于各医院的性质、医疗条件和医务人员的专业水平不同，收治患者的病情、病程和临床类型可能不同，此外不同地区患者的经济水平也可能不同，这些因素都可影响疾病的预后。

2. 存活队列偏倚　存活队列偏倚（survival cohorts bias）属于集合偏倚的一种特殊类型。预后研究中，由于收集的队列并非都是起始队列（inception cohort），而是在病程的某一时点进入队列的存活病例。那些未入院的失访病例，由于信息丢失，会导致对预后的判断失误。

3. 失访偏倚　失访偏倚（lost to follow-up）是无应答的一种表现形式，是疾病预后研究中的一种重要偏倚。它指是研究过程中，被观察对象因各种原因脱离了队列，使得研究者无法通过随访以获得完整资料，从而对研究结果所造成的影响。

出现这种偏倚的原因通常是由于观察时间过长，被观察对象因外出、搬迁、不愿继续合作、因不良反应而停止治疗或死于非终点疾病等原因脱离了观察。通常认为失访率低于10%时对研究结果的影响不大。控制失访偏倚的主要方法是选择符合条件且依从性好的研究对象。

4. 零点偏倚　零点偏倚（zero time bias）是指在预后研究中，不同患者随访的起点不同而影响研究结果的真实性。零点是指被观察疾病的起始时刻，即患者进入观察时处于疾病的早期、中期或晚期。理想状态是研究对象的随访起点都在同一阶段，否则预后的结果就会产生偏倚。在实际研究中，有时很难做到每个研究对象的随访起点相同或相近，为减少由此造成的偏倚，可以在分析阶段采用分层分析的方法。

5. 迁移性偏倚　当患者从原队列或观察组换至另一队列或观察组时，称为迁移。若迁移的例数多，可影响结果的真实性。由于从两个队列或两个观察组中迁出的成员是非随机且不均衡的，迁移的发生就可能破坏原本严谨的研究设计，影响两个队列或两个观察组之间的可比性，最终影响研究的结论。

6. 测量偏倚　测量偏倚（measurement bias）是指在随访观察过程中，由于观察方法或测量方法不一致导致的偏倚。如果某个队列里病例的结局检出机会多于另外的队列，就可能产生测量偏倚。某些结局指标，如死亡、某些肿瘤或脑血管意外等诊断十分明确，不易遗漏；而当结局为特殊死因、亚临床疾病、不良反应、残疾时，由于诊断不明确，可能影响结果。为减少测量偏倚的发生，应事先制定严格可行的结局判断标准，并实施盲法以严格执行预后结局的判定。

7. 混杂偏倚　在研究某因素是否为预后因素时，理论上必须保证观察组（存在某预后因素）和对照组（不存在该预后因素）的临床特点和其他非研究因素都相同，但在实际工作中常难以做到。

（二）队列研究的常用质量评价工具

1. NOS队列研究质量评价量表　纽卡斯尔-渥太华量表（the Newcastle-Ottawa scale，NOS）是由澳大利亚纽卡斯尔大学和加拿大渥太华大学合作的，旨在评定非随机研究（队列研究和病例对照研究）质量的评价工具。NOS开发了用于半量化评价的"星级系统"，并从下列三个角度对非随机研究进行评价：研究人群选择、组间可比性、暴露因素的测量（病例对照研究）或结果的测量（队列研究）。对于队列研究，NOS队列研究质量评价量表共包括3个类别8个条目（表7-5-3），最多可得9个"＊"。"研究人群选择"与"结果的测量"类别中的每个质量条目最多评给一个"＊"号,而"组间可比性"类别最多可评给两个"＊"号。

表 7-5-3　纽卡斯尔-渥太华队列研究质量评价量表
（NOS-Cohort Studies）

类别	条目	评价标准
研究人群选择	1. 暴露队列的代表性如何	a. 真正代表人群中的_____（暴露组的特征描述）＊ b. 一定程度上代表了人群中的_____（暴露组的特征描述）＊ c. 选择某类人群,如护士、志愿者 d. 未描述暴露组来源情况
	2. 非暴露队列的选择方法	a. 与暴露组来自同一人群＊ b. 与暴露组来自不同人群 c. 未描述非暴露组来源情况
	3. 暴露因素的确定方法	a. 可靠的档案记录（如外科手术记录）＊ b. 采用结构式访谈＊ c. 研究对象撰写的报告 d. 未描述
	4. 确定研究起始时尚无要观察的结局指标	a. 是＊ b. 否
组间可比性	研究设计和统计分析时考虑暴露组和非暴露组的可比性	a. 研究控制了_____（选择最重要的混杂因素）＊ b. 研究控制了任何其他的混杂因素＊（此条可以进行修改用以说明特定控制第二重要因素）
结果的测量	1. 研究对于结果的评价是否充分	a. 盲法独立评价＊ b. 有档案记录＊ c. 自我报告 d. 未描述
	2. 结果发生后随访是否足够长	a. 是（评价前规定恰当的随访时间）＊ b. 否
	3. 暴露组和非暴露组的随访是否充分	a. 完成对所有受试者随访＊ b. 有少量研究对象失访但不至于引入偏倚,失访率低于_____％（规定失访率或描述失访情况）＊ c. 有失访率大于_____％（规定失访率）且未描述失访情况 e. 未描述随访情况

＊给分点。

2. CASP队列研究质量评价清单（CASP cohort study checklist）　该清单共包括3部分12个问题（表7-5-4）,其中第1、第2个问题为筛查性,应快速评判,若结果为"是"则继续完成其余质量条目的评定,否则停止。大部分问题的回答为"是""否"及"不确定",每个问题具有提示,用于提醒使用者为什么该问题重要,同时应在每个问题对应空白处简要记录评判结果的理由。

表 7-5-4　CASP队列研究质量评价清单

问题	提　示	评判
A. 研究结果可靠吗		
筛查性问题		
1. 研究是否提出一个明确清晰的主题	研究问题关注 ①研究人群 ②研究危险因素 ③研究结局 ④研究是否明确地检测获益或伤害效果	□是 □否 □不确定
2. 是否以可接受的方式选择队列	探寻可能降低结果普遍性的选择偏倚 ①队列是否代表了特定的研究人群 ②队列有无其他特征 ③是否包含了所有应纳入的人群	□是 □否 □不确定
（经过上述质量评定）是否值得继续		
详细性问题		
3. 是否对暴露因素进行精确地测量以降低偏倚	探寻测量或分类偏倚 ①研究者采用的是客观或主观的测量方法 ②暴露因素测量是否真实反映所期望测量的内容（是否经过验证） ③是否采用相同的方法将所有受试者分至各暴露组	□是 □否 □不确定
4. 是否对结局进行精确地测量以降低偏倚	探寻测量或分类偏倚 ①研究者采用的是客观或主观的测量方法 ②结局测量是否真实反映所期望的测量内容（是否经过验证） ③是否建立了一个可靠的系统来以检测所有受试者（用于测量疾病发生） ④各队列间测量方法是否相同 ⑤是否就暴露因素对受试者和/或结局测量人员施盲	□是 □否 □不确定
5.（a）研究者是否鉴定了所有重要混杂因素	列举你认为可能重要而研究者忽略的混杂因素	□是 □否 □不确定
（b）在研究设计和/或结果分析阶段,研究者是否对混杂因素进行了控制	在设计阶段的严格控制;在分析阶段使用技术手段如建模、分层、回归或敏感性分析以校正、控制或调整混杂因素	□是 □否 □不确定
6.（a）对受试者随访是否完整	考虑 ①无论效应好坏,应该有足够时长的随访以使效应显现 ②失访受试者可能相比获访受试者具有不同的结局	□是 □否 □不确定
（b）对受试者随访时间是否足够	③在开放性或动态队列中,对离开队列或加入队列的对象有无特殊要求	□是 □否 □不确定

（续表）

问题	提 示	评判
B. 研究结果是什么		
7. 研究结果是什么	考虑 ①基线结果如何 ②研究者是否报告了暴露组和非暴露组的比例或比率以及比例或比率差异 ③暴露因素与结局的关联强度如何（RR 值是多少） ④绝对危险降低率（absolute risk reduction，ARR）是多少	
8. 研究结果精确性如何	若报告了置信区间，核查其范围大小	
9. 结果是否可信	考虑 ①无法忽略的大效应量 ②有无偏倚、机遇或混杂因素的影响 ③研究设计与方法是否具有缺陷导致结果不可靠 ④应用 Hill 因果关系标准（如时间顺序、剂量反应关系、生物学合理性）	□是 □否 □不确定
C. 结果有助于当前实践吗		
10. 结果是否适用于当前人群	考虑 ①队列研究是否是回答研究问题的恰当方法 ②纳入研究对象与你当前研究的人群可能不同，需要进一步探讨 ③当前环境与该研究很可能完全不同 ④你能量化对当前研究人群的获益与伤害吗	□是 □否 □不确定
11. 研究结果是否与其他证据一致		□是 □否 □不确定
12. 这项研究对实践有何启示	考虑 ①观察性研究很少能提供有力的证据，以做出能改变临床实践或卫生保健决策的推荐意见 ②对于特定问题，观察性研究是唯一能提供证据的研究设计 ③当获得其他证据的印证时，观察性研究的推荐意见级别可以提高	□是 □否 □不确定

（三）病例对照研究的常用质量评价工具

1. NOS 病例对照研究质量评价量表 该量表共包括 3 个类别 8 个条目（表 7-5-5）。在"研究人群选择"与"暴露因素的测量"类别中，某项研究的一个质量条目最多评给一个"＊"号，对于"组间可

比性"类别，最多评给两个"＊"号。

表 7-5-5 纽卡斯尔-渥太华病例对照研究质量评价量表
（NOS-case control studies）

类别	条目	评价标准
研究人群选择	1. 病例确定是否恰当	a. 恰当，有独立的确定方法或人员 ＊ b. 恰当，如基于档案记录或自我报告 c. 未描述
	2. 病例的代表性	a. 连续或有代表性的系列病例 ＊ b. 有潜在选择偏倚或未描述
	3. 对照的选择	a. 与病例同一人群的对照 ＊ b. 与病例同一人群的住院人员为对照 c. 未描述
	4. 对照的确定	a. 无目标疾病史（终点）＊ b. 未描述来源
组间可比性	研究设计和统计分析时考虑病例和对照的可比性	a. 研究控制了_____（选择最重要的混杂因素）＊ b. 研究控制了任何其他的混杂因素 ＊（此条可以进行修改用以说明特定控制第二重要因素）
暴露因素的测量	1. 暴露因素的确定	a. 可靠的档案记录（如外科手术记录）＊ b. 采用结构式访谈，并就病例/对照对访谈者施盲 ＊ c. 采用未实施盲法的访谈（即知道病例或对照的情况） d. 仅书面自我报告或医学记录 e. 未描述
	2. 采用相同的方法确定病例和对照组暴露因素	a. 是 ＊ b. 否
	3. 无应答率	a. 病例和对照组无应答率相同 ＊ b. 描述了无应答者的情况 c. 病例和对照组无应答率不同且未描述

＊给分点。

2. CASP 病例对照研究质量评价清单（CASP case control study checklist） 共包括 3 部分 11 个问题（表 7-5-6），其中第 1、第 2 个问题为筛查性，应快速评判，若结果为"是"则完成后续质量条目评定，否则停止。大部分问题的回答为"是""否"及"不确定"，每个问题具有提示，用于提醒使用者为什么该问题重要，同时应在每个问题对应空白处简要记录评判结果的理由。

表 7-5-6　CASP 病例对照研究质量评价清单　　　　　　　　　　　　　　　　　　　　　　　　　　（续表）

问题	提示	评判	问题	提示	评判
A. 研究结果可靠吗			③暴露因素测量方法是否真实反映所期望测量的内容(是否经过验证) ④测量方法在病例与对照之间是否相同 ⑤研究是否采用盲法调查 ⑥时间顺序是否正确(研究的暴露因素是否在结局之前)		
筛查性问题					
1. 研究提出了一个明确清晰的问题吗	研究问题关注 ①研究人群 ②研究危险因素 ③研究是否试图检测获益或伤害性效果	□是 □否 □不确定			
2. 研究者采用了恰当的方法回答其研究问题吗	考虑 ①在当前情况下,采用病例对照研究方法回答研究问题是否恰当(结果是罕见的还是有害的) ②该研究设计的确回答了研究问题	□是 □否 □不确定	6.(a)研究者考虑了哪些混杂因素	列出您认为可能重要而研究者忽略的混杂因素 ①遗传 ②环境 ③社会经济学	列出:
(经过上述质量评定)是否值得继续			(b)在研究设计和/或结果分析阶段,研究者是否对潜在的混杂因素进行了控制	在设计阶段的严格控制; 在分析阶段使用技术手段如建模、分层、回归、敏感性分析来纠正、控制、调整混杂因素	□是 □否 □不确定
详细性问题			**B. 研究结果是什么**		
3. 是否采用可接受的方式选择病例	探寻可能降低结果真实性的选择偏倚 ①研究病例定义是否精确 ②研究的病例是否代表了特定的研究人群(人口地理学和/或时间上) ③是否建立了一个可靠的系统来选择所有研究病例 ④是研究发病率还是患病率 ⑤研究对象有无特殊特征 ⑥研究的时间范围与疾病/暴露是否相关 ⑦是否选择了足够的研究对象 ⑧是否进行了把握度计算	□是 □否 □不确定	7. 研究结果是什么	考虑 ①基线结果如何 ②资料分析方法适于研究设计吗 ③暴露因素与结局之间的关联程度如何(OR 值是多少) ④研究结果是否源于调整混杂因素之后,调整之后混杂因素仍可解释暴露与结局的相关性吗 ⑤调整混杂因素之后 OR 值是否发生了大的变化	
4. 是否采用可接受的方式选择研究对照	探寻可能降低结果普遍性的选择偏倚 ①研究的对照是否代表了特定的研究人群(人口地理学和/或时间上) ②研究的对照有无特殊特征 ③无应答率高吗?不应答的人群是否具有不同特征 ④使用匹配选择、人群来源还是随机选择 ⑤研究对照的病例选择是否足够	□是 □否 □不确定	8. 研究结果精确性如何?危险效应估计值的精确性如何	考虑 ①P 值大小 ②置信区间大小 ③研究者是否考虑了所有重要的变量 ④如何评定排除的人群的研究效应	
5. 是否对暴露因素进行精确地调查以降低偏倚	探寻测量、回忆或分类偏倚 ①暴露因素是否有明确的定义?测量方法是否准确 ②研究者使用的是主观还是客观的测量方法	□是 □否 □不确定	9. 你相信研究结果吗	考虑 ①无法忽略的大效应量 ②研究结果可能源于偏倚、机遇或混杂因素 ③研究设计与方法是否具有缺陷导致结果不可靠 ④应用 Hill 因果关系标准(如时间顺序、剂量反应关系、强度、生物学合理性)	□是 □否
			C. 结果有助于当前实践吗		
			10. 结果是否适用于当前人群	考虑 ①纳入研究对象与你当前研究的人群可能不同,需要进一步探讨	□是 □否 □不确定

（续表）

问题	提示	评判
	②当前环境与该研究很可能完全不同 ③你能量化对当前研究人群的获益与伤害吗	
11. 研究结果是否与其他证据一致	考虑所有可得到的、来自随机对照试验、系统评价、队列研究及病例-对照研究的一致性较好的证据	□是 □否 □不确定

第六节

筛查/诊断研究的质量评定

一、诊断性试验的常见偏倚

（一）病情检查偏倚（work-up bias）

病情检查偏倚又称证实偏倚（verification bias），是指在评价诊断或筛检试验时，只对诊断或筛检试验出现阳性结果的受试者采用金标准加以确诊，而阴性结果者不再作进一步检查就认定无病，造成假阴性资料缺失，使诊断的灵敏度增加而特异度降低。

（二）疾病谱偏倚（spectrum bias）

疾病谱偏倚又称疾病谱效应（spectrum effect），是指诊断或筛检试验的灵敏度和特异度在不同的患者亚组间存在差异，如果所选择的对象不能充分代表各亚组，即可产生疾病谱偏倚。

（三）领先时间偏倚（lead time bias）

领先时间偏倚是指筛检诊断时间和临床诊断时间之差被解释为因筛检而延长的生存时间，是筛检导致诊断时间提前所致的偏倚。通过筛检试验，在某疾病自然史的早期（如症状出现前）提前做出诊断，从而赢得提前治疗疾病的时间被称为领先时间（lead time）。实际上就是从筛检发现到临床诊断发现所能赢得的时间。

（四）病程长短偏倚（length bias）

与恶性程度高的肿瘤患者相比，恶性程度低的同类肿瘤患者常有较长的临床前期。因此，后者被筛检到的机会更大，且由于恶性程度低的肿瘤患者生存期又比前者长，从而造成筛检者比未筛检者生存时间长的假象。

（五）志愿者偏倚（volunteer bias）

也称为患者自我选择偏倚。参加筛检者与不参加者之间可能存在某些特征的不同，使得通过筛检发现的病例的预后较临床期确诊病例的预后好。如参加筛检者的文化水平、卫生保健知识水平可能较高，平时比较注重健康问题，对吸烟、饮酒等不良生活习惯较为注意，对身体出现的异常症状也较为警惕，有较好的依从性等。这些因素都会影响存活率，从而导致偏倚。

（六）参考试验偏倚（reference test bias）

参考试验偏倚是指诊断试验的金标准（参考试验）选取不当造成的偏倚。当金标准不够准确时，会造成错分（misclassification），即将有病者判为无病，将无病者判为有病，从而影响诊断试验评价的准确性。

（七）测量偏倚（measurement bias）

在诊断或筛查研究中，对研究对象进行观察和测量时，由于调查表存在设计缺陷、信息记录缺失、调查者问询方式和态度不同、测量工具不精确或不统一、试验观察者技术熟练程度不同、操作规范化程度不一致等因素，影响测量结果的准确性，从而使研究结果系统地偏离真实值。

（八）评价偏倚

与干预研究中的盲法类似，预先知晓金标准结果可能会影响对待检诊断结果的判读。

（九）失访偏倚

在待检诊断结果和金标准结果出来之前退出的病例，应详细介绍原因并进行经验性分析。

（十）发表偏倚

通常认为阳性结果的研究，即干预措施与对照干预存在明显差异的研究更易于发表，相反，阴性结果的研究论文通常易被忽视。对诊断试验来说也存在类似的情况。

二、诊断性试验的常用质量评价工具

（一）QUADAS工具第2版

诊断准确性研究的质量评定（quality assessment of diagnostic accuracy studies，QUADAS）工具是由英国约克大学审查与传播中心和荷兰阿姆斯特丹大学医学学术中心合作开发的。最初版

QUADAS 于 2003 年出版,旨在评定原始诊断准确性研究的质量。随着实践的不断深入,QUADAS 工作组发现了初版 QUADAS 工具的一些问题,于 2010 年着手更新与修订,并于 2011 年推出修订版 QUADAS-2。QUADAS-2 工具(表 7-6-1)主要包含 4 个部分(域):①病例选择;②待评价试验;③参考标准;④病例流动和进展情况。使用 QUADAS-2 工具分四个阶段:①报告系统评价的主题;②通过添加或省略信号问题为每个系统评价量身制定评价工具和具体的评价指南;③审查已发表的原始研究的流程图,如果没有报告,则为其构建流程图;④判断偏倚风险和临床适用性。

QUADAS-2 的每个域都包含偏倚风险评价(表 7-6-2)。偏倚风险的评价又包含 3 个部分:用于支持偏倚风险判断的信息(描述)、标志性问题和偏倚风险判断。标志性问题旨在帮助研究人员对偏倚风险做出判断,用“是”、“否”或“不清楚”回答,其中用“是”表示低偏倚风险。偏倚风险被判断为“低”、“高”或“不清楚”。如果一个域内所有信号问题的回答都为“是”,那么偏倚风险可以判断为“低”。如果所有信号问题都回答“否”这标志着潜在的偏倚,研究人员需要使用在第 2 阶段制定的指南来判断偏倚风险。只有当报告的数据不足以进行判断时,才应使用“不清楚”类别。

表 7-6-1 诊断精确性研究质量评定工具第 2 版(QUADAS-2)

评价领域	域 1 病例选择	域 2 待评价试验	域 3 参考标准	域 4 病例流动和进展情况
描述	1. 描述病例选择的方法 2. 描述纳入病例的情况(已行的检查,临床特征,背景等)	描述待评价检测的实施过程和结果解释方法	描述参考标准的实施过程和结果解释方法	1. 描述没有行诊断试验的病例,没有行参考标准的病例,及没有纳入 2×2 表格的病例 2. 描述行诊断试验和参考标准试验的时间间隔,且描述中间进行过的干预
标志性问题(是/否/不确定)	1. 是否纳入了连续或随机的病例 2. 是否避免了病例—对照类研究设计 3. 研究是否避免了不恰当的排除	1. 待评价测试的结果判读是否是在不知晓参考标准试验结果的情况下进行的 2. 若设定了阈值,那它是否是预先确定的	1. 参考标准是否可以正确地区分目标疾病状态 2. 参考标准结果判读是否使用了盲法	1. 待评价检测和参考标准之间是否有恰当的时间间隔 2. 所有的病例是否都接受了参考标准 3. 所有的病例是否接受的是同样的参考标准 4. 是否所有的病例都纳入了分析
偏倚风险(高/低/不清楚)	病例的选择是否会引入偏倚	待评价检测的实施和解释是否会引入偏倚	参考标准的实施和解释是否会引入偏倚	病例流动和进展情况是否会引入偏倚
临床适用性(高/低/不清楚)	是否担心纳入的病例与评价主题不匹配	是否担心待评价检测的实施或解释与评价主题不匹配	是否担心参考标准定义的目标疾病与评价主题不匹配	

表 7-6-2 QUADAS-2 评价细则

偏倚风险评价		
域 1 病例选择(病例的选择是否会引入偏倚)	标志性问题 1:是否纳入了连续或随机的病例	一个理想的研究应该连续或随机纳入带有疑似疾病的符合要求的患者,以避免潜在偏倚发生。如果文献中描述了病例的纳入是连续性的且是有时间范畴的,就评为“是”;若什么都没介绍,就评为“否”;若有纳入的时间界限,而没有指明是不是连续性的,就评为“不清楚”
	标志性问题 2:是否避免了病例-对照类研究设计	在纳入的病例中,至少有一例诊断为不明确,就评为“是”;若其中一组可以直接诊断,而另一组为疑似病例,那么就评定为“否”;若提供的资料不足以判断的,就判定为“不清楚”。例如:腮腺区良性肿瘤的诊断如果纳入的病例其中一组直接是考虑良性肿瘤的,而另一组考虑是良性肥大的,就评定为“否”;若提供的资料不足以判断的,即为“不清楚”
	标志性问题 3:研究是否避免了不恰当的排除	作出不恰当研究排除(如:没有纳入“难以诊断”的患者)的研究可能导致诊断准确性评价过高,研究纳入的已知的疾病和不符条件的对照组同样可以夸大诊断准确率;相反,排除易诊断的患者就可能会导致诊断准确性过低。在纳入的病例中,若诊断不明确的病例占 20%～30% 及以上就可以评价为“是”;如果都能较明确诊断,也就是没有包含他们诊断不明确的病例,就应评为“否”;当纳入的病例中,诊断不明确的所占比例少于 20%,就认为是“不清楚”

（续表）

偏倚风险评价		
域2 待评价试验 （待评价检测的实施和解释是否会引入偏倚）	标志性问题1： 待评价检测的结果判读是否是在不知晓参考标准试验结果的情况下进行的	判定待评价检测结果应该遵守盲法，因为参考标准的信息可能会影响待评价检测的解释，所以评价者在判定检测结果时应该不知道参考标准的结果。如果待评价检测始终是在参考标准制定之前实施和解释，那么该条目就可以评定为"是"，相反则为"否"；如果没有介绍的就评定"不清楚"
	标志性问题2： 若设定了阈值，那它是否是预先确定的	选择检测阈值优化灵敏度和/或特异度可能会导致诊断效能的提高；在独立的样本中，对患者使用相同的阈值，诊断效能可能变差。如果使用的阈值是在评判前确定的，就判定为"是"，相反即为"否"，信息不足以判断即为"不清楚"
域3 参考标准 （参考标准的实施和解释是否会引入偏倚）	标志性问题1： 参考标准是否可以正确地区分目标疾病状态	从理论上讲，选择恰当的参考标准很关键，它是决定诊断性试验的一个重要因素。参考标准可以正确区分目标疾病或已是现有最佳方法就判定为"是"，不能准确区分即为"否"，判断依据不足就认为是"不清楚"
	标志性问题2： 参考标准结果判读是否使用了盲法	该项与待评价检测的标志性问题类似，偏倚的产生与之前参考标准的解释有关。若参考标准结果的判读是在不了解待评价检测结果下进行的即评价为"是"，相反则为"否"，难以判断即认为"不清楚"
域4 病例流动和进展情况 （病例流动和进展情况是否会引入偏倚）	标志性问题1： 待评价检测和参考标准之间是否有恰当的时间间隔	在相同时间对同一患者进行待评价检测和参考标准得到结果是最理想的。导致高风险偏倚的时间间隔随疾病状态条件的不同而不同，对慢性疾病患者来说短期的延误可能不会产生问题，但对急性感染性疾病患者而言，它就可能产生问题。因此，此问题判定的关键取决于目标疾病。一般而言，对于急性疾病，时间间隔若非常短则评价为"是"，而慢性疾病，检测时间间隔即使比较长也应该评价为"是"；若对于某疾病而言，待评价检测和参考标准的检测时间间隔过长，目标疾病可能已经发生变化，那么就评价为"否"；信息不足则为"不清楚"。因此结合疾病种类对"恰当的时间间隔"进行判定是关键
	标志性问题2-3： 所有的病例是否都接受了相同的金标准	若只有一定比例的研究组接受了参考标准，或者一些患者接受不同的参考标准，那么就会发生验证偏倚。如果待评价检测的结果影响了是否执行参考标准或使用哪个参考标准的判断，那么评价诊断的准确性就可能存在偏倚。若可以清晰地判断所有的患者均通过了参考标准验证其疾病状态，那么就判定为"是"，相反则为"否"，若研究未报告该信息则评价为"不清楚"
	标志性问题4： 是否所有的病例都纳入了分析	如果纳入病例的数量与纳入2×2表格的病例数存在偏差，那么就存在潜在偏倚，也就是说所有纳入研究的病例都应该包含在分析内，不应有遗漏，因为失访的患者与那些留下的患者会系统性地产生差异。判断标准是所有病例都纳入研究及评价为"是"；有病例遗漏为"否"；未说明无法判断即为"不确定"
临床适用性评价		
域1 病例选择 （是否担心纳入的病例与评价主题不匹配）		纳入研究的患者与评价主题所针对的目标疾病状态的患病程度、人口统计学特征、研究背景，及以前的测试报告等存在差异，那么就要考虑适用性问题
域2 待评价试验 （是否担心待评价检测的实施或解释与评价主题不匹配）		一些因素（如：执行方案、检测技术）的变化可能影响诊断准确性评价。如果待评价检测方法与评价主题不匹配，那么就可能要考虑其适用性
域3 金标准 （是否担心参考标准定义的目标疾病与评价主题不匹配）		参考标准是可以避免发生偏倚的，但是，目标疾病所规定的条件可能会与评价主题中的特定目标条件有所不同。因此若参考标准不是很容易区分目标疾病就要考虑其适用性

仅前3个域包含临床适用性评价。与偏倚风险评价相似，研究人员需记录用于评价适用性的信息，然后研究人员就当前研究与评价主题不匹配程度的担忧进行评分。关于适用性的担忧被评为"低"、"高"或"不清楚"。适用性判断应参考第1阶段，其中记录了系统评价的主题。"不明确"类别应

仅在数据不足时使用。

运用QUDAS-2进行质量评价的总体结果可以在表格图（表7-6-3）和条形图（图7-6-1）中显示，以更直观地辅助评价者对评价的总结果进行分析。

表 7-6-3　表格图图例及说明

纳入研究	偏倚风险				适用性		
	①	②	③	④	①	②	③
研究 1	☺	☺	☺	☺	☹	☺	☺
研究 2	☺	☺	☺	☺	☹	☺	☺
研究 3	☺	☺	☺	☺	☹	☺	☺
研究 4	☺	☺	☺	☺	☹	☺	☺
研究 5	☺	?	☺	☺	☹	☺	☺
研究 6	☹	?	☹	☹	☹	?	☺
研究 7	☹	?	☺	☺	☹	☺	☺
研究 8	☺	?	☺	☹	☹	?	☺
研究 9	☹	?	☺	☺	☹	☺	☺
研究 10	☺	?	☹	☹	☹	☺	☺
研究 11	☺	?	☺	☹	☺	☺	☺

①:病例选择;②:待评价试验;③:金标准;④:病例流动和进展情况。

☺:是(低风险);☹:否(高风险);?:不确定。

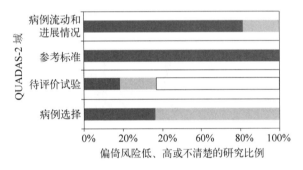

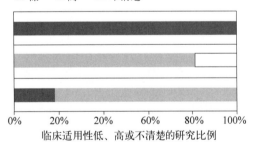

图 7-6-1　QUDAS-2 进行质量评价的条形图图例及说明

(二)CASP 诊断试验质量评定清单

　　CASP 诊断性试验的质量评价清单(CASP diagnostic checklist)共包括 3 部分 12 个问题(表 7-6-4),其中第 1、第 2 个问题为筛查性,应快速评判,若结果为"是"则完成后续质量条目评定,否则停止。每个问题具有提示,针对大部分问题回答为"是""否"及"不确定"。

表 7-6-4　CASP 诊断试验质量评定清单

问题	提示	评判
A. 研究结果可靠吗		
筛查性问题		
1. 研究是否提出一个明确清晰的主题	研究问题关注 ①研究人群 ②待检测诊断试验 ③背景 ④结局指标	□是 □否 □不确定
2. 是否与合适的参考试验(作为金标准)进行对比	参考试验是当前存在的最佳诊断方法吗	□是 □否 □不确定
(经过上述质量评定)是否值得继续		
详细性问题		
3. 是否对所有的受试者均进行了待评价试验与参考试验的检测(参照偏倚)	考虑 ①所有患者均客观的接受了待评价试验与参考试验的检测 ②核查 2×2 表格	□是 □否 □不确定
4. 目标结果是否受到了参考试验结果的影响(解读偏倚)	考虑 ①是否盲法评价 ②待评价试验是否独立进行的	□是 □否 □不确定
5. 是否清晰描述了待检测人群的疾病状态(疾病谱)	考虑 ①主要症状 ②疾病分期或严重程度 ③共患病 ③鉴别诊断	□是 □否 □不确定
6. 是否提供了进行待检测试验方法的足够的细节信息	是否严格遵照试验方案	□是 □否 □不确定
B. 研究结果是什么		
7. 研究结果是什么	考虑 ①是否报告了敏感度、特异度、和/或似然比 ②结果是否通过一种我们可以算出的方式呈现	
8. 我们对结果的确信度如何	考虑 ①它们可能是偶然发生的吗 ②置信区间是多少 ③它们是什么	
C. 结果有助于当前实践吗		
9. 研究结果能否用于你的目标患者/人群	你认为你的目标患者/人群与研究中受试对象如此的不同,以至于不能应用吗? 如年龄、性别、种族和疾病谱	□是 □否 □不确定
10. 诊断试验能够用于你的目标患者/人群吗	考虑 ①考虑来源和机会成本 ②对试验的期望要求的级别和可用性 ③当前临床实践及服务的可行性	□是 □否 □不确定
11. 所有结果对个人或群体都很重要吗	考虑 ①应用试验结果是否能改善患者健康 ②应用试验结果是否能够导致患者管理的改变	□是 □否 □不确定
12. 应用试验还能够对你的目标患者/人群产生哪些影响		

第七节

卫生经济学研究的质量评定

一、卫生经济学研究类型

通常，被纳入系统评价的卫生经济学研究包括：全面经济学评价研究，如干预与对照的成本—效果分析、成本—效用分析及成本—效益分析；部分经济学评价研究，如干预与对照的成本分析、成本描述、成本—结局描述研究等；以及报告更多信息的随机对照研究，如干预与对照的资源利用估计或成本估计研究。

二、卫生经济学研究的常用质量评价工具

（一）Drummond 卫生经济学研究质量清单系列

1995 年，M. F. Drummond 与 T. O. Jefferson 代表经济性评定工作组，通过制定一份质量清单给作者、编辑及读者参考，以改进提交至该期刊的经济学评价文献的方法学质量。该清单共包括 3 部分 35 个质量条目（表 7-7-1），此外，若研究涉及结果外推性评定，还包括第 36 个质量条目。该质量清单得到了 Cochrane 协作网、AHRQ 及 NC-CMT 推荐。

表 7-7-1 Drummond 卫生经济学研究质量清单

质量条目	评定			
	是	否	不清楚	不恰当
研究设计				
1. 陈述了研究问题	☐	☐	☐	
2. 陈述了研究问题的经济学重要性	☐	☐	☐	
3. 分析的观点被清楚地陈述和证明	☐	☐	☐	
4. 说明选择比较替代方案或干预措施的理由	☐	☐	☐	
5. 清晰陈述被比较的替代方案	☐	☐	☐	
6. 陈述了经济学评价模型	☐	☐	☐	
7. 经济学评价模型与研究问题相关且合理	☐	☐	☐	
数据收集				
8. 清晰陈述有效性估计来源	☐	☐	☐	

质量条目	评定			
	是	否	不清楚	不恰当
9. 报告了有效性研究的设计和结果（若基于单项研究）	☐	☐	☐	☐
10. 报告了数据合成方法或 Meta 分析估计值的详细信息（若基于多个有效性研究结果数据合成）	☐	☐	☐	☐
11. 清晰陈述用于经济学评价的主要研究结局	☐	☐	☐	
12. 陈述了获益评价方法	☐	☐	☐	
13. 陈述了获得价值信息来源的受试者详细信息	☐	☐	☐	
14. 若纳入了生产力改变（productivity changes），单独予以报告	☐	☐	☐	
15. 陈述了生产力改变与研究问题的相关性	☐	☐	☐	
16. 分开报告了资源使用量与其单位成本	☐	☐	☐	
17. 描述了估计资源数量与单位成本的方法	☐	☐	☐	
18. 记录了货币和价格数据	☐	☐	☐	
19. 报告了货币价格因通货膨胀而调整或货币兑换的详细信息	☐	☐	☐	
20. 陈述了所使用的任何经济学模型	☐	☐		☐
21. 经济学模型及其依据的关键参数合理	☐	☐		☐
结果分析与解释				
22. 陈述了成本和收益的时间范围	☐	☐	☐	
23. 陈述了贴现率	☐	☐	☐	
24. 选择贴现率方法合理	☐	☐		☐
25. 若成本与收益未能贴现，陈述了原因	☐	☐		☐
26. 陈述了数据的统计检验与置信区间详细信息	☐	☐	☐	
27. 陈述了敏感分析方法	☐	☐	☐	
28. 选择敏感分析参数合理	☐	☐		☐
29. 参数范围的变化合理	☐	☐		☐
30. 比较了相关的替代方案	☐	☐	☐	
31. 报告了增量分析	☐	☐	☐	
32. 主要结局以分类和汇总的形式呈现	☐	☐	☐	
33. 陈述了研究问题的答案	☐	☐	☐	
34. 结论源于所报告的数据分析结果	☐	☐	☐	
35. 结论附带有恰当的提醒信息	☐	☐	☐	
外推性				
36. 陈述了外推性问题	☐	☐	☐	

（二）QHES 卫生经济学工具

卫生经济学研究质量（quality of health economic studies，QHES）列表是由五名卫生经济学领域的专家和三名研究人员组成的指导委员会通过使用 Medline、Healthstar 和 Cochrane 数据库的文献检索制定的一份评定清单。委员会通过协商，从现有的指南和清单中选择了 16 条标准，以"是"或"否"为回答。再根据从 120 名国际卫生经济学家的联合分析调查中收集的数据，使用一般线性回归（随机效应）估计每个标准的权重。然后，由第三组卫生经济学家前瞻性地验证该量表（表 7-7-2）。依次评定所有条目并将答案为"是"的条目分数累加，从而获得该研究报告的总分，满分是 100 分，一般认为＞75 分为较高质量。

表 7-7-2　QHES 卫生经济学工具

序号	问题	分数	是	否
1	研究目标是否明确、具体和可测量	7		
2	是否说明了分析的角度（社会、第三方支付者等）和选择原因	4		
3	分析变量的估计是否是现有条件下最佳的（比如随机对照试验——最好的，专家意见——最差）	8		
4	如果估计来自亚组分析，是否在研究开始时预先指定了分组	1		
5	不确定性分析是否①通过统计分析来处理随机事件、②通过灵敏度分析处理一系列假设	9		
6	是否对资源和成本的备选方案进行了增量分析	6		
7	是否详述了获取数据（包括健康状况和其他效益指标）的方法	5		
8	分析视野（analytic horizon）是否为所有相关和重要的结果留出了时间？是否对超过 1 年的收益和成本进行了贴现（3～5%）并说明了贴现率的合理性	7		
9	成本的测量是否恰当？单位成本以及成本数量的估算方法是否描述清楚	8		
10	是否清晰描述了经济学评价主要结局指标及测量方法？是否包括主要的短期结果、长期结果和负面结果	6		
11	健康结果的测量/量表是有效和可靠的吗？如果没有以前测试过的有效和可靠的评价方法，是否对所使用的测量/量表给出了理由	7		
12	经济模型（包括结构）、研究方法和分析方法，以及分子分母组成的表述是否清晰、易懂	8		

（续表）

序号	问题	分数	是	否
13	是否描述了经济模型的选择，主要研究假设以及研究的局限性？是否合理	7		
14	作者是否明确讨论了潜在偏倚的方向和大小	6		
15	研究的结论/建议是基于研究结果吗？是否合理	8		
16	是否有披露资金来源的声明	3		

（三）CHEC 卫生经济学研究质量量表

2005 年，卫生经济学标准共识（consensus health economic criteria，CHEC）项目实施，Silvia Evers 等共召集 23 名国际专家组成工作组，采用 Delphi 共识法，基于有效性研究相关质量条目，制定了评定系统综述中经济学研究方法学质量的清单（表 7-7-3）。该清单包括研究人群、备选方案、研究问题、研究设计、研究时限、研究角度、成本/产出的界定与测算方法、增量分析、贴现、敏感性分析、结论的推导与推广、相关利益群体、处方集与资源分配讨论等共 19 个问题。

表 7-7-3　CHEC 卫生经济学研究质量量表

质量条目	评定是	评定否
是否清晰陈述了研究人群	□	□
是否清晰陈述了竞争性的替代方案	□	□
定义明确的研究问题是否以可回答的形式提出	□	□
经济学研究设计是否适于研究目的	□	□
所选择的时间范围是否适用于包括有关成本和效果	□	□
所选择的实际角度（actual perspective）是否恰当	□	□
是否确定了每个替代方案的所有重要和相关成本	□	□
所有成本是否以物理单位适当计量	□	□
成本计算是否恰当	□	□
是否对每一项重要且相关的所有结局进行了测量	□	□
所有结局测量是否恰当	□	□
结局测量值是否恰当	□	□
是否对替代方案进行了成本与结局的增量分析	□	□
预测成本与结局是否以恰当方式贴现	□	□
是否对所有重要变量（其值不确定）都进行了适当的敏感性分析	□	□

（续表）

质量条目	评定	
	是	否
结论是否基于报告数据推导	☐	☐
是否对结果可否外推至其他环境或患者/目标人群进行了讨论	☐	☐
研究是否陈述了研究者与资助方之间没有利益冲突	☐	☐
是否恰当讨论了伦理与资源分配问题	☐	☐

（四）其他卫生经济学研究质量评定工具

其他可供参考的质量工具包括：2001 年发布的《实施有效性研究系统综述：CRD 制作或传播综述作者指南》基于 Drummond 卫生经济学研究质量清单改良的，包括 11 个质量条目的经济学研究质量评定清单，涵盖研究选择、综述有效性、结论真实性及外推性 4 个质量域，此外，该指南还对经济学证据强度进行了 5 级分层。JBI 成本、技术及效用评定与综述工具（ACTUARI），共包括 11 个质量条目及最终决定条目。CASP 经济学研究质量评定清单，共包括 3 部分 12 个质量条目。Delfini 数据库卫生经济学研究质量评定工具共包括 20 个质量条目（包括经济模型研究及证据总质量评定要素）。苏格兰校际指南网络（Scottish intercollegiate guidelines network，SIGN）2012 年制定了经济学质量评定第 3 版共包括 2 部分 12 个条目。Glasgow 大学基于 CASP 与 Drummond 清单制定的适于任何研究设计类型经济学研究质量评定工具，共包括 3 部分 12 个质量条目清单。

第八节
定性研究的质量评定

一、Cochrane 协作网推荐意见

定性研究的质量评价是系统评价中合并定性证据的关键步骤，质量评定的目标是评定定性研究是否准确地阐述了干预与结局的相关意义、研究过程及结果等问题。系统评价团队应当采用具有多维质量概念的严格评价工具并纳入质量报告、方法学严谨性及概念深度与广度的质量条目实施质量

评定。严格质量评定应当包括对最低标准（包括数据抽样、收集及分析报告）的细节进行筛查，表明研究方法学质量优劣要素的技术严谨程度，范式充分性，其涉及研究者对数据及理论一致性的敏感性，选择恰当的质量工具时，应当考虑团队中具有定性研究专长的人员有无及多寡，并确保所选工具适于研究问题与研究设计类型。

作者应通过侧重于评定作为研究严谨性标志的方法学优势和局限性来区分研究质量评定和偏倚风险评定。在没有明确工具用于严谨性评价的情况下，建议评价作者从已发表、常用和经过验证的工具中选择侧重于评定定性研究的方法学优势和局限（表 7-8-1）的工具，如 EPPI 中心开发的包含 8 个条目的评定工具、CASP 定性研究质量评价清单等。

表 7-8-1　评定定性研究的方法学优势和局限以确定研究严谨性的代表域

明确的目标和研究问题
研究目标/问题与研究设计/方法之间的一致性
病例和/或参与者识别、抽样和数据收集的严格程度
应用适当的方法
结果的丰富性/概念深度
异常案例的探索与替代解释
研究人员的反思性*

*反思性鼓励定性研究人员和审阅者考虑研究人员对背景、研究参与者以及数据和结果的解释和报告的实际和潜在影响。反思需要使利益冲突透明化，讨论审查人员及其决定对审查过程和结果的影响，并使讨论的任何问题和后续决定透明化。

二、EPPI-Centre 定性研究质量清单

决策实践与证据信息与协调中心（evidence for policy and practice information and coordinating centre，EPPI-Centre）是伦敦大学教育研究所社会科学研究中心的一部分，致力于开发用于二次研究、系统评价和综合研究证据的方法。EPPI-Centre 定性研究质量清单（表 7-8-2）基于 EPPI-Centre 先前关于评定定性研究和过程评定质量的工作以及该领域其他人的工作。清单包含 6 个问题和 2 种类型的"证据权重"。评价人员首先评定每项研究在 6 个问题上的符合程度。然后根据对问题 1～4 的回答，分配权重（低、中或高）来评定研

究结果的可靠性或可信度(所采用的方法在多大程度上是严格的,因此可以最大限度地减少研究结果中的偏差和错误)。再根据对问题5、6的回答,分配权重(低、中、高)来评定研究结果的有用性(研究结果中对研究问题的描述和分析的丰富程度和复杂程度,以及数据是否很好的回答了研究问题)。

表 7-8-2　EPPI-Centre 定性研究质量清单

1. 是否采取了措施来提高抽样的严谨性 考虑是否 * 抽样策略适合研究中提出的问题(例如,该策略是否合理) * 尝试获取相关人群的多样化样本(谁可能被排除在外;谁可能有不同的观点) * 提供了对理解研究背景和研究结果至关重要的样本特征(即,我们是否知道参与者是谁,例如,基本社会人口统计、与研究背景相关的特征等)	是的,进行了相当彻底的尝试 是的,采取了几个步骤 是的,已经采取了一些步骤 不,完全没有/没有说明/不能说
2. 是否采取了措施来提高所收集数据的严谨性 考虑是否 * 数据收集工具经过试点/(如果是定量的)验证 * (如果是定性的)数据收集是全面的、灵活的和/或敏感的,足以提供对人们的观点和经历的完整和/或生动而丰富的描述(例如,研究人员是否在现场/与参与者一起度过了足够的时间? 他们是否保持"跟进"? 是否使用了不止一种数据收集方法) * 已采取措施确保所有参与者能够并愿意做出贡献(例如知情同意等)	是的,进行了相当彻底的尝试 是的,采取了几个步骤 是的,采取了最少的步骤 不,完全没有/没有说明/不能说
3. 是否采取措施提高数据分析的严谨性 考虑是否 * 数据分析方法是系统的(例如,是否描述了一种方法/可以识别一种方法吗) * 探讨了视角的多样性 * (如果是定性的)分析在受先入之见或数据指导的程度上是平衡的 * 该分析试图排除对发现的替代解释(在定性研究中,这可以通过例如搜索负面案例/例外、将初步结果反馈给参与者、要求同事审查数据或反思来完成;在定量研究中,这可以通过例如显著性检验来完成)	是的,进行了相当彻底的尝试 是的,采取了几个步骤 是的,采取了最少的步骤 不,完全没有/没有说明/不能说
4. 研究结果是否以数据为基础/支持 考虑是否 * 提供了足够的数据来显示作者如何得出他们的发现 * 提供的数据符合关于数据模式的解释/支持声明 * 提供的数据解释/说明了调查结果 * (对于定性研究)引用已编号或以其他方式标识,读者可以看到它们不仅来自一两个人	良好的基础/支撑 一般基础/支持 有限的基础/支持

（续表）

5. 请根据研究的广度和深度评价研究结果 考虑是否 (注意:将"广度"视为描述的范围,将"深度"视为数据转换/分析的程度可能会有所帮助) * 涵盖了一系列问题 * 对参与者的观点在广度(两个或多个观点的对比)和深度(对单一观点的洞察力)方面进行了充分探索 * 描述了丰富性和复杂性(例如,解释了变化,阐明了含义) * 有理论/概念发展	有限的广度或深度 良好/一般的广度,但深度有限 良好/一般的深度,但广度有限 良好/一般的广度和深度
6. 这项研究在多大程度上优先考虑研究对象的观点和经历 考虑 * 开放式和固定式响应选项之间是否平衡 * 研究对象是否参与设计研究 * 在分析中使用先验编码框架和归纳之间是否平衡 * 研究人员的立场 * 是否采取措施确保保密并让研究对象放心	完全没有 很少 有些 很多
7. 总体而言,就研究结果的可靠性/可信度而言,您认为这项研究的权重是多少 指导:(主要)思考您对上述问题1至4的回答	低 中 高
8. 就研究结果对本次审查的有用性而言,您认为本研究的权重是多少 指导:(主要)思考您对上述问题5和6的回答,并考虑 * 研究目的和结果的匹配度,以及研究目的和数据合成的匹配度 * 研究的概念深度/解释力	低 中 高

三、JBI定性研究评价清单

该清单共包括10个质量条目,每一个条目回答为"是""否""不清楚"或"未应用",并对该条目做出综述者的评论(表7-8-3)。

表 7-8-3　JBI 定性研究质量评价清单

质量条目	评判	评论
①所陈述哲学观点与研究方法是否一致	□是　□否　□不清楚　□未应用	
②研究方法与研究问题或目标是否一致	□是　□否　□不清楚　□未应用	
③研究方法与数据收集方法是否一致	□是　□否　□不清楚　□未应用	
④研究方法与数据的报告和分析是否一致	□是　□否　□不清楚　□未应用	
⑤研究方法与结果解释是否一致	□是　□否　□不清楚　□未应用	

（续表）

质量条目	评判	评论
⑥是否陈述了研究人员的文化或理论水平	□是　□否　□不清楚　□未应用	
⑦研究者对研究的影响是否得到处理，反之亦然	□是　□否　□不清楚　□未应用	
⑧是否能充分代表参与者及其观点	□是　□否　□不清楚　□未应用	
⑨根据当前标准或最近的研究，研究是否符合伦理，是否有适当伦理机构批准的证据	□是　□否　□不清楚　□未应用	
⑩研究报告中得出的结论是否来自对数据的分析或解释	□是　□否　□不清楚　□未应用	
最终纳入与否：□是　□否　理由：		

四、CASP 定性研究质量评价清单

该清单（表 7-8-4）共包括 3 部分 10 个问题，其中第 1、第 2 个问题为筛查性问题，应快速评判，若结果为"是"则完成后续质量条目评定，"否"则停止质量评价。

表 7-8-4　CASP 定性研究质量评价清单

问题	提示	评判
A. 研究结果可靠吗		
筛查性问题		
①是否清晰陈述研究目的	• 研究目的是什么 • 为何重要 • 相关性	□是 □否 □不确定
②定性研究设计是否恰当	• 如果研究试图解释或阐明研究参与者的行为和/或主观体验 • 定性研究是解决研究目标的正确方法吗	□是 □否 □不确定
（经过上述质量评定）是否值得继续		
详细性问题		
③研究设计是否适合解决研究目标	• 研究人员是否证明了研究设计的合理性（例如，他们是否讨论过如何决定使用哪种方法）	□是 □否 □不确定
④受试者招募策略是否适于研究目的	• 研究者是否解释了如何选择受试者 • 是否解释为何所选受试者最适于提供研究所需的知识类型 • 围绕招募受试者问题是否展开了相关讨论，如为何一些受试者被剔除研究	□是 □否 □不确定
⑤数据收集方式是否适于研究主题	• 数据收集的设置是否合理 • 是否明确如何收集数据（例如焦点小组、半结构化访谈等） • 是否证明了所选方法的合理性	□是 □否 □不确定

（续表）

问题	提示	评判
⑤数据收集方式是否适于研究主题	• 是否进一步说明了方法（例如，对于访谈，是否说明了访谈是如何进行的，或他们是否使用了主题指南） • 研究过程中方法是否改变，若是，研究者是否解释了缘由及方法 • 数据形式是否清晰（例如磁带录音、视频资料、笔记等） • 研究者是否讨论了数据的饱和程度	
⑥是否充分考虑了研究人员和参与者之间的关系	• 在整个研究问题构建、数据收集包括样本招募与地点选择过程中，研究者是否严格核查自己的作用、潜在偏倚及影响 • 研究者在研究过程中如何对相关事件做出应答？研究者是否考虑研究设计中任何改动的影响	□是 □否 □不确定
⑦是否考虑了伦理性问题	• 是否有足够的信息说明研究是如何向参与者解释的，以便读者评定研究是否保证了伦理标准 • 研究者是否讨论了研究导致的相关问题，如知情同意或可信性或其如何处理研究前后研究对研究者造成的影响 • 是否获得伦理委员会的批准	□是 □否 □不确定
⑧数据分析是否足够严谨	• 是否对分析过程进行了深度描述 • 是否采用了主题分析？若是，是否清楚类别/主题是如何从数据中得出的 • 研究人员是否解释了所提供的数据是如何从原始样本中挑选出来的，以展示分析过程 • 是否报告了充足的数据以支持结果 • 对矛盾数据的考虑到何种程度 • 在数据选择与分析过程中，研究者是否严格核查了自己的作用、潜在偏倚及影响	□是 □否 □不确定
B. 研究结果是什么		
⑨是否清晰陈述研究结果	• 研究结果是否明确 • 是否对支持与反对研究者论点的结果展开了充分的讨论 • 研究者是否讨论了研究结果的可靠性（例如，三角测量，被调查者验证，多位分析者） • 是否就结果与主要研究问题相关性展开了讨论	□是 □否 □不确定
C. 结果有助于当前实践吗		
⑩研究结果价值如何	• 研究者是否讨论了研究对已有知识或理解的贡献（例如，他们是否考虑与当前实践或政策相关的发现，或相关的基于研究的文献）	

（续表）

问题	提示	评判
	• 研究者是否鉴定了需要研究的新领域 • 研究者是否讨论了结果是否以及如何转化应用于其他人群，或考虑以其他方式被应用	

第九节
二级来源证据的质量评定

一、综述研究质量评定

（一）概述

1. 综述研究类型　在循证医学出现前，医学综述文献（medical review articles）通常缺乏系统化评价过程和正规的统计学方法推导，因此，无法得出对干预措施治疗效果的最佳估计，其结论有可能出现偏倚甚至错误。1992 年 Cochrane 协作网成立，旨在提供广泛的可更新的卫生保健领域系统评价证据，由此开启了系统评价（系统综述）的时代。随着循证医学实施领域的拓展，综述研究的类型不断增多，所用的术语也是五花八门。2009 年，英国 Salford 大学的 M. J. Grant 等总结了常见的综述类型及方法学，共归纳出 14 种常见综述类型（表 7-9-1），其中只有少数综述明确阐述了方法学信息。

表 7-9-1　Grant MJ 等鉴定的 14 种常见综述类型

综述类型	简要特征
严格综述（critical review）	旨在提出假说或理论模型，而非获得答案
文献综述（Literature review）	宽泛概念；可以指代传统的叙述性文献综述（narrative review）
快速综述（rapid review）	对某政策或实践主题已有知识的综述
前沿综述（state-of-the-art review）	对更加前沿的证据进行综述，不同于文献综述为回顾性对既往证据展开的文献综述
范围综述（scoping review）	一种预综述，预评定可获得研究的潜在大小与范围，鉴定证据的特性与程度，提示是否需要进一步全面综述

（续表）

综述类型	简要特征
地图式综述或综述地图（mapping review/systematic map）	一种初步的预综述，描述研究范围、提供进一步全面综述的依据，类似于范围综述，但可获得意外结局
定性系统综述/定性证据合成（qualitative systematic review/qualitative evidence synthesis）	前者是对定性研究进行系统综述，后者将定性研究证据合并入定量系统综述
混合研究综述（mixed studies review/mixed methods review）	对混合方法研究进行系统综述
元分析或 Meta 分析（meta-analysis）	应用了统计学方法汇总推导结果的定量系统综述
系统化综述（systematized review）	包括系统综述的部分过程，常作为教学过程实践
系统综述（systematic review）	循证医学中最常用的术语，采用系统科学的方法对单项研究设计证据进行综述，范围较系统化综述大而比系统检索与综述小，可分为定性证据合成与 Meta 分析两类
系统检索与综述（systematic search and review）	一个宽泛的概念，通常对多种研究设计类型进行评价与综述
综合评价（overview）	一般概念，对综述进行综述
伞状综述（umbrella review/review of review/Cochrane overview）	专属概念，为 Cochrane 协作网的一种综述方法，汇总多个 Cochrane 综述

　　循证医学通常将综述研究简化为两大类：传统的叙述性文献综述（narrative review）和采用严格的系统评价方法获得的系统评价（systematic review），后者又可分为定性证据合成（qualitative evidence synthesis）与定量系统评价（quantitative systematic review）即 Meta 分析两类。目前，循证医学除了对常见的药物治疗、诊断研究等进行系统评价外，还涉及基础研究、定性研究及混合方法研究、护理研究、医学教育、社会关怀、康复保健干预、公共卫生预防等多个研究领域，涉及众多综述类型，在其应用于卫生实践之前，均应接受严格的质量评定。

　　2. 综述研究质量评定　循证医学实践就是结合医师自身的临床经验、患者的意愿与外部的最佳证据对患者进行医疗干预。从证据来源角度，系统综述属于二级来源证据，也可存在系统偏倚和随机错误。故将系统评价应用于临床实践之前，应当进行质量评定。除了利用单个系统综述证据外，Co-

chrane 系统评价提供了可以汇集多个干预性系统评价的 Cochrane 综述,其主要目的是对多个 Cochrane 干预性综述进行概括以探究针对单一病种或卫生问题的两个或多个潜在干预措施的效果。在缺乏相关 Cochrane 干预性综述时,Cochrane 综合评价可纳入发表于其他领域的系统综述。

B. J. Shea 等研究分析,有超过 24 个质量工具用于评定系统综述质量,然而,大多数工具并未得到广泛验证。评价系统综述的基本原则包括:①系统综述的结果是否真实?是否为 RCTs 的系统综述?系统综述的方法部分是否描述了对原始文献的检索、是否纳入了全部相关的试验?数据是否完整?是否作了质量评价?是否作了文献偏倚的分析、讨论?②不同研究结果是否一致?是否报道了异质性检验结果?统计学方法选用是否合适?③合并效应量有无统计学意义?系统综述的结果是否重要?疗效如何?疗效是否精确?④系统综述的结果是否适用于我们的患者?我们的患者是否和系统综述的研究对象差异过大而不宜采用?系统综述中的干预措施在本地医院是否可行?这种干预措施对我们的患者有何利弊?对于干预措施的疗效和不良反应,患者自己的价值观和选择如何?

2000 年由指南制定者、系统评价者和临床流行病学家组成了 GRADE 工作组,目的是制定和传播一套证据质量和推荐意见评级系统。GRADE 工作组制定的评级系统简明易用、适用范围广,可用于各专业的临床推荐意见的制定,若能严格按照该系统提供的决策模式执行,将确保推荐意见符合循证理念。包括 Cochrane 协作网、WHO 等多个国际组织已经对其提供支持并广泛使用该评级系统。然而,应当明确,GRADE 分级是用于对证据质量和推荐强度分级的国际标准之一,适用于临床实践指南、系统评价和卫生技术评定的证据总体质量评定,涉及如何应用研究证据,与对研究方法学质量评定存在根本的不同,不可混淆。

(二)系统综述的常用质量评定工具

1. AMSTAR 方法学质量评价清单 2007 年,荷兰阿姆斯特丹市 VU 大学医学中心 EMGO 研究所健康和护理研究所(EMGO⁺)Shea BJ 等成立工作组,以 2 份已发表的质量工具为基础,采用探索性因素分析和名义群体技术,结合经验性证据,制定了包含 37 个质量条目的评定工具,后经反复磋商、验证、修订,最终开发了一份包括 11 个条目的用于评价多种系统综述(assessment of multiple systematic reviews, AMSTAR)的方法学质量的工具。对每个条目需做出"是"、"否"、"不清楚"或"不适当"的回答(表 7-9-2)。AMSTAR 的信度、结构效度和实用性均获得验证。为了获得对系统综述质量及临床相关性的定量评定,2010 年,J. Kimg 等对 AMSTAR 进行改良(R-AMSTAR),将已有 11 个质量问题进一步细化为 1~4 个不等的具体质量标准,依据对每个质量问题评判后符合具体质量标准数而赋予不同分值(1~4 分),一般全部符合记为 4 分,0 或 1 个符合为 1 分,总计 11~44 分,从而实现了量化质量评定。2017 年 9 月,原研发小组专家成员对 AMSTAR 进行修订和更新,推出 AMSTAR 2(表 7-9-3),可从 http://amstar.ca/docs/AMSTAR-2.pdf 上免费获取。

表 7-9-2 AMSTA 方法学质量评价清单

问题	回答			
	是	否	不清楚	不适当
1. 是否提供了前期设计方案 在综述实施之前,应确定研究问题与纳入标准				
2. 研究选择与数据提取过程是否可重复 应当有至少两名独立的数据提取员,并对不一致处妥善解决				
3. 是否实施了全面的文献检索 应当至少检索两个电子数据库。必须报告年份与使用的数据库名(如,Central, Embase 及 Medline)。关键词和/或医学主题词(MeSH terms)必须予以陈述,并应当提供合理的检索策略 应当通过参考当前的文献、综述、教科书、专业的试验注册库或咨询该研究领域的专家以及检索所获得文献的参考文献对所有检索进行补充				

（续表）

问题	回答			
	是	否	不清楚	不适当
4. 是否将发表状态（如灰色文献）作为一个纳入标准 作者应当陈述检索是不是受发表类型的限制 作者应当陈述其是否根据文献的发表状态、语言等而将其（从系统综述中）剔除				
5. 是否提供了一份纳入与剔除研究的清单 应当提供一份纳入与剔除研究的清单				
6. 是否陈述了纳入研究特征 在一项汇总的图表中，应当陈述原始研究的受试者、干预措施及结局数据 待分析的所有研究特征范围，如年龄、种族、性别、相关社会经济地位、疾病状态、病程、严重程度 或其他疾病，应当予以报道				
7. 是否评价并记录了纳入研究的质量 应提供预先设计的评价方案（如，对于有效性研究，若作者选择仅纳入随机双盲安慰剂对照研 究，或将分配隐藏作为纳入标准），其他类型研究的相关标准条目同样要予以交代				
8. 是否恰当使用纳入研究的科学性以推导结论 在分析结果和推导结论中，应考虑方法学的严密性和科学性，并且在形成推荐意见时应当明确 地陈述				
9. 用于合并研究结果的方法是否恰当 合并研究结果，应当进行统计检验以确保研究是可以合并的，并评定其异质性（如针对异质性的 卡方检验、I^2 指数）。若存在异质性，应当使用随机效应模型和/或考虑合并后的临床适用性 （如合并结果是否敏感）				
10. 是否评定了发表偏倚的可能性 评定发表偏倚应当包括一份辅助性组合图表予以呈现（如倒漏斗图，其他适当的检验）和/或统 计学检验（如 Egger 回归检验）				
11. 是否陈述了利益冲突 应当清晰声明系统综述及其纳入研究中的任何潜在资助来源与利益冲突				

表 7-9-3　AMSTA2　方法学质量评价清单

条目	描述及评价标准		评价选项
1. 研究问题和纳入标准是否包括了 PICO 部分			
	"是"： □人群 □干预措施 □对照组 □结局指标	备选（推荐）： □随访期限	□是 □否
2. 是否声明在系统评价实施前确定了系统评价的研究方法？对于与研究方案不一致处是否进行说明			
	"部分是"：作者声明其有成文的计划书或指导 文件，包括以下内容： □研究问题 □检索策略 □纳入/排除标准 □偏倚风险评定	"是"：在"部分是"的基础上，计划书已注册， 同时还应详细说明以下几项： □如果适合 Meta 分析/合并，则有相应的方案 □有异质性原因分析的方案 □说明与研究方案不一致的理由	□是 □部分是 □否
3. 系统评价作者在纳入文献时是否说明纳入研究的类型			
	"是"，应满足以下一项： □说明仅纳入 RCTs 的理由 □或说明仅纳入 NRSI 的理由 □或说明纳入 RCTs 和 NRSI 的理由		□是 □否
4. 系统评价作者是否采用了全面的检索策略			
	"部分是"，应满足以下各项： □至少检索 2 个与研究问题相关的数据库 □提供关键词和/或检索策略 □说明文献发表的限制情况，如语言限制	"是"，还应包括以下各项： □检索纳入研究的参考文献或/书目 □检索试验/研究注册库 □纳入/咨询相关领域合适的专家 □检索相关灰色文献 □在完成系统评价的前 24 个月内实施检索	□是 □部分是 □否
5. 是否采用双人重复式文献选择			

（续表）

条目	描述及评价标准		评价选项
	"是"，满足以下一项即可： □至少应有两名评价员独立筛选文献，并对纳入的文献达成共识 * □或两名评价者选取同一文献样本，且取得良好的一致性（kappa 值≥80％），余下可由一名评价员完成		□是 □否
6. 是否采用双人重复式数据提取			
	"是"，满足以下任意一项： □至少应有两名评价者对纳入研究的数据提取达成共识 □或两名评价者选取同一文献样本，且取得良好的一致性（kappa 值≥80％），余下可由一名评价员完成		□是 □否
7. 系统评价作者是否提供了排除文献清单并说明其原因			
	"部分是"： □提供了全部潜在有关研究的清单。这些研究被全文阅读，但从系统评价中被排除	"是"，还需满足以下条件： □说明从系统评价中每篇文献被排除的原因	□是 □部分是 □否
8. 系统评价作者是否详细地描述了纳入的研究			
	"部分是"，需满足以下各项： □描述研究人群 □描述干预措施 □描述对照措施 □描述结局指标 □描述研究类型	"是"，还应包括以下各项： □详细描述研究人群 □详细描述干预措施（包括相关药物的剂量） □详细描述对照措施（包括相关药物的剂量） □描述研究的场所 □随访期限	□是 □部分是 □否
9. 系统评价作者是否采用合适工具评定每个纳入研究的偏倚风险			
	RCTs：		
	"部分是"，需评定以下偏倚风险： □未进行分配隐藏，且 □评价结局指标时，未对患者和评价者进行施盲（对客观指标则不必要，如全因死亡率）	"是"，还必须评定： □分配序列不是真随机，且 □从多种测量指标中选择性报告结果，或只报告其中指定的结局指标	□是 □部分是 □否 □仅纳入 NRSI
	NRSI：		
	"部分是"，需评定以下偏倚风险： □混杂偏倚，且 □选择偏倚	"是"，还需评定以下偏倚风险： □用于确定暴露和结局指标的方法，且 □从多种测量指标中选择性报告结果，或只报告其中指定的结局指标	□是 □部分是 □否 □仅纳入 RCTs
10. 系统评价作者是否报告纳入各个研究的资助来源			
	"是"： □必须报告各个纳入研究的资助来源情况 备注：评价员查找了相关信息，但纳入研究的原作者未报告资助来源也为合格		□是 □否
11. 作 Meta 分析时，系统评价作者是否采用了合适的统计方法合并研究结果			
	RCTs：		
	"是"： □作 Meta 分析时，说明合并数据的理由 □且采用合适的加权方法合并研究结果；当存在异质性时予以调整 □且对异质性的原因进行分析		□是 □否 □ 未进行 Meta 分析
	NRSI：		
	"是"： □作 Meta 分析时，说明了合并数据的理由 □且采用合适的加权方法合并研究结果；当存在异质性时予以调整 □且将混杂因素调整后再合并 NRSI 的效应估计，并非合并原始数据；当调整效应未被提供时，需说明原始数据合并的理由 □且当纳入 RCTs 和 NRSI 时，需分别报告 RCTs 合并效应估计和 NRSI 合并效应估计		□是 □否 □ 未进行 Meta 分析

（续表）

条目	描述及评价标准		评价选项
12. 作 Meta 分析时，系统评价作者是否评定了每个纳入研究的偏倚风险对 Meta 分析结果或其他证据综合结果潜在的影响			
	"是"： □仅纳入偏倚风险低的 RCTs □或当合并效应估计是基于不同等级偏倚风险的 RCTs 和/或 NRSI 研究时，应分析偏倚风险对总效应估计可能产生的影响		□是 □否 □ 未 进 行 Meta 分析
13. 系统评价作者解释或讨论每个研究结果时是否考虑纳入研究的偏倚风险			
	"是"： □仅纳入偏倚风险低的 RCTs □或 RCTs 存在中度或重度偏倚风险或纳入非随机研究时，讨论偏倚风险对研究结果可能产生的影响		□是 □否
14. 系统评价作者是否对研究结果的任何异质性进行合理的解释和讨论			
	"是"： □研究结果不存在有统计学意义的异质性 □或存在异质性时，分析其来源并讨论其对研究结果的影响		□是 □否
15. 如果系统评价作者进行定量合并，是否对发表偏倚（小样本研究偏倚）进行充分的调查，并讨论其对结果可能的影响			
	"是"： □采用图表检验或统计学检验评定发表偏倚，并讨论发表偏倚存在的可能性及其影响的严重程度		□是 □否 □ 未 进 行 Meta 分析
16. 系统评价作者是否报告了所有潜在利益冲突的来源，包括所接受的任何用于制作系统评价的资助			
	"是"： □报告不存在任何利益冲突，或描述资助的来源以及如何处理潜在的利益冲突		□是 □否

RCTs：随机对照研究；NRSI：非随机干预研究。

2. CASP 系统综述质量评价清单　该清单（表 7-9-4），共包括 3 部分 10 个问题，其中第 1、第 2 个问题为筛查性问题，应快速评判，若结果为"是"则完成后续质量条目评定，"否"则停止质量评价。

表 7-9-4　CASP 系统综述质量评价清单

问题	提示	评判
A. 研究结果可靠吗		
筛查性问题		
①是否清晰陈述研究问题	• 研究人群 • 干预措施 • 结局指标	□是 □否 □不确定
②研究者是否检索获得正确的研究文献	"最好的研究"将 • 解决综述的问题 • 有适当的研究设计	□是 □否 □不确定
（经过上述质量评定）是否值得继续		
详细性问题		
③是否纳入了所有重要、相关的研究	• 检索了哪些数据库 • 对参考引文进行查漏补缺 • 联系了该领域的专家 • 检索已发表研究和未发表的灰色文献 • 检索非英语发表文献	□是 □否 □不确定

（续表）

问题	提示	评判
④系统评价者是否对纳入研究质量实施了充分的评定	研究者需要考量纳入研究的论证严谨性，缺乏严谨性可能影响研究结果	□是 □否 □不确定
⑤综述是否对纳入研究结果进行合并分析，合并的方法是否恰当	• 纳入研究类似 • 纳入研究均清晰报道了结果 • 不同研究间结果相似 • 对结果差异及缘由进行了讨论	□是 □否 □不确定
B. 研究结果是什么		
⑥综述总结果是什么	• 已获知综述的底线结果 • 若可，底线结果的定量数据是什么 • 结果如何表达（NNT 等）	
⑦结果精确性如何	若予以陈述，评定置信区间	
C. 结果有助于当前实践吗		
⑧研究结果能否用于当前人群	• 综述涵盖的患者范围是否与你的患者明显不同 • 你当前实践的情形可能与综述不同	□是 □否 □不确定
⑨是否对所有重要结局予以测量	• 是否存在你想要获得的其他信息	□是 □否 □不确定

（续表）

问题	提示	评判
⑩获益与伤害、成本能否平衡	若你的问题未能从综述获得答案,你将怎么办?	□是 □否 □不确定

3. SIGN系统综述方法学质量评定清单　苏格兰校际指南网络(Scottish intercollegiate guidelines network, SIGN)作为苏格兰医疗保健改进证据理事会的一部分,是一个包括了所有医学专业、护理、药学、牙科、与医学相关的专业、患者、卫生服务经理、社会服务和研究人员的非营利机构。目标是通过制定和传播包含基于当前证据的有效实践建议的国家临床指南,以减少实践和结果的波动。SIGN不仅与临床医师、其他健康和社会护理专业人员、患者组织和个人合作制定循证指南,也开发了针对系统评价、随机对照研究、队列研究等在内的多个方法学质量评价清单。SIGN系统综述方法学质量评定清单共包括内部真实性和总体质量2部分,14个质量条目(表7-9-5),其中第1和第2个条目为筛选性,当回答为"是"则继续完成评定,若回答为"否"则放弃进一步评定。

表7-9-5　SIGN系统综述方法学质量评价清单

第1部分:内部真实性		
在一项优质的系统综述中	说明	这项研究是否做到了
1.1 明确研究问题,必须在论文中列出纳入/排除标准	即使没有直接提及,论文中的PICO也必须清楚 研究问题和纳入标准应该预先确定	是 □　否 □ 若回答为"否",放弃进一步评定
1.2 进行了全面的文献检索	最低要求: 　必须至少搜索两个相关的电子资源 　报告必须列出使用的数据库 　必须说明关键词和/或MESH术语 　应该在可行的情况下提供检索策略 　应该提供检索日期 影响整体评级: 　所有检索都应该通过查阅当前文章、综述、教科书、专门的注册信息和/或特定研究领域的专家,并通过检查找到的研究中的参考文献来补充 注意: 　该标准不适用于前瞻性Meta分析 　此类报告必须说明它们是前瞻性的	是 □　否 □ 不适用 □ 若回答为"否",放弃进一步评定
1.3 至少有两个人参与研究筛选	应该至少有两个人筛选论文 应该有一个协商的过程来解决任何分歧	是 □　否 □ 不清楚 □
1.4 至少有两个人参与提取数据	应该至少有两个人提取数据并报告已达成的共识 一个人检查其他人的数据提取是否准确是可以接受的	是 □　否 □ 不清楚 □
1.5 纳入标准不包括发表状态	作者应该声明,他们检索文献时不会受发表状态的影响 作者应该声明,是否根据发表状态(从系统评价中)排除任何报告 如果评论表明检索了"灰色文献"或"未发表的文献",则回答"是"。SIGLE数据库(即欧洲灰色文献信息系统,system for information on grey literature in Europe)、学位论文、会议论文集和试验注册都被视为灰色文献。如果检索包含灰色和非灰色文献的来源,则必须明确指出他们正在搜索灰色/未发布的文献	是 □　否 □
1.6 列出了排除的研究	将排除的研究列在参考文献中是可以接受的	是 □　否 □
1.7 提供了纳入研究的相关特征	应该以表格等汇总形式提供来自原始研究的有关参与者、干预措施和结果的数据 应该报告所有纳入研究的特征,例如年龄、种族、性别、相关社会经济数据、疾病状态、持续时间、严重程度或其他疾病(请注意,只要提供此处提到的信息,表格以外的格式也是可以接受的) 如果没有这一点,将无法形成指南建议。标记为(一)的原始论文需要审查	是 □　否 □

（续表）

1.8	对纳入研究的质量进行了评定和报告	它可以包括使用质量评分工具或清单,例如偏倚风险评定或质量项目描述,为每项研究提供结果("低"或"高"都可以,只要清楚哪些研究得分"低",哪些研究得分"高";只有全部研究的汇总分数/范围是不可接受的) 如果没有这一点,将无法形成指南建议,标记为(一)	是 □ 否 □
1.9	纳入研究的质量是否得到适当使用	示例包括基于研究质量的敏感性分析、排除低质量研究、以及诸如"由于纳入研究质量差,应谨慎解释结果"等声明 在分析和评价结论中应考虑方法学严谨性和科学性,并在制定建议时明确说明 如果问题1.8得分为"否",则该问题不能得分"是"	是 □ 否 □
1.10	使用适当的方法来合并分析各个研究结果	临床异质性非常大的研究不应该在 Meta 分析中合并 通过森林图观察这些研究的结果看起来是否相似 对于合并结果,应该进行测试以评定统计异质性,即对同质性进行卡方检验(χ^2)和/或对不一致进行检验(I^2) 如果异质性明显,作者应该使用敏感性分析或元回归等方法探索可能的解释。随机效应分析可用于考虑研究间的差异,但不是异质性的"修复"	是 □ 否 □
		计划的亚组分析应该预先指定并限制数量,因为进行许多亚组分析会增加偶然获得统计显著结果的可能性。必须谨慎解释基于事后亚组分析的结论 如果问题1.8得分为"否",则该问题不能得分"是"	不清楚 □ 不适用 □
1.11	适当评定了发表偏倚的可能性	应该尽可能评定发表偏倚的可能性,通常通过目测漏斗图以及不对称统计检验(例如 Egger 回归检验)来完成,尽管可能会报告其他统计和建模方法	是 □ 否 □
		没有漏斗图并不意味着发表偏倚的可能性没有得到适当的评定(还有其他方法);10项研究只是漏斗图的最低限度数字,当研究很少时,图几乎没有用处	不适用 □
1.12	声明利益冲突	系统评价和纳入研究都应该明确声明潜在的支持来源	是 □ 否 □
第2部分:研究的总体评定			
2.1	您对本综述的方法学质量的总体评价是什么	高质量(++)□ 符合大多数标准,很少或没有偏见的风险。 可接受(+)□ 符合大多数标准,研究中的一些缺陷与相关的偏倚风险有关。 低质量(一)□ 未达到大多数标准,或存在与研究设计的关键方面相关的重大缺陷。 不可接受-拒绝(0)□ 质量差的研究、存在重大缺陷、研究类型错误、与指南无关。	
2.2	本研究的结果是否直接适用于本指南所针对的患者群体		是 □ 否 □
2.3	说明:		

注意:"说明"中的"必须"是指必须满足才能使问题得到肯定回答("是")的陈述。"应该"陈述是质量的标志,但不是肯定答案的必要条件。这些"应该"用于评定论文的整体质量。

二、卫生技术评定质量评定

（一）概述

卫生技术是指用于卫生保健领域和医疗服务系统的特定知识体系,包括医疗保健药物、手术操作、医疗程序与方案、仪器设备、相关组织管理系统及后勤支持系统。前述干预措施、手术操作、诊断试验等均属于该范畴。随着医学和生命科学的进步发展,卫生技术在卫生保健领域应用愈加广泛,与此同时,卫生技术尤其新药、新的诊疗技术等导致医疗费用不断上涨,有限的医疗资源与巨大的医疗需求之间的矛盾更加突出,人们希望在对卫生技术进行评定的基础上,制定出相应的策略,限制卫生技术的不良反应与医疗费用的不合理上涨,同时又能保证或提高医疗质量,自此,卫生技术评定应运而生。卫生技术评定首次出现在1967年的美国国会中,1972年,美国国会颁布了技术评定法案,并据此建立了技术评定办公室(office of technology assessment,OTA)。卫生技术评定是指运用定性和定量的研究方法,通过多学科研究,系统检测卫生技术实施状况、安全性、临床效率和成本-效果、对社会的影响及相关法律与伦理问题等。简言之,卫生技术评定内容主要包括有效性(效能、效果和生存质量)、安全性、成本效果、成本效用和成本效益和宏观经济学效应及社会适应性(社会、法律、伦理与政治影响等)四个方面,其中安全性为首要前提。

(二)INAHTA 卫生技术评定清单

国际卫生技术评定机构网络(international network of agencies for health technology assessment,INAHTA)是一个由 50 个卫生技术评定

(health technology assessment,HTA)机构组成的非营利性组织,支持卫生系统决策,影响全球 31 个国家的 10 亿多人。INAHTA 中有 2 100 多名员工和顾问。其主要工作是制作 HTA 报告,促进卫生技术评定机构之间的合作交流、信息的共享与比较,帮助形成基于证据的决策。提高 HTA 报告的实用性和普遍性的一个关键是提高评定过程的透明度。为此,INAHTA 开发了一份包括 14 个问题的评定报告清单(表 7-9-6),旨在为使用 HTA 报告作为信息来源的人员和从事 HTA 的人员提供指南,以期能有助于提高 HTA 报告的质量。

表 7-9-6　国际卫生技术评定机构网络卫生技术评定清单

条目	是	部分是	否
基本信息			
1. 是否提供了进一步获取信息的联系方式			
2. 是否提供了明确的作者信息			
3. 是否提供了利益冲突的声明			
4. 是否声明报告得到了外部评审			
5. 是否以平实语言对报告做出简短摘要			
为何			
6. 是否处理了相关政策问题			
7. 是否回答了相关的研究问题			
8. 评定范围是否明确			
9. 是否对所评价的卫生技术进行了描述			
如何			
10. 是否提供了信息来源与文献检索策略的详细信息			

检索策略 ☐	数据库 ☐	年限范围 ☐	语言限制 ☐	主要数据 ☐	其他信息来源 ☐
完整的纳入研究引文信息 ☐	排除研究引文列表		纳入标准 ☐		排除标准 ☐

11. 是否陈述了对所选择数据与信息进行评估与解释的依据

是否描述了数据提取方法 ☐	是否描述了严格评价方法(文献质量评定) ☐	是否描述了数据合成的方法 ☐	评定结果是否予以清晰陈述,如采取证据表格形式 ☐

内容?(不一定适于每个 HTA)

是否考虑了(医学相关)法律的影响 ☐	是否提供了经济学分析 ☐	是否考虑了伦理影响 ☐	是否考虑了社会影响 ☐	是否考虑了其他观点(利益相关者、患者、消费者) ☐

下一步怎么办	是	部分是	否
12. 是否对评定结果展开了讨论			
13. 是否对评定结论予以清晰陈述			
14. 是否提出进一步行动的建议			

三、临床实践指南质量评定

（一）概述

临床实践指南（clinical practical guideline, CPG）为针对特定临床情况，系统性制定的可以帮助医师和患者做出恰当抉择的指导意见。在CPG指导下，结合具体病情、医师个人经验及患者个人意愿，做出诊疗决策，从而规范医师临床行为，提高医疗质量。原始研究证据和系统评价证据的主要作用原则上为客观地提供研究结果及其解释，提供临床决策的参考；CPG则针对具体临床问题，分析评价已有研究证据包括原始证据及二次来源证据，提出具体推荐意见指导临床实践，从这个意义上讲，CPG为连接证据与实践的桥梁。CPG的制定方法大体可以分为两类，一是专家共识（expert consensus）法，一是循证指南（evidence based guideline）法。使用循证的方法制定的CPG使指南的推荐意见有科学客观的证据基础，因此其可靠性高、科学性强。

CPG的潜在益处取决于指南本身的质量，但如果制定方法不当则可导致不可靠、甚至错误的推荐意见从而引起误导。随着众多领域大量指南的涌现，自20世纪90年代，人们愈发重视指南制定的方法学问题，如苏格兰校际指南网络（SIGN）推荐专门的临床指南开发程序。在指南开发过程中采用适当的方法和严密的策略，对保证最终形成合适的推荐建议十分重要。我国医药卫生领域也制定了大量指南或专家共识，然而，已发表指南的质量良莠不齐，一些指南甚至没有达到最基本的标准，限制了指南的临床运用价值。

（二）临床实践指南质量评定

1. AGREE Ⅱ 指南研究与评价工具　2003年，由来自全球13个国家的指南开发者和研究人员组成了临床指南研究和评价（appraisal of guidelines for research and evaluation, AGREE）协作组织，旨在通过各种研究计划和国际合作促进临床实践指南的科学性和进一步发展。同年，该组织发表了包含6个质量域共23个条目的AGREE工具，用于评定实践指南制定过程和报告的质量。最初版本的AGREE工具发表后即被翻译成多种语言，被600多种出版物引用，并得到了多个医疗保健组织的认可。此后，AGREE协作组中的几位成员又组成了AGREE进一步研究联合（next steps research consortium），以提高AGREE工具的信度和效度；改进工具的条目以更好地满足预期用户的需求；并制定用户手册，以提高用户自信地应用评价工具的能力。最终在2009年开发了AGREE Ⅱ 工具（表7-9-7）和用户手册，取代了最初版的AGREE工具成为评价指南质量的首选工具，可以用来评价地方、国家、国际组织或联合政府组织发布的指南，包括各种初版和更新版指南。AGREE Ⅱ 工具旨在提供一个框架来：①评定指南的质量；②为指南的制定提供方法策略；③告知指南中应报告哪些信息以及如何报告信息。

表 7-9-7　AGREE 指南质量评定工具 Ⅱ

质量域	质量条目	评定
范围和目的	1. 明确描述指南的总目的 说明 　涉及指南对社会和患病人群可能的健康影响。应该详细描述指南的目的，指南预期得到的益处应针对明确的临床问题或卫生项目 查找信息 　检查指南起始部分的章节或段落有关指南范围和目的的描述。有时候，指南的基础理论和必要性被放在一个独立的文件里，例如，在指南的提案里。在指南中通常标示为：绪论、范围、目的、规则、背景、目标的部分或章节里可以找到这些相关的信息 如何评价——条目内容包括下列标准 　健康内容（预防、筛查、诊断、治疗等） 　预期的益处或结果 　目标人群（患者，社会群体） 其他考虑 　条目写得好不好？描述清晰和简洁吗 　这个条目内容在指南里容易被发现吗	□1 很不同意 □2 □3 □4 □5 □6 □7 很同意

质量域	质量条目	评定
	2. 明确描述指南涵盖的卫生问题 **说明** 　　涉及指南所涵盖的卫生问题,即使没有必要以提问的形式来表达,也必须详细描述有关的卫生问题,尤其是关键的推荐建议(见条目17) **查找信息** 　　检查指南起始部分的章节或段落关于指南范围和目的的描述。在一些情况下,有关指南的基础理论和必要性被放在一个独立的文件里,例如检索策略里。在指南中通常标示为:绪论、范围、目的、规则、背景、目标的部分或章节里可以找到这些相关的信息。 **如何评价——条目内容包括下列标准** 　　目标人群 　　干预措施或暴露因素 　　对照(如果适当) 　　结局 　　卫生保健设施或环境 **其他考虑** 　　条目写得好吗? 描述清晰和简洁吗 　　这个条目内容在指南里容易找到吗 　　是否有足够的信息说明对所关注的问题有必要去开发一个指南,或者让他人真正理解指南描述的患者、人群及背景	□1 很不同意 □2 □3 □4 □5 □6 □7 很同意
	3. 明确描述指南适用的人群(患者、公众等) **说明** 　　对指南涵盖的人群(患者、公众等)应有明确描述,应提供年龄范围、性别、临床类型及共病 **查找信息** 　　检查描述指南目标人群的起始部分的章节或段落。人群排除标准(例如儿童)也会在这个条目中述及。在指南中通常标示为:患者人群、目标人群、相关患者、范围、目的的部分或章节里可以找到这些相关的信息 **如何评价——条目内容包括下列标准** 　　目标人群、性别、年龄 　　临床状态(如果相关) 　　疾病严重性/分期(如果相关) 　　伴发疾病(如果相关) 　　排除人群(如果相关) **其他考虑** 　　条目写得好吗? 描述清晰和简洁吗 　　这个条目内容在指南里容易找到吗 　　人群信息足够明确可以确保只有适当且合格的个体才有可能接受指南推荐的处理措施吗	□1 很不同意 □2 □3 □4 □5 □6 □7 很同意
参与人员	**4. 指南开发小组包括了所有相关专业的人员** **说明** 　　该条目是关于指南开发过程中涉及的专业人员,可以包括发起小组,挑选和评定证据的研究组,以及参与形成最终推荐建议的个人,但不包括对指南进行外部评定的个人(见第13项)和目标人群代表(见条目5);同时,应提供指南开发小组的组成、原则和有关专家经验方面的信息 **查找信息** 　　检查指南起始部分的章节/段落、致谢部分或指南开发小组组成的附件。在指南中通常标示为:方法、指南小组成员名单、致谢部分和附件的部分或章节里可以找到这些相关的信息 **如何评价——条目内容包括下列标准** 　　指南开发小组的每一个成员应包括下列信息 　　姓名 　　学科/专业(如神经外科医师、方法学家) 　　机构(如 St. Peter's 医院) 　　地理位置(如西雅图、华盛顿州) 　　成员在指南开发小组中的角色 **其他考虑** 　　条目写得好吗? 描述清晰和简洁吗 　　这个条目内容在指南里容易找到吗 　　小组成员适宜于指南的课题和范围吗? 可能的候选人包括相关的临床医师,同行专家,研究者,政策开发者,临床管理者和赞助者 　　指南开发小组中至少包括了一名方法学专家(如系统评价专家,流行病学家,统计人员,图书馆专家等)吗	□1 很不同意 □2 □3 □4 □5 □6 □7 很同意

（续表）

质量域	质量条目	评定
	5. 收集目标人群（患者、公众等）的观点和选择意愿 说明 　临床指南的开发应考虑目标人群对卫生服务的体验和期望，在指南开发的不同阶段可以采取多种方法保证做到这一点。例如，通过正式的患者/公众咨询来决定优先项目；让目标人群参与指南开发小组；或参与指南初稿的外部评审；通过访谈目标人群或者对有关目标人群的价值观念、选择意愿及体验进行文献综述来获得相关信息。应当有证据表明采取了某些举措并考虑了目标人群的观点 查找信息 　检查指南开发过程中的段落。在指南中通常标示为：范围、方法、指南小组成员名单、外部评审、目标人群观点的部分或章节里可以找到这些相关的信息 如何评价——条目内容包括下列标准 　陈述采用什么方法获取患者/公众的观点和选择意愿（例如：参与指南开发小组，通过文献综述获得目标人群的价值观念、选择意愿） 　陈述收集目标人群观点和选择意愿的方式（例如：文献证据、调查、集中研讨小组） 　结局/信息来自患者/公众的信息 　描述获得的信息是如何用于指南开发过程和/或产生推荐建议的 其他考虑 　条目写得好吗？描述清晰和简洁吗 　这个条目内容在指南里容易找到吗	□1 很不同意 □2 □3 □4 □5 □6 □7 很同意
	6. 明确规定指南的使用者 说明 　指南中必须明确规定指南的适用者，以便读者迅速判断该指南是否适合他们使用。比如，下背部疼痛指南的适用者包括全科医师、神经科医师、整形外科医师、风湿科医师和理疗师 查找信息 　检查指南起始部分的段落或章节中描述指南适用者的内容。在指南中带通常标示为：适用者和预期用户的部分或章节可以找到这些相关的信息 如何评价——条目内容包括下列标准 　清楚描述指南的预期读者（例如：专科医师，家庭医师，患者，临床或机构领导/管理者） 　陈述适用者如何使用指南（例如：告知临床决定，告知政策，告知监护标准） 其他考虑 　条目写得好吗？描述清晰和简洁吗 　这个条目内容在指南里容易找到吗 　目标用户适合于这个指南的范围吗	□1 很不同意 □2 □3 □4 □5 □6 □7 很同意
严谨性	7. 应用系统方法检索证据 说明 　应提供检索证据的详细策略，包括使用的检索词、信息来源、文献涵盖的时间。信息资源包括电子数据库（如：MEDLINE，ENBASE，CINAHL）、系统综述数据库（如：Cochrane 图书馆，DARE）、人工查找的期刊、会议论文集及其他的指南（如：the US National Guideline Clearinghouse，the German Guidelines Clearinghouse）。检索策略应尽可能地便于理解和消除偏倚，并十分详尽，以利重复 查找信息 　检查指南开发过程的起始部分的段落或章节。在一些情况下，检索策略在单独的文件里描述，或在指南的附件里。在指南中通常标示为：方法学、文献检索策略和附件的部分或章节可以找到这些相关的信息 如何评价——条目内容包括下列标准 　检索知名的电子数据库或证据资源库（例如：MEDLINE，EMBASE，PsychINFO，CINAHL） 　检索的时间跨度（例如：2004-1-1 到 2008-3-31） 　所用的检索词（例如：主题词，副主题词，索引词） 　完整检索的策略（多半会放在附件里） 其他考虑 　条目写得好吗？描述清晰和简洁吗 　这个条目内容在指南里容易找到吗 　检索策略与要回答的卫生问题是否相关和适当（例如：检索了所有相关的数据库和使用了适当的检索词） 　是否有足够的信息可以使他人能重复这一检索	□1 很不同意 □2 □3 □4 □5 □6 □7 很同意

（续表）

质量域	质量条目	评定
	8. 清楚描述选择证据的标准 说明 　　应提供检索时纳入和排除证据的标准。这些标准及排除/纳入证据的理由都应该很清楚地描述出来。例如,指南的作者可能决定只纳入随机对照试验的证据并且排除非英文文献 查找信息 　　检查指南开发过程起始部分的段落或章节。在一些情况下,选择证据的纳入和排除标准会在单独的文件里描述,或在指南的附件里。在指南中通常标示为:方法学、文献检索、纳入/排除标准、附件的部分或章节可以找到这些相关的信息 如何评价——条目内容包括下列标准 　　纳入标准描述,包括 　　　　目标人群(患者、公众等)特征 　　　　研究设计 　　　　对照(如果相关) 　　　　结局 　　　　语言(如果相关) 　　　　背景(如果相关) 　　排除标准描述(如果相关;例如:在纳入标准规定只纳入法文文献,即逻辑上在排除标准里已经排除了非法文文献) 其他考虑 　　条目写得好吗? 描述清晰和简洁吗 　　这个条目内容在指南里容易找到吗 　　给出了选择纳入/排除标准的原则吗 　　纳入/排除标准与卫生问题相一致吗 　　有理由相信某些相关文献可以不予考虑吗	□1 很不同意 □2 □3 □4 □5 □6 □7 很同意
	9. 清楚描述证据的强度和局限性 说明 　　应该明确说明证据强度和局限性,使用正式的或非正式的工具/方法去评定单个研究偏倚产生的风险和/或特殊的结局,和/或评价合并所有研究的证据体,这可以用不同的方式来呈现,例如,可以用表格来比较不同的质量领域,或应用正式的工具或策略(如 Jadad 量表,GRADE 方法),或在正文中进行描述 查找信息 　　检查描述指南开发过程的段落或章节,查找描述研究方法学质量(如:偏倚风险)的信息,通常使用证据表来概述证据质量的特征。一些指南在描述和解释证据时有明显的差别,例如分别在结果部分和讨论部分 如何评价——条目内容包括下列的标准 　　描述如何确定证据体存在偏倚和指南开发小组成员如何解释这些偏倚 　　描述的大体框架包括 　　　　证据体研究设计 　　　　研究的方法学缺陷(样本量,盲法,分配隐藏,分析方法) 　　　　考虑初始和继发结局的适当性/相关性 　　　　所有研究结果的一致性 　　　　所有研究结果的方向 　　　　收益/伤害的程度对比 　　　　实践背景的可应用性 其他考虑 　　条目写得好吗? 描述清晰和简洁吗 　　这个条目内容在指南里容易找到吗 　　这些描述适当、中立且没有偏倚吗? 这些描述完整吗	□1 很不同意 □2 □3 □4 □5 □6 □7 很同意
	10. 清楚描述形成推荐建议的方法 说明 　　应当描述形成推荐建议的方法和如何得出最终的决定。方法很多,比如投票法、非正式共识法、正式共识会议(如特尔菲法,Glaser方法),还应该说明有争议的地方和解决争议的方法 查找信息 　　检查描述指南开发过程的段落或章节。在一些情况下,用于形成最终推荐建议的方法学在一个单独的文件或在指南的附件里描述。通常在指南中标示为:方法学和指南开发过程的部分或章节可以找到这些相关的信息 如何评价——条目内容包括下列标准 　　推荐建议产生过程的描述(如:应用改良 Delphi 法的步骤、投票程序) 　　推荐建议产生过程的结果(如:使用改良 Delphi 法达到的共识程度,投票结果)	□1 很不同意 □2 □3 □4 □5 □6 □7 很同意

（续表）

质量域	质量条目	评定
	描述建议产生过程如何影响最终的推荐建议（如：Delphi 法的结果对最终推荐建议的影响，最终推荐建议和最后投票结果的一致性） 其他考虑 　条目写得好吗？描述清晰和简洁吗 　这个条目内容在指南里容易找到吗 　形成最终推荐建议的程序是正式的吗 　方法学是适当的吗	
	11. 形成推荐建议时考虑了对健康的益处、不良反应以及风险 说明 　指南在开发推荐建议时应考虑对健康的益处，不良反应和风险。例如，一个乳腺癌的指南可能包括对多种最终结局的总效率的讨论，这些讨论可能包括：生存率，生活质量，不良反应，症状管理，或一种治疗选择与另一种治疗选择的对照，这些问题都应提出来作为证据 查找信息 　检查指南开发过程中描述证据主体、解释并转换到实践应用推荐建议的段落或章节。在指南中通常标示为：方法学、解释、讨论和推荐建议的部分或章节中可找到相关的信息 如何评价——条目内容包括下列标准 　益处报道和支持数据 　伤害/不良反应/风险报道和支持数据 　在益处和伤害/不良反应/风险之间的平衡关系报道 　推荐建议反映对益处和伤害/不良反应/风险二者的考虑 其他考虑 　条目写得好吗？描述清晰和简洁吗 　这个条目内容在指南里容易发现吗 　指南的讨论部分概括了指南的开发过程吗（在推荐建议形成中进行思考而不是开发之后反思） 　指南开发小组认为益处与伤害相平衡吗	□1 很不同意 □2 □3 □4 □5 □6 □7 很同意
	12. 推荐建议和支持证据之间有明确的联系 说明 　指南中推荐建议和支持证据之间应当有明确的联系。指南用户能识别与每个推荐建议相关的证据 查找信息 　确定并检查指南推荐建议和支撑这些证据主体的背景描述。通常在指南中标示为：推荐建议和重要的证据的部分或章节中可发现这些相关的信息 如何评价——条目内容包括下列标准 　指南应描述这个指南开发小组是如何联系和如何使用证据产生推荐建议 　每个推荐建议应与重要证据描述/段落和/或参考文献目录相联系 　推荐建议应与在指南结局部分中的证据概述、证据图表相联系 其他考虑 　证据和推荐建议之间相一致吗 　指南中推荐建议与支持证据之间的联系易于发现吗 　当证据缺乏或推荐建议仅仅是指南小组的共识，是否做了清楚的陈述或/和描述	□1 很不同意 □2 □3 □4 □5 □6 □7 很同意
	13. 指南在发布前经过外部专家评审 说明 　指南在发表前应经过专家的外部评审。评审人员不应该是指南开发小组成员，评审人员应包括临床领域的专家、方法学专家，目标人群代表（患者、公众等）也可以包括在内，并对外部评审的方法学进行描述，包括评审人员名单和他们的机构 查找信息 　检查指南开发过程中和致谢部分的段落/章节。通常在指南中标示为：结局，解释，致谢的部分或章节可发现这些相关的信息 如何评价——条目内容包括下列标准 　外部评审的目的和意图（改善质量，收集对初步推荐建议的反馈，评价可行性和适用性，散发证据） 　保证外部评审的方法学（评价量表，开放式询问） 　外部评审描述（例如评审人员数量，类型，机构） 　从外部评审中收集的结局/信息（重要发现的概述） 　描述所收集的信息是如何被用于报告这个指南开发过程和/或推荐建议开发（指南小组在形成最终推荐建议时考虑审查结果） 其他考虑 　条目写得好吗？描述清晰和简洁吗 　推荐建议与支持证据之间的联系在指南中易于发现吗 　外部评审者与这个指南的范围相关并适宜吗？有明确的选择评审人员的原则吗 　指南开发小组如何使用外部评审的信息	□1 很不同意 □2 □3 □4 □5 □6 □7 很同意

（续表）

质量域	质量条目	评定

	14. 提供指南更新的步骤
	说明
	    指南需要反映当今最新的研究成果,应提供一个关于指南更新步骤的清楚陈述。例如,给出一个时间间隔或成立一个工作小组,这个小组能定期接收更新的文献检索并按要求进行相应的更新
	查找信息
	    检查引言段落,描述指南开发过程和最后的段落。在指南中通常标示为:方法学、指南更新、指南日期的部分或章节里可发现这些相关的信息
	如何评价——条目内容包括下列标准
	    指南更新的陈述
	    指南更新有清楚的时间间隔或标准去指导推荐建议的形成
	其他考虑
	    条目写得好吗? 描述清晰和简洁吗
	    这个条目内容在指南里容易发现吗
	    有足够的信息告知指南何时更新或什么条件下会更新吗
		□1 很不同意
		□2
		□3
		□4
		□5
		□6
		□7 很同意

	15. 推荐建议明确,不含糊
	说明
	    正如证据主体报告的那样,指南应具体精确地描述推荐建议是在什么情况下、针对何种人群的
	查找信息
	    确定和检查在指南中的推荐建议。在指南中通常标示为:推荐建议、执行程序摘要的部分或章节可发现所需的相关信息
	如何评价——条目内容包括下列标准
	    推荐建议形成的陈述
	    推荐建议形成目的或意图的识别(改善生活质量,减少不良反应)
	    相关人群的识别(患者、公众)
	    警告或限定性陈述,如果相关(例如,指南推荐建议不适用的患者或状态)
	其他考虑
	    在一些情况下有多个推荐建议(如管理指南)时,针对每个推荐建议适用的人群是否均有清楚的描述
	    如果在证据解释和讨论中存在不确定性,在推荐建议中是否反映了这些不确定性并明确陈述
		□1 很不同意
		□2
		□3
		□4
		□5
		□6
		□7 很同意

清晰性	16. 明确列出不同的选择或卫生问题
	说明
	    目标为一种疾病管理的指南将考虑临床筛查、预防、诊断或治疗存在各种不同的选择,在指南中应该明确提到这些可能的选择
	查找信息
	    检查推荐建议和它们的支持证据。在指南中通常标示为:执行摘要、推荐、讨论、治疗选择、治疗替代的部分或章节可发现相关的信息
	如何评价——条目内容包括下列标准
	    选择描述
	    描述最适宜于每个选择的人群或临床状态
	其他考虑
	    条目写得好吗? 描述清晰和简洁吗
	    条目内容在指南中易于发现吗
	    该指南是属于宽范围还是窄范围的指南? 这个条目可能与宽范围的指南更相关(例如,涵盖对状况或问题的管理,而不是专注于针对特定状况/问题的一组特定的干预措施)
		□1 很不同意
		□2
		□3
		□4
		□5
		□6
		□7 很同意

	17. 容易识别重要的推荐建议
	说明
	    用户能容易发现最相关的推荐建议。这些推荐建议能回答指南包括的主要问题,且能以不同的方法识别。例如,可以总结在一个方框中,或是用黑体字、下划线标出,用流程图、运算式等表示
	查找信息
	    在指南中通常标示为:执行摘要、结论、推荐建议的部分或章节可发现相关的信息,一些指南对重要的推荐建议提供了独立的摘要(例如快速参考指南)
	如何评价——条目内容包括下列标准
	    推荐建议描述内容放在一个方框中,或是用黑体字、下划线标出,用流程图、运算式等表示
	    将特殊的推荐建议分组后集中放在一个板块
	其他考虑
	    条目写得好吗? 描述清晰和简洁吗
	    条目内容在指南中易于发现吗
	    重要的推荐建议选择适当吗? 它们反映了指南重要的信息吗
	    将特别的推荐建议分组并放在重要证据的提要附近吗
		□1 很不同意
		□2
		□3
		□4
		□5
		□6
		□7 很同意

（续表）

质量域	质量条目	评定
	18. 指南描述了应用时的促进和阻碍因素 说明 　指南应用过程中可能存在某些促进或阻碍因素影响指南推荐建议的实施 查找信息 　检查指南传播/实施的段落/章节，或者，如果可能的话，还需检查另外的有明确计划或指南实施策略的文件。通常在指南中标示为：阻碍、指南应用、质量指标的部分或章节可发现相关的信息 如何评价——条目内容包括下列标准 　分辨了促进和阻碍因素的类型 　考虑了收集促进和阻碍因素的方法（来自主要利益相关者的反馈，以及在指南广泛实施前的探索试验） 　调查中出现的指南促进和阻碍因素类型的信息/描述（例如，从业者有必要的技能去传播这个推荐建议；没有足够设备以确保全体居民中的所有合格人群接受到乳房 X 线摄影检查） 　描述这些信息如何影响指南的开发过程和/或推荐建议的形成 其他考虑 　条目写得好吗？描述清晰和简洁吗 　这个条目内容在指南中易于发现吗 　指南建议有明确的策略去克服障碍吗	□1 很不同意 □2 □3 □4 □5 □6 □7 很同意
应用性	19. 指南提供应用推荐建议的意见和/或工具 说明 　要使一个指南更为有效，需要一些附加的材料使之易于推广实施。例如，这些附加的材料可能包括：一个简介，一个快速参考手册，教具，来自探索试验的结果，患者活页，计算机支持，以及提供任何和指南一起的附加材料 查找信息 　检查指南传播/实施的段落。如果可以得到，明确的附加材料将对指南的传播/实施起到支持作用。通常在指南中有标示为：工具、资源、实施和附件的部分或章节可发现相关的信息 如何评价——条目内容包括下列标准 　指南中有关于实施方面的章节 　促进指南应用的工具和资源 　　指南摘要文件 　　检查清单、算法的链接 　　操作手册链接 　　与障碍分析相关的解决方法（看条目18） 　　利用指南促进因素的工具（看条目18） 　　探索测试的结果和经验教训 　关于用户如何访问工具和资源的说明 其他考虑 　条目写得好吗？描述清晰和简洁吗 　条目内容在指南中易于发现吗 　是否有关于开发实施工具和验证程度的信息	□1 很不同意 □2 □3 □4 □5 □6 □7 很同意
	20. 指南考虑了推荐建议应用时潜在的相关资源 说明 　推荐建议可能需要应用额外的资源。例如，可能需要一个更专业的团队，新的设备，昂贵的药物治疗。这些可能会对医疗保健预算产生成本影响。指南中应讨论建议对资源的潜在影响 查找信息 　检查指南传播/实施的段落，如果可能的话，或者还需检查另外的有明确计划或指南实施策略的文件。一些指南在讨论证据或推荐建议决定的段落里显示相关费用。通常在指南中标示为：方法学、成本利用、成本有效率、采集费用、相关预算的部分或章节可发现相关的信息 如何评价——条目内容包括下列标准 　确定所考虑的成本信息类型（例如，经济学评估、药物采购成本） 　寻求成本信息的方法（例如，卫生经济学家是指南制定小组的一部分，对特定药物使用卫生技术评估等） 　查询中出现的成本信息的信息/描述（例如，每个疗程的特定药物采购成本） 　描述收集的信息如何被用于报告指南开发过程和/或推荐建议的形成 其他考虑 　条目写得好吗？描述清晰和简洁吗 　条目内容在指南中易于发现吗 　是否有合适的专家参与查找和分析成本信息	□1 很不同意 □2 □3 □4 □5 □6 □7 很同意

（续表）

质量域	质量条目	评定
	21. 指南提供了监督和/或审计标准 说明 　衡量指南推荐意见的应用可以促进它们的持续使用,这要求有清晰确定的并源自于指南中重要推荐建议的标准。标准可以是过程测量、行为测量、临床或健康结局的测量 查找信息 　检查关于审计或监测指南使用的段落/章节,如果可能,含有指南评价的明确计划或策略的附加文件也应检查。通常在指南中标示为:推荐建议、质量指标、审计标准的部分或章节可发现相关的信息 如何评价——条目内容包括下列标准 　有评估实施指南或遵守推荐建议的识别标准 　有评价实施推荐建议影响的标准 　关于测量频率和间隔的建议 　描述或定义了怎样去测量结局 其他考虑 　条目写得好吗? 描述清晰和简洁吗 　这个条目内容在指南中易于发现吗 　提供了包括过程测量、行为测量、临床或健康结局测量的范围	□1 很不同意 □2 □3 □4 □5 □6 □7 很同意
	22. 赞助单位的观点不影响指南的内容 说明 　许多指南开发时使用外部赞助(比如政府,专业团体,慈善小组,制药公司)。支持可能以财政捐款的形式对整个开发进行支持,也可能是部分的(如指南的印刷)。这需要有一个明确的声明:赞助单位的观点或利益不会影响最终推荐建议的形成 查找信息 　检查指南开发过程或致谢部分的段落/章节。通常在指南中标示为:声明和赞助来源的部分或章节可发现相关的信息 如何评价——条目内容包括下列标准 　赞助单位或赞助来源的名称(或明确陈述没有赞助) 　赞助单位不会影响指南内容的声明 其他考虑 　条目写得好吗? 描述清晰和简洁吗 　这个条目内容在指南中易于发现吗 　指南开发小组如何避免赞助单位可能施加的影响	□1 很不同意 □2 □3 □4 □5 □6 □7 很同意
独立性	23. 指南开发小组成员的利益冲突要记载并公布 说明 　指南开发小组成员可能会存在利益冲突。例如,由制药公司赞助的指南与这个开发小组成员有关,这个原则就可能应用。所以,必须明确指出参与指南开发小组的所有成员都应声明他们是否存在利益冲突 查找信息 　检查描述指南开发小组或致谢部分的段落/章节。通常在指南中标示为:方法学、利益冲突、指南小组、附件的部分或章节可发现相关的信息 如何评价——条目内容包括下列标准 　考虑利益冲突类型的描述 　收集潜在利益冲突方法学 　利益冲突的描述 　利益冲突如何影响指南开发过程和推荐建议形成的描述 其他考虑 　条目写得好吗? 描述清晰和简洁吗 　这个条目内容在指南中易于发现吗 　采取什么措施使利益冲突对指南开发或推荐建议形成的影响减少到最小	□1 很不同意 □2 □3 □4 □5 □6 □7 很同意

指南全面评价——请对下面的两个问题选择您认为最合适的答案

1. 指南总体质量的评分	□1　　□2　　□3　　□4　　□5　　□6　　□7 最低质量　　　　　　　　　　　　　　　　　　最高质量
2. 我愿意推荐使用该指南	□是 □是(修订后使用) □否

AGREE Ⅱ工具仍然包括6个质量域和23个条目,但对原始工具条目和用户手册进行了重大修改,并为23个条目中的每一项提供了明确的信息。针对一些特定的指南,AGREE Ⅱ的某些条目可能并不适用。AGREE Ⅱ的所有条目和最终的全面评价均按7分制进行评分(1分非常不同意,7分非常同意),每个条目后均有详细的标准指导如何评分,符合标准越多,评分越高。评分后,为每个质量域单独计算得分,每个质量域的得分即为该领域中所有条目的得分总和。当涉及多个评价人员时,评价人员应独立评分,然后将每个评价人员的分数相加,得出每个质量域的实际得分。然后按照以下公式计算领域得分:领域得分=(实际得分-最小可能得分)/(最大可能得分-最小可能得分)×100%;最大(最小)可能得分=7分(1分)×该领域条目数×评价人员数。在完成了这23个条目评价之后,AGREE Ⅱ用户还应当完成2个指南的全面评价条目。全面评价需要评价者考虑到每个评定标准,对指南的质量做出一个准确的综合判断,并要求回答是否推荐使用该指南。

2. iCAHE指南质量清单 由国际综合医疗保健证据中心(the international centre for allied health evidence, iCAHE)制定的iCAHE指南质量清单(the iCAHE guideline quality checklist)可以帮助临床医师快速评定临床指南的质量。该清单包括6个方面共14个问题(表7-9-8),得分越高,指南证据质量越好。

表7-9-8 iCAHE指南质量评定清单

问题	评分
可获得性	
指南的全文是否易于获得	(/1)
指南是否提供了完整的参考文献	(/1)
指南是否提供了推荐意见概要	(/1)
日期	
指南是否提供了完成制定的日期	(/1)
指南是否提供了预期的审查日期	(/1)
指南是否提供了纳入文献的日期	(/1)
证据基础	
指南是否提供了用于获取潜在证据的检索策略	(/1)
指南是否对证据质量进行了分级	(/1)

（续表）

问题	评分
指南评价证据质量的结果是否支持推荐意见	(/1)
指南是否将每项推荐的证据等级与质量相关联	(/1)
指南制定者	
指南是否清楚地描述了指南的制定者	(/1)
指南制定者的资格和专业知识是否与指南的目的及其最终用户相关联	(/1)
指南的目的和用户	
指南是否说明了指南的目的与目标用户	(/1)
使用方便	
指南是否易于阅读与浏览	(/1)
总得分(/14)	

3. COGS评价标准 2002年4月在美国召开了指南标准化会议(conference on guideline standardization, COGS),旨在确定指南报告的标准,以提高指南质量并促进实施。23位在指南制定、传播和实施方面具有专业知识和经验的专家参加了此次活动。与会专家从美国医学研究所临床指南评定工具(IOM provisional instrument for assessing clinical guidelines)、美国国立指南文库和指南成分模型(guideline elements model)中筛选出可能的条目,另外补充一些其他条目,如结构化摘要和利益冲突等,在2轮Delphi程序后,形成了一份包含18个条目的COGS声明(表7-9-9),基本涵盖了指南制订的整个过程。

表7-9-9 报告临床实践指南的COGS清单

条目	描述
1. 概述	提供结构化摘要,包括指南的发布日期、版本(初始版、修订版或更新版),以及纸质版和电子版来源
2. 关注的问题	描述指南主要关注的原发疾病和/或疾病状况(治疗所需条件)和相应的干预措施、医疗服务、技术方法。指出在制定过程中所考虑的任何可供选择的预防、诊断或治疗措施
3. 目标	描述遵循指南所期望达到的目标,包括指南制订的合理性
4. 用户/使用环境	描述指南的目标用户(例如患者)和指南将会被用到的具体环境
5. 目标人群	描述指南推荐意见所针对的目标人群,并列出排除标准
6. 指南制定者	明确指南制订的责任组织及所有参与指南制订的人员名字、认证信息和潜在的利益冲突

（续表）

条目	描述
7. 赞助来源/赞助者	明确指南的赞助来源/赞助者，并描述其在指南的制订和报告过程中的作用，并声明潜在的利益冲突
8. 证据收集	报告检索证据的方法，包括年代范围和检索所用数据库，以及证据的筛选标准
9. 推荐意见的分级标准	报告证据质量的评价标准和推荐意见的分级标准。推荐强度是基于证据质量和预期的效益风险比制订，反映了遵从推荐意见的重要性
10. 证据的整合方法	描述是如何利用证据得出推荐意见的，如通过证据表、Meta分析和决策分析等
11. 发布前审阅	描述指南制定者在指南发布前是如何评审和/或测试指南的
12. 更新计划	声明是否有更新指南的计划，若有，则需说明词指南版本的有效期
13. 定义	定义不熟悉的条目和修改指南应用时可能会产生误解的标准
14. 推荐意见和合理性	描述指南执行的具体环境。通过整合推荐意见和所支持证据来证明每一条推荐意见的恰当性。基于条目9中所描述的标准，描述证据质量和推荐意见强度
15. 潜在的效益和风险	描述执行指南推荐意见后可能的效益风险比
16. 患者偏好	当推荐意见涉及相当数量的个人选择或价值观因素时，需描述患者偏好的作用
17. 呈现方式	以图表的形式提供（如果恰当的话）指南的各个阶段和决策
18. 实施注意事项	描述指南应用的预期障碍。为卫生保健提供者或患者提供任何可参考的有助于指南实施的辅助文件，并就指南实施过程中用于监测临床护理变化的审查标准提出建议

然而，COGS还存在不足之处，主要表现在以下几个方面：①对指南的题目和摘要的报告不够具体详细。如RCT的报告标准CONSORT和以RCT为基础的Meta分析的报告标准PRISMA，就明确要求一篇RCT应该在其题目中出现能够清楚识别其为RCT的字眼，系统综述和Meta分析也是。这样既有利于文献人员标引，也有利于读者检索。由于目前有超过30多个术语可以用来表示指南，故在题目中应该使用统一的、接受度高的术语来表示指南；②相对于CONSORT和PRISMA来说，COGS并没有得到指南制定者和医学期刊的广泛接受与认可，调查显示，CONSORT和PRISMA被期刊引入稿约的比例分别为56%和40%，但

COGS仅有2%；③COGS标准自发表之日起再没有更新，而RCT和系统综述的报告规范已经更新了多次；④COGS应用领域只限于临床实践指南，对于公共卫生和卫生政策指南的报告指导有限。

4. GRADE系统　推荐意见分级的评价、制定与评定（grading of recommendations assessment, development and evaluation, GRADE）工作组于2000年建立，由卫生保健方法学家、指南制定者、临床医师、卫生服务研究人员、卫生经济学家、公共卫生官员和其他对解决医疗保健分级系统缺陷感兴趣的成员组成。从2000年开始，工作组制定、评定和实施了一种通用、透明和合理的方法来对医疗保健中的证据质量和建议强度进行分级，可用于临床实践指南、系统评价和卫生技术评定。对现有最佳证据的质量评级和制定医疗保健建议的过程在参考表7-9-10～表7-9-13的内容，更多信息和示例请参考GRADE手册（https://gdt.gradepro.org/app/handbook/handbook.html，最近更新于2013年10月）。2018年以来，GRADE工作组下属的CERQual小组开发了评定定性研究合成证据的可信度的CERQual方法（confidence in the evidence from reviews of qualitative research），具体信息可查阅官网 https://www.cerqual.org/。

表7-9-10　GRADE证据质量分级

质量等级	描述
高	我们非常确信真实的效应值接近效应估计值
中	我们对效应估计值有中等程度的信心，真实值有可能接近估计值，但仍存在二者大不相同的可能性
低	我们对效应估计值的确信程度有限，真实值可能与估计值大不相同
极低	我们对效应估计值几乎没有信心，真实值可能与估计值大不相同

表7-9-11　GRADE证据质量分级方法概要

证据集群的初始质量判断	质量升级/降级			证据集群的最终质量判断	
研究设计	初始质量	若符合以下条件，降级	若符合以下条件，升级	最终质量判断	符号
随机试验	高	偏倚风险 ↓1或2级	效应量大 ↑1或2级	高	⊕⊕⊕⊕ / ⊕⊕⊕

（续表）

证据集群的初始质量判断	质量升级/降级			证据集群的最终质量判断	
观察性研究 低	不一致性	↓1或2级	剂量反应 ↑1级	中	⊕⊕⊕⊕○○
	间接性	↓1或2级		低	⊕⊕○○○○
	不精确	↓1或2级	合理的残余混杂或偏倚 ↑1级	极低	⊕○○○○○
	发表偏倚	↓1或2级			

表 7-9-12　GRADE 证据质量升/降级细则

降级因素		
随机试验的研究局限性		
偏倚风险	1. 无分配隐藏	招募受试者的人知道下一位受试者将被分到哪一组（或交叉试验中的哪一时期）（按星期几、出生日期或图表编号等来分配"假"或"半"随机试验的主要问题）
	2. 未设盲	患者、照护者、结局指标记录者、结局指标裁定者或数据分析者，知道患者被分配到哪一组（或交叉试验中目前正在接受的治疗）
	3. 不完整报告患者和结束事件	优效试验中的失访和未遵从意向性治疗原则；或非劣效试验中的失访和未同时进行两种分析；仅分析坚持治疗者和分析所有可得到结果数据的患者
	4. 选择性结果报告偏倚	不完整报告或不报告某些结果及基于结果的其他内容
	5. 其他局限性	• 因早期获益而终止试验 • 使用未经验证的结局指标测量方式（如患者报告的结果） • 交叉试验中的延滞效应 • 整群随机试验中的招募偏倚
观察性研究的研究局限性		
	1. 未能制定和使用合理的纳入标准（包括对照人群的纳入）	• 病例对照研究中匹配不足或匹配过度 • 队列研究中从不同的人群中选择暴露组和非暴露组
	2. 暴露和结局的测量均存在缺陷	• 暴露的测量存在差异（如病例对照研究中的回忆偏倚） • 队列研究中暴露组和非暴露组的结果检测有差异
	3. 未能充分控制混杂	• 未准确测量所有已知的预后因素 • 未对预后因素进行匹配和/或在统计分析中未进行调整
	4. 不完整或不充分的短期随访	尤其是在前瞻性队列研究中，两组的随访时间应相同

（续表）

降级因素		
不一致性	以下几种情况系统评价员应考虑因不一致性而降低证据级别：	
	1. 点估计值在不同研究间变异很大	
	2. 置信区间很窄或无重叠	
	3. 异质性检验：检验无效假设（即假设纳入同一 Meta 分析的所有研究具有相同的潜在影响程度）得到较小的 P 值（$P<0.05$）	
	4. I^2 大：I^2 量化了由于研究间差异导致的点估计变化的比例，该统计值受样本量大小影响，经验性判断标准为：$<40\%$ 异质性可能低估、$30\%\sim60\%$ 可能是中等的、$50\%\sim90\%$ 可能是可观的、$75\%\sim100\%$ 可能相当可观	
间接性	1. 人群差异（适用性）：所关注人群与参与相关研究人群间的差异	
	2. 干预措施的差异（适用性）：当与研究间相关的干预措施被纳入系统评价时，证据质量会降低。在某些情况下，所使用的干预措施是相同的，但可能会因环境而异	
	3. 结果测量的差异（替代结果）：可得研究测量了所关注的干预措施对相关结果的影响，但该结果不同于最初设定的对患者最重要的结果；测量的时间范围与关注的时间范围不一；使用替补或替代终点指标来取代所关注的患者重要结果	
	4. 间接比较：当干预措施 A 与 B 的比较不可用时发生。A 与 C 进行了比较，B 与 C 进行了比较，允许对 A 与 B 的影响大小进行间接比较。作为间接比较的结果，这证据的质量低于 A 和 B 的直接比较所提供的质量	
不精确	当研究包括相对较少的患者和较少的事件时，结果是不精确的，因此在效应估计值周围有很宽的置信区间（confidence interval，CI）。在这种情况下，由于结果的不确定性，可能会判断证据的质量低于其他情况。除了 95% 置信区间外，还可以使用最佳信息大小（optimal information size，OIS）作为确定精确度的第二个必要标准。由于 GRADE 对系统评价和指南的证据质量的定义不同，因此不精确性降级的标准不同（详见 GRADE 指南手册）	
发表偏倚	是由于选择性发表研究而对潜在的有益或有害影响的系统性低估或高估。当怀疑存在发表偏倚时，即使纳入的研究本身具有低偏倚风险，也可能会降低对系统评价效果综合估计的信心	
	研究发表阶段	产生或导致偏倚的各种形式
	初步试验、预试验	小样本研究更可能为"阴性结果"而未被发表；公司将某些信息归类为专有信息
	完成报告	作者断定报告"阴性结果"研究无意义，不愿花时间和精力在这类结果上
	期刊选择	作者决定把这种"阴性结果"报告给未被索引收录的期刊、非英语类期刊或发行量有限的期刊
	编辑意见	编辑认为"阴性结果"研究不必要进行同行评议并拒稿

（续表）

降级因素	
同行评议	同行评议认为"阴性结果"研究对该领域并无贡献，建议拒稿；作者放弃或转向影响力较低的期刊；出版延迟
作者修改、重新提交	被拒稿的作者决定放弃提交"阴性结果"研究或稍后再次将其提交给另一家期刊（参见上文"期刊选择"）
发表报告	期刊推迟发表"阴性结果"研究；作者出于自身利益（proprietary interests）导致报告被提交给不同的期刊并被不同的期刊接受

升级因素			
	效应量	定义	质量
效应量大	大	$RR*>2$ 或 <0.5（基于直接证据，且无合理的混杂因素）	可升1级
	非常大	$RR*>5$ 或 $RR<0.2$（基于直接证据，且无偏倚风险或精确性（足够窄的置信区间）相关的严重问题）	可升2级
	* 注意：这些规则适用于以相对风险（RR）或风险比（HR）表示的效果度量。当效果度量表示为优势比（OR）时，它们并不总是适用。我们建议将 OR 转换为 RR，然后才评定效果的大小		
剂量反应	剂量反应关系的存在被认为是相信假定因果关系的重要标准。剂量反应关系的存在可能会增加我们对观察性研究结果的信心，从而提高证据的质量		
合理的残余混杂或偏倚	多数情况下，我们认为观察性研究仅提供了低质量证据的原因是因无法在分析中校正未测量或未知的对结局有影响的因素（称为"残余混杂"或"残余偏倚"），而这些因素很可能在试验组和对照组间分布不均衡。有时，严谨的观察性研究未在分析中校正其所有合理的混杂或偏倚的效应（如所有的残余混杂因素）可能导致低估显而易见的疗效		

表 7-9-13　GRADE 推荐强度

推荐强度	说明	注意
强推荐	意味着大多数或所有个人都将从建议的行动方案中得到最好的服务 • 强烈推荐干预：指南小组确信干预的预期效果超过其不良效果 • 强烈推荐反对干预：指南小组确信干预的不良效果超过其预期效果	强烈推荐不一定是高优先级推荐
弱推荐	意味着并非所有个人都能从推荐的行动方案中得到最好的服务。有必要比平时更仔细地考虑个别患者的情况、偏好和价值观。医护人员需要分配更多时间来共同决策，确保他们清楚而全面地解释对患者的潜在益处和危害 • 弱推荐干预措施：预期效果可能超过不良效果 • 弱推荐反对干预：不良效果可能超过预期效果但存在明显的不确定性	一些人担心"弱推荐"一词会与"弱"产生意想不到的负面含义，通常还会将其与"弱"证据（低质量）混淆。为避免混淆，可以使用以下术语来描述弱推荐 • 有条件的（取决于患者价值观、可用资源或设置） • 酌情决定（基于患者或从业者的意见） • 合格（通过对可能导致不同决定的问题的解释） 如果使用任何变体，作者必须在指南中的所有推荐和他们产生的所有指南中保持一致

5. RIGHT 标准　2013 年，新的国际团队组建了卫生保健实践指南的报告条目（reporting items for practice guidelines in healthcare，RIGHT）制定工作组。该团队纳入了来自 GRADE、AGREE、国际指南协作网（guidelines international network，GIN）、英国国家卫生与临床优化研究所（national institute for health and clinical excellence，NICE）等多个国家和国际组织的指南制定专家、循证医学专家、临床医师、公共卫生专家和患者代表。目前，已有中文版的 RIGHT 清单，共 7 个领域，22 个主题，35 个条目，具体的条目如表 7-9-14 所示。

表 7-9-14　RIGH 报告条目

领域/主题	编号	条目
基本信息		
标题/副标题	1a	能够通过题目判断为指南，即题目中应该明确报告类似"指南"或"推荐意见"的术语
	1b	报告指南的发表年份
	1c	报告指南的分类，即筛查、诊断、治疗、管理、预防或其他等
执行总结	2	对指南推荐意见进行汇总呈现
术语和缩略语	3	为避免混淆，应对指南中出现的新术语或重要术语进行定义；如果涉及缩略语，应该将其列出并给出对应的全称
通讯作者	4	确定至少一位通讯作者或指南制订者的联系方式，以便于联系和反馈

（续表）

领域/主题	编号	条目
		背景
简要描述指南卫生问题	5	应描述问题的基本流行病学信息，比如患病率、发病率、病死率和疾病负担（包括经济负担）
指南的总目标和具体目的	6	应描述指南的总目标和具体要达到的目的，比如改善健康结局和相关指标（疾病的患病率和病死率），提高生活质量和节约费用等
目标人群	7a	应描述指南拟实施的主要目标人群
	7b	应描述指南拟实施时需特别考虑的亚组人群
指南的使用者和应用环境	8a	应描述指南的主要使用者（如初级保健提供者、临床专家、公共卫生专家、卫生管理者或政策制定者）以及指南其他潜在的使用人员
	8b	应描述指南针对的具体环境，比如初级卫生保健机构、中低收入国家或住院部门（机构）
指南制订小组	9a	应描述参与指南制订的所有贡献者及其作用（如指导小组、指南专家组、外审人员、系统评价小组和方法学家）
	9b	应描述参与指南制订的所有个人，报告其职称、职务、工作单位等信息
		证据
卫生保健问题	10a	应描述指南推荐意见所基于的关键问题，建议以 PICO（人群、干预、对照和结局指标）格式呈现
	10b	应描述结局遴选和分类的方法
系统评价	11a	应描述该指南基于的系统评价是新制作的，还是使用现有已发表的
	11b	如果指南制订者使用现有已发表的系统评价，应给出参考文献并描述是如何检索和评价的（提供检索策略、筛选标准以及对系统评价的偏倚风险评定），同时报告是否对其进行了更新
评价证据质量	12	应描述对证据质量评价和分级的方法
		推荐意见
推荐意见	13a	应提供清晰、准确且可实施的推荐意见
	13b	如果证据显示在重要的亚组人群中，某些影响推荐意见的因素存在重大差异，应单独提供针对这些人群的推荐意见
	13c	应描述推荐意见的强度以及支持该推荐的证据质量
形成推荐意见的原理和解释说明	14a	应描述在形成推荐意见时，是否考虑了目标人群的偏好和价值观。如果考虑，应描述确定和收集这些偏好和价值观的方法；如果未考虑，应给出原因

（续表）

领域/主题	编号	条目
	14b	应描述在形成推荐意见时，是否考虑了成本和资源利用。如果考虑，应描述具体的方法（如成本—效果分析）并总结结果；如果未考虑，应给出原因
	14c	应描述在形成推荐意见时，是否考虑了公平性、可行性和可接受性等其他因素
从证据到推荐	15	应描述指南制订工作组的决策过程和方法，特别是形成推荐意见的方法（例如，如何确定和达成共识，是否进行投票等）
		评审和质量保证
外部评审	16	应描述指南制订后是否对其进行独立评审，如是，应描述具体的评审过程以及对评审意见的考虑和处理过程
质量保证	17	应描述指南是否经过了质量控制程序，如是，则描述其过程
		资助与利益冲突声明及管理
资金来源以及作用	18a	应描述指南制订各个阶段的资金资来源情况
	18b	应描述资助者在指南制订不同阶段中的作用，以及在推荐意见的传播和实施过程中的作用
利益冲突的声明和管理	19a	应描述指南制订相关的利益冲突的类型（如经济利益冲突和非经济利益冲突）
	19b	应描述对利益冲突的评价和管理方法以及指南使用者如何获取这些声明
		其他方面
可及性	20	应描述在哪里可获取到指南、相应附件及其他相关文件
对未来研究的建议	21	应描述当前实践与研究证据之间的差异，和/或提供对未来研究的建议
指南的局限性	22	应描述指南制订过程中的所有局限性（比如制订小组不是多学科团队，或未考虑患者的价值观和偏好）及其对推荐意见的有效性可能产生的影响

第十节
研究报告的质量评定

一、概述

研究报告是研究质量和作者写作、表达水平的综合体现。研究报告质量（reporting quality）与研究质量不同。研究质量主要指方法学质量，即在研究设计、实施和分析过程中避免或减少偏倚的发生;研究报告质量是指研究论文是否清晰地告知读者,进行该项研究的原因,研究要解决的问题、研究从设计到实施和分析的全过程,研究的结果、结论和现实意义等。研究报告质量的评价可从外部特征和内部特征两方面着手进行。

研究报告中可能或多或少存在一些缺陷,例如对干预措施的具体细节描述不够详细,对一些重要的研究方法学信息,如基线的均衡性、随机分配方案的隐藏、盲法及统计学分析方法等,报告不够充分。虽然研究报告质量并不一定能充分说明研究或数据本身方法学质量的高低。但我们必须承认,文献所报告的数据,即文献的报告质量,是评定研究质量的主要依据。一定程度上,研究的报告质量会影响研究的纳入或剔除,甚至成为敏感性分析的权衡因素之一。通常系统评价人员会假定未报告的某个条目或内容不符合某项质量标准,但有证据表明,未恰当报告某种方法并不意味着其未被应用。故在某些质量评价标准中,会将某些条目的判断描述为符合、不符合或不确定(因相关信息报告不充分而无法判断)。

为此,有关组织发出了大量旨在改进原始研究报告质量的倡议。如 STROBE 声明是一项改进观察性研究报告的倡议、CONSORT 声明由一系列 RCTs 报告的推荐意见构成。其中,提高医疗卫生研究的质量和透明性工作网(enhancing the quality and transparency of health research network,EQUATOR)旨在汇总这些共识性报告指南、规范或标准以促进卫生研究报告的透明与准确。其他包括 Cochrane 协作网、美国科学公共图书馆(the public library of science,PLOS)及 Grant SP 等的综述也对相关报告指南进行了汇总。参与到这些指南的应用中并对原始研究报告质量进行评定,帮助改进报告的标准,将使得质量评定更加直接,最终改进研究质量。

二、研究报告规范

下面简要列出几个与循证医学实践相关的研究报告规范及官方网站,供实施研究报告质量评定时参考(表 7-10-1),其他请参考 EQUATOR 官方网收集的共计 534 个相关报告指南(http://www.equator-network.org/reporting-guidelines/)。

需注意,表 7-10-1 中网址仅供参考,部分网址可能发生变动。

表 7-10-1　常见研究报告规范

报告规范	链接
观察性研究	
观察性研究报告规范	强化观察性流行病学研究报告(STrengthening the Reporting of OBservational studies in Epidemiology,STROBE):https://www.strobe-statement.org/
观察性研究系统评价报告规范	观察性研究的 Meta 分析(reporting guidelines for meta-analyses of observational studies,MOOSE):https://www.equator-network.org/reporting-guidelines/meta-analysis-of-observational-studies-in-epidemiology-a-proposal-for-reporting-meta-analysis-of-observational-studies-in-epidemiology-moose-group/
试验性研究	
临床试验研究方案报告规范	干预试验研究方案标准条目推荐意见 2013(standard protocol items:recommendations for interventional trials,SPIRIT 2013):http://www.spirit-statement.org/
随机对照研究报告规范	RCTs 报告统一规范 2010(CONsolidated Standards Of Reporting Trials,CONSORT 2010):www.consort-statement.org/
中医药随机对照研究报告规范	中药方剂 RCTs 报告统一规范(CONSORT 2010 extension for reporting Chinese herbal medicine formulas,CONSORT-CHM Formulas 2017):http://www.consort-statement.org/extensions/overview/chineseherbalmeds/
针刺随机对照研究报告规范	针刺临床对照试验报告指南(STandards for Reporting Interventions in Clinical Trials of Acupuncture,STRICTA):http://www.stricta.info/
随机对照研究系统评价报告规范	系统综述与 Meta 分析优先报告条目(preferred reporting items for systematic reviews and meta-analyses,PRISMA):http://www.prisma-statement.org/

（续表）

报告规范	链接
非随机研究报告规范	美国疾控中心非随机设计透明报告规范（transparent reporting of evaluations with nonrandomized designs, TREND）：https://www.cdc.gov/trendstatement/
诊断研究报告规范	诊断试验准确性研究的报告规范（standards for reporting diagnostic accuracy studies, STARD）：http://www.equator-network.org/reporting-guidelines/stard/
定性研究	
定性研究报告规范	定性研究统一报告标准（COnsolidated criteria for REporting Qualitative research, COREQ）：http://www.e-quator-network.org/reporting-guidelines/coreq/
定性研究系统综述报告规范	提高定性研究综合报告的透明度（ENhancing Transparency in REporting the synthesis of Qualitative research, ENTREQ）：https://www.equator-network.org/reporting-guidelines/entreq/
卫生经济学	
卫生经济学研究报告规范	卫生经济学研究报告强化卫生经济性评价报告标准声明（consolidated health economic evaluation reporting standards, CHEERS）：https://www.bmj.com/content/346/bmj.f1049

（续表）

第八章

综述、系统评价和 Meta 分析

　　综述是针对领域的某个专题,搜集和研读近年来(一般 3～5 年)与该专题密切相关数量的文献,经过综合分析后写成的总结性的专题报告。常见的综述分类有:文献综述、系统综述、专题综述、回顾性综述、现状综述。本章我们介绍最为常用的文献综述、系统综述和 Meta 分析。

第一节
基本概念

一、文献综述

　　文献综述(简称综述),是指针对所研究的问题,需要对在一定时空内某一学术(或研究领域)已经发表的全部或大部分的研究成果,进行大量地搜集和客观地分析,形成较为全面、系统、有逻辑的整理和归纳,并对其做出综合性阐述的学术论文。

二、系统综述

　　系统综述(systematic review,SR),又称系统评价、系统综合。在 1979 年,由英国著名的流行病学及内科医师 Archie Cochrane 在《疗效与效益:健康服务中的随机反映》书中率先提出这一概念。他提出了将所有医学领域相关的随机对照试验收集起来进行系统评价,且需要不断地更新。通过系统的总结以往的研究成果,为临床循证决策提供高质量证据。随后,美国医师 Cynthia D. Mulrow 分析了 4 个医学期刊(*JAMA*、*NEJM*、*Ann Intern Med* 和 *Arch Inter Med*)上从 1985 年至 1986 年所发表的综述,得出:医学文献综述的目的是致力于解决一个具体的医学问题,为此,需要进行有效地检索、制定明确的纳入/排除标准、标准化的评价过程与方法、客观且全面地整合结果。只有建立在系统且全面的收集、评价和整合后的基础之上所获得的结论才可信。Mulrow 医师的这一观点奠定了制作系统评价的方法学基础。

　　与一般综述不同,系统综述是指使用系统、明确的方法针对某一特定的临床问题,系统全面地查询、选择和收集相关证据,用统一的科学评价标准从符合纳入标准的研究中提取并分析资料,得出可靠的综合性结论的过程。系统综述可分为定性系统综述与定量系统综述(Meta 分析)或分为病因学研究(etiology)系统综述、预后性研究(prognosis)系统综述、诊断准确性试验(Diagnostic Test Accuracy,DTA)系统综述、治疗性/干预性研究(intervention)系统综述。

三、Meta 分析

　　Meta 分析(meta-analysis,Meta)也被译为荟萃分析、元分析等。Beecher 在 1955 年首次提出 Meta 分析初步的概念,随后 Gene V. Glass 在 1976 年首次将合并统计量对文献进行综合分析研究的这类方法定义为“Meta-analysis”。此后,对 Meta 分析的定义争论不断,主要有广义和狭义之分,广义的 Meta 分析定义为:运用定量的方法概括各项研究结果的系统评价,即是系统评价的一种类型,指全面收集所有或大部分相关的文献并对其进行严格的评价、分析,再通过统计学的方法得出综合性结论的过程;狭义的 Meta 分析定义为:Meta 分析是文献评价中将若干项研究结果合并成一个单独数字估计的统计学方法,即是一种定量合成的统计学方法。

在医学领域,Meta分析是循证医学重要的技术和工具,深受临床医师、康复治疗师、临床指南制定者以及政府卫生部门等的重视。在临床医学中,Meta分析的作用主要有4个方面:①提高统计效能;②解决临床分歧意见;③增强研究结果的可靠性;④引出新见解。自20世纪90年代至今,已发表了数以万计的Meta分析,在医学研究中主要有诊断性试验、疾病防治、预后研究和治疗措施间比较等领域,为提供循证的临床证据打下坚实基础。

依据研究的类型分为原始研究和二次研究。原始研究主要是对原始数据进行分析,如随机对照研究、多中心前瞻性研究的数据分析。二次研究是为回答某个研究的问题,用更系统的统计学方法分析数据或用原始资料整合后回答新的研究问题,其中包含了Meta分析。

第二节
系统综述与传统综述、Meta的关系

综述、系统评价和Meta分析都属于二次研究文献,他们的关系如图8-2-1。

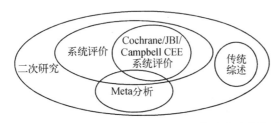

图8-2-1 系统评价与Meta分析以及传统综述的关系

一、系统综述与传统综述

文献综述目的是为某一领域和专业提供最新的研究进展,学术见解或建议,有助于读者在了解某一专题的研究概况、主要的学术观点、争论焦点和发展趋势,以解决某一临床问题的方法。主要包括传统的叙述性的文献综述(narrative review)和系统评价。系统综述与传统的文献综述虽然都称之为"综述",但二者的写作方法、特征、发表形式、写作格式、意义等具有很大不同。

(一)写作方法不同

传统的文献综述主要就一定时空内的某一领域或专业的文献资料进行收集、整理、分析、提炼、归纳、总结,并根据综述者的理解和认识对整理后的文献进行综合地汇总和解读,做出综合性的描述和阐述,因此不同的综述者可能得出不同的结论。

系统综述针对某一具体的科研问题,应用明确的科研方法,对已发表和未发表的相关文献采用统一的检索策略进行全面、系统的检索,并对符合纳入标准的研究进行严格的质量评价,即所谓的"严格评价"(critical appraisal),然后采用统计学中汇总的方法对来自各个研究的效应进行合并,得出综合的结论。

(二)特征不同

传统综述写作过程没有采用严格的数据统计分析,也没有采用统一的标准,对纳入的文献进行研究质量的评价,其质量高低受作者的理解水平、文献收集完整度及纳入的文献质量的影响。传统的综述在收集文献时常常会发生以下情况:①作者在收集文献时常常会选择或仅选择与自己观点一致的文献,对综述将要阐明的观点或问题有一定倾向性;②缺乏统一的检索方法,主要根据研究者的意愿和兴趣进行文献检索,故不能全面、广泛地收集有关文献,且在筛选、评价原始文献时,没有严格的统一的纳入、排除标准,也没有对其真实性、可靠性等进行客观的科学评价。甚至出现不论文献质量的好坏,样本量大小、研究的设计方法是否科学都同等对待,陈述其观点等现象,因此会出现具有个人主观性较强的结论;③主要以定性方式进行总结,不能对干预措施的总效应量进行定量分析,故其结论一般具有倾向性,缺乏严谨性。

系统综述是根据特殊的人群(如青少年)、具体的临床问题(如肥胖)、某种治疗措施(如运动)或特殊结局等来进行综述。为此,需要有统一的检索方法进行文献检索,有明确的纳入和排除标准(剔除不符合标准的文献,并在讨论中加以说明)筛选和评价符合要求的文献,并通过统计学方法合并后,增大了研究的样本量,进行定量综合以得到合并后的结果,从而减少了传统综述的偏倚问题,获得的结论比价客观,结果也具有可重复性。系统综述具

有以下优点:①具有明确的方法学及流程,有助于最大限度地减少在纳入及排除研究的过程中出现的偏倚;②通过比较不同研究的结果,可以得出较为概括性与一致性的结果;③可明确异质性产生的原因,对特定亚组产生新的假设;④能提高结果的精确性;⑤得出的结论更可靠和准确;⑥大部分研究的结果能迅速地被研究者、医疗卫生人员及政策制定者采纳;⑦缩短了从研究发现到有效诊治决策之间的时间差。

2001 年,英国学者 Petticrew 对二者做出了较为清晰的比较,如表 8-2-1 所示。

表 8-2-1　传统综述与系统评价的区别

特征	高质量的系统评价(广义)	传统综述
研究问题的提出	开始于某个可以被清楚回答的临床问题或检验假设	也许开始于一个明确的问题,但更常见的是对某个没有假设的主题的讨论
检索相关文献的方法	尽力搜寻所有的或全部已经发表的和未发表的研究,以减少和/或避免发表偏倚和其他偏倚	并未试图检索所有相关的文献
原始文献的选择	有明确的纳入和排除标准,以减少评价者的选择偏倚	常未说明纳入和排除标准
原始文献质量的评价	系统检查原始研究中应用的方法,并探讨潜在的偏倚及研究结果间异质性的来源	通常不考虑原始研究的方法和质量
研究结果的合成	结论是基于方法学最好的研究结果	通常并未区别纳入研究中的方法学的差异

(三)发表形式不同

在期刊中传统的综述是作为综述形式发表的,而系统综述是作为论著的形式发表的。

(四)写作格式不同

传统文献综述的有较多的格式,但都包含前言、主题、总结和参考文献四部分,系统综述往往具有一份结构式的评价报告,包括:标题、概括性结构式摘要、主体文本、致谢、利益冲突、参考文献、附录等。

(五)意义不同

综述为研究的选题寻求切入点和创新点。作者通过撰写综述,对某一主题的多角度、不同观点进行理解、整理、综合分析和归纳,可较为全面地反映该专题过去、现在的状况及其发展方向,较为清晰地认识到各种研究思路的优缺点,适合入门者在掌握研究现状的基础上寻找论文选题的切入点和研究的突破点,同时为论证自己的观点提供科学的、有说服力的数据和文献支撑。

系统综述尤其适用于干预措施效果或进行安全性的评价,或干预措施在实际应用中存在很大变异性的评价。通过收集和综合来自原始证据的数据,为某一具体的临床问题提供可靠的答案,例如为保健、预防、康复措施的推广和运用提供可靠的依据。由于系统综述在医疗实践中的重要性,在制定指南和决策时常将系统综述的结果作为参考的主要依据。除临床意义之外,系统综述对未来科研也具有重要价值,系统综述的制定需要针对该结果对未来的科学研究的价值进行概括,为未来的研究提供线索和依据。

二、系统评价与 Meta 分析

系统评价和 Meta 分析被认为是最好的二次研究,对纳入研究的数据均有严格、统一的要求,通过收集高质量的文献快速掌握一个领域的研究进展,找到课题方向,是科研选题的有效方法。除此之外,对于科研小白而言,通过系统评价和 Meta 分析的撰写,可掌握以下科研基本技能,包括文献检索、数据处理、统计分析、绘制图表、论文写作、投稿修稿等。系统评价和 Meta 分析均较高级别的临床医学询证等级资料,对临床具有指导意义,是临床指南和专家共识制定的重要依据来源,但 Meta 分析不等同于系统评价。

(一)应用不同

Meta 分析在医学、生物学、心理学、生态、教育、经济、管理、工程、犯罪等领域得到广泛的应用,而系统评价几乎只限于医学领域。

(二)范围不同

广义的系统评价包括 Meta 分析,它是系统评价的一部分。系统评价是需要使用定性或定量描述方法的二次研究,而 Meta 分析只需要使用定量描述方法。在医学领域中,Meta 分析就是系统综述中的一种统计学方法,该方法可系统的合并不同研究的定量数据,进而得到一个更精确、统计效能更高的结果。有不同的观点认为 Meta 分析的定义应该更为广泛,将其与系统综述等同。这一想法在文献标题中的使用尤为广泛,我们经常可以看到文章的标题叫"＊＊＊＊问题的 Meta 分析"。但需要注意的是 Meta 分析不能等于系统综述,只有当纳入研究间不存在临床异质性,且能获取有效的定量数据,并采用了 meta 合并的系统综述才能叫 Meta 分析,否则就不能称之为 Meta 分析。

系统评价和 Meta 分析的关系总结如下:①做系统评价时不一定要进行 Meta 分析;②制作 Meta 分析时也并非一定要将其做成系统评价;③是否进行 Meta 分析主要根据纳入的研究是否具有足够的相似性;④对数项同性质的研究可做 Meta 分析,亦称之为定量的系统评价;⑤在不具备定量分析的情况下,纳入研究因同质性不足而无法行 Meta 分析、此时应对纳入的研究进行定性描述。

第三节
步骤与方法

一、综述撰写步骤

(一)选题

任何文献综述选题的确定,均需考虑到选题的目的性、课题的创新性、已有的研究基础、目前所存在的不足之处或问题以及在此基础上可以继续深入研究探讨的可能性。常见综述选题的来源包括:期刊编辑部选定主题,特约专家;自己或导师主持基金资助的课题;临床、科研实践中发现的问题,加以总结概括;所专注的科学研究领域有重大的突破或进展,需要更新讨论;某个方向积累了很多文献,能提出新的观点;新的病种、诊断、技术或治疗方法。

(二)文献检索

综述的文献检索应尽量查全:以检索一次文献、二次文献为主,尽可能全面的搜集国内、外期刊的文献;查新:尤其是查找近五年的介绍新技术、新进展、新趋势的文献;阅读文献:先粗略排除陈旧、重复、与主题无关的,再精读,并做好相关的记录,

注重阅读的质量。

(三)综述的基本结构

综述顾名思义,主要由"综"和"述"两部分组成。"综"即是通过对现有全部或大部分文献的整理和分析,能较为全面地熟悉现目前已经发表的研究存在的问题,了解相关领域的研究现状和发展趋势,探索后续研究成功的可能性。"述"则是作者结合自己的学术观点在"综"的基础上,系统、深入地进行反思与发现。

(四)综述的形式

文献综述的格式相对多样,总的来说,除标题、作者、工作单位、摘要、关键词之外,其主要内容由前言、正文、总结和参考文献这四部分构成。在撰写文献综述文章时,可先根据这四部分拟出相应的提纲,再根据提纲进行内容的补充和完善。

1. 题目　题目由名词词组组成,需要准确地反映/表达中心思想的内容,一般在 20 字以内。

2. 单位　作者相同的单位,姓名右上角脚注标号相同,包括单位全称和科室名,省市(县)名及邮编。有多个单位的,在单位名称前标上与作者姓名右上角脚注序号相应的顺序号,每个单位名之间用";"隔开。

3. 摘要　根据期刊要求,摘要一般采用第三人称及过去式,字数在 300 字左右。

4. 关键词　从文中选择 3～5 个术语,参照《汉语主题词表》或 MeSH 主题词表,用";"隔开,如果找不到主题词就用自然词汇,但不可用化学分子式,缩略语或句子。

5. 前言　前言表明写作的目的,有助于读者对全文叙述的主题有一个初步的轮廓,通过描述相关的概念、定义以及综述讨论的范围,言简意赅地说明相关主题的研究现状、所存问题或争论焦点。

6. 正文部分　正文部分是综述的核心内容,是具体内容的体现,写法形式多样。主要内容包括历史发展、现状分析、未来研究的方向/趋势。通常可按时间顺序、历史的演变、发展趋势等进行纵向的综述,也可按不同的主题、比较国内外研究的现况等进行横向的综述。此外,还可依据不同的见解进行比较综述,不同内容分成几个小部分,每个部分一个小标题。无论用何种格式综述,都需要归

纳、梳理、比较和分析所搜集到的文献材料,阐述相关主题的背景知识、研究现状、现存问题以及发展方向。此外,应特别注意所引用的文献和评述应具有代表性和科学性。

7. 总结部分　总结部分是综述的高度概括,一般在 200 字以内,类似于研究性论文的小结。主要是对全文主题进行扼要总结,明确主要事实、突出重点、指出疑难问题、提出新的科研课题、客观指明相关科学研究的发展趋势。作者对所综述的主题若已有研究,应尽可能地在总结中提出自己的见解。

参考文献也是文献综述的重要组成部分之一。它不仅代表作者尊重被引用文献作者的劳动成果的尊重,和注明引用文献的依据,而且体现作者严谨的科学态度,维护他人的著作权,便于读者阅读和使用,提供文献查找线索。参考文献的格式,主要根据所投杂志对录著项目及论文格式的要求来确定。参考文献的编排应条目清楚,有助于查找,内容应准确无误,且符合相应杂志的要求。

撰写综述常见的问题如下。

(1) 题目和内容不对应。例如:探讨某问题的最新进展,但参考文献却陈旧,且其中有些观点是已经被推翻或淘汰。

(2) 述而无评或无据:①述而无评:简单的罗列文献,只是把文章结论的堆砌组合,没有给出作者自己的评论,如针对某种疾病的各种治疗措施,在比较分析基础上,应明确指出哪种措施临床效果好,相对更具科学性和临床意义。②述而无据:在阐述自己观点时,忽略或缺乏重要的支撑观点的依据,即没有引用已发表文献中的数据、事实、结论来论证自己的观点。

(3) 缺少图表:特别是一些基础类的综述,尤其英文综述,要有图有表。

(4) 禁止直接翻译英文综述。

(5) 名词术语或缩写不规范,在写作过程中要使用规范的名词,英文翻译规范。

(6) 参考文献问题:没有引用原始文献,而是间接引用他人的综述。

(7) 格式错误,不符合期刊要求。

二、系统评价撰写步骤

系统评价制作过程包括:制定课题研究方案、检索文献、获取目标文献的全文、初筛文献、评定结果风险的偏倚程度、提取数据、统计分析、撰写全文。

(一)制订课题研究方案

同其他任何的科学研究一样,系统综述需要先进行课题方案的设计,以便随后的研究工作严格按照设计方案进行。首先,需要具有临床相关的专业知识人员提出要解决的临床问题,且该问题需要具备合理性、重要性,提供解决该临床问题所具备的依据及解决的途径。其次。还需具备一些相关的知识和技能,如:医学统计学、流行病学、文献检索、计算机基础知识以及英语能力等。

系统综述方案是系统综述执行的方法学指南,一个完整的研究方案应当包括题目、立论依据(前言)、目的、文献纳入与排除标准、检索策略、文献筛选的方法、纳入文献的质量评价方法、资料提取与分析、致谢、利益分析、参考文献等。

(二)检索文献

系统综述与传统综述的关键区别主要是否能根据检索策略进行全面无偏倚的检索。检索策略包括根据研究问题确定检索词、检索资料库、语种和发表年代。常用的数据库有 MEDLINE、EMBASE、Cochrane 图书馆、物理治疗证据数据库(PEDro)以及中国生物医学文献服务系统(SinoMed)等,还包括手工检索发表与未发表的资料,文献来源不应当有语言限制。

(三)初筛文献

此阶段需要制定文献的纳入标准,如:纳入文献的研究类型、对象、干预与对照、结局),一般要求两人独立选择评定文献是否能满足系统综述的纳入标准。当两人所纳入文献出现不一致情况时,应由双方或第三方进行讨论沟通解决。

(四)研究质量的评定(偏倚评定)

系统评价的制作过程从设计、实施到报告的整个过程都可能存在偏倚(图 8-3-1)。偏倚是指在文献的收集、分析、解释和发表的任何环节,均有可能出现导致结论偏离真实结果的现象,最终导致研究结果偏离其真实值,所以评价纳入研究的质量对客观判断系统评价的结果和结论的真实性、可靠性非常重要。

多数干预观察到的效果被掺杂了误差,为了尽可能还原效果,需要评价误差。研究误差有随机误差(random error)和系统误差(systematic error)两个来源。偏倚(bias)又称为系统误差,是除研究因素之外的某些非研究因素干扰造成的测量值与真实值之差,具有明显的倾向性。无偏倚的研究结果具有良好的内在真实性。偏倚对研究结果(效应值)的方向(低估或夸大)和大小的影响是可变的,需要根据所纳入研究的不同结局指标具体分析。

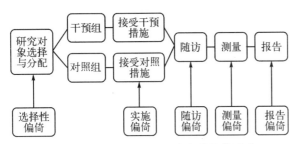

图 8-3-1　制作过程可能存在的偏倚风险

偏倚主要可分为抽样偏倚(sampling bias)、选择偏倚(selection bias)和研究内偏倚(within study biases)等三类。

1. 抽样偏倚　抽样偏倚是 Meta 分析搜集相关文献阶段产生的各种偏倚的总称。抽样偏倚在实际应用中最为常见,主要包括:①因研究结果无统计学意义导致文献未能发表,而易于收集到阳性结果资料,可产生发表偏倚(publication bias);②数据库中数据标引不准确使相关文献不能被检出,可产生检索偏倚(index bias);③因检索词不当或检索策略失误出现漏检或误检,可产生查找偏倚(search bias);④搜集文献时直接通过综述的参考文献进行查找引用,可引起参考文献偏倚(reference bias)或引文偏倚(citation bias);⑤检索文献时将英语作为限定语种则可能出现英语语种偏倚(English language bias);⑥未检索会议论文、学位论文等"散在文献"(fugitive literature)可产生数据提供偏倚(bias in provision of data);⑦同一组研究对象的观察结果被作者分为2篇或多篇论文发表,可产生研究对象重复使用偏倚(multiply used sub-

jects bias)或多重发表偏倚(multiple publication bias)。系统、全面地搜索所有与课题相关的文献时控制或减少抽样偏倚的最重要手段,也是完成一份高质量的 Meta 分析报告的基础。

2. 选择偏倚　选择偏倚(selection bias)发生在选择和分配研究对象时,因随机方法不当造成组间基线不可比,可夸大或缩小干预措施的疗效。主要包括纳入标准偏倚(inclusion criteria bias)和筛选者偏倚(selector bias)。由于受筛选者主观意愿的影响所致于纳入研究不准确,特别是纳入标准特异性不强时,容易产生纳入标准偏移。为避免纳入标准偏移,在制定文献纳入和剔除标准时,一般应对研究对象、研究设计类型、干预措施、结局指标、样本大小、随访年限、纳入年限、语种等做出明确规定。筛选者偏移是指由于筛选者主观意愿影响,导致纳入研究不准确所致。在文献筛选阶段,应由两人以上采用盲法独立进行,并隐去对文献筛选者可能产生影响的信息,尽量制定明确的、严格统一的文献纳入和剔除标准。此外,也可以通过敏感性分析考察不同的文献纳入标准对 Meta 分析结果是否有影响。

3. 研究内偏倚　研究内偏倚是从纳入研究中提取用于 Meta 分析的数据信息阶段产生的各种偏倚,包括:①研究者从纳入的文献中提取的数据信息不准确可产生提取者偏倚(extractor bias);②纳入研究的方法学质量的评价不恰当或不够充分、全面而产生研究质量评分偏倚(bias in scoring study quality);③纳入研究没有提供 Meta 分析所需要的数据信息可产生报告偏倚(reporting bias),特别是当一些研究有多个结局变量,但纳入文献中只报告了有统计学意义的结局变量时,应仔细考察是否存在报告偏倚。

Cochrane 系统综述常用的质量评价工具是偏倚风险(risk of bias)评定。由 Cochrane 手册将报告偏倚归入临床试验中的偏倚,并对报告偏倚进行分类,包括:①发表偏倚:根据研究结果的性质和方向决定发表与否;②时滞偏倚(time lag bias):根据研究结果的性质和方向决定快速或延迟发表;③多重或重复发表偏倚(multiple(duplicate) publication bias):根据研究结果的性质和方向决定多重或单一发表;④定位偏倚(location bias):根据研究结果的性质和方向决定发表的研究在标准数据库中有不同的易获取性与标引程度;⑤引用偏倚:根据研究结果的性质和方向决定研究发现的引用与否;⑥语言偏倚(language bias):根据研究结果的性质和方向决定研究发现发表的特定语言;⑦结果报告偏倚(outcome reporting bias):根据研究结果的性质和方向决定选择性的报告部分而不是全部的结果。

除了 Cochrane"偏倚风险评定"工具,常用的临床试验质量评价工具表还包括:Jadad 量表、CON-SORT 声明、PEDro 量表、CASP 清单等。

Jadad 量表是 Jadad 为评价临床治疗试验质量而制定的重要工具,包括临床试验质量的内部有效性—随机与随即方案的隐藏、盲法、撤出与退出,见表 8-3-1。

表 8-3-1　修改后的 Jadad 量表

随机序列的产生

1. 恰当:计算机产生的随机数字或类似方法(2分)

2. 不清楚:随机试验但未描述随机分配的方法(1分)

3. 不恰当:采用交替分配的方法如单双号(0分)

随机化隐藏

1. 恰当:中心或药房控制分配方案、或用序列编号一致的容器、现场计算机控制、密封不透光的信封或其他使临床医师和受试者无法预知分配序列的方法(2分)

2. 不清楚:只表明使用随机数字表或其他随机分配方案(1分)

3. 不恰当:交替分配、病例号、星期日数、开放式随机号码表、系列编码信封以及任何不能防止分组的可预测性的措施(0分)

4. 未使用(0分)

盲法

1. 恰当:采用了完全一致的安慰剂片或类似方法(2分)

2. 不清楚:试验陈述为盲法,但未描述方法(1分)

3. 不恰当:未采用双盲或盲的方法不恰当,如片剂和注射剂比较(0分)

撤出与退出

1. 描述了撤出或退出的数目和理由(1分)

2. 未描述撤出或退出的数目和理由(0分)

注:1～3分视为低质量,4～7分视为高质量。

CONSORT 声明是 CONSORT 工作组的主要成果,旨在为提高临床试验报告的质量而制定 RCT 报告的统一标准。经数次修订后,于 2010 年更新最新版本,包括 25 项条目的对照检查清单,一张流程图,见表 8-3-2。

表 8-3-2　CONSORT 对照检查清单

论文章节/主题	条目号	对照检查的条目
文题和摘要		
		1a 文题能识别是随机临床试验 1b 结构式摘要,包括试验设计、方法、结果、结论几个部分(具体的指导建议参见 CONSORT for abstracts)
引言		
背景和目的		2a 科学背景和对试验理由的解释 2b 具体目的或假设
方法		
试验设计		3a 描述试验设计(诸如平行设计、析因设计),包括受试者分配入各组的比例 3b 试验开始后对试验方法所作的重要改变如合格受试者的挑选标准),并说明原因
受试者		4a 受试者合格标准 4b 资料收集的场所和地点
干预措施		5 详细描述各组干预措施的细节以使他人能够重复,包括它们实际上是在何时、如何实施的
结局指标		6a 完整而确切地说明预先设定的主要和次要结局指标,包括它们是在何时、如何测评的 6b 试验开始后对结局指标是否有任何更改,并说明原因
样本量		7a 如何确定样本量 7b 必要时,解释中期分析和试验中止原则
随机方法		
序列的产生		8a 产生随机分配序列的方法 8b 随机方法的类型,任何限定的细节(如怎样分区组和各区组样本多少)
分配隐藏机制		9 用于执行随机分配序列的机制(例如按序编码的封法)、描述干预措施分配之前为隐藏序列号所采取的步骤
实施		10 谁产生随机分配序列,谁招募受试者,谁给受试者分配干预措施
盲法		11a 如果实施了盲法,分配干预措施之后对谁设盲(例如受试者、医护提供者、结局评定者),以及盲法是如何实施的
		11b 如有必要,描述干预措施的相似之处
统计学方法		12a 用于比较各组主要和次要结局指标的统计学方法 12b 附加分析的方法,诸如亚组分析和校正分析
结果		
受试者流程(极力推荐使用流程图)		13a 随机分配到各组的受试者例数,接受已分配治疗的例数,以及纳入主要结局分析的例数 13b 随机分组后,各组脱落和被剔除的倒数.并说明原因

（续表）

论文章节/主题	条目号	对照检查的条目
招募受试者		14a 招募期和随访时间的长短，并说明具体日期 14b 为什么试验中断或停止
基线资料		
	15	用一张表格列出每一组受试者的基线数据，包括人口学资料和临床特征
纳入分析的资料	16	各组纳入每一种分析的受试者数目（分母），以及是否按最初的分组分析
结局和估计值		17a 各组每一项主要和次要结局指标的结果，效应估计值及其精确性（如 95% 置信区间） 17b 对于二分类结局，建议同时提供相对效应值和绝对效应值 析哪些是新尝试的分析
辅助分析	18	所做的其他分析的结果，包括亚组分析和校正分析，指出哪些是预先设定的分析，哪些是新尝试的分析
危害	19	各组出现的所有严重危害或意外效应（具体的指导建议见"CONSORT for harms"）
讨论		
局限性	20	试验的局限性，报告潜在偏倚和不精确的原因，以及出现多种分析结果的原因（如果有这种情况的话）

为减少研究内偏倚，Meta 分析时应设计相应专用的表格用于数据提取数据，一般包括一般资料、研究特征、结局效应数据等内容。表格中的每一项内容应有相关明确清晰地说明，特别是纳入研究报告的结局变量或临床观察的重点指标可能不同，有时甚至要先计算或进行数据转换。对纳入的文献，应严格按照流行病学或循证医学评价的方法和原则进行质量评价。纳入文献的质量高低可以用权重表示，或者用量表或评分系统进行评分。

（五）资料收集

收集的文献资料主要包括研究的合法性和研究特征，如方法、对象、干预措施、结局。方法部分包括设计类型、方法学质量，如试验设计、随机方案、是否实行盲法、病例退出情况、潜在的混杂因素等。研究对象包括种族、性别、年龄、诊断标准、病例来源、纳入标准以及排除标准等。干预措施包括研究组和对照组的处理、使用剂量与途径、时间，疗程以及有无随访及随访时间等。结局测量指标包括病死率、发病率、生存质量、不良反应等。

（六）资料分析

系统综述的目的是对收集的研究资料进行综合分析，确保结果的真实可靠。根据评价资料的性质可分为定量和定性分析方法。通常，定量分析的系统综述更具有丰富的内容，证据质量也较只含定性分析的系统综述高。但是，并不是所有研究都可以满足定量分析的要求。

1. **定性分析方法** 定性分析方法是对资料的描述性综合，通常用于不适合定量分析的情况，如存在严重的异质性、没有足够的同类型数据时，不适合做定量的合成分析，只能采用定性分析方法报告研究结果。

2. **定量的统计学分析（Meta 分析）** 统计学分析时单个研究获取结果必不可少的过程，同样在一定条件下，系统综述汇集多个研究的汇总资料或原始资料可以进行合并分析，得出整合结果和结论，这里用到的定量统计学方法就是 Meta 分析。Meta 分析过程包括确定数据的获取类型、效应指标的类别、异质性检验、选择合适的效应模型、敏感性分析和亚组分析、偏倚的测量。数据类型包括二分类数据（dichotomous）、连续型数据（continuous）。统计模型包括固定效应（fixed effect），随机效应（random effect）。常用的效应量（effect measure）：OR、RB、RD、MD（WMD）、SMD。分析结果可用森林图（forest plot）、漏斗图（funnel plot）。统计工具常用 Revman、Stata、R 语言等。

（七）撰写全文

撰写协同综述报告是系统综述的最后阶段。一项完整的报告应该使读者能够判断该评价结果的真实性和推广应用的意义。系统综述的报告的撰写应严格按照预先制定的研究方案，加上对文献的检索、获取过程（可附流程说明）、研究方法学质量的描述、结果的统计分析报告。为了提高系统综述和 Meta 分析文章报告的质量，2009 年国际上已经发表了关于系统综述与 Meta 分析报告的规范，称为 PRISMA，该报告规范包括 27 个条目清单和一个流程图，亦有中文翻译版本发表，见表 8-3-3。

表 8-3-3　系统综述或 Meta 分析报告条目清单

（续表）

项目	编号	条目清单	所在页码
标题			
标题	1	明确本研究报告是系统综述、Meta 分析还是二者兼有	
摘要			
结构式摘要	2	提供结构式摘要包括背景、目的、资料来源、纳入研究的标准、研究对象和干预措施、研究评价和综合的方法、结果、局限性、结论和主要发现、系统综述的注册号	
前言			
理论基础	3	介绍当前已知的研究理论基础	
目的	4	通过对研究对象、干预措施、对照措施、结局指标和研究类型（participants, intervention, comparisons, outcomes, study design, PICOS）5 个方面为导向的问题提出所需要解决的清晰明确的研究问题	
方法			
方案和注册	5	如果已有研究方案，则说明方案内容并给出可获得该方案的途径（如网址），并且提供现有的已注册的研究信息，包括注册号	
纳入标准	6	将指定的研究特征（如 PICOS 和随访的期限）和报告的特征（如检索年限、语种和发表情况）作为纳入研究的标准，并给出合理的说明	
信息来源	7	针对每次检索及最终检索的结果描述所有文献信息的来源（如资料库文献，与研究作者联系获取相应的文献）	
检索	8	至少说明一个资料库的检索方法，包含所有的检索策略的说明，使得检索结果可以重现	
研究选择	9	说明纳入研究被选择的过程（包括初筛、合格性鉴定及纳入系统综述等步骤，据实还包括纳入 Meta 分析的过程	
资料提取	10	描述资料提取方法（例如预提取表格、独立提取、重复提取）以及任何向报告作者获取或确认资料的过程	
资料条目	11	列出并说明所有资料相关的条目（如 PICOS 和资金来源），以及作出的任何推断和简化形式	
单个研究存在的偏倚	12	描述用于评价单个研究偏倚的方法（包括该方法是否用于研究层面或结局层面），以及在资料综合中该信息如何被利用	
概括效应指标	13	说明主要的综合结局指标，如危险度比值（risk ratio）、均值差（difference in means）	
结果综合			
结果综合	14	描述结果综合的方法，如果进行了 Meta 分析，则说明异质性检验的方法	
研究偏倚	15	详细评定可能影响数据综合结果的可能存在的偏倚（如发表偏倚和研究中的选择性报告偏倚）	
其他分析	16	对研究中其他的分析方法进行描述（如敏感性分析或亚组分析，Meta 回归分析），并说明哪些分析是预先制定的	
结果			
研究选择	17	报告初筛的文献数，评价符合纳入标准的文献数，同时给出每一步排除文献的原因，最好提供流程图	
研究特征	18	说明每一个被提取资料的文献的特征（如样本含量、PICOS 和随访时间）并提供引文出处	
研究内部偏倚风险	19	说明每个研究中可能存在偏倚的相关数据，如果条件允许，还需要说明结局层面的评定（见条目 12）	
单个研究的结果	20	针对所有结局指标（有效性或有害性），说明每个研究的各干预组结果的简单合并（a），以及综合效应值及其置信区间（b），最好以森林图形式报告	
结果的综合	21	说明每个 Meta 分析的结果，包括置信区间和一直想检验的结果	
研究间偏倚	22	说明研究间可能存在偏倚的评价结果（见条目 15）	
其他分析	23	如果有，给出其他分析的结果（如敏感性分析或亚组分析，meta-回归分析，见条目 16）	
讨论			
证据总结	24	总结研究的主要发现，包括每一个主要结局证据强度，分析它们与主要利益集团的关联性（如医疗保健的提供者、使用者及政策决策者）	
局限性	25	探讨研究层面和结局层面的局限性（如偏倚的风险），以及系统综述的局限性（如检索不全面、报告偏倚等）	
结论	26	给出对结果的概要性的解析，并提出对未来研究的提示	
资金支持			
资金	27	描述本系统综述的资金来源和其他支持（如提供资料）以及资助者在完成系统综述中所起的作用	

第四节

Meta 分析中的统计学方法

一、效应尺度的选择

证据是循证医学的核心,来自 Meta 分析的证据通常是将多个同类研究的结果合并(或汇总)成单一效应量(effect size)或效应尺度来表示。Meta 分析中使用的定量合成效应尺度指标,即通过某一合并统计量以反映多个同类研究的综合效应,被称为合并统计量。在 Meta 分析过程中选择正确的效应指标需根据研究的性质、资料的类型来确定。因此,想要正确选择效应指标、认识和应用统计结果,必须熟悉掌握 Meta 分析中各种常用效应尺度指标的意义。

Meta 分析主要可分为定性 Meta 分析和定量 Meta 分析两部分,当结局为二分类变量时,可选择比值比(odds ratio,OR)、相对危险度(relative risk,RR)或率差(risk difference,RD)为效应尺度;当结局为连续性变量时,可选择加权均数差(weighted mean difference,WMD)或标准化均数差(standardized mean difference, SMD)。

(一)二分类资料的效应量

以常见四格表资料(表 8-4-1)为例,分别对不同形式的效应量进行解释说明。

表 8-4-1 四格表资料的基本格式

	发生(暴露)	未发生(非暴露)	合计
试验组	a	b	a+b
对照组	c	d	c+d
合计	a+c	b+d	

1. 比值比(OR) OR 是指病例组中某事件的比值与对照组内该事件的比值之比,是反映疾病与暴露联系强度的一个重要指标。OR 的意义是病例组的疾病危险性为对照组的多少倍。当 OR>1,表示暴露可能会增加结局风险,反映疾病的危险度因暴露而增加;OR<1,表示暴露可能会降低结局风险,反映疾病的危险因暴露而减少;OR=1,说明比较组间没有差异,表示该因素对结局发生不起

作用。

$$OR = \frac{ad}{bc}$$

2. 相对危险度(RR) RR 也被称为率比(rate ratio),是暴露组的发病率与非暴露组的发病率之比,其意义是两组事件率之比。RR 是反映暴露(干预)与事件关联强度最有用的指标。

当结局是不利事件时,如死亡率、病死率、患病率等指标时,RR>1,表示暴露可增加结局风险,RR 越大,暴露因素对疾病的不利影响就越大;RR<1,表示暴露可降低结局风险,RR 越小,暴露因素对疾病的积极作用就越大;RR=1,表示暴露因素与疾病无关。

当结局是有益的结局事件,如效率,治愈率等指标时,RR>1 时,表示暴露因素是疾病的有益因素,RR 越大,暴露因素对疾病的积极影响就越大;RR<1 时,提示暴露因素是疾病的危险因素,RR 越小,暴露因素对疾病的危险作用就越大;RR=1 时,表示暴露因素与疾病无关。需注意的是只有队列研究和随机对照研究可直接获得相对危险度。

$$RR = \frac{a}{a+c} \Big/ \frac{b}{b+d}$$

3. 率差(RD) RD 又称为危险差、归因危险度(attributable risk,AR)和绝对风险差(absolute risk difference),是指暴露组和对照组结局事件发生概率的绝对差。RD 反映了暴露(干预)组中净由暴露因素所致的发病水平(从暴露组角度考虑)。如感染某种疾病的风险在暴露组为 10%,对照组为 20%,则 RD 为 -10%。两率差为 0 时,两组的某事件发生率无差别,而率的置信区间不包含 0 时(上下限均大于或小于 0 时),则两个率有差别;反之,两率差的置信区间包含 0.则无统计学意义。当研究为不利事件时,RD<0 提示暴露因素可降低结局风险。通常只有队列研究和 RCT 的结果可以计算 RD。

$$RD = \frac{a}{a+b} - \frac{c}{c+d}$$

4. 二分类变量合并统计量的选择

(1) OR 和 RR 在定性方向上具有较好的一致

性,但在定量值上可能存在较大差异。当结局事件发生率极低时(干预组和对照组均低于20%时),OR 与 RR 有很好的相似度,二者均可采用。

(2)随着结局事件发生率的升高,OR 值与 RR 值差异变大,从而引起夸大效应。事件发生率越高,OR 的夸大效应就越明显,一定程度时可能伴有结局性质的不一致。当纳入研究中暴露组和对照组结局事件发生率均为100%,则不应选择 OR 为指标。

(3)纳入研究为病例对照研究时应选择 OR 作为效应指标。对同为前瞻性研究的队列研究和 RCT 而言,指标选择具有相似性。

(4)当纳入研究的各 RCT 人群的基线风险具有较好的一致性时,可采用 RD 为合并统计量。当结局事件在试验组或对照组中全部发生或为0的时候,OR(或 RR)不能计算,或者为0。此时可以考虑选择 RD 为合并统计量。选择 RD 的优点是结果易于解释和理解,缺点是其临床可适用性较低。

当结局为二分类变量时,选择效应尺度可参考表 8-4-2。

表 8-4-2 OR、RR、RD 对比

	OR(odds ratio)	RR(relative risk)	RD(risk difference)
名称	优势比、比值比	相对危险度	风险差、率差
定义	病例组与对照组的暴露率之比	干预组与对照组的结局发生率之比	干预组与对照组的结局发生率之差
公式	$(a/b)/(c/d)$	$[a/(a+b)/c/(c+d)]$	$a/(a+b)-c/(c+d)$
使用范围	病例对照研究(回归性大的病因学分析)	队列研究、随机对照试验	随机对照试验(前瞻性)

(二)连续型资料的效应量

1. 加权均数差(WMD) WMD 又称为均数差,是指两组均数之差,可用于估计治疗改变结果的平均量。Meta 分析中,当所有纳入研究具有相同连续性结局变量(如身高)和测量单位时,可选择 WMD 作为效应量。计算 WMD 时,需要每个原始资料提供均数、标准差和样本量等统计量。Meta 分析纳入研究的均数差的权重由其效应估计的精确性决定。Cochrane 协作网的 RevMan 统计软件

设定计算 WMD 的权重为方差的倒数。

2. 标准化均数差(SMD) SMD 是两组估计均数差值除以平均标准差而得。由于消除了量纲(即度量衡单位)的影响,因此可以将结果合并。不论实际采用什么计量单位,只要均数差的标准误为相同数量级,各研究的 SMD 也是相同数量级,就可以计算合并效应量(SMD合并)。

3. 连续性变量合并统计量的选择 当纳入研究的相同干预措施的测量方法或单位完全相同时,宜选择 WMD。而当对同一干预措施采用不同的测量方法或单位,如测定脑卒中后肢体功能采用不同的量表测量,或者不同研究间均数差异过大时,宜选择 SMD 作为合并统计量。值得注意的是,在合并统计量时如出现研究间均数差异过大,必须结合专业知识进行判断,见表 8-4-3。

表 8-4-3 Meta 分析合并统计量的选择

类型		OR	RR	RD	WMD	SMD
流行病学设计类型	随机对照试验	+	++	+	++	++
	队列研究	+	++	+	++	++
	病例对照研究	++	—	—	+	+
	横断面研究	+	—	+	—	+
资料类型	二分类变量	+	+	+	—	—
	连续性变量	—	—	—	+	+

注:++:最适合;+:适合;—:不恰当。

(三)其他数据类型与效应指标

1. 等级变量 由于方法学上某些局限性,在等级较少时,该类资料一般转化为二分类变量;在等级较多时,可以视为连续性变量处理。转化成二分类变量时,需设定切割点,切割点选择不当可能增加偏倚,特别是如果该切割点使两组干预措施的差异最大化时,偏倚的可能性更大。当等级资料被转化为二分类变量资料时,一般选择用 RR、OR 或 RD 来作为事件或疗效的效应量;转化为连续性变量资料,则疗效效应量被表达为 WMD 或 SMD。

2. 计算个体事件(重复)发生的次数而获得的计数和率 当获得的频数为小概率事件时(类似 Poisson 数据),若资料有明确的人时记录,可以计算发病密度(率),则可采用 RR 或 RD 等效应指标;当频数为非小概率事件时,可将计数当作连续性变量处理。

3. 时间事件（生存）数据（time-to-event/survival data）由于临床研究结果的判断不能仅靠统计结局事件的多少或发生率的大小，还需根据出现这种结局的时间长短进行比较。时间相关事件资料由两部分组成：①没有事件发生的时间的长度；②反映一个时间段的终点或仅在观察终点是否有事件发生的指标。某些时候（如某个时点上所有患者的情况都清楚）可视为二分类变量处理，此时效应指标可以选择 RR、RD 或 OR 等。一般来讲，通过危险比（hazard ratio，HR）来表示干预效应的生存分析是最适合时间事件数据分析的方法。综上，通常会将不同类型的时间事件/生存数据转化为二分类资料或连续性变量型资料进行 Meta 分析。

二、异质性检验

（一）异质性的定义

纳入 Meta 分析的所有研究不可避免地会存在差异，将 Meta 分析中不同的研究间的各种变异，称为异质性。Cochrane 网站将异质性定义为：①广义上是指参与者、干预措施和一系列研究间测量结果的差异和多样性，或那些研究中内在真实性的变异；②专指统计学异质性，用来描述一系列研究中效应量的变异程度，也用于表明除仅可预见的偶然机会外，研究间所存在的差异性。

（二）异质性的来源和分类

Meta 分析合并效应量的变异来源可分为两类：一类是研究内变异，是由于随机抽样误差存在所致，即使两个研究的总体效应完全相同，但因各研究间存在随机抽样误差，故而可得到不同的结果，但其结果与实际效应相差较小。一般在样本量较大时，抽样误差相对较小；第二类是研究间变异，由于研究对象来自不同的总体以及偏倚的控制等方面存在差异，即使暴露因素或干预措施以及其他情况都一样，也会导致实际效应也有所不相同。

根据异质性来源不同，《Cochrane 手册》将 Meta 分析中异质性分为临床异质性、方法学异质性和统计学异质性三类：①临床异质性：主要是因受试者不同、干预措施或暴露因素的差异及研究的终点指标不同所导致的变异。②方法学异质性：是由于试验设计和试验实施的差异以及风险偏倚等引起。

试验设计和实施的差异如盲法应用、是否随机分组和分配隐藏的不同，样本大小的设定等导致出现差异，或者由于试验过程中对结局的定义和测量方法的不一致而出现的变异。③统计学异质性：是指用统计学的方法来分析不同试验间是否存在治疗效应的变异，它是研究间临床和方法学多样性的直接结果。所有统计学异质性均来自临床异质性和方法学异质性，即一旦存在临床异质性和方法学异质性，就必然造成结果的统计学异质性。

（三）识别和测量异质性

按统计原理，只有同质的资料才能对多个研究进行合并统计量处理。如果研究间差异过大，就不能将效应量进行合并。由于异质性的存在会影响研究的合并效应以及对结果的解读，因此，在进行 Meta 分析时，必须进行异质性检验。

1. Q 统计量　Meta 分析中在进行异质性检验时，常选择 χ^2 检验和 P 值来定性分析各研究结果间的统计学异质性。χ^2 值在 Cochrane 系统评价中又被称为 Q 值，统计量 Q 服从自由度（即纳入研究总数减 1 得到的数值）为 $k-1$ 的卡方分布，如果 $Q<\chi^2_{k-1,0.05}$，表面 $P>0.05$，即说明研究的异质性是由于存在抽样误差而造成的，可认为研究是同质的；若 $Q\geqslant\chi^2_{k-1,0.05}$，表面 $P<0.05$，研究间的变异超出抽样误差所能解释的范围，不能认为各研究间同质，则需考虑异质性存在。使用 χ^2 和 P 值描述异质性时，只能表述有无异质性，不能说明异质性"大"或"小"。

2. I^2 统计量　I^2 统计量反映异质性部分（而非抽样误差所引起的变异）在效应量总的变异所占的比重。$I^2=100\%\times(Q-df)/Q$，其中 Q 为异质性检验的 χ^2 值，df 是它的自由度（即 $k-1$）。当 $I^2=0$（如果 I^2 为负数，我们设它为 0）时，表面研究间的变异仅由抽样误差引起，即无异质性；I^2 越大异质性越大，当 $I^2<0.25$ 时，则提示存在轻度异质性；当 I^2 在 0.25 到 0.5 之间时，则提示存在中等程度异质性；当 $I^2>0.5$ 时，则提示存在明显异质性，表示有实质性的异质性存在。

3. H 统计量　通过对统计量 Q 进行自由度（文献数）的校正，计算 H 统计量：$H=\sqrt{\dfrac{Q}{k-1}}$,

$$\left\{ H \text{ 的 } 95\% \text{ CI: } \exp(\ln H \pm Z_\alpha \times \mathrm{SE}[\ln(H)]), \right.$$

$$\left. H\,\mathrm{SE}[\ln(H)] = \frac{1}{2}\frac{\ln(Q) - \ln(k-1)}{2\sqrt{(2Q)} - \sqrt{2k-3}} \right\}。$$

式中 k 表示纳入 Meta 分析的研究数。统计量 H 值＝1 时，表示各研究间无异质性；一般情况下，当 $H > 1.5$，提示研究间存在异质性；当 $H < 1.2$，则可认为各研究同质；H 值在 1.2 和 1.5 之间，当 H 值的 95% CI 包含 1，说明在 0.05 的检验水准下无法确定是否存在异质性，当 H 值的 95% CI 没包含 1，则可认为存在异质性。

4. Galbraith 星状图 Galbraith 星状图是 Meta 分析异质性检验图示法的一种，以标准化估计值（如 logOR/lnRR/SE）相对于其标准误的倒数作图，当图中所纳入研究对应点集中于一侧，且散点斜率与过原点的回归线较为接近，则说明研究间同质，散点斜率差别较大则提示可能存在异质性。Galbraith 星状图中纵轴代表 Z 统计量（效应量除以它的标准误（b/se（b）））为、横轴代表标准误的倒数（1/se（b））。分析 Galbraith 星状图时，若回归线穿过原点表示固定效应模型的合并效应量，在这条直线的上下两个单位处于固定效应模型的合并效应量的斜率相等的 95% 置信区间作两条平行线。如果 Meta 分析各个研究无异质性，图中各研究对应点均落到置信区间回归线内。

5. 拉贝图 拉贝图（L'Abbe plot）是以每项研究中的暴露组或干预组事件发生率相对于对照组事件发生率作图，若所有点呈线性分布，则表示研究结果同质；若偏离该线过远，则表明该研究结果可能存在异质性。在 Meta 分析中，拉贝图是异质性检验图示法的一种，常用于 RCT 的二分类变量数据异质性检验。

在进行 Meta 分析时，值得注意的是由于异质性检验方法的检验效能通常较低，当纳入研究数量较少时，即使存在异质性也可能无法检验出；当纳入研究数量较多时，尽管这些研究的效应量是同质的，检验结果也可能有统计学意义。因此，在 Meta 分析时，需要综合考虑统计学检验与图形法的结果，并做出评价。

（四）异质性处理策略

在进行 Meta 分析时，纳入标准和排除标准的制度一定要是严格、规范、统一的。只有当纳入文献的研究目的相同、质量较高时，才能使研究间异质性最小，合并效应量高度可信。当存在异质性时，可采取以下措施。

1. 再次检查数据是否正确 严重的异质性可能是数据被错误地提取或输入到分析软件所导致。例如，如果对于连续性结局标准误被误输为标准差，这可能表现为置信区间非常窄，重叠非常少，并因此产生实质性异质性。因此当各研究间存在明显异质性时，首先应当再次检查数据是否正确。

2. 改变效应指标 异质性的产生可能是由于对效应指标的不恰当选择而造成。例如，研究选择使用不同量表或不同单位的连续性结局时，若选用均数差作为效应指标则可能出现明显的异质性，而当使用更恰当的标准化均数差时，则不会出现明显异质性。此外，对二分类变量效应指标（OR、RR、或 RD）的选择可能影响研究结果异质性的程度。当对照组事件发生率不同时，同质的 OR 或 RR 将肯定得到有异质性的风险差，反之亦然。

3. 选用随机效应模型合并效应量 采用随机效应模型估计合并效应量，可对异质性进行部分纠正。当异质性不明显时，随机效应模型与固定效应模型方法计算结果相似；但当异质性明显时，则可提高估算的置信区间的精度，并同时增大检验效能。

4. 探索异质性 在 Meta 分析时，可通过进行亚组分析或 Meta 回归等方法来探索异质性的来源。亚组分析是按不同设计方案、试验人群特征、研究质量、发表年代、治疗时间等分成亚组，进行分组分析。Meta 回归分析是通过建立回归方程，来反映一个或多个解释变量（如分配隐藏、基线危险度、干预时间）和结果变量（每个研究观察到的效应量）的关系。在临床研究中，由于各研究之间存在的各种差别，如药物剂量、病情轻重、年龄、测量时间等，由此构成异质性来源。如果这些因素能够准确测量并能全部解释变异时，可以采用 Meta 回归分析控制混杂因素。在控制这些变异因素的影响后，估计单纯的合并效应量。值得注意的是，当 Meta 分析所纳入的研究数量少于 10 个时，一般不做 Meta 回归分析。

5. 敏感性分析　敏感性分析是用于结果评价稳定性的一种方法，它评定数据和使用方法的不确定性如何影响合并结果的稳健程度。评价敏感性可以从以下几方面考虑：①原始论著的质量评价：主要评定试验设计是否严格符合要求；②变更方法对结论的影响大小；③选择偏倚的有无。敏感性分析常用方法如下：①按不同的研究特征，如不同的统计方法、研究的方法学质量高低、样本量大小、是否包括未发表的研究等，对纳入文献进行分层 Meta 分析，比较合并效应间有无显著性差异；②采用不同统计方法/模型重新分析数据，比较前后合并效应间有无显著性差异；③从纳入研究中剔除质量较低的文献后重新进行 Meta 分析，比较前后合并效应间有无显著性差异；④改变研究的纳入和剔除标准后，对纳入研究重新进行 Meta 分析，比较合并效应间有无显著性差异。

如果敏感性分析结果与之前分析结果没有冲突，那么认为该结果加强了原分析结果的可信度。如果敏感性分析结果得出与之前不同的结论，则提示存在干预措施有关的潜在重要因素，应进行进一步研究以明确干预效果存在争议的来源。

6. 放弃 Meta 分析　当异质性过于显著时，特别是具有显著的临床异质性、方法学异质性而无法通过上述几种方法解决时，尤其当效应方向存在不一致，则使用干预效应的平均值可能会产生误导。可考虑放弃作 Meta 分析，只对结果进行一般的统计描述，即定性分析或狭义的系统评价。Meta 分析中异质性检验及相关分析流程图见图 8-4-1。

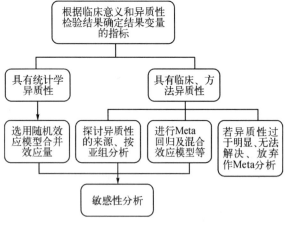

图 8-4-1　Meta 分析中异质性检验及相关分析流程图

三、合并效应量模型选择

（一）Meta 分析常用的统计学方法

1. 倒方差法　倒方差法（generic inverse variance）因每个研究所赋权重来自效应估计方差的倒数（如，标准误平方分之一）而得名。因此，较大样本的研究（其标准误较小）比较小样本的研究（标准误较大）所赋权重大。这一权重选择在最大程度上减小了合并效应估计的不精确性。倒方差法可用于二分类数据及连续数据的合并，但不适用于研究样本量小的情况。

2. Mantel-Haenszel 法（M-H 法）　不管是事件发生率低还是样本量小所致，当数据稀少时，倒方差所用的效应估计值的标准误可能欠佳。Mantel-Haenszel 法（M-H 法）根据使用的效应指标（如 RR、OR、RD），采用了不同的加权方式，因此在小概率事件时，其表现出较好的统计性能。因此在研究少和事件发生率低时，M-H 法一般优于倒方差法。需要注意的是，M-H 法只适用于固定效应模型，二分类资料的合并。

3. Peto 法　Peto 法是 M-H 法的改良，仅能用于合并 OR 值。其利用倒方差法近似估计 OR 的对数值，且使用不同的权重。当干预效应很小（OR 接近 1）、事件并不特别常见以及试验组和对照组事件数相似时，使用近似法来计算 logOR 的方法效果较好。其余情况下，其可能给出有偏倚的结果。当事件非常罕见时，该法尤其适用，但如果治疗效应非常大或研究中试验组和对照组的样本量严重不平衡，则该法不宜应用。

4. Dersimonian-Laird 法（D-L 法）　Dersimonian-Laird 法（D-L 法）是用于随机效应模型的方法，适用于各种效应值。该法基于倒方差法，根据不同干预效应间差异的程度或异质性对研究权重进行调整。它主要用于存在显著异质性的资料合并效应量，通过增大小样本资料的权重，减小大样本资料的权重，来减少偏倚，故结果解释应当更为保守谨慎。小样本资料由于偶然性较大，偏倚较大；而大样本资料往往偶然性较小，偏倚较小。通过随机效应模型处理的结果可能会削弱质量较好的大样本信息，同时增大了质量较差的小样本信息,因此对随机效应模型的结论应当慎重解释。

(二)Meta 分析时合并效应量的模型选择

Meta 分析合并效应量的典型过程一般可分为两步估计。第一步,计算每个研究的效应量及其 95％的置信区间;然后根据资料类型与异质性检验结果,选择合适的统计分析模型,估计合并效应量,必要时可作假设检验。

模型选择取决于异质性检验结果以及对理论效应量的假设。如果异质性检验无统计学意义,而异质性小到可以忽略,此时可认为理论效应量是固定的,可直接选用固定效应模型(fixed effect model,FEM)估计合并效应量;当资料不满足同质性时,不能用临床异质性和方法学异质性来解释时,则应选用随机效应模型(random effect model,REM)估计合并效应量。

1. 固定效应模型 固定效应模型是指在 Meta 分析中假设研究间所有观察到的变异是由偶然机会引起的一种合并效应量的计算模型,即按各研究的实际权重进行合并。固定效应模型的前提假设是在每个研究中真实的干预效应(包括大小和方向)具有相同的值(即在研究间是固定的)。这一假设意味着,所观察到的研究结果间的差异仅有机遇所致,即没有统计学异质性。

2. 随机效应模型 随机效应模型就是在固定效应模型的方差倒置法或 M-H 法基础上采用了 D-L 校正。两类模型区别在于加权方式不同,随机效应模型是以研究内方差与研究间方差之和的倒数作为权重,调整结果就是样本量较大的研究给予较小的权重,而样本量较小的研究则给予较大的权重。

3. 统计模型的选择 Meta 分析时选择的统计模型和效应量需根据 Meta 分析来源的原始研究,研究的设计类型进行,从而更好地解释结果。原则上,因为所有 Meta 分析所纳入的研究都存在多少不等的异质性,都应采用随机效应模型进行分析。但在临床和方法学同质的情况下,只要具有统计学同质性的资料就可使用固定效应模型进行合并,反之,凡具有统计学异质性的资料应都采用随机效应模型进行 Meta 分析,常用 Meta 分析方法

见表 8-4-4。

表 8-4-4 常用 Meta 分析方法一览表

资料类型	效应指标	固定效应模型	随机效应模型
二分类变量	OR	M-H 法 倒方差法 Peto 法	D-L 法
	RR	M-H 法 倒方差法	D-L 法
	RD	M-H 法 倒方差法	D-L 法
连续性变量	WMD	倒方差法	D-L 法
	SMD	倒方差法	D-L 法

第五节
Meta 分析结果的图示报告

本节介绍 Review Manager 软件制作干预性系统评价的三种 Meta 分析结果图,分别是森林图、漏斗图、质量评定图,并举例进行解读。

一、森林图

森林图根据各个研究结果的加权平均值来估计某一项干预措施的效果,以提供可靠的证据。在平面直角坐标系中以一条垂直的无效线(横坐标刻度为 1 或 0)为中心,用平行于横轴的多条线段描述了每个被纳入研究的置信区间(confidence interval,CI)范围,横线越长,对应研究的置信区间越宽,结果的准确性越低,横线越短,对应研究的置信区间越窄,结果的准确性越高。用一个方块描述了每个研究结果的点估计值,方块的面积代表该研究在 Meta 分析中被赋予的权重。末尾采用黑色菱形描述多个研究合并的效应值和置信区间。下面以实例介绍连续型数据和二分类数据的森林图结果图。

(一)连续型数据的森林图

当研究对象为连续型数据时,可选择加权均数差(weighted mean difference,WMD)或标准化均数差(standardized mean difference,SMD)为合并统计量。以图 8-5-1 为例。

该森林图共纳入 6 个研究。左边第一列显示

单个试验的名称,第二、三列表示试验组和对照组。采用 SMD 作为合并统计量、随机效应模型、Inverse Variance 统计方法和 95% CI。如图所示,B、E 和 F 三个研究 SMD 的 95% CI 包含了 0,即在森林图中其 95% CI 的横线与无效竖线相交,表示该指标试验组与对照组间的差异无统计学意义。图中最

下方的黑色菱形符号代表合并以上各项试验得出的综合结果,位于中线的左侧。最终得出结论:研究因素有利于结局发生。

(二)二分类数据的森林图

当研究对象为二分类数据时,可选择 RR、OR 或者 RD 为合并统计量。以图 8-5-2 为例。

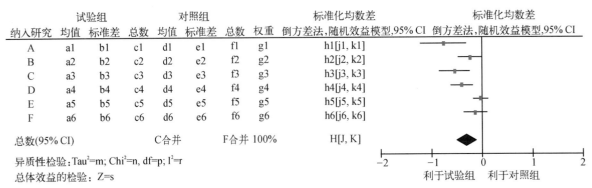

图 8-5-1 连续型数据的森林图

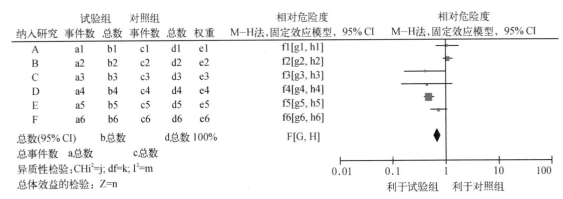

图 8-5-2 二分类数据的森林图

该森林图共纳入 6 个研究。采用 RR 作为合并统计量、固定效应模型、Inverse Variance 统计方法和 95% CI。如图所示,A、B、C、D、F 5 个研究 RR 的 95% CI 包含了 1,即在森林图中其 95% CI 的横线与无效竖线相交,表示该试验组发生率与对照组发生率间的差异无统计学意义。图中最下方的黑色菱型符号代表合并以上各项试验得出的综合结果,位于中线的左侧,最终得出结论为:与对照组相比,试验因素是结局发生的危险因素。

二、漏斗图

(一)基本介绍

漏斗图(funnel plot)是 Meta 分析中应用多个研究数据做成的散点图,以效应量大小为横坐标,

以测量值的权重如方差倒数、标准误或样本量等为纵坐标,是一种常用于识别发表偏倚或其他偏倚的可视化方法。漏斗图主要用于观察某个系统评价或 Meta 分析结果是否存在偏倚,如发表偏倚或其他偏倚。如果资料存在偏倚,会出现不对称的漏斗图,不对称越明显,偏倚程度也就越大。漏斗图不对称性主要与发表偏倚有关,但也可能存在其他原因。导致漏斗图不对称的主要原因有:①选择偏倚:发表偏倚、延期发表偏倚(时滞偏倚)、检索偏倚、语言偏倚、引文偏倚、重复发表偏倚、选择性的结果报道等;②方法学质量过低、造成小样本研究得出虚假的夸大疗效:包括方法学设计不良、分析不完整、学术欺诈等;③真实的异质性:效应量不同由研究的样本大小造成(如由干预措施强度或不同

样本量的研究之间潜在差异风险造成的);④人为因素;⑤机遇因素。

(二)漏斗图不对称的检验方法

漏斗图不对称的常用检验方法主要有秩相关检验法和线性回归法。秩相关检验法是在 1994 年,由 Colin B. Begg 等提出,采用秩相关检验定量识别报告偏移的方法。主要通过减去权重平均值并除以标准误(SE)将效应量标准化,然后通过校正秩相关分析,从而检验效应量的大小是否与其标准误差存在相关性。

线性回归分析法是由 Egger 等提出,其方法为用标准正态离差(standard normal deviate,SND)对效应估计值的精确度(precision)作回归分析。在连续性变量中,SND 定义为样本均数除以它的标准误;在二分类变量中,SND 定义为比值比(OR)除以它的标准误(SE);精确度的定义为标准误的倒数。如果存在不对称性,小样本试验显示的效应将系统地偏离大样本的试验,回归线将不通过起点。其截距代表不对称的程度,如果截距接近于 0,则认为发表偏移较小;若它偏倚 0 越大,说明漏斗图的不对称的程度就越明显。需注意的是,如果研究数量少于 20,两种检验方法的敏感性均较差,相对而言,后者的敏感性更高。此外,针对二分类资料,Harbord 提出改良的线性回归方法,基于计分检验的统计量 Z 及其方差对传统 Egger 线性回归法进行修正,可以避免应用 Egger 法增加 I 类错误的风险。Pepters 等提出的检验方法是源于 Macaskill 等提出的检验方法的修正,是干预效应量与样本量倒数并以平均事件发生率方差作为权重的线性回归分析,当合并效应量为 lnOR 时可替代 Egger 法进行不对称检验。Harbord 法及 Peters 法可以避免 Egger 等提出的检验法中当明显的干预效应存在时,对数比值比与其标准误间的数学联系(并因此得到假阳性检验结果),同时保留了检验效能。但是,当存在明显的研究间异质性时,还是会出现假阳性结果。

关于漏斗图不对称的建议:①仅当 Meta 分析纳入至少 10 个研究时方可使用漏斗图不对称检验,如果所纳入研究少于 10 项,则不建议进行漏斗图不对称检验。如果纳入研究过少,检验效能将过低,将无法区别机遇和真正的不对称。如果所有研究的样本量近似(干预措施疗效估计值的标准误相似),不宜采用漏斗图不对称检验。②对于连续型数据,测量结局是以均数差为效应指标,可选用 Egger 法检验漏斗图的不对称性,但不纳入研究远远少于 10 个的情况不宜选用 Egger 法。③对于二分类数据,测量结局是以 OR 为效应指标,一般情况下选用 Harbord 法和 Peters 法;当干预措施确有疗效、同时研究间存在异质性的情况下,选用 Rücker 等提出的检验法可避免假阳性结果。

(三)漏斗图图示

以图 8-5-3 中的漏斗图为例。

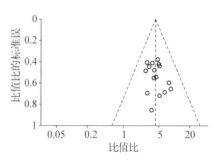

图 8-5-3　漏斗图图示

该漏斗图横坐标为效应指标 OR,纵坐标为标准误,小圆点代表各项研究的点估计值,中间虚线代表合并估计值。目测该漏斗图不对称,小样本研究既不沿点估计值对称分布,也不按大样本试验结果对称分布。提示有发表偏倚的可能,另外还需考虑纳入研究的质量不同、研究间异质性等问题。

三、质量评定图

临床试验中的偏倚风险可分为:选择偏倚、实施偏倚、测量偏倚、失访偏倚、报告偏倚和其他偏倚。在 Cochrane 风险评定工具中对应的项目为:随机数生成(选择偏倚)、分配结果隐藏(选择偏倚)、患者盲法(实施偏倚)、结果评定者盲法(测量偏倚)、不完整结果数据(失访偏倚)、选择性结果报告(报告偏倚)和其他偏倚。各条目评定程度为:低偏倚风险、高偏倚风险、偏倚风险不确定。低偏倚风险代表存在的偏倚不可能严重影响研究结果,高偏倚风险代表存在的偏倚严重减弱研究结果的可信度,偏倚风险不确定代表存在的偏倚使研究结果不可信。在质量评定图中三种颜色分别代表低风

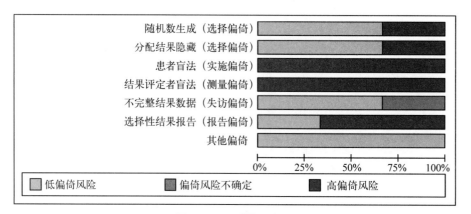

图 8-5-4 质量评定图

险、高风险和无法判断风险高低。以图 8-5-4 和图 8-5-5 为例。

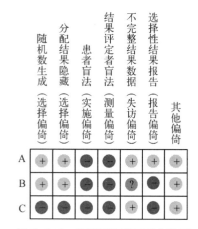

图 8-5-5 偏倚风险项目百分比图

该偏倚风险项目百分比图说明了 7 个评定项目中纳入研究偏倚风险所占比例情况,主要偏倚风险来自随机数生成(高风险约占 25%)、分配结果隐藏(高风险约占 25%)、参与者、实施者和评价者盲法的实施(高风险约占 100%)、选择性结果报道(高风险约占 75%)。不完整结局数据这项中无法判断风险高低占有一定比例,约占 25%。其他风险项各篇文献均为低偏倚风险。偏倚风险项目判断图说明纳入的 3 篇文献在偏倚风险评定项目中每一项的情况,如 A 文献的评判,由图可知该项研究在随机数生成、分配结果隐藏、不完整结局数据、选择性结果报道方面低风险,在参与者和实施者盲法的实施、评价者盲法的实施方面高风险。

第九章

临床实践指南

概述

一、循证临床实践指南的定义

临床实践指南（clinical practice guidelines，CPGs）又称医学指南、临床指南，是以临床随机对照研究和系统评价为基础，以系统综述为依据，经相关领域专家讨论后由专业机构或学会指定，具有权威性，用于指导决策和提供卫生保健的某特定领域中诊疗、管理及医治相关原则的文件。2011年美国医学科学院组织专家对指南的定义进行更新，即指南是基于系统评价的证据和不同干预措施利弊权衡下的基础上，形成的能够为患者提供最佳保健服务的推荐意见。

二、循证临床实践指南的产生与发展

指南成为临床实践的一部分，最早可以回溯到60多年前。1990年，美国医学研究所正式提出CPG的概念。近20年来循证的临床实践指南发展迅猛，并成为各专业的研究热点，有以下几点原因。

（一）传统经验医学临床实践的不合理

传统上，医师是基于个人的专业知识和临床经验为患者提供诊疗决策，但经验性的总结在可靠性上是远不如具有证据支持的结论。根据1992年Fieldm和Lohrm的研究表明，传统临床决策中只有4%有强有力的临床研究证据的支持，45%有严谨的临床研究证据且医师间有一定的共识，而51%的不但缺乏可靠的证据且在医师间也缺乏共识。例如在既往医疗防治中大家较为熟知的几个谬误：放血疗法曾作为常规治疗方式沿用几百年；乳房切除治疗孕妇子痫所致的惊厥；使用β胡萝卜素来预防心脏病；用维生素E来预防肺癌。这些做法均为传统医疗的经验性总结，而经现代医学检验发现其实际为错误，而这些错误的治疗方法曾作为灵丹妙药长时间沿用，所造成的危害难以估计。

（二）临床实践模式上极大的差异性

自20世纪80年代以来，研究发现不同国家之间在处理同一临床问题时，在临床实践方法上存在较大差异。例如一项关于中英两国对急性缺血性脑卒中处理措施的对比研究发现：中国医师甘油/甘露醇的使用率为69%，英国仅1%；中国医师激素使用率19%、钙拮抗剂使用率53%，英国<1%。甚至同一个国家内不同地区以及同一地区不同医院在处理同一临床问题时，在临床实践方法上存在较大差异。例如有研究发现美国的一个州内不同社区的儿童扁桃体切除率相差甚远，一个8%，一个70%。作为极其需要体现严谨性和科学性的医学，这些差异已远超出人口、地区、经济、社会等差异所能解释的范畴，令人不得不质疑治疗措施的有效性。因此，出于对临床实践模式规范性的要求，CPG制定工作成为各国卫生部门迫切需要解决的重大问题。

（三）医疗资源的分配要求

日益增长的卫生服务需求，以及医疗服务手段的日益多样化、复杂化，使得医疗费用成为各国政府和社会不堪承受之重。据报道显示，美国医疗费用每年支出达到2.5万亿美元，占国民生产总值18%以上，预计2018年全年将达到新高的4.4万

亿美元;而我国近年来医疗费用的平均年增长率(约21%)远远高于国民生产总值的增长率。对大多数中国人来说其收入水平难以负担不断上升的医疗开支。高昂的医疗开支让各国政府难以承担,因此要求各卫生部门应更加明智而不是盲目使用有限的医疗卫生资源。CPG的制定除了严格参照循证研究的疗效证据,还包括成本—效益分析(cost-benefit analysis,CBA)、成本—效果分析(cost-effectiveness analysis,CEA)、成本—效用分析(cost-utility analysis,CUA)以及成本最小化分析(cost minimization analysis)等经济学研究证据。因此,完善的CPG对合理高效的利用有限的卫生服务资源具有相当重要的意义。

(四)临床实践的挑战

科学证据的逐渐增多,高新技术司空见惯,患者保护意识加强,给临床实践带来极大的挑战。基于此,各国愈发认识到CPG在提高医疗质量和控制不断上涨的医疗费用上的不可替代性。美国卫生部成立了保健研究和质量局(agency for healthcare research and quality,AHRQ),每年投入数亿美元用于推进CPG的制定;英国卫生部公开提倡循证指南的制定过程需要专业化、规范化;中国原卫生部明确提出要进一步加大工作力度,研究制定常见病、多发病和费用高的诊疗项目的CPG。另外,近年来国际性期刊上已发表了数千项CPG,内容涵盖大部分临床常见疾病。

高质量的临床实践指南是医疗决策不可缺少的组成部分,循证临床实践指南的意义在于通过严谨准确的文字描述使医务人员可以及时地获取、阅读到临床科学研究结果,并将这些循证医学的证据迅速地运用到临床实践中去。它能指导基层医师在预防、诊断、治疗、康复、保健和管理工作上做出决策,提高临床诊疗的安全性、质量以及提高效率和效益,已逐步作为一些国家规范医疗服务,加强服务质量管理和控制医疗费用的重要工具。

但在这里我们还是需要明确一个观念,CPG的出现并非全面否定和取代所有的传统经验医学,它应该是在传统医学的基础上发展,但又别于传统经验医学,二者之间并不矛盾。CPG应该是对医师临床经验的完美补充和完善,帮助其在丰富临床经验基础上,可以使临床决策更科学、更合理和更完善。

第二节
循证指南的制定方法和步骤

一、循证指南制定的基本流程和主要步骤

临床指南的制定是一项系统工程,制定一项临床指南通常需要1~2年的时间。为保证指南的可用性、科学性和及时性,循证指南的制定过程必须透明、客观、公正,其开发应该有严格的方法学和程序要求。国际上许多专业机构,例如世界卫生组织(WHO)、英国国家卫生与临床优化研究所(national institute for health and clinical excellence,NICE)、苏格兰校际指南网络(Scottish intercollegiate guidelines network,SIGN)等,都发布了相应的指南制定规范手册。这些指导指南制定的标准,就是指南的指南(guidance for guideline)。

尽管不同组织发布的制定规范内容不一,但制定的基本流程和主要步骤如出一辙。以NICE指南为例,基本流程如下。

NICE下属的临床实践中心(the centre for clinical practice,CCP)委托一个国家合作中心(national collaborating centre,NCC)负责某项临床实践指南的制定。

NCC成立指南制定小组(guideline development group,GDG),GDG确定指南范畴和需要开展系统综述的问题,开展系统综述并对获得的证据进行讨论,制定指南建议。

以上流程中均有利益相关者(stakeholders)的参与,最终由NICE发布指南。

NICE指南制定主要有9个步骤:确定指南范围;成立指南制定小组;形成系统综述问题;检索文献;纳入研究和提取数据;评价研究质量;整合证据;制定指南建议,撰写和发布指南。

在总结国际指南的通用制定流程后,循证指南的制定可以被概述为以下10个主要步骤,见图9-2-1。

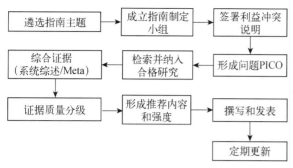

图 9-2-1　循证临床指南制定的主要步骤

二、循证指南制定的规划和启动

（一）确定指南制定的主题和目的

确定指南制定的目的、选择指南主题和指南类型等问题是决定一部指南的制定是否启动的前期工作，其有利于明晰所要解决的临床问题并给出适宜的制定方法。

1. 确定目的　首先要确定指南制定的目的，即指南要解决的目标，是对要解决的临床问题总的概括，如规范医疗行为、缩小临床差异、改善患者结局、合理统筹与有效利用医疗资源等。同时要明确说明指南所适用的患者以及指南的使用者。

2. 选择指南主题　主题一般是由指南制定小组的首席专家及指南制定负责人提出，在征求各相关意见后决定。临床诊疗指南所需解决的问题应始于临床实践，这些问题可以通过问卷调查，也可以由资深医务人员、患者及其家属研究后，结合临床实践经验提出。

主题选择一般需满足如下条件：某疾病仍存在高发病率及高死亡率；诊疗工作中差异确实存在或临床结局有改善的可能；有高质量循证指南的存在；推荐意见具有可接受的潜在用户等。

确定指南主题后，仍要进一步确定指南制定的必要性。调查显示，制定一部标准的指南，一般需要1~2年时间和几十甚至上百工作人员，花费数十万至数百万美元。所以在指南制定者准备发起一项指南时，需要对确定的主题进行相关的文献检索，若已有相同或类似主题的指南存在，则没有新指南制定的必要，可进行指南的评定和改编。

3. 指南类型　即确定是制定标准指南还是完整指南。

（1）根据篇幅和制作周期：快速建议指南（1~3个月，应对突发及紧急事件）、标准指南（9~12个月，单一临床问题）、完整指南（2~3年，某一卫生主题或疾病）以及汇编指南（对现有推荐意见的整合与汇总）。

（2）根据解决的医疗问题：临床指南、公共卫生指南和卫生系统指南。

（3）根据不同的适用人群：患者指南、管理者指南、临床医师指南等。

此外，还可以预先计划是否制定不同版本的指南，如适用于地区医院、县级医院的基础版指南，以及针对不同人群，比如管理者指南，患者版本的指南等。

4. 指南检索　通过文献预检索来确定相关资源，包括与指南主题有关的现有指南、系统综述、卫生技术评定报告与经济学评价，从而明确是否有制定指南的必要性。在检索指南时，应尽可能做到全面检索，表9-2-1列出了较为常见的临床指南检索官网及网络地址。

表 9-2-1　常用的临床指南检索网站

网站名称	网站地址
美国国立临床实践指南（national guideline clearinghouse，NGC）	http://www.guideline.gov/
加拿大医学会临床实践指南（Canadian medical association: clinical practice guideline，CMA Infobase）	http://www.cma.ca/clinical-resources/practiceguidelines
苏格兰校际指南网络（Scottish intercollegiate guidelines network，SIGN）	http://www.sign.ac.uk/
英国国家卫生与临床优化研究所（national institute for health and clinical excellence，NICE）	http://www.nice.org.uk/
新西兰临床实践指南（New Zealand guidelines group，NZGG）	http://www.nzgg.org.nz/
中国临床指南文库（China guideline clearinghouse，CGC）	http://cgc.bjmu.edu.cn:820/

美国国立临床实践指南（national guideline clearinghouse，NGC）提供临床实践和相关证据的功能完善的数据库，因其拥有众多的高质量指南、

独特的指南比较功能和完善的检索，一般列为首选。NGC 网站中的"指南合成"和"指南比较"模块有助于了解已有的同类指南。

加拿大医学会临床实践指南（Canadian medical association：clinical practice guideline，CMA Infobase），由加拿大医学会维护，指南包括来自加拿大各地和各机构团体提供的临床实践指南。

英国国家卫生与临床优化研究所（national institute for health and clinical excellence，NICE）是英国立法授权成立并独立于政府运营的卫生医疗服务标准指定的法定机构。主要关注新药物和医疗技术的评定，设立药物目录内用药和医疗技术的临床使用标准。

苏格兰校际指南网络（Scottish intercollegiate guidelines network，SIGN），1996 年在苏格兰卫生委员会领导下成立，主旨是临床实践指南的制定和实施。该网站重点关注癌症、心血管疾病和心理卫生等领域。该网站将指南分为四种类型：基层医疗服务管理指南、患者转诊和管理指南、第一专科评定准入标准指南和临床优先评定标准指南。

中国临床指南文库（China guideline clearinghouse，CGC）是由中国医师协会循证医学专业委员会和中华医学杂志社于 2011 年共同建设，收录了近五年内中国医学期刊发表的临床实践指南，为临床工作者、管理机构和社会大众提供免费查询和下载指南的平台。该文库是目前国内临床指南网站中收录量最大的平台之一。

除了指南网站，还可以通过数据库、网络检索（百度、Google 等）作为补充检索。

若相同主题已有国内和国外的"指南"发布，指南评价小组需要分析中国的文献和中国已有的指南，在参考国际指南的基础上，改编或更新中国的指南，完善和提高中国诊疗指南的水平。若未发现与主题相关的指南，且有一定数量的国内研究证据，则可以撰写制定指南的计划书。

（二）撰写指南制定计划书

指南制定计划书主要包括：指南标题、书目来源、所涉及领域背景介绍、目标人群、检索和选择证据的方法、资助、小组成员及其利益冲突说明、小组成员工作任务分配、完成时间计划、指南发布机构的说明、评审、传播与实施等。

计划书要由该指南首席专家及制定工作负责人组织专科分会专家对指南的制定或更新进行审核。若通过审查，负责人应组织成立指南的制定小组。

（三）建立指南制定小组

制定高质量的循证指南具有一定的复杂性和挑战性，需要招募多学科成员及专家组织成立指南制定小组，共同完成指南的编写工作。

指南制定小组成员主要分为三大类：临床专家及临床专业人员、相关领域专家、患者代表。小组成员一般 10～20 人。

1. 临床专家及临床专业人员　临床专家在指南所涉及的疾病领域具有较高的诊疗水平和影响力，是指南制定的总指挥。其他包括临床医师、药剂师、康复治疗师、护理人员等相关专业人员则对指南制定过程中有可能出现的临床问题进行识别和解决。

2. 相关领域专家　主要有方法学家、文献学专家、流行病学家、卫生经济学家、社会心理学家、统计学专家及编辑人员等。

3. 患者代表　将患者对疾病治疗的感受和期望纳入考虑范畴，不仅能提高指南的可操作性，还能保证其全面性和公平性。

指南制定小组成员除有专业的分工外，在指南制定中的责任分为：首席专家、指南制定工作负责人和成员。

1. 首席专家　应该对指南所涉及的病种具有充分的了解和较高的诊疗水平，熟悉指南各方面要求，原则上应在本领域、本学科、本专业具有极高的学术地位和影响力，主要负责指南的总体设计和技术指导，指导指南编写工作逐步开展，控制工作进度，监查指南编写工作质量以及发表后的继续监查。

2. 指南制定工作负责人（工作组组长）　在具备较高学术水平的基础上，需要通晓指南制定方法学，并有精力和时间从事指南制定工作，主要负责准备指南制定方案、草案撰写和组织管理等，协调成员之间的分工合作，确保组内正常有效地运作，在各自擅长的领域履行相应的职责。

3. 小组成员 在首席专家的指导下,由制定工作负责人带领完成指南的撰写工作。

(四)利益声明与处理

利益冲突是一个至关重要但又普遍存在的问题,是指南制定过程中最为常见的偏倚来源。在指南制定前,所有参加指南制定的成员都应该提交利益声明,待声明评审后才可参加相关工作。接受企业资助的成员不应该参加指南最后的决策制定过程。

1. 利益声明的内容 如有利益关系必须在指南的文件中明确表示,利益声明的内容如下。

(1)食宿费、差旅费及课时费等。

(2)相关企业机构的股份或债券。

(3)雇佣关系或咨询服务关系。

(4)利益声明的原则:在工作中被认为会影响个人客观性和独立性的任何利益关系都要纳入。

2. 利益声明的报告 指南中必须包含一个涉及如下内容的总结。

(1)利益声明收集的过程,声明的利益冲突及其处理方法的简要说明,这些内容要写在指南的文件中。

(2)如果没有冲突,利益声明同样需要提供,同时也需要提供相应的说明信息。

(3)指南工作组的每位成员都应在利益声明上签字。

(五)构建临床问题

临床问题是临床实践中亟待解决的问题,相较于指南的主题更为具体化。临床问题应包括干预措施的有效性、不良影响、社会认可度和或成本效益的信息等,为推荐意见提供证据基础。背景信息,如疾病的概念、流行病学和病理学等不需要全面的评价。

1. 临床问题的构建 一般采用PICO模式:人群(patient/population)、干预措施(intervention)、对照(comparison)和结局(outcome)。

(1)人群:应准确描述其适应证,包括年龄、性别、民族和行为特征等,描述适应人群所处的环境,是否需要亚组或排除亚组等。

(2)干预方案:需要明确其治疗措施、诊断步骤、制定诊疗措施的程序、影响预后(prognosis)因

素、风险因素、生活方式的改变、社会活动、筛查方法、预防措施等,并考虑其他变量,如剂量、频次、时间和疗程等,在干预措施较为冗杂的情况下,应当优先考虑最关注的部分及如何最佳地描述它们。

(3)对照:确定其他可采用的干预措施,如安慰剂、不干预、标准治疗方案、现行的标准诊断、干预措施的调整方案或完全不同的干预措施。

(4)结局:明晰推荐意见的目标,预期效果和潜在危害。需要根据专家、指南的实施者和患者的意见形成结局指标清单,选取可能的安全性、疗效和经济学结局。

2. 结局指标的选择和分级 由指南制定小组负责组织临床专家和患者制定结局清单,该清单需在制定小组里统一进行分级和排序。每位组员在1～9分范围里对结局指标评分,7～9分表示该结局指标对决策起至关重要的作用,4～6分表示该结局指标重要,1～3分表示该结局指标不重要。

3. 确定需要系统综述的问题 一项临床实践指南,通常可以形成10余个系统综述问题(review question),对这些问题应该进行排序,优先解决亟须回答的问题。常见的系统综述问题包含以下3类:干预、诊断和预后问题,其中干预问题最为常见,采用PICO模式来构建。对于诊断和预后问题,PICO模式同样适用,只是"干预"分别代表"诊断试验"(index test)和"预后因素"(prognostic factor)。

(六)证据检索和综合

指南制定小组应收集所有与选题有关且符合质量标准的研究材料供进一步评价,检索的过程应透明、完整和可重复。为了节约时间和成本,在搜集临床证据时,应首先检索是否存在相关的系统综述。若能检索到,可采用系统综述质量评价工具(measurement tool to assess systematic reviews,AMSTAR)或系统综述偏倚风险评定工具(tool to assess risk of bias in systematic reviews,ROBIS)对其进行质量评价,并评价其结果的适用性。如果有最新发表(2年内)的高质量系统综述,可考虑直接利用。

如果没有相关的系统综述,或已有的系统综述质量不高,或不是新近发表,或其结果对指南所针

对的问题的适用性较低,则需要制定或更新系统综述。此时应系统地检索、评价和整合相应的原始研究证据。

1. 确定检索词 根据已确定的临床问题,分别针对患者或人群、干预措施或暴露因素、结局等方面提取关键词。每个数据库的检索策略在系统综述中都应该明确说明,推荐以自由词结合主题词的形式检索。由文献专家提出检索策略,项目组对其科学性、可行性讨论后,开展检索工作。

2. 选择数据库 文献检索以全面为原则选择数据库。系统综述的检索应至少包括以下数据库:PubMed/Medline、Embase、Cochrane Library、中国生物医学文献数据库(CBM)、中国期刊全文数据库(CNKI)、中文科技期刊数据库(维普)、万方全文数据库。

原始研究论文的检索应至少包括以下数据库:PubMed/Medline、Embase、Cochrane Library、Clinical Trial Gov、International Clinical Trial Registry Platform、中国期刊全文数据库(CNKI)、中文科技期刊数据库(维普)、中国生物医学文献数据库(CBM)、万方全文数据库、中国优秀博硕士学位论文全文数据库。以电子数据库检索为主,同时使用手工检索,以尽可能检出更多相关文献。

3. 根据纳入排除标准筛选文献 指南制定小组要确定文献纳入与排除标准,对文章进行筛选,明确最后纳入的文章。可以先对题目与摘要进行阅读来排除一些与指南制定无关的文章,对于符合标准和无法判断的文献再进行全文阅读与评定。

4. 偏倚风险评价 针对纳入的每篇文献,都应按照文章类型选择相应的偏倚风险评价工具。

用 AMSTAR 对系统综述进行评定;随机对照研究、观察性研究(队列研究和病例对照研究)等选择 Cochrane 偏倚风险评定工具。

5. 证据综合 尽量采用系统综述的方法进行证据的综合,包括定量方法 Meta 分析和定性系统综述。

(1) Meta 分析:如果提取的数据满足异质性要求,即各临床研究间的异质性较小(包括临床患者情况、干预方法及统计学异质性),可用 Meta 分析整合数据。Meta 分析是应用统计学方法总结独立的研究结果。相较于系统综述纳入的单个研究,Meta 分析集合了所有相关研究的信息。为了更加精准的疗效评定,应该分出高质量研究报告和低质量研究报告,分别进行分析,对比其差别。Meta 分析的结果通常用 RevMan 免费正版软件进行,可以用"森林图"来表示结果。

在进行 Meta 分析时要注意异质性问题。异质性是指研究的结果之间所存在的真实差异,这种差异是除了抽样误差以外所存在的差异。它一般可分为方法学异质性、统计学异质性和临床异质性。异质性很大时不宜直接进行 Meta 分析。

(2) 叙述性系统文献综述(定性系统综述):如果因为各研究间异质性太大而无法进行 Meta 分析,或者因包含了不同类型的干预措施而不适合进行 Meta 分析,则可将证据呈现在叙述性系统文献综述中。在制作之前,需要详细说明其方法,并严格遵循,从而避免引入偏倚。每个独立研究的结果都可在表中呈现。不管最后结果呈现采用了何种方法,都应该确保信息的关键部分应该与原始研究所提供的信息相同。

6. 质量控制 为了规避选择证据的偏倚,上述系统综述的每个步骤至少由两名成员独立进行。如果对检索和评价结果存在分歧,则由第三者仲裁解决,第三者可以是指南制定小组负责人或专家组成员。

(七)证据分级

对系统综述中检索和综合的证据需要进行质量评价,在此基础上进行证据质量分级。评价工具可选择牛津循证医学中心(Oxford center for evidence-based medicine, OCEBM)临床证据水平分级和推荐级别及国际 GRADE 工作组研发的 GRADE 标准。评价证据并形成证据总结是一项需要医师们学习的工作,同时最好由方法学专家来指导共同完成,其基础是要认真读通、彻底了解各种研究报告的内涵。

1. OCEBM 证据分级标准 OCEBM 基于研究设计论证因果关系的力度不同将证据水平分为 5 级,根据证据质量、一致性、临床意义、普遍性、适用性等将推荐意见分为 A(优秀)、B(良好)、C(满意)、D(差)四个级别。其中 A 级推荐意见应来自 I

级水平的证据,所有研究结论一致,临床意义大,证据研究的样本人群与目标人群符合,因此该推荐意见可直接应用于各医疗行为中;而 B、C 级推荐意见则在上述各方面存在一定问题,其适用性受到不同限制;D 级推荐意见存在很大的局限性,可能无法应用于医疗行为。

2.GRADE 标准　详见第五章第三节。

(八)形成推荐建议

1.循证证据形成推荐意见　对证据进行分级评价并讨论其与临床问题的符合程度,考虑其他影响推荐意见的因素,如经济性、可行性、公平性、患者偏好与价值观等,经过指南制定小组专家共识会议表决后,将证据转化成推荐建议(表 9-2-2)。

推荐建议均应有证据支撑,相应的证据来源文献应列入参考文献。推荐建议的等级依据目前主要以 GRADE 推荐强度为主,也可以用 OCEBM 证据等级和推荐强度,或者两种标准平行排列。例如以 GRADE 证据系统和推荐强度为依据的指南推荐意见用 1A、1B、1C、1D、2A、2B、2C、2D 来表示,1 表示强推荐,2 表示弱推荐,A、B、C、D 表示证据的质量。

表 9-2-2　支持推荐意见形成的决策表

推荐意见		
适应证(人群)及如何确立此适应证		
干预措施		
证据质量	分级(GRADE)	解释
证据质量(证据质量越高,越可能做出强推荐)	高 中 低 极低	
利弊平衡与负担(利弊间的差别越大,越可能做出强推荐;净效益越小及利弊的确定性越低,越可能做出弱推荐)	利明显大于弊 利弊平衡 潜在危害明显大于潜在效益	
意愿和价值观(意愿与价值观的可变性越大,越可能做出弱推荐)	无重要可变性 有重要可变性	
资源利用(干预的成本越高,即资源使用越多,越可能做出弱推荐)	资源耗费较少 资源耗费较多	
总体推荐强度(强或弱)		

2.专家共识形成推荐建议　除了对证据质量和利弊权衡以外,患者的价值观、干预的成本等都是影响推荐强度的重要因素。专家共识可以在获

取这方面发挥一定作用。专家共识分为非正式专家共识和正式专家共识,非正式专家共识指的是没有正式的达成共识的程序和流程,专家们自由讨论,通过自由讨论达成对一个问题的共识。正式的专家共识除了可以讨论外,还事先制定了大家认同并需要遵守的正式原则和程序。循证指南制定中采用的方法是正式专家共识方法。常用的正式专家共识方法主要有 3 种(表 9-2-3)。

表 9-2-3　各种专家共识方法的特点

共识方法	是否可以邮寄问卷	个人独立决策过程是否保密	临时的小组建议或决定是否反馈给成员	是否允许面对面讨论	是否为结构化的互动讨论	整合成员观点的方法
非正式共识方法	×	×	×	√	×	不明确*
常用正式共识方法						
德尔菲法	√	√	√	×	√	明确**
名义群体法	×	√	√	√	√	明确
共识形成会议法	×	×	×	√	×	不明确
RAND 法	√	√	√	√	√	明确

注:*不明确的方法指的是定性的或者简单的定量方法(如多数投票);**明确的方法通常比较复杂,包括合并各种观点时所用的统计学方法(根据数学规则,如考虑均数和标准差)。

(1)德尔菲法:20 世纪 50 年代由 RAND 公司制定的德尔菲法(根据有预测能力的希腊神命名)开始用于预测,后来逐渐用于卫生部门确定优先领域等多种目的,现在也用于指南的制定。德尔菲法(Delphi)是指通过多次反复的结构化的方式搜集参与者意见,主要特点在于:设立主持人或主席,结构化的流程具有可控性,参与者可独立、匿名发表意见,并可得到反馈,但过程复杂,花费时间较长。其具体流程如下。

专家的遴选:应根据需要研究的主题,制定专家遴选标准。咨询的专家应精通本学科的业务,有一定的知名度、具有高级职称、有兴趣和能够坚持完成数轮专家工作坊或共识会议。遴选专家时应考虑专家分布的地域性。专家人数以 10～30 人为宜,对于一些重大问题,专家人数可适当扩大。

专家调查问卷的制定:依据德尔菲法的基本原则和特点,同时根据需要形成共识的主题,制定调

查问卷。第一轮专家调查问卷的制定采用文献回顾进行问题的初选和对专家进行开放性询问相结合的方法,即在文献研究的基础上提出指南的相关问题,同时要求专家对这些问题发表意见,做出修改和提出自己的见解。其后的调查问卷主要采用客观评分和专家提出书面具体的意见和建议相结合的方式进行。

通过匿名方式,多为通过邮件发送问卷,征询参与者的意见,并应用统计学汇总整理,再次将新汇总的材料发送至参与者,供其再次分析判断并提出新的意见。

德尔菲法的轮次:一般实施2~4轮。根据专家意见的协调程度,判断德尔菲法的轮次,当专家的意见趋近一致,专家咨询问卷工作即可结束。

经过统计分析,最终得到比较一致且可靠性较大的结论或方案。

(2)名义群体法:名义群体法(nominal group technique,NGT)是指在决策过程中对群体成员的讨论或人际沟通加以限制,群体成员是独立思考的。像召开传统会议一样,群体成员都出席会议,但群体成员首先进行个体决策。主要特点在于:每位成员可平等参与,可避免讨论产生的冲突,能尽可能多地搜集观点,节省时间,但在同时解决多个问题上缺乏灵活性,需要较长的时间。其具体流程如下。

成员集合成一个群体,但在进行任何讨论之前,每个成员独立地写下对问题的看法。

经过一段沉默后,每个成员将自己的想法提交给群体。然后一个接一个地向大家说明自己的想法,直到每个人的想法都表达完并记录下来为止(通常记在一张活动挂图或黑板上)。所有的想法在记录下来之前不进行讨论。

群体接着展开讨论,以便把每个想法搞清楚,并做出评价。

每一个群体成员独立地把各种想法排出次序,最后的决策是综合排序最高的想法。

名义群体法的主要优点在于,使群体成员正式开会但不限制每个人的独立思考,但是又不像互动群体那样限制个体的思维,而传统的会议方式往往做不到这一点。20世纪70年代和80年代指南制定最常用的共识方法是RAND公司修订的名义群体法(modified NGT,也有人称之为"modified Delphi"),即每位成员先独立打分,主持人或主席汇总并呈现所有意见供大家讨论,再次由成员独立打分,该过程可进行多次直到达成一致。

(3)共识形成会议法:1977年,美国国立卫生研究院(national institutes of health,NIH)将共识形成会议(consensus development conferences)引入医学领域,即遴选一组人(10余人)参加会议就某问题根据呈现的证据达成共识,分为开放和封闭两种类型,均设有主席负责控制过程和分配任务,公众也可参与其中。相比于德尔菲法和名义群体法的从专家观点中得出决策,共识会议还倾向于通过公共论坛讨论问题。主要特点在于:通过面对面讨论和交流可产生更多建议,形式灵活,内容更丰富,经济方便,可实现快速决策,但目前对群体意见的综合分析方法尚不够明确。为了使共识会议法得出恰当、有用的结论,必须合理遴选所要解决的研究问题和成员。其具体流程如下。

会议成员的遴选:会议的参与者应能够在研究主题上给出较客观的和专业化的意见,应尽可能选择不同观点的专家,以听取不同意见,谋求共识。

会议的主要议程:会议分两个部分,即公开讨论会和委员会。在公开讨论部分,应邀专家向会议小组陈述观点和意见并接受提问和咨询,然后会议小组组织委员会进行研讨和材料的整理,准备撰写共识声明。

会议的讨论范围:应预设若干问题作为议题,在会前使所有与会者熟知这些问题。议题应是指南制/修订中呈现的技术问题、意见不统一之处等困难。

由各相关专家、群体、代表等以投票、排序、公开讨论等非结构化的互动方法,评定由外部专家提供的证据,再将这些多元化的决议整合出最重要的指导建议。共识会议法最重要的作用是形成"共识声明"或"推荐意见",见表9-2-4。

当达成共识有困难时,采用GRADE网格(GRADE Grid)方法可以帮助达成指南共识。在GRADE网格中,推荐或反对某一干预措施者>50%,则视为达成共识。一个推荐意见被列为强推荐,需要>70%的参与者认可。如果未达成共识,进行下一轮重新投票。德尔菲法、名义群体法和共识形成会议法在达成共识意见时均可以采用 GRADE 网格方法。

表 9-2-4　制定指南时记录专家意见的 GRADE 网格

	等级分数				
	2	1	0	1	2
干预措施的利弊权衡推荐意见	明显利大于弊强："一定做"	可能利大于弊弱："可能做"	利弊相当或不确定无明显推荐意见	可能弊大于利弱："可能不做"	明显弊大于利强："一定不做"

对下面每个提案，从利弊方面看，请用"×"标及最符合根据你所获得证据得出评定结果的选项

提案1					
提案2					
提案3					

注：表格内填写投票的专家人数。

3. 撰写推荐意见　专家共识推荐意见必须明确且具有可操作性，并能体现出 PICO 模式，以及提供推荐强度和证据质量。指南中的所有推荐意见的语言都应尽可能保持一致。

（九）撰写

详见本章第三节。

（十）评审和发表

详见本章第四节。

第三节
指南的规范化撰写和报告

一、指南的报告现状和存在问题

（一）国外指南的报告现状和存在问题

清晰、明确地报告临床实践指南，对于指南的传播与实施至关重要。然而，指南的报告质量却并不尽如人意。一项 2000 年发表在 The Lancet 上对全球范围内 431 部指南报告现状的调查研究发现，仅 33% 的指南报告了利益相关者（stakeholders）的类型，仅 18% 的指南详细报告了纳入证据的标准，13% 的指南报告了检索文献的方法。

一项对 2008—2014 年里由 WHO 制定的 133 部指南报告情况的调查表明，WHO 的指南依旧在报告方面存在较大问题。

1. 指南标题的报告不规范　仅对于指南的描述，就有超过 30 种不同的表达方式（表 9-3-1），这将有可能对指南后期的检索和利用造成困难和障碍。而且标题中缺乏对重要信息的呈现，明确包含了人群、干预措施和结局的标题仅为 5%。

表 9-3-1　WHO 指南标题中表达指南的术语

排序	指南术语	指南数（百分比）
1	guideline（s）	54(41%)
2	recommendations	20(15%)
3	statement	10(8%)
4	guidance	10(8%)
5	guide	4(3%)
6	manual	4(3%)
7	handbook	3(2%)
8	rapid advice	2(2%)
9	toolkit	2(2%)
10	report	2(2%)
11	care	1(1%)
12	chart booklet	1(1%)
13	management	1(1%)
14	criteria and classification	1(1%)
15	criteria	1(1%)
16	framework	1(1%)
17	global framework	1(1%)
18	guiding principles	1(1%)
19	initiative	1(1%)
20	interventions	1(1%)
21	management	1(1%)
22	medical reasons	1(1%)
23	textbooks	1(1%)
24	operations manual	1(1%)
25	policy	1(1%)
26	response	1(1%)
27	role	1(1%)
28	technical paper	1(1%)
29	technical consultation	1(1%)
30	technical note	1(1%)
31	tool	1(1%)
32	world report	1(1%)

2. 执行总结的报告不统一　首先在结构方面存在很大差异,部分执行总结全部用来总结推荐意见;部分则主要交代指南制定的背景、目的和方法;内容上也较为分散,涉及 16 个方面。

3. 更新情况的报告不详细　约 60% 的指南报告了更新情况,但在报告的具体细节上差异较大,更为重要的是,没有一部指南详细报告具体的更新方法。

4. 指南小组的报告不充分　WHO 指南制定手册明确要求指南应该成立三个独立的小组,但同时报告三个小组构成和职能的指南仅占 6%,大部分指南仅报告了其中一个或两个小组的情况。

5. 对现有指南和系统综述的检索报告不足　为避免资源浪费,制定指南之前需要查重,即检索是否存在相同或相似指南,如果存在,则需要对现有的指南进行评定,看是否有必要重新制定指南。90% 的 WHO 指南未报告对现存指南的检索情况,仅有 2 部详细报告了具体的检索策略。在利用现有系统综述方面,仅有 1 部报告了系统综述的获取途径和纳入排除标准。

6. 证据分级方法的报告存在差异　尽管《WHO 指南制定手册》要求 WHO 指南采用 GRADE 分级系统,但仍然有近一半的指南未报告所采用的分级系统,在报告了采用 GRADE 分级的指南中,对证据分级表和结果总结表的报告也存在很大差异。

7. 患者偏好和价值观(patients' values and preferences,V&P)以及经济学分析方面的报告过于笼统　尽管分别有 1/3 和 1/2 的指南报告在形成推荐意见时考虑了患者的偏好和价值观、相关成本和资源,但在如何搜集相关信息以及将其整合到具体的推荐意见方面,均缺乏具体解释。

8. 利益冲突的报告不充分　原则上每部 WHO 指南都应该详细报告其利益冲突,但仍然有 1/10 的指南未进行报告。在报告了利益冲突的指南当中,有 5% 未清楚说明是否存在利益冲突。利益冲突的类别上仍然以经济利益为主,较少涉及专业利益冲突。此外指南的局限性、术语和缩略语,以及反馈和联系方式等方面报告率也很低,不利于使用者全面理解、评定和对指南进行及时的反馈。

(二)中国指南的报告现状和存在问题

一项 2012 年的研究调查了 1993—2010 年间中国 115 种医学期刊发表的 269 部指南,结果显示,没有指南在制定时考虑了患者偏好和价值观,只有 1 部指南报告使用了 GRADE 方法,2 部指南报告发布前送了独立外审,2 部指南报告有方法学家参与,1% 的指南报告使用了系统的方法检索证据,12% 的指南提及更新情况,但没有指南对如何更新进行具体描述,88% 的指南没有报告它们是否接受了资助,没有指南报告制定的成本。

2015 年,针对中西医结合领域指南的调查报告也发现如下信息。

1. 基本信息方面　标题中明确采用了"指南"这一术语的指南仅占 50%,只有 1/5 的指南充分报告指南的版本,没有指南报告执行总结、缩略语和术语。

2. 制定目标和指南小组方面　清楚阐述指南背景问题和总目标的指南均不到 1/10,没有指南报告拟实施的具体环境,没有指南充分报告指南小组的构成与职能。

3. 系统综述和证据分级方面　没有指南以 PICO 模式提出具体问题,也没有指南报告系统综述的证据,仅有 1/10 的指南报告了证据质量的分级。

4. 推荐意见形成方面　没有指南在形成推荐意见时对患者价值观和偏好及经济情况进行探讨和考量,95% 的指南未清楚阐述达成共识的具体方法。

5. 外审和利益冲突方面　没有指南报告独立送外部专家评审,也没有指南报告利益冲突情况。

6. 其他方面　没有指南报告应该从哪里获取指南制定的相关资料与信息,没有指南报告对未来研究的启示,仅有 1 部指南报告了本身的局限性。

二、指南报告规范的制定与发展

(一)指南报告规范的制定

从 20 世纪 90 年代开始,医学期刊编辑、方法学家和各专业领域的专家便开始互相协作制定报告指南,以期提高医学研究的报告质量。1996 年国际报告试验的统一标准(consolidated standards of reporting trials,CONSORT)小组首次基于临床试验报告混乱和低质量的问题,开发制定了针对随机对照试验(RCT)的报告标准,在医学界产生了重大的影响,该报告指南目前已经被国际上包括 *JAMA*、*The Lancet*、*Annals of Internal Medicine*、*BMJ* 等在内的 585 个期刊引入稿约。随着时间的推移,研究的报告质量越来越受重视,进而有越来越多针对不同研究类型的报告指南开始被制定、发表和应用,比如针对系统综述和 Meta 分析 PRISMA(preferred reporting items for systematic review and meta-analysis)声明,针对观察性研究的 STROBE(strengthening the reporting of observational studies in epidemiology)声明,针对动物研究的 ARRIVE(animal research: reporting of in vivo experiments)声明,以及针对病例报告的 CARE(CAse REport)声明等,这些报告指南不仅提高了医学研究的报告质量,同时也促进研究者更好的设计和实施研究。

为了更好地促进卫生研究得到透明详述的报告,提高报告指南的可靠性,2008 年多个国家和国际组织的专家协同启动了 EQUATOR(enhancing the quality and transparency of health research)项目,同时建立了 EQUATOR 协作网,提高报告指南相关的资源和培训,并建立了首个全球报告指南的注册与检索数据库。截至 2015 年年初,EQUATOR 协作网已经收录了 280 部报告指南。

(二)常用的指南报告规范标准

1993 年,加拿大 McMaster 大学 Haynes 等针对指南摘要制定了报告标准(表 9-3-2),由 9 个条目组成。该标准针对如何系统、规范地报告指南的摘要提供了参照。但该规范只是针对指南摘要,对于全文并未提出进一步的要求。

表 9-3-2 临床指南摘要的报告标准

条目	内容
目标	指南的主要目标,包括卫生问题和所针对的患者、卫生保健提供者及适用环境
选择	在指南制定过程中所考虑到的各种临床实践选择
结局	比较可供选择的实践方案时,应考虑到的重要健康结局及经济结局
证据	搜集、筛选和综合证据的方法及时间
价值观	声明价值观是如何影响实践方案的潜在结局,并说明谁参与了此过程

(续表)

条目	内容
利益、危害及成本	患者应用指南的预期利益、危害及成本的类型和大小(高低)
推荐意见	主要的推荐意见总结
有效性	外部评审报告,与其他指南的比较或对指南使用的临床研究
资助	指南的制定者、赞助者或审核者应声明其利益冲突

2003 年,指南标准化会议(conference on guideline standardization,COGS)工作组成立,研发了针对临床实践指南的报告指南 COGS 标准。COGS 是当前唯一一个正式发表的专门针对指南的报告指南(标准)。COGS 标准包括 18 个条目(表 9-3-3),基本全面覆盖整个指南制定过程。其详细说明在本章第五节介绍。

表 9-3-3 COGS 标准

条目	说明
1. 概述材料	提供一个包含指南的发布时间、状态(原稿、修订稿还是更新稿)、印刷版本及电子版资源的结构式摘要
2. 关注的问题	描述指南所主要关注的原发疾病和/或疾病状况(治疗所需条件)和相应的干预措施、医疗服务、技术方法。指出在指南制定过程中考虑到的任何可供选择的预防性、诊断性或治疗性干预
3. 目标	描述通过遵循指南而有望实现的目标,包括说明制定该主题指南的合理原因
4. 用户/使用环境	描述指南的目标用户(例如,提供者的类型、患者)及该指南的使用环境
5. 目标人群	描述符合指南推荐意见应用条件的患者人群并列出所有的排除标准
6. 指南制定者	明确指南制定的责任组织及所有参与指南制定人员的名字、认证信息和潜在的利益冲突
7. 资金来源/赞助商	明确指南制定的资金来源/赞助商并描述其在指南的制定和报告过程中的作用,并声明潜在的利益冲突
8. 证据搜集	描述用于检索科学文献的方法,包括检索的时间段、数据库及筛选文献的标准
9. 推荐意见的分级标准	说明用于评价推荐意见对应的支持证据的质量的标准及用于描述推荐强度的系统。推荐强度表明了遵循某种推荐意见的重要性;它基于证据质量及对预期利弊的权衡
10. 综合证据的方法	描述是如何利用证据得出推荐意见的,例如,证据表、Meta 分析或决策分析
11. 发布前审阅	描述指南制定者在指南发布前是如何评审和/或测试指南的
12. 更新计划	说明是否有更新指南的理由,若有,则需说明此指南版本的有效期
13. 定义	定义不常见的术语及那些可能会引起误解的术语

（续表）

条目	说明
14. 推荐意见和理由	明确阐述所推荐的方案及该方案所适用的情形。通过描述推荐意见与支撑证据间的关联来证明该推荐的合理性。基于第9条中所述的标准指明证据质量及推荐强度
15. 潜在的利弊	描述与应用指南推荐意见相关的预期利益和风险
16. 患者偏好	当推荐意见涉及相当数量的个人选择或价值观因素时，需描述患者偏好的作用
17. 流程图	需提供指南所描述的临床保健措施的阶段和决策图解
18. 实施注意事项	描述指南应用的预期障碍。为卫生保健提供者或患者提供任何可参考的有助于指南实施的辅助文件，并就指南实施过程中用于监测临床变化的审查标准提出建议

第四节
指南的外部评审和发表

一、指南的外部评审

外部评审是指南制订小组外的专家或其他利益相关方在指南正式发布前对指南和推荐意见进行的评审。

（一）外审的必要性和目的

苏格兰校际指南网络（SIGN）、爱尔兰临床效益委员会（NCEC）、加拿大医学会（CMA）等指南手册中均提及指南在发表前需接受外部审查，外审是检验指南严密性的关键步骤，是指南制订过程中的重要环节，外审收集到的信息进行整合并影响最终推荐意见的形成。所以外部评审的主要目的为评定推荐意见的准确性、可实施性和临床适用性。

（二）外审成员

为了确保指南的公正性、透明性和科学性，外审专家应是指南制定小组以外的独立成员且涵盖所有的利益相关者，包括临床专家、方法学专家、统计学专家、指南用户和患者代表等。（外部评审人员的信息应该保密，为保障外审质量外审成员也需提供利益相关声明）。

（三）外审流程

外审流程主要包括广泛意见征集和同行专家评审。指南草案由指南制定小组讨论修改成意见

稿后，进行一轮广泛的意见征集；在指南方案确定发表之前，再进行一轮同行专家评审。

（四）外审成员评议

外审成员可通过多种方式评议，填写表格最为常见。例如ACOEM，外审成员在对推荐意见的合适性、方法的准确性、文献分析的完整性和指南的清晰性进行评价时均要填写相应表格，如评价推荐意见适宜性的表格见表9-4-1，但不同指南评分等级可存在不同。

表 9-4-1　推荐意见的适当性（appropriateness）的评价表

评分等级	1	2	3	4	5
	差				优
修改意见或建议					

外审成员达成共识有困难时，可采用GRADE网格法协助达成指南共识。对持续存在的分歧部分，推荐或反对某一干预措施者必须大于等于50%则视为达成共识，大于等于70%参与者的认可则视为强推荐。如果仍未达成共识，则进行下一轮重新投票。

（五）意见汇总和反馈

指南制订小组将外审意见汇总后根据意见对指南进行修改，并将修改结果反馈给外审成员。外审专家再次审阅修改后的指南，指南初稿到最终定稿需要经过多轮评审和修改，见图9-4-1。

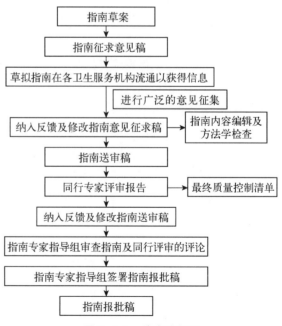

图 9-4-1　外审流程图

二、指南的发表与传播

指南实施性评价工具相对完整的主要包括三个:指南可实施性评价工具(GLIA 2.0)、指南实施概念框架、指南实施计划清单。

在指南实施过程中,可能遇到多个方面的障碍,例如政策支持不足、组织机构不合理、临床医务人员对指南依从性低等。因此,无论是制订者、资助者、研究者和使用者都需要跨学科建立以问题为主、协同合作的研究和工作机制。

指南发表以后可以通过多种传播方式进行传播,包括撰写不同版本的指南、大众媒体宣传(电视、新闻发布会等)、互联网宣传、学术会议、专业期刊和提供免费下载阅读等。

三、指南的更新

若指南传递的信息已经过时,那它就失去了对临床实践的指导意义。因此在制定指南时就要明确指南更新计划,一般来说,每2~3年就要重新评价指南的推荐意见,及时补充新的内容并修正错误。表9-4-2列出来了常用的指南检索数据库的更新情况。

表 9-4-2　常用的临床指南更新频率

网站名称	更新频率
英国国家卫生与临床优化研究所(NICE)	每月
中国临床指南文库(CGC)	每两个月
国际指南协作网(G-I-N)	每半年
苏格兰校际指南网络(SIGN)	每年

临床实践指南质量评定

近年来,随着循证医学的广泛应用与发展,临床实践指南数量不断增加。数据库检索发现,1990年底 MEDLINE 数据库仅收录有 200 余篇"实践指南"文章,至 2000 年可达 5 000 余篇,2009 年已超出 14 000 篇。德国、美国和意大利等国专门创建指南数据库,帮助改善卫生保健质量、促进医疗卫生体制改革和控制医疗费用不恰当上涨。近年来我国发布的指南数量也表现出快速增长态势,1997—2007 年我国制定了 143 部临床实践指南,但我国尚缺乏权威且公认的国家临床实践指南数据库。不同的学术组织或国家针对同一疾病可能制定了不同的指南,这些指南存在较大差异,质量良莠不齐,某些建议甚至相悖,给临床决策造成极大困扰。因此,指南的评价逐渐受到国内专家学者的重视。国内外临床指南主要的评价工具详见第七章第九节。

第十章 循证医学常用软件的应用方法

第一节

RevMan 软件的应用入门

RevMan 软件是 Cochrane 协作网为研究者提供的标准化软件,专门用于制作系统评价和 Meta 分析。该软件操作简单易学,不仅可以对计量资料和计数资料(如相对危险度 relative risk、优势比 odds ratio 和率差)进行 Meta 分析,还可以对生存分析的资料进行 Meta 分析。其主要特点是用于制作和保存 Cochrane 系统评价的计划书和全文,可以对录入的数据进行 Meta 分析,并通过森林图(forest plot)的形式呈现。

一、下载安装

(一)下载

可以在 Cochrane 协作网的官网进行免费软件下载,还可通过其他网站上免费获得。任意浏览器打开,在下载区域下载与电脑匹配的版本安装。安装后,首次进入将呈现 RevMan 界面,见图 10-1-1。

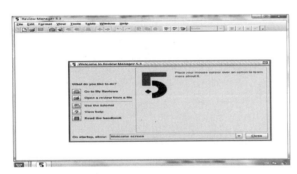

图 10-1-1　RevMan 界面

(二)新建

点击"File"和"New"进入下一个页面,弹出

"Welcome to the New Review Wizard",点击"Next",选择"Intervation Review",再点击"Next",出现的对话框中分别输入 Tide 和 Stage expected,点击"Next",选择"full review"最后点击"Finish",见图 10-1-2 至图 10-1-5。

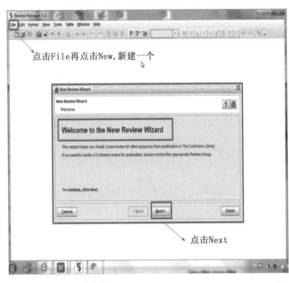

图 10-1-2　弹出"Welcome to the New Review Wizard"

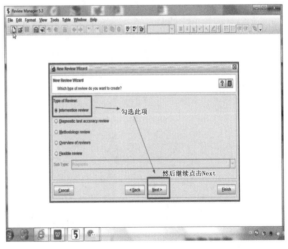

图 10-1-3　选择"Intervation Review",再点击"Next"

备注：Intervention review 为干预试验，Diagnostic test accuracy review 为诊断试验，Methodology review 为方法学评价，Overview of review 为系统评价的再评价，Flexible review 为灵活性试验。最常用的为前两种。

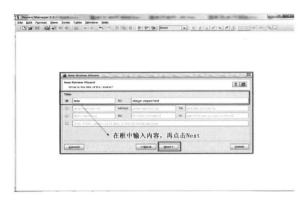

图 10-1-4　出现的对话框中分别输入 Tide 和 Stage expected，点击"Next"

备注：第一种 A for B，是指一种干预措施对于一个疾病的影响。

第二种 A VS B，是指 A 和 B 相比用于治疗某种疾病的影响。

第三种 A for B in C，是指 A 治疗对 B，在 C 类特定范围内的影响。

第四种，前面三种都不满足，选用第四种。

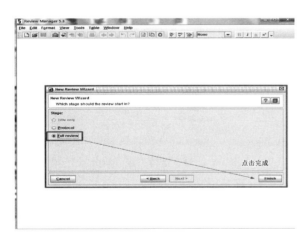

图 10-1-5　选择"full review"最后点击"Finish"

新建后，得到如下图所示的界面，见图 10-1-6，想要更换方案，选中 Intervention 和 review，再点击螺丝钉图标，出现如下界面，Protocol 和 full review 可切换，没有亮的图标则不能做选择，见图 10-1-7。

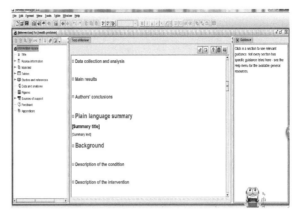

图 10-1-6　新建后，得到所示界面

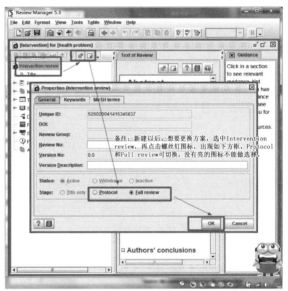

图 10-1-7　更换方案

二、创建系统评价功能

在"Intervention Review"处点击右键，而后双击"Properties"，待出现"Unique ID"和"Review No"后，填入 4 位数的数字 ID 供您所在的系统评价协作组确认身份，点击"OK"完成，点击"cancel"关闭对话框，见图 10-1-8。单击左方"Review information"，然后展开新创建的系统评价各级菜单，可以看到每一个系统评价由如图 5 个部分组成，每个部分的下面还有多级副标题和项目，见图 10-1-9，图 10-1-10。

Title：输入系统评价的题目，例如"Unrelated Umbilical Cord Blood Transplantation and Unrelated Bone Marrow Transplantation in Children with Hematological Disease：A Meta-analysis"。

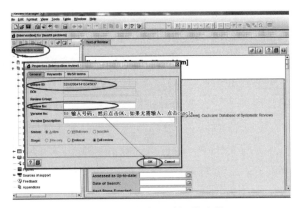

图 10-1-8　创建系统评价功能一

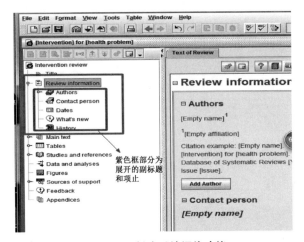

图 10-1-9　创建系统评价功能二

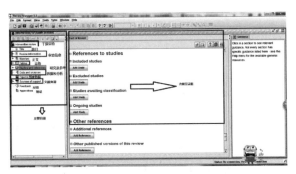

图 10-1-10　创建系统评价功能三

Review information：输入作者、通讯作者和发表日期等信息，相当于该系统评价的封面。

Main text：输入系统评价的计划书、摘要以及全文。

Tables：每个纳入的研究数据经处理、提取，而后输入到软件中的表格，通过 RevMan 软件自动计算。

Studies and References：关于被纳入 Meta 分析的研究和其他参考文献相关信息所在的储存位置。

Data and analysis：增加各项观测指标和纳入的各项研究的数据和评价文献。

Figure：将每个文献的数据通过综合定量合并分析，得到 Meta 分析的森林图和评价文献发表偏倚的倒漏斗图（funnel plot）；Sources of support：包括反馈意见及附录。

其中最核心的是 Studies and References，Data and analysis 和 Figures。

三、进行系统评价分析

研究者先确定研究题目，制定检索策略，而后收集文献，根据纳入和排除标准，筛选出不符合要求的文献，接着描述每个研究的质量评定和特征后，最后通过 RevMan 的核心部分"Tables"，进行数据录入和统计学处理。

"Tables"是系统评价的核心部分，此部分由 3 个部分构成："Characteristics of Studies"、"summary of findings tables"和"Additional tables"，纳入研究以后，方可在"Data and analysis"中录入数据，见图 10-1-11。

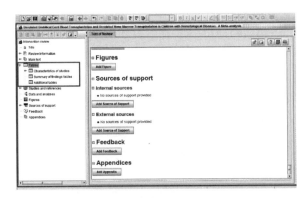

图 10-1-11　进行系统评价分析一

Studies and References：点击"References to studies"到下一目录"Included studies"，然后单击右键，在弹出的对话框中点击右下角的"Add study"，见图 10-1-12 后，输入 StudyID（研究代码），StudyID 由"第一作者姓名＋发表年份"构成，如"Barker 2001"，点击"Next"，见图 10-1-13，最后选择"Published data only"，点击"Finish"完成，见图 10-1-14。

点击右键"Data and analysis"，选中"Add com-

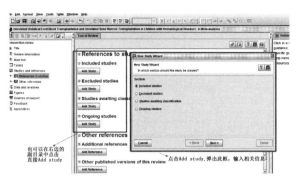

图 10-1-12　进行系统评价分析二

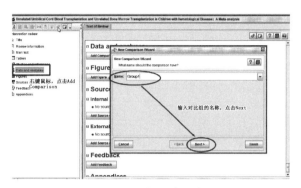

图 10-1-15　进行系统评价分析五

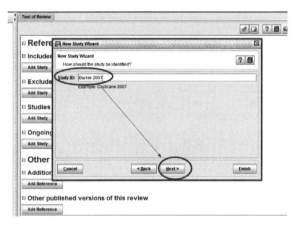

图 10-1-13　进行系统评价分析三

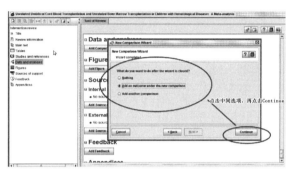

图 10-1-16　进行系统评价分析六

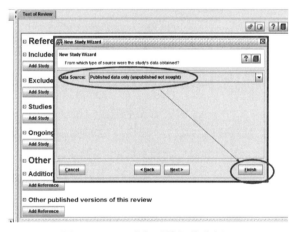

图 10-1-14　进行系统评价分析四

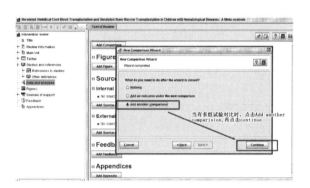

图 10-1-17　进行系统评价分析七

parison",把要进行比较的名称如"Group 1"输入进去,而后点击"next",见图 10-1-15;选择"Add an outcome under the new comparison"输入该组试验数据的信息,点击"continue",见图 10-1-16;【备注】当有多组数据对比时,点击下图所示,再选择"continue"继续输入下一组数据的名称和数据,见图 10-1-17。

选择一个 Data type 类型,此处试验的类型根据数据的类型来决定,再点击"next";该选框提供 5

种数据供选择,其中"Dichotomous"和"Continuous"是最常用的。若是离散型变量的计数资料和有序变量,则选 Dichotomous,在数据录入时,录入各组发生该结局或事件的人数和各组总人数。若是连续型变量的计量资料,则选 Continuous,输入各组的例数、结局指标的均数及标准差。在点击"Next"之后,选择"Mantel—Haenszel"的统计方法,选择"Fixed effect"的分析方法,效应测量则选择"Odds Ratio",见图 10-1-18,点击"next"。

在 Name 栏输入结局指标的类型名称,举例:"反应率"输入"response rate";试验组和对照组的名称分别输入"Group Label 1"和"Group Label 2",见图 10-1-19,点击"Next"。

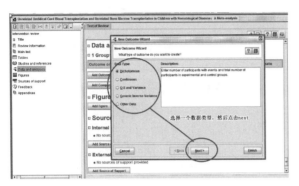

图 10-1-18　进行系统评价分析八

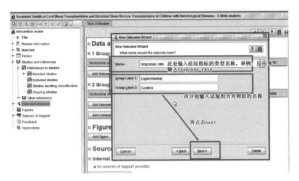

图 10-1-19　进行系统评价分析九

进入界面,统计方法选择"二分类变量",分析模型选择"随机变量",效果检验选择"OR",再点击"Next",见图 10-1-20。

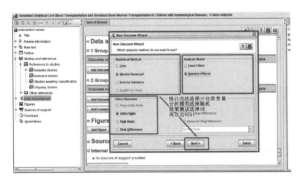

图 10-1-20　进行系统评价分析十

进入界面,选择"Total and subtotals""95％"和"95％",见图 10-1-21,点击 Next;进入界面,选择默认选项,见图 10-1-22,点击 Next;这样一个结局指标就添加完毕,如果还有其他新结局指标,点击"Edit the new outcome"继续重复以上步骤,若没有,点击 Finish 结束,见图 10-1-23。

最后结果如图 10-1-24 所示,如需还要添加,继续点击"Add Outcome",在下方多了一级菜单,右键点击出现"Add study data",分别输入各组发生该结局或事件的人数和各组总人数,见图 10-1-

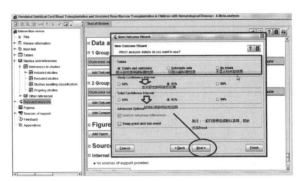

图 10-1-21　进行系统评价分析十一

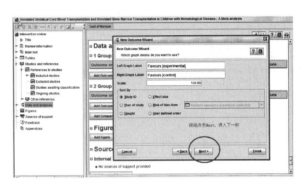

图 10-1-22　进行系统评价分析十二

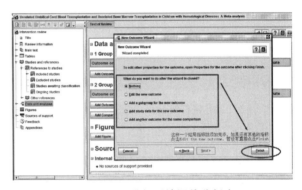

图 10-1-23　进行系统评价分析十三

25,或者双击"1.1 response rate",弹出录入数据的栏框,见图 10-1-26。

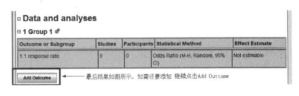

图 10-1-24　进行系统评价分析十四

在数据录入完成以后,点击"Forest plot",出现森林图,点击"Funnel plot"得到倒漏斗图,见图 10-1-27,保存后直接显示在"Figure"目录下。

齐性检验(test for lieterogeneity)可通过森林图进行判断。在 Meta 分析中,可以通过对相同问

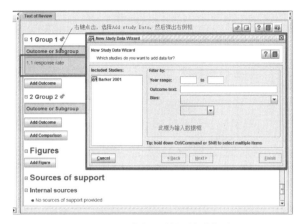

图 10-1-25　进行系统评价分析十五

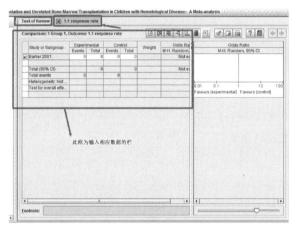

图 10-1-26　进行系统评价分析十六

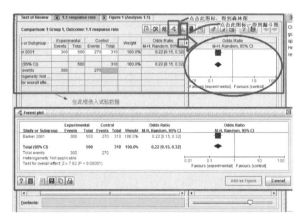

图 10-1-27　进行系统评价分析十七

题进行 2 种或多种不同设计的比较,看是否会得出不同的结论,即为敏感性分析(sensitivity analyses),可以了解 Meta 分析的研究结果是否稳定可靠。可以通过网页、文本、各种图片格式(SVG、EMF、SWF、PNG、EPS、PDF)将"Meta 分析森林图"保存或者打印下来,Copy 则可以把研究结果通过剪贴板的形式输出。

通过倒漏斗图了解研究中潜在的发表偏倚(publication bias)。Funnel plot 是指通过单个研究估计得到的治疗效果(X 轴)与每项研究的样本量大小(Y 轴)所做出的散点图形。因为增加研究的样本量可以提高对治疗效果估计值的准确性,所以散在、宽广地分布在图形底部是小样本研究的效应值,那么相对集中地分布在图形中部或顶部是大样本研究的效应值。整体的图形形状类似于一个倒置的漏斗。在没有发表偏倚的情况下,呈现对称的倒漏斗状。若存在偏倚的情况,如阴性结果的研究未能发表,则会出现图形缺角。若仅通过视觉观察漏斗图是否对称,不同的观察者往往可能得出不同的判断结果。于是,Egger 及其团队研制出一种便利的 Funnel plot 图形检验方法,广泛用在 Cochrane 系统评价中。对于计量资料,若是正态分布,如血压、体重、生化指标等,大多数适用于这种情况。效应尺度用加权均数差(weighted mean difference,WMD)表示,在数据提取时,需要各组的样本数、结局指标的均数及标准差(Standard deviation,SD)。如果某原始文献中该值和其他研究的差异太大,特别关注国外文献,要注意鉴别和转换。

为了保证完成一个完整的系统评价,需要将下面的步骤完善并解决其他一些细节问题。

Protocol information:输入本系统评价的贡献者、协作者、内外部支持者的情况。跟踪本研究的进展,在"what's new"中及时更新最新发表的临床试验研究。

Text of review:研究者与相应的 Cochrane 系统评价组取得联系,申请注册系统评价的题目(title)获得批准后,开始撰写系统评价的草案或称为计划书(protocol),草案完成后递交给相关的 Cochrane 系统评价组进行评价、修改,直至其满意。最后撰写全文(full review),送交相关的 Cochrane 系统评价组进行审定,同意后可将该系统评价发表在 Cochrane 图书馆电子刊物上。之后的工作是不断地定期更新。选择一个好的研究题目,尽可能全面地检索已经发表的和国内外同行未发表的文献以及学位论文、会议等,与 Cochrane 协作网联系并不断反馈,甚至可以通过电子刊物的形式将系统评价发表在 Cochrane 图书馆或者 JAMA、Lancet 等影响因子很高的期刊上。

总结：Meta 分析虽然是具有科学、合理的方法，但也存在不少局限与问题。因为 Meta 分析属于描述性二次分析，可能存在混杂偏倚、文献发表偏倚和分析方法本身存在缺陷等问题，在临床医学实践和科研中应正确认识和合理应用。

第二节

Stata 软件的应用入门

Stata 是一款小巧而功能十分强大的统计分析软件，操作简单，容易使用，通过程序语言，同时具备数据管理、统计分析、绘图、矩阵计算的软件特点，和 SPSS、SAS 一起合称为新的三大权威统计软件。

Stata 的许多高级统计模块均为程序文件（ADO 文件），这些模块允许用户自行修改、添加和发布 ADO 文件，用户可随时到 Stata 网站或者其他个人网站上寻找并下载安装所需的程序包。

Stata 软件可以完成几乎所有 Meta 分析方法，包括连续性变量和二分类变量的 Meta 分析，也可以进行诊断试验的 Meta 分析、累积 Meta 分析、Meta 回归分析、单个研究影响分析、剂量反应关系 Meta 分析、生存分析资料合并等，还可以对文献的发表偏倚进行 Begg's 检验和 Egger's 检验。Meta 分析相关图形的绘制（如森林图、漏斗图和 L'Abbe 图）可以通过 Stata 软件完成。通过 Stata 软件中的 meta. ado 模块可以完成大部分 Meta 分析文章。

一、Stata16 中文版的界面功能和基本语法

（一）Stata16 的界面功能

单击 Stata16 中文软件图标进入启动后的界面。除了 Windows 版本软件通用的工具栏、菜单栏、状态栏等外，Stata 的默认启动界面主要由五个窗口构成，分述如下，见图 10-2-1。

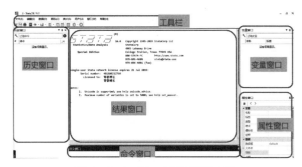

图 10-2-1 Stata16 的界面功能

1. 结果窗口（Stata Results） 在软件运行中的所有信息，例如所执行的命令、执行结果和报错信息等都在此体现。窗口不同的颜色区分不同的文本，如默认情况下命令为白色，错误信息为红色。结果输出和注释为绿色和黄色。

2. 命令窗口（Stata Command） 位于结果窗口右下部。相当于 DOS 中的命令行，此处用于键入需要执行的命令，回车后即开始执行，相应的结果则会在结果窗 El 中显示。

3. 历史窗口（Review） 位于界面右上部，在该窗口中会依次列出所有执行过的命令，单击后命令则被自动拷贝到命令窗口中；若要重复执行，用鼠标在"Review"窗口中双击相应的命令即可。

4. 变量窗口（Variables） 位于界面右上部。列出当前数据集中的所有变量名称。

（二）Stata 命令的基本语法

Stata 命令的基本语法格式如下：[特殊选项]关键词命令参数[，命令选项]中括号表示其中的内容不一定总是出现，下面分别对语句中的各元素加以解释。

1. 特殊选项 大部分命令中的通用选项。由于执行的功能比较特殊，因此将他们提前，并通过将空格和命令正文分隔开。特殊选项中最常用的有按指定的条件重复执行的"for"命令，分组执行相同语句的"by"命令等。

2. 关键词 相当于一句话的主语，表示所执行的是哪一条 Stata 命令，关键词在一条命令中必须出现。大多数命令的关键词都是采用相关且简单易记的英文单词，并且在 Stata 中还允许对关键词进行缩写（每个命令不同，无特殊规律），为了使用方便。

3. 命令参数 相当于一句话的谓语和宾语，

指明相应的命令在执行时需要使用的变量、参数等。Stata 的命令大多数需要指定参数，但也有例外，这时系统会自动按照缺省方式执行。例如"describe"命令，若不指定任何参数，那么系统会默认描述当前使用的数据集中的所有变量。

4. 命令选项　相当于一句话中的定语、状语、补语等修饰成分，用于对相应的命令进行限制或更精确的指定，在命令中不一定出现。

二、Stata 菜单使用的操作流程

（一）导入数据

1. 在主界面点击【文件】——【导入】——【各种类型数据】，数据类型有 Excel 电子表格、文本数据、SPSS 数据、SAS 数据等，见图 10-2-2。

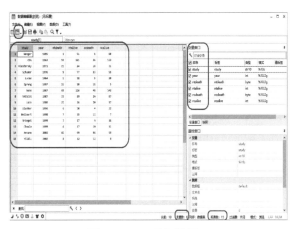

图 10-2-2　导入数据一

2. 以导入 Excel 电子表格数据为例，步骤如下，见图 10-2-3。

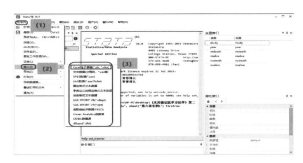

图 10-2-3　导入数据二

3. 点击主界面工具栏的第二行的数据编辑器（浏览）——带有"放大镜"的图标，就可以看到导入的数据，包括变量的数目、名称、观测数等，见图 10-2-4。

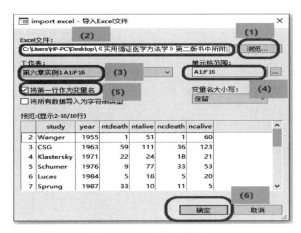

图 10-2-4　导入数据三

（二）Meta 分析设置

1. 点击主界面工具栏第一行【统计】——【Meta 分析】，见图 10-2-5。

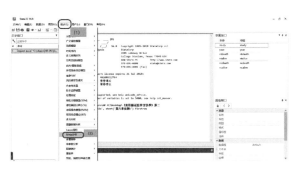

图 10-2-5　Meta 分析设置一

2. 进入 Meta 分析控制面板，首先进行【设置】——【将数据集声明为 Meta 分析数据】（根据导入的数据集选择连续结果/二元结果/通用）——【主要】——【指定组 1、2 变量】——【指定效应量】——【if/in】（一般不做处理，除了累积 Meta）——【模型】——【Meta 分析模型】——【方法】——【选项】——【研究标签】——【置信水平】——【提交】，见图 10-2-6 至图 10-2-8。

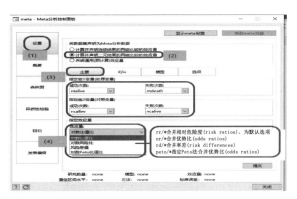

图 10-2-6　Meta 分析设置二

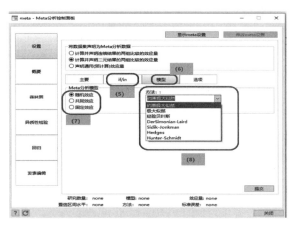

图 10-2-7　Meta 分析设置三

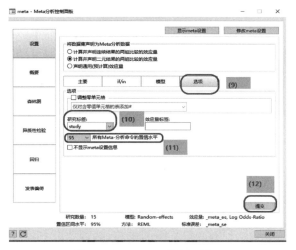

图 10-2-8　Meta 分析设置四

3. 提交后,在结果窗口会出现下图的运行结果,见图 10-2-9。

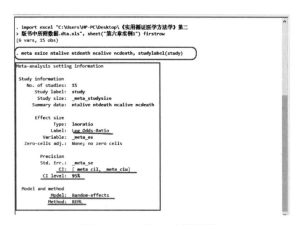

图 10-2-9　Meta 分析设置五

(三)绘制森林图

1. 点击【森林图】——【主要】——【Meta 分析模型】(声明的模型即为在前面操作步骤的设置时所选择的 Meta 分析模型)——【森林图】——【默认

列/自定义列】——【研究标签】——【提交】,见图 10-2-10,图 10-2-11。

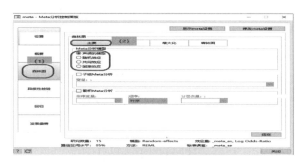

图 10-2-10　绘制森林图一

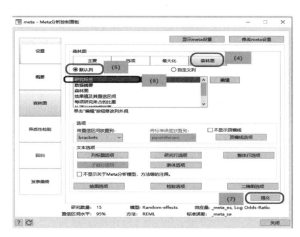

图 10-2-11　绘制森林图二

2. 提交后得到森林图,见图 10-2-12,此时的图形是没有垂直线。

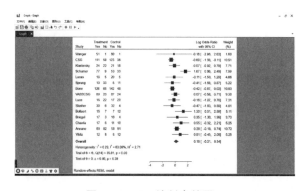

图 10-2-12　绘制森林图三

3. 在图 10-2-12 的界面里,【启动图形编辑器】——【点击横坐标上方的任意区域】——会弹出对话框,点击【参考线】——【添加垂直参考线】——弹出对话框,输入【0】——【应用】,见图 10-2-13。

4. 在图形编辑器里可以添加文字,双击鼠标左键,可任意修改图片里的内容,刻度范围,线的颜

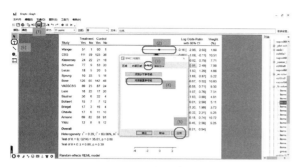

图 10-2-13　绘制森林图四

色、形状、粗细等，从而得到图 10-2-14。

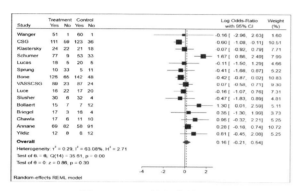

图 10-2-14　绘制森林图五

（四）异质性检验

1. 点击【异质性检验】——【主要】——【Meta分析模型】（根据最开始设置时的 Meta 分析模型，选择默认模型）——【提交】，见图 10-2-15。

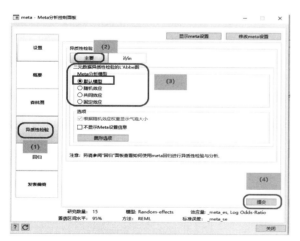

图 10-2-15　异质性检验一

2. 提交后，界面会自动弹出，见图 10-2-16。

3. 假设在最开始设置时 Meta 分析模型为随机效应，方法选择 DerSimonian & Lairdmethod，则此时异质性检验的方法应选择 DerSimonian & Lairdmethod，操作如下，见图 10-2-17。

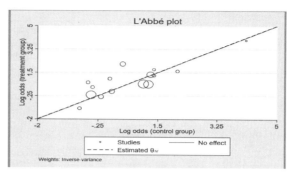

图 10-2-16　异质性检验二

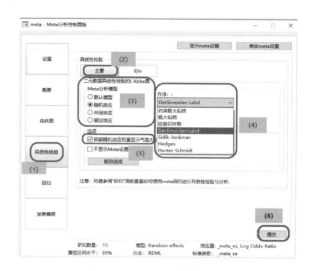

图 10-2-17　异质性检验三

4. 提交后，界面会自动弹出，见图 10-2-18。

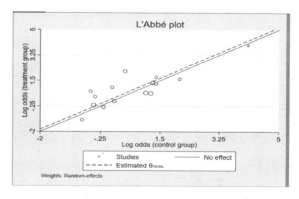

图 10-2-18　异质性检验四

（五）回归

1. 点击【回归】——【模型】——【指定调节变量】（假设指定为 meta-es）——【Meta 分析模型】——【拟合累积误差模型】——【提交】，见图 10-2-19。

2. 提交后，在结果窗口出现如下的运行结果，见图 10-2-20。

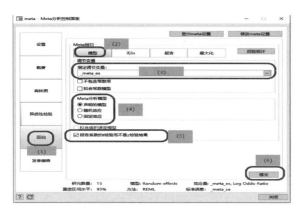

图 10-2-19　回归一

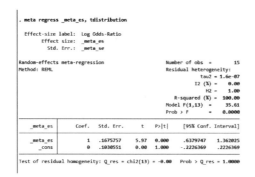

图 10-2-20　回归二

（六）发表偏倚

1. 点击【发表偏倚】——选择【诊断小样本研究效应的漏斗图】——【主要】——【选择漏斗图】——【模型】（选择声明的模型）——【提交】，见图 10-2-21。

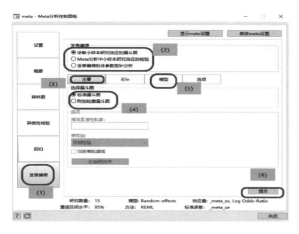

图 10-2-21　发表偏倚一

提交后，界面会自动弹出，见图 10-2-22。

2. 点击【发表偏倚】——选择【Meta 分析中小样本研究效应的检验】——【主要】——【检验】（若选择 egger）——【指定调节变量】（假设指定的是

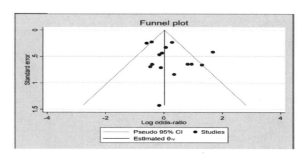

图 10-2-22　发表偏倚二

meta-es)——【Meta 分析模型】——【报告 t 检验】——【提交】，见图 10-2-23。

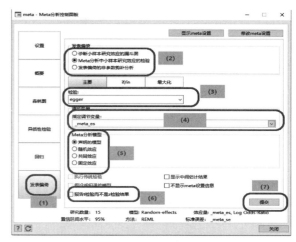

图 10-2-23　发表偏倚三

提交后，结果窗口出现以下运行结果，见图 10-2-24。

```
. meta bias _meta_es, egger

    Effect-size label:  Log Odds-Ratio
         Effect size:  _meta_es
           Std. Err.:  _meta_se

Regression-based Egger test for small-study effects
Random-effects model
Method: REML
Moderators: _meta_es

H0: beta1 = 0; no small-study effects
            beta1 =     -0.00
      SE of beta1 =      0.603
                z =     -0.00
        Prob > |z| =     1.0000

. meta bias _meta_es, egger
```

图 10-2-24　发表偏倚四

3. 点击【发表偏倚】——选择【Meta 分析中小样本研究效应的检验】——【主要】——【检验】（若选择非参数秩相关（Begg）检验）——【提交】，见图 10-2-25。

在提交后，结果窗口出现以下运行结果，见图 10-2-26。

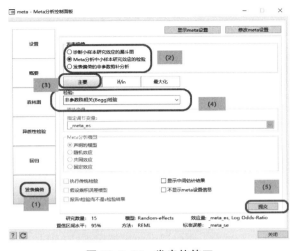

图 10-2-25　发表偏倚五

```
. meta bias, begg

Effect-size label:  Log Odds-Ratio
      Effect size:  _meta_es
        Std. Err.:  _meta_se

Begg's test for small-study effects

Kendall's score =      9.00
  SE of score =       20.207
           z =         0.40
  Prob > |z| =        0.6922
```

图 10-2-26　发表偏倚六

第三节
R 软件的应用入门

R 是为统计计算和绘图而生的语言和环境,有一个庞大并且活跃的全球性研究型社区进行维护。

目前有许多流行的统计制图软件,比如 Microsoft Excel、SAS、IBM、SPSS 等,但多数商业统计软件价格不菲,很多知名网站例如 Google、FDA、Twitter 都在使用 R 进行数据整理统计。R 的特性就在于,R 是一个可交互的数据分析和探索的强大平台,举例来说,任意一个分析结果,均可被轻松的保存、操作,并作为进一步分析的输入,R 可以从各式的数据里面导入数据,涵盖文本文件、数据库管理系统、统计软件,甚至是专门的数据仓库。同样,可以把数据输出并录入到这些系统中。此外,R 是一个全面的统计研究平台,拥有最全面并且最强大的一系列的可用功能,提供多种的数据分析技术,

在 R 中可完成几乎任何类型的数据分析工作,R 是顶尖水准的制图工具,实现复杂数据可视化。除此之外,R 也受到很多科研人员的爱好,是因为 R 是开源软件,代码全部公开,对所有人免费。R 可用于多种平台之上,包括 Windows、UNIX、LINUX 和 Mac OS 等平台。R 易于扩展,在其上可用一种简单而直接的方式编写函数和脚本进行批处理运算,并快速编程实现新方法。R 网站上目前约有10007 个程序包,涵盖了基础统计学、医学统计学、生物信息学、社会学、生态学、地理学、经济学、等诸多方面。

一、R 软件的获取和安装

可以通过 R 主页 http://www.r-project.org/,下载地址:http://mirror.bjtu.edu.cn/cran/免费获取,点击安装,选择合适的安装路径,根据安装向导安装软件即可。

二、R 软件界面

R 软件按默认选择安装完成后,会在桌面上产生一个快捷图标 R,双击启动 R 软件,进入到 R 软件界面,见图 10-3-1。

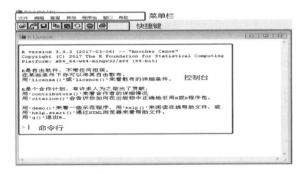

图 10-3-1　R 软件界面

R 软件界面主要由 3 部分组成,从上到下依次为菜单栏、工具栏、运行窗口。

1. 菜单栏　共有"文件"、"编辑"、"查看"、"其他"、"程序包"、"窗口"和"帮助"等 7 个选项,可以在菜单栏中找到文件的新建,保存等常用操作,也可以进行编程缓解的相关配置。

2. 工具栏　列出了几个常用的功能快捷键,例如保存、复制、粘贴等。

3. 运行窗口　在界面中间是可编程窗口,用

来书写代码,执行代码,并显示运行结果。

三、R 软件的命令格式

R 语言作为一个交互式的编程语言,书写代码后敲击回车,直接显示执行的结果。

R 软件中的操作几乎都靠执行命令完成,命令基本格式如下:命令(数据,参数)。注意:不同数据和参数之间使用逗号分隔,注意 R 软件中的命令区别大小写,只识别英文标点符号。R 软件可以将执行命令的结果保存文一个新变量,比如:变量名=命令(数据,参数),以便于对 Meta 分析结果进行进一步分析,见表 10-3-1,图 10-3-2。

表 10-3-1 R 中的注释与输出语句

类型	说明	符合
提供注释	注释中的内容并不参与程序的执行,但是可以为我们的程序,提供相应的运行时间,或者程序的题目等相关有益的注解,	♯
赋值		<-或.>-,=
数学运算	运算后给出数值结果	+,-,*,/,·
比较运算	运算后给出判别结果(TRUE FALSE)	>,<,<=,>=,==,!=
逻辑运算	与,或,非	分别表示为!,&,1

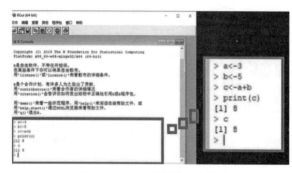

图 10-3-2 R 软件的命令格式

对象的类型可分为数值型 Numeric 如 100,0,-4.335;字符型 Character 如"China";逻辑型 Logical 如 TRUE,FALSE;因子型 Factor 表示不同类型;复数型 Complex 如 2+3i。

四、R 语言中包的处理方法

R 中提供了大量开箱即用的功能,可从 http://cran.r-project.org/web/packages 进行下载,这些包提供了横跨各个领域数量惊人的分析功能,包括分析地理数据,处理蛋白质质谱数据,甚至是心理测验分析的一些功能。

程序包是多个函数的集合,具有详细的说明和示例。每个程序包包含 R 函数、数据、帮助文件、描述文件等。计算机中存储包的目录称为库(library)。函数.libPaths()能够体现库所在的位置,函数 library()则可以显示库中有哪些包,R 自带了一系列的默认包,包括 base、datasets、utils、grDevices、graphics 等,其他包可通过下载来进行安装,安装好必须载入到会话中才可使用。

常用 R 程序包:Base R 基础功能包;Stats R 统计学包;Graphics 绘图;Lattice 栅格图;apTreeshape 进化树分析;Ape 系统发育与进化分析;seqinr DNA 序列分析;ade4 利用欧几里得方法进行生态学数据分析;cluster 聚类分析;nlme 线性及非线性混合效应模型;mgcv 广义加性模型相关;mvpart 多变量分解;stringr 字符串操作。

程序包的安装是指从某个 CRAN 镜像站点下载,同时将其放入库中的过程。R 程序包的安装可以使用命令 install.packages(),比如,不加参数执行 install.packages()将显示一个 CRAN 镜像站点的列表,选择其中一个镜像站点之后,呈现出所有可用包的列表,选择其中的一个包即可进行下载和安装。若想要安装包的名称,可以直接将包作为参数提供给这个函数,例如包 gclus 中提供了创建增强型散点图的函数。可以使用命令 install.packages("gclus")来下载和安装。

程序包中往往提供了演示性的小型数据集和示例代码,通过 help()来寻求帮助,可以尝试新功能。一个包安装一次即可,但经常被更新,可以使用命令 update.packages()来更新所安装的包。

描述查看已安装的包,可以使用 installed.packages()命令来列出所有以及安装好的包以及它们的版本号、依赖关系等相关信息。

使用包时常见的错误:①错误的大小写,例如:Help(),help(),HELP(),这是三个不同的函数,如果想寻求帮助,只有第二个函数是正确的。②忘记使用必要的引号,比如:install.packages(gclus)没有""会报错。③函数调用时忘记使用括号,例如:

使用 help 代替 help()，就算函数没有参数，仍需加上()。④使用尚未载入包中的函数，比如：需要先载入 gculs 方能使用 order. clusters()。

五、R 软件中 Meta 分析模块

主要通过安装 metafor 包、meta 包和 rmeta 包实现(表 10-3-2)。Metafor 包、meta 包和 rmeta 包都可使用固定效应模型和随机效应模型进行 Meta 分析，生成森林图和漏斗图，还能对异质性和发表偏倚进行检验。

表 10-3-2 Metafor 包、meta 包和 rMeta 分析功能比较

		matafor	meta	rmeta
模型选择	固定效应模型	是	是	是
	随机效应模型	是	是	是
	异质性检验	多种	DL	DL
	Mantel-Haenszel 法	是	是	是
	Peto 法	是	是	否
图形绘制	森林图	是	是	是
	漏斗图	是	是	是
	雷达图	是	是	否
	L'Abbé 图	否	是	否
	Q-Q 图	是	否	否
调整分析	二分类变量调节	多种	单一	否
	连续性变量调节	多种	否	否
	混合效应模型	是	否	否
检验/置信区间	Knapp 和 Hartung 调整	是	否	否
	似然比试验	是	否	否
	Permutation 检验	是	否	否
其他	留一法分析	是	是	否
	影响诊断	是	否	否
	累计 Meta 分析	是	是	是
	漏斗图对称性检验	是	是	否
	剪补法	是	是	否
	选择模型	否	是	否

R 软件中的三大 Meta 分析程序包中，metafor 包的命令最多，也最复杂，能完成很多高级 Meta 分析功能，而 meta 包的命令和 Stata 中的命令类似，易于使用，能方便地对二分类资料和连续性资料进行 Meta 分析，并绘制森林图和漏斗图，rmeta 包中命令则最少，主要能对二分类资料进行 Meta 分析。

命令格式如下：Meta 分析命令数据，效应量、模型、研究名称

其中，数据的顺序不能改变，而参数(效应量、模型和研究名称)的顺序可以改变。

(一) 使用 Metafor 包进行 Meta 分析

1. 录入数据

metabirth3＝data. frame()；fix(metabirth3)，得到数据集，见图 10-3-3。

数据编辑器

	author	year	country	B	se	var6	var7
1	fenster	2006	Australia	10.86	22.05		
2	callan	2006	Australia	-76.4	37.17		
3	lopez	2011	Spain	-23.7	12.11		
4	lauritzen	2017	Norway	-73	80.87		
5	lautrizen	2017	Sweden	-161	145.66		
6	ourstudy	2018	China	-47.439	20.52		
7							
8							

图 10-3-3 录入数据

2. 安装 metafor 包

install. packages("metafor")

library(metafor)

3. 加载 Matrix 包

library(Matrix)

4. 异质性检验

metamod＜－rma(yi＝B，data＝metabirth3，sei＝se，method＝"DL")

Summary(metamod)，见图 10-3-4。

```
                          B                 95%-CI %W(random)
fenster 2006        10.8600 [ -32.3572;  54.0772]        22.1
callan 2006        -76.4000 [-149.2519;  -3.5481]        10.0
lopez 2011         -23.7000 [ -47.4352;   0.0352]        40.5
lauritzen 2017     -73.0000 [-231.5023;  85.5023]         2.4
lautrizen 2017    -161.0000 [-446.4884; 124.4884]         0.8
ourstudy 2018      -47.4390 [ -87.6575;  -7.2205]        24.2

Number of studies combined: k = 6

                            B              95%-CI     z p-value
Random effects model -29.3485 [-54.5054; -4.1917] -2.29  0.0222

Quantifying heterogeneity:
 tau^2 = 260.0348 [0.0000; >100.0000]; tau = 16.1256 [0.0000; >10.0000
 I^2 = 28.1% [0.0%; 70.3%]; H = 1.18 [1.00; 1.84]

Test of heterogeneity:
    Q d.f. p-value
 6.95    5  0.2244

Details on meta-analytical method:
- Inverse variance method
- DerSimonian-Laird estimator for tau^2
- Jackson method for confidence interval of tau^2 and tau
```

图 10-3-4 异质性检验

5. 森林图绘制

forestplot＜－forest(metamod，refline＝1，mlad＝"Radom－effect Model for ALL Studies"，slab ＝ paste (metabirth3 $author，metabirth3 $year，sep ＝ "，")，xlab＝"B"，showweights＝T)

text(－500，6：1，pos＝2，metabirth3 $country)

text(c(−1600,−500,300,800),8,pos＝c(4, 2,4,4),c(" Authors) and Year"," Location"," Weight","B[95% CI]"),cex＝1,font＝2),见图 10-3-5。

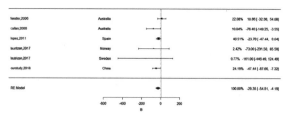

图 10-3-5　森林图绘制

6. 发表偏倚检验

funnel(metamod)

ranktest(metamod)♯Begg's 检验♯

regtest(metamod)♯Eegg's 检验♯

见图 10-3-6。

```
> funnel(metamod)
> ranktest(metamod)#Begg's 检验#

Rank Correlation Test for Funnel Plot Asymmetry

Kendall's tau = -0.2000, p = 0.7194

> regtest(metamod)#Eegg's 检验#

Regression Test for Funnel Plot Asymmetry

model:       mixed-effects meta-regression model
predictor: standard error

test for funnel plot asymmetry: z = -1.3298, p = 0.1836
> |
```

图 10-3-6　发表偏倚检验

7. 敏感性检验

leave1out(metamod,digits＝3),见图 10-3-7。

```
> leave1out(metamod,digits=3)

   estimate     se   zval  pval  ci.lb    ci.ub     Q    Qp  tau2     I2
1   -34.427  9.942 -3.463 0.001 -53.912 -14.942 3.444 0.486 0.000  0.000
2   -23.875 12.218 -1.954 0.051 -47.822   0.072 5.055 0.282 161.674 20.871
3   -37.096 21.302 -1.741 0.082 -78.848   4.656 6.803 0.147 822.143 41.206
4   -28.873 14.057 -2.054 0.040 -56.423  -1.322 6.619 0.157 359.346 39.570
5   -28.470 13.122 -2.169 0.030 -54.199  -2.741 6.098 0.192 282.162 34.401
6   -24.533 16.086 -1.525 0.127 -56.061   6.994 5.690 0.223 370.134 29.705
     H2
1  1.000
2  1.264
3  1.701
4  1.655
5  1.524
6  1.423
```

图 10-3-7　敏感性检验

（二）使用 meta 包进行 Meta 分析

1. 将 Excel 数据改成".csv"格式进行录入

x＜ − read. csv(" C:/Users/Desktop/stata. csv",header＝TRUE)

x

得到数据集,见图 10-3-8。

```
  study year event.e  n.e event.c  n.c
1  MRC-1 1974      49  615      67  624
2    CDP 1976      44  758      64  771
3  MRC-2 1979     102  832     126  850
4   GASP 1979      32  317      38  309
5  PARIS 1980      85  810      52  406
6   AMIS 1980     246 2267     219 2257
7 ISIS-2 1988    1570 8587    1720 8600
```

图 10-3-8　将 Excel 数据改成".csv"格式进行录入

2. 安装和加载 meta 包

install. packages("meta")

library(meta)

3. 用 metabin 函数合并效应量

metabin(event. e,n. e,event. c,n. c,data＝x, sm＝"OR")

见图 10-3-9。

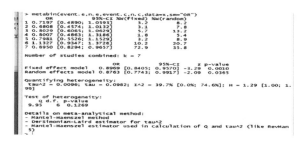

图 10-3-9　用 metabin 函数合并效应量

4. 森林图

metaresult ＜−metabin(event. e,n. e,event. c,n. c,data＝x,sm＝"OR",studlab＝paste(study, year),comb. random＝FALSE)

forest(metaresult)

得到森林图,见图 10-3-10。

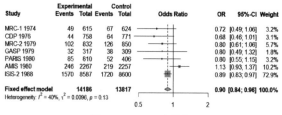

图 10-3-10　森林图

♯若是 RCT 研究选"RR"值,则输入以下代码:

metaresult ＜−metabin(event. e,n. e,event. c,n. c,data＝x,sm＝"RR",studlab＝paste(study, year),comb. random＝FALSE) forest(metaresult)

5. 发表偏倚检验

funnel(metaresult)

metabias(metaresult,method. bias="peters")

＃纳入研究个数小于10,只需要做漏斗图,上面的操作后出现"In print. metabias(list(k＝7L,k. min＝10,version="3.6－0")):

＃Number ofstudies（k＝7）toosmall to test for small study effects (k. min＝10). Change argument 'k. min' if appropriate. "

＃则用 trim and filled 或者 copas 模型进行校正,见图 10-3-11。

```
> tf1 <- trimfill(metaresult,comb.fixed = TRUE)
> summary(tf1)
Number of studies combined: k = 10 (with 3 added studies)

                          OR        95%-CI        z  p-value
Fixed effect model    0.9140 [0.8587; 0.9727] -2.83   0.0047
Random effects model  0.9231 [0.8252; 1.0327] -1.40   0.1622

Quantifying heterogeneity:
 tau^2 = 0.0102; tau = 0.1011; I^2 = 37.4% [0.0%; 70.1%]; H = 1.26 [1.00; 1.83]

Test of heterogeneity:
     Q d.f. p-value
 14.37    9  0.1099

Details on meta-analytical method:
- Inverse variance method
- DerSimonian-Laird estimator for tau^2
- Trim-and-fill method to adjust for funnel plot asymmetry
```

图 10-3-11　发表偏倚检验一

tf1 ＜ － trimfill (metaresult, comb. fixed ＝ TRUE)

summary(tf1)

funnel(tf1)

见图 10-3-12。

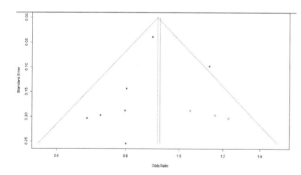

图 10-3-12　发表偏倚检验二

6. 敏感性分析

metainf(metaresult, pooled="fixed")

forest (metainf (metaresult), comb. fixed ＝ TRUE),见图 10-3-13。

＃若是随机效应模型,将"fixed"改成"random"

```
> metainf(metaresult,pooled = "fixed")
Influential analysis (Fixed effect model)
                        OR        95%-CI  p-value  tau^2    tau    I^2
Omitting MRC-1 1974  0.9027 [0.8452; 0.9641]  0.0023 0.0099 0.0995  42.3%
Omitting CDP 1976    0.9038 [0.8462; 0.9652]  0.0026 0.0082 0.0905  37.9%
Omitting MRC-2 1979  0.9025 [0.8443; 0.9648]  0.0026 0.0129 0.1135  46.3%
Omitting GASP 1979   0.8986 [0.8417; 0.9595]  0.0014 0.0123 0.1109  48.7%
Omitting PARIS 1980  0.9001 [0.8427; 0.9615]  0.0018 0.0124 0.1115  47.6%
Omitting AMIS 1980   0.8702 [0.8122; 0.9324] < 0.0001 0.0000 0.0000   0.0%
Omitting ISIS-2 1988 0.9020 [0.7965; 1.0214]  0.1040 0.0268 0.1638  49.7%

Pooled estimate      0.8969 [0.8405; 0.9570]  0.0010 0.0096 0.0982  39.7%

Details on meta-analytical method:
- Mantel-Haenszel method
- DerSimonian-Laird estimator for tau^2
```

图 10-3-13　敏感性分析

7. meta 回归探索异质性来源

＃加入年龄这个校正协变量,输入以下代码:

x ＜ － read. csv ("C:/Users/Desktop/stata. csv",header＝TRUE)

x

data(x)

x $ age ＜－c(55,48,50,75,60,70,65)

metaresult ＜－ metabin (event. e, n. e, event. c, n. c,data＝x, sm＝"OR", studlab＝paste(study, year), comb. random＝FALSE)

metareg(metaresult,～age),见图 10-3-14,图 10-3-15。

```
> metareg(metaresult,~age)

Mixed-Effects Model (k = 7; tau^2 estimator: DL)

tau^2 (estimated amount of residual heterogeneity):     0 (SE = 0.0091)
tau (square root of estimated tau^2 value):             0
I^2 (residual heterogeneity / unaccounted variability): 0.00%
H^2 (unaccounted variability / sampling variability):   1.00
R^2 (amount of heterogeneity accounted for):            100.00%

Test for Residual Heterogeneity:
QE(df = 5) = 4.3202, p-val = 0.5043

Test of Moderators (coefficient 2):
QM(df = 1) = 5.6258, p-val = 0.0177

Model Results:

         estimate      se     zval    pval    ci.lb    ci.ub
intrcpt   -1.0774  0.4097  -2.6296  0.0085  -1.8805  -0.2744  **
age        0.0151  0.0064   2.3719  0.0177   0.0026   0.0276   *

---
Signif. codes: 0 '***' 0.001 '**' 0.01 '*' 0.05 '.' 0.1 ' ' 1
```

图 10-3-14　Meta 回归探索异质性来源一

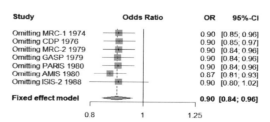

图 10-3-15　Meta 回归探索异质性来源二

8. bubble 图显示 Meta 回归结果

reg_age ＜－metareg(metaresult,～age)

bubble（reg_age），见图 10-3-16。

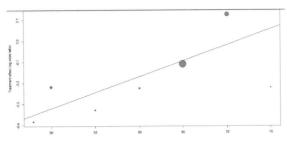

图 10-3-16　bubble 图显示 meta 回归结果

六、结语

在 Meta 分析时选择哪个软件是最好的，答案可参考表 10-3-3，每个软件各有优劣，可以搭配使用。举个例子，RevMan 容易使用，整合统计和系统评价书写，但灵活性不足；RevMan 仅通过漏斗图直观地判断是否有发表偏倚，而 Stata 软件除了漏斗图外，还可进行 Begg's 检验、Egger's 检验来补充。Stata 还有数据处理、亚组分析和 Meta 回归分析等功能，而在 RevMan 中无法实现。

表 10-3-3　常用软件利弊分析

软件	优点	缺点
RevMan	免费，菜单操作，简单易学，适合初学者	一些高级方法无法实现，例如：Meta 回归
Stata	功能最强大，包括 Meta 回归等高级分析	收费，命令操作，森林图有时不美观
R	免费，功能强大，绘图美观	命令操作，需要一定基础

—— 第三部分 ——

实 践 篇

第十一章
作业治疗学的循证医学应用概论

第一节
循证医学在作业治疗学临床治疗中的应用

在21世纪,基于循证医学的临床实践越来越受到临床研究者的青睐。近数十年来,康复医学正由传统的经验模式转变为以循证为基础的临床实践模式。作业治疗师需要具备本专业的基本理论知识和相关的临床基础知识、丰富的实践经验、查找科学证据的能力及坚持以患者为中心等原则才可能为患者提供一个较为完整的作业治疗服务。在给患者提供服务之前,我们需要知道作业治疗师在哪些方面有效,其可行性体现在以下几个方面。

一、残疾预防

作业治疗认为作业活动是人类的核心。因此,作业治疗的服务宗旨就是去满足人们的康复需求,以期能最大限度地恢复患者生理、心理和社会方面的活动及功能,促进身心健康,提高患者参与(engagement)、应用(apply)有目的性和有意义的作业活动,以预防活动能力的丧失和残疾的发生,恢复或减少与生活有关的功能障碍(自理、工作、游戏/休闲);及促进最大程度的功能恢复,使患者可以在生活环境中得以发展,鼓励其参与(participation)并贡献社会。

残疾预防是指在患者治疗过程中通过作业治疗干预以达到防止、控制或延迟残疾发生的目的。临床上残疾预防可分为一级预防、二级预防和三级预防。

(一)一级预防

一级预防的目的是为了避免原发性残疾,即通过采取一切手段去预防可能导致残疾的各种损伤或疾病的发生。保持健康和预防继发性并发症的发生在很大程度上要提高患者的依从性,使患者持续进行自我管理(例如,饮食管理、自我监测和坚持用药)。这些活动经常被认为是繁重的,长期的坚持对许多人来说会是一个挑战。因此,作业治疗越来越多地被纳入预防和管理慢性病的干预模式中,旨在最大限度地提高个人或人群参与他们需要或想要做的日常生活活动(职业)的能力。

例如:由于视力下降、药物影响、运动能力下降以及复杂环境等因素导致老年人的跌倒风险较高,而跌倒可导致髋部骨折、脑外伤等严重后果。作业治疗师可选择有效的干预措施,降低老年人跌倒风险。多项研究表明通过患者教育和环境干预降低了社区老年人的跌倒发生率,可改善老年人ADL和IADL功能。

(二)二级预防

二级预防的目的是在疾病或损伤发生之后,采取积极主动措施防止发生并发症及功能障碍或继发性残疾。作业治疗干预以活动分析为中心,在个人层面(如感觉、认知、神经肌肉功能、运动能力、社交技能、个人信仰、角色、习惯和惯例)、作业层面(如必要时使用一些工具或辅具)和环境层面(物理、社会、文化背景)上解构活动的需求。作业治疗师可以在上述的不同层面中的一个或多个层面上分析患者所期望活动中的执行障碍,提供个性化的干预措施,促进他们完成作业活动。

例如:ICU谵妄的发病率很高,一项研究对ICU患者进行了早期的运动训练以及ADL训练

（包括洗澡、穿衣、吃饭、梳洗、转移、如厕等），缩短了其谵妄的持续时间，改善了出院时的功能结局。此外，慢性病如糖尿病的二级预防很重要，其目的是防止发生继发性的残疾。对于那些由于害怕疼痛而不经常注射胰岛素的患者，作业治疗干预可以采用感觉脱敏和放松策略来解决他们疼痛过敏的问题；例如：在注射之前使用冰袋；在平静、放松的空间来适应环境等。在糖尿病管理团队中，OT 使用的一些干预策略与其他学科之间可能类似，但在促进患者参与的总体目标、对患者所做的活动分析、提供干预策略的重点以及对活动的关注上均有其独到之处。因此，纳入作业治疗可以提高患者的依从性，如：糖尿病患者通过逐步适应自我护理的强度、提高对日常活动的满意度来加强其自我管理。

（三）三级预防

三级预防是指残疾后，通过各种积极的干预措施来防止残疾的进一步恶化的过程。这是目前临床中使用作业治疗最常见的目的之一。例如：脑卒中患者可出现运动、感觉、认知等功能障碍，使其部分丧失或完全丧失生活自理能力。国内的一项研究通过对脑卒中患者采用强制性运动疗法、镜像治疗、精细活动训练和 ADL 训练等作业治疗干预，促进了患者患侧上肢的使用，使其逐渐恢复丧失的功能，有助于其更快地回归家庭和社会。

针对三级预防、防止残疾恶化这方面的作业循证资源非常丰富，有大量的随机对照试验、系统评价与 Meta 分析、临床指南等。要注意证据的选择与评价，可参考第七章，以及具体如何选择与运用可参考第十三章。

二、康复评定

循证医学的核心就是利用现有的科学的医学证据来指导临床实践，有助于临床实践者制定决策，减少临床实践中的不确定性。康复评定是康复医学研究积累最佳证据的必要手段之一，贯穿于康复治疗的各个阶段。作业治疗师们会通过康复评定来检验上一阶段的治疗是否有效，并根据评定结果进行下一阶段的工作调整。

例如：第三章介绍的 ICF，是为综合分析身体、心理、社会和环境等提供的一个有效系统性工具。大量的研究以 ICF 的核心要素为指导，制定有针对性、个体化的作业目标和治疗计划，观察其对患者 ADL 的影响。Maritz 等人的试验结果强调了 ICF 对作业治疗实践的重要性，通过应用 ICF 连接规则，把作业治疗评定与 ICF 系统地联系在一起，同时将作业治疗评定出的结果用标准化的 ICF 术语进行表述，为功能的标准化记录奠定了基础。一些基于 ICF 制定的评定量表正逐步应用于临床中，并已被证实在临床应用中具有较高的信度、效度及内部一致性。如脑卒中患者的评定：基于 ICF 制定的中国版脑卒中简明 ICF 核心要素量表可以全面综合地评定患者的功能。脑卒中 ICF 核心分类量表综合版与脑卒中功能评定量表有较好的相关性，建议临床使用。目前已有一些作业治疗对脑卒中患者疗效的研究使用 ICF 脑卒中核心分类量表以及改良 Barthel 指数（MBI）等进行功能评定。

作业治疗评定的分类可大致分为以下几类：作业活动评定、影响作业活动的躯体功能评定、影响作业活动的社会心理因素评定、环境的评定等，详见本书第十二章。

三、临床决策

近年来，作业治疗的循证研究越来越多，作业治疗师逐步应用循证医学，结合患者意愿或需求，在有关科学理论的指导下进行临床决策，开展临床实践。

（一）目标制定

在 ICF 指导下，作业治疗根据患者及家属的愿望，结合实际情况设定以任务为导向的治疗目标。Sorita 等发现有患者和家属参与制定的作业治疗干预目标对患者的治疗有积极作用。

（二）任务设定

应用作业表现范围的内容为患者设定任务，并做相应的功能训练。按作业治疗的功能分类，可分为功能性作业治疗、职业性的作业治疗、娱乐活动、作业宣教和咨询、环境干预和辅助技术等。

作业治疗的方法多种多样，除了依靠既往的经验，也需要我们参考、借鉴质量较好的循证证据。国内一项研究在给脑卒中患者进行常规的作业治疗的基础上增加了个体化的 ADL 训练任务(即穿衣、进食、个人卫生、床上活动和转移等)。也有研究在作业治疗中,根据患者的目标设计了以任务导向的游戏并配以相应的音乐;还有研究在作业治疗中结合了抛投运动(如套圈、投篮球等)训练患者患侧的上肢功能。

(三)环境调整

刘静娅等人通过分析腕管综合征患者的环境因素,进行了环境调整;包括社会环境(如安全宣教)、物理环境(如调整工具的位置以使手腕和前臂处于最佳的位置)以及进行生活环境改造。

四、判断预后与生存质量

预后是基于既往的研究和/或经验来对某种疾病的发展和结局进行预测,主要分为自然预后和治疗预后。应用科学的证据预测干预效果能够帮助治疗师进行干预措施的选择。例如:对手外伤患者的研究发现,在接受常规康复治疗的基础上进行拧螺丝、捡黄豆、洗漱、编织等日常生活活动训练和职业训练能有效地改善手指灵活度,提高 Barthel 指数评分,帮助患者尽快恢复正常的生活与工作状态,预后较好。Cole 等人对创伤性臂丛神经损伤的患者给予感觉运动再训练和基于活动为重点的作业治疗,有效地促进上肢的力量、活动范围和功能恢复,改善患者的预后。Logan 等研究发现对社区的脑卒中患者进行居家有针对性的作业治疗可以增强患者的户外活动能力。

生存质量主要指生理、心理、社会功能三方面的状态。患者的生存质量也是判断所接受医疗服务有效性的重要指标。有研究对脑卒中患者进行了全面的作业治疗干预,提高了脑卒中患者的生存质量,减少其住院时间和病死率。李奎成等通过给烧伤患者进行包括健康宣教、体位处理、压力治疗、矫形器应用、功能性作业活动、上肢功能训练、日常生活能力(ADL)训练、职业康复训练、辅助技术、环境改造、社区适应性训练等作业治疗,明显改善了烧伤患者的 ADL 能力和生活质量,促进其再就业。还有研究发现作业治疗师对出院的结直肠癌幸存者进行三个月的健康生活方式教育可以改善癌症幸存者的生存质量。

循证医学在作业治疗学科研与教学中的应用

一、循证医学在作业治疗科研中的应用

循证医学是基于循证证据的基础上做出医疗决策,而证据就是当代科学研究的结果。研究阶段是"求证证据",临床实践阶段是"使用/应用证据"。循证医学的问世为医疗工作者开展临床科研提供了新的思维和新的研究趋势。在临床科研中,应用循证医学思维和方法极大地提高了治疗师发现问题、分析问题、解决问题和创新研究的能力。

基于循证理念下的作业治疗的科研,可以针对现有临床问题和作业治疗干预手段进行研究,再用科学、严谨的方法进行实践验证,不断地完善作业治疗体系。以循证医学为基础,可以培养出既有广博知识又有实际操作能力和创新能力的临床研究型的作业治疗师。

(一)在科研选题上的应用

选题是用来确定所要探索的课题,是科研的起点,也是贯穿科研全过程的主线。它反映了研究者的研究目的、科研思维、试验能力和学术水平。选题的方向直接影响到研究的水平、质量和进度,更是直接关系到科研的成败和成果的大小。首先,治疗师要对自己的专业领域非常熟悉,其次在临床诊疗过程中能及时发现存在的临床问题,然后在已发表的文献中归纳总结,确定研究的目标后要对所选课题进行查新,即看有无已发表的相关研究,并对其进行循证的评价。循证医学思想对文献查新也提出了要求:它对目前的研究现状证据的要求与传统观念不同,如在无法得到系统综述及随机对照试验这两类文献时,应运用评价文献的方法,并根据文献强度的大小,做出相应的结论。

(二)在科研设计上的应用

确定课题后,接下来最关键的就是对课题的设计工作。课题设计是针对某项科研课题而制定的总体计划与方案,这是科研工作的核心,包括确定

研究目标、方案、实施的技术路线、试验方案和预期目标。研究设计的好坏不仅直接关系到研究的科学性、先进性和可靠性，而且决定课题的完成速度及经费等问题。

首先，根据设定的临床问题选择更恰当的研究类型。国外大学在入门的循证医学课程中，列出了解决不同临床问题的研究类型及排序建议（表11-2-1）。

表11-2-1 解决各类临床问题的研究类型建议

临床问题类型	研究类型建议
治疗	RCT＞队列研究＞病例对照试验＞病例系列
诊断	与金标准进行盲法、前瞻性比较研究
病因/危害	RCT＞队列研究＞病例对照研究＞病例系列
预后	队列研究＞病例对照研究＞病例系列
预防	RCT＞队列研究＞病例对照研究＞病例系列
成本分析	经济学分析

临床上作业治疗师的科研问题以治疗方面居多，多采用随机对照试验。因此，本节主要从随机对照试验的研究进行循证医学的论证。

1. 明确研究人群，制定纳入和排除标准，使用权威的病例诊断标准和对照选择原理。

2. 根据研究类型，通过统计学方法来估算可能需要多大的样本量，并包含了临床中可能出现的病例脱落及失访等情况，最后才确定试验的样本量。

3. 在临床干预中采用盲法和随机化原则，并对盲法和随机化的实施进行质控管理。

4. 确定每个变量的详细测量方法，在实际测量的过程中，对可能出现的偏倚进行事先评定及预防，以保证测量的质量。

5. 事先做好统计分析方案，确定应用的统计学方法，包括调整协变量及控制混杂的方法。

6. 对结果的分析应给出每组主要指标和次要指标的基本统计量、效应量的估计和置信区间。计算因变量和自变量之间未调整混杂因素和调整混杂因素后的关联强度及相对危险度等。

7. 给出和研究假设有关的各个具体结果，对定量结果的敏感性做进一步的分析；同时结合潜在

的偏倚和不精确的来源，讨论研究的局限性。

在研究探索过程中需要有锲而不舍的精神，对按照科研设计的每个具体步骤严谨求证；并在解决问题的过程中遵循证据，求真求实，止于至善。

（三）循证医学在科研实施和结果分析的应用

循证医学的实施与应用要从以下三个层次来综合考虑拟做的研究其科研价值及应用价值的大小。

1. 真实性的评价 只有真实的证据，才能正确地指导临床实践工作，否则将在临床实践中造成严重的不良后果。对一项研究的结果所提供的证据进行严格的评价，所获得的真实性的结论叫作内部真实性。对内部真实性的评价应考虑以下因素：①科研设计科学性；②是否选择合适的疾病诊断标准和制定恰当的纳入/排除标准；③选择的研究结果观测方法和指标是否合适，有无调整和控制偏倚；④研究对象的依从性如何；⑤选择的统计学方法是否合适。外部真实性是指研究的结果能否外推至研究对象以外的人群，表示证据具有普遍代表性。

2. 临床意义的评价 研究所提供的结果对于临床工作是否有帮助，是否有临床价值。

3. 临床适用性的评价 用于评价研究的真实性及临床重要性。合格的最佳研究证据，仍需对其是否能适用于真实存在的临床问题进行严格评价。

二、循证医学在作业治疗教学中的应用

医疗教育作为医疗发展的重要环节之一，也必须随着社会的发展而不断完善、提高。作业治疗的创新发展也在寻找新的人才培养模式，将循证医学引入作业治疗学的教学中能极大的激发学生的学习主动性，提升学生综合应用基础知识的能力。同时，对于学生临床思维的建立以及作业治疗技术的灵活运用有非常大的帮助，可提高其临床实践的技能。一些国外循证医学教学设计与教学方法可供借鉴。

（一）以问题为基础的学习（problems-based learning，PBL）

作业治疗学是一门实践性极强的学科，学生如

何在指导教师的引导下,训练自己成为自学的终生学习者,是 PBL 的教学目的。该方法最早是由美国医学专家 Barrows 提出并应用于教学中。PBL 全称是"Problem-Based Learning",即"以问题为基础的学习",是以问题为导向、以学生为主体、以老师为引导的小组讨论式教学。

其具体方法是以学生的自主学习为主,导师围绕作业治疗领域的研究现状和最新进展向学生提出一些具体问题,并将教学内容放置到具体的临床实践发生的问题情景中,学生分为不同的小组来收集和整理资料,以组内讨论、合作的方式共同解决教学中的问题;然后全班进行讨论,如各个小组派代表发言,组内的其他同学进行补充;最后,导师对争议较大的问题进行解答和分析,并归纳、总结本次教学内容的重难点知识。

整个过程是以学生为主体,老师担当引导的角色。一方面,学生为了解决遇到的问题,需要查阅大量的文献。如何在众多的医学文献中正确地分析结果,并选取最佳的治疗方案,是进一步需要解决的问题。让学生主动思考并学习隐含于问题背后的学科知识,训练学生的批判性思维,启发学生的思维潜力,使学生学会主动地获取知识而不是被动地接受知识,从而提升学生分析问题、解决问题以及独立思考并寻找学习资源的能力。另一方面,学生们会经常进行讨论,对过程中所有可能得到的结论进行充分的开放性讨论。在完成一个问题后,学生需要思考该问题是否和以前曾经分析、讨论的问题之间可能存在的某种联系,并对已学习过的知识和技能进行归纳总结,这可锻炼学生之间的合作意识,达到让学生提高自主学习、合作学习能力的目的。

但是,该教学方法在实施过程中也存在一些问题。比如,学生受到检索能力的限制,信息搜集、整理达不到要求。因为课时安排的原因,难以在短时间达到预期中的效果。

(二)期刊俱乐部(journal club)

期刊俱乐部是由英国外科医师 James Paget 最早提出,是指临床工作者以小组讨论的形式开展活动,就大家关注的来自专业期刊上某个临床话题进行讨论,一般每周或每月开展一次。

期刊俱乐部的讨论内容大多由四部分组成,包括提出问题、搜集资料、组员讨论、总结并评价。具体包括:①对提出的 PICO 问题进行说明;②检索策略,包括所使用的数据库、选择的检索条件、检索结果的数量;③本研究的特点总结;④对证据的批判性评价。学生可以选择创建一个幻灯片以便进行文献报告。演讲结束后会分成 4~5 人的小组,进行小组讨论。问题例如:研究的目的是什么? 这项研究的优势是什么? 局限性是什么?

期刊俱乐部的主要目标是提升临床工作者阅读文献的能力,达到医学知识的持续更新。该模式可加强临床工作者循证医学思维的锻炼,给自身的文献阅读带来新思路。对前沿文献的分析研究也可以丰富自身的知识体系。同时,期刊俱乐部可以为临床医师提供基于案例的支持环境,以便他们在例会上共同努力以达到最佳的学习效果。但是,该方法需要有高水平的老师带领组员,在文献的选择上也应结合自身专业。同时需鼓励组员按时参加,并积极参与讨论。

(三)混合式教学法(blended learning approach,BL)

该方法最早由美国的培训机构提出,是指将线上(在线学习)、线下(课堂教学)结合,选择合适的时间,选用较恰当的方式进行优势互补的教学模式。该方法的好处是可以做到理论与实践相结合,更好地培养学生思维能力。但是,该方法的实施需要有充分的时间,以及分配合理的教学资源。

(四)网络平台学习模式(online learning platform)

利用互联网的平台优势,在网上建立学习平台,学生利用计算机或手机中的网络进行学习。不仅可以做到随时随地学习,学习资源方便储存,还可以实现学习资源共享。在网上与老师、同学进行提问和沟通,节省交流时间,减少交流障碍,达到交互式合作学习。

(五)概念图法(concept mapping,CM)

利用绘图的形式搭建知识体系,更生动形象地展现各个概念之间的关系。让学习过程更有层次性。该方法由美国康奈尔大学的 Joseph Donaid Novak 教授最早提出。该方法可以使新旧知识网连接起来,建立多维度空间体系。但是,也存在制作概念图时间过长等弊端。

第三节
循证医学在医疗卫生体系管理中的应用

一、决策分析

(一)临床决策和决策分析的定义

1. 定义　临床决策是指在解决临床诊疗过程中所遇到的诊断、治疗等各种临床问题时,权衡不同临床诊断或治疗方案的风险和收益后做出对患者相对有益的选择。大部分涉及分析临床医师所面临决策问题的研究都可称为"临床决策分析"。包括提出需解决的临床问题、确定目标、制定方案、评价方案、选择方案和组织实施这6个步骤。

2. 时间框架　在对不同方案进行决策分析时,需根据患者功能障碍的特征和具体问题的分析内容设定时间框架或分析期。如急性病或短期疗效方案的分析期较短,而慢性疾病的预防或治疗方案的分析期应设定较长。

(二)决策分析模型

由于种种原因,卫生经济评价所需的资料并非都能从科学性及论证力较强的前瞻性研究中得到,往往要借助模型分析来提供决策信息。可用于临床决策分析的模型有很多,如决策树、生存分析、Markov、排队等模型。其中最常用的是传统的决策树模型,特别是在急性病或短期项目的决策分析中。

决策树分析模型的整个决策过程用图示进行表达,分析过程直观、有条理,各种决策的预期结果比较明确。但决策树在慢性疾病的分析中有较大的局限性。

进行决策树模型分析的步骤如下:①明确分析目的。②确定备选方案。③列出每一方案所有可能出现的重要的临床结局。④建立决策树模型。⑤选择合适的分析时间框架和决策的评定标准。⑥确定每个方案的各种临床结局发生的概率。

⑦明确结果指标及各种临床结局的损益值。⑧综合分析并评价方案。⑨对分析中所用参数可能存在的不确定性进行敏感性分析。

如图11-3-1,按时间顺序从左到右的树状结构,每个分枝代表一个临床结果或决策,小方格为决策点,决策点发出的方案枝代表比较的不同方案,圆圈所示节点常称为概率节点/状态结点,代表按一定概率可能出现的事件或临床结局,每个概率节点/状态结点发出分枝所代表的临床结局概率之和为1,结果节点代表最终结局,以三角形表示。注意各方案和各分枝间不能交叉重叠。

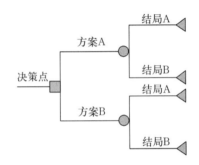

图 11-3-1　决策树模型举例

建立决策树后,需要计算各种方案的期望效用值来进行评价。计算方法为从决策树分枝的最右端开始,将概率和效用值相乘,再将一个节点上各分枝的数值相加,从右到左逐级进行。

决策分析的最后应进行敏感性分析,用来观察任何不确定的因素在一定范围内的变化对预期出现结果的影响,并以此作为决策的依据。

(三)决策分析评价

对决策分析文献的评价与其他方面的研究一样,应从分析结果、结果的真实性以及是否适用于患者当下的病情等几方面进行综合考虑。

1. 研究设计是否合理,分析结果是否真实可靠

(1)分析评价的方案是否包括了所有或大部分的重要策略和临床结局。

(2)分析所比较的临床方案是否为临床常用的方案。

(3)设计是否考虑了所有可能相关的临床结果。

（4）分析是否用明确、合理的方法确定所需的参数。

（5）效用值的设定是否合理，来源是否可靠。

（6）在证据的确定上是否存在任何可能影响结果的不确定因素。

2. 决策分析得到的结果　在确定文献所用决策分析的方法是合理的，结果是可靠的基础之上，应进一步明确该研究方案可能给患者带来多大的净效益，该受益的可信度如何。

（1）在基线分析中得到的评价结果是什么。

（2）分析中应用的证据强度如何，证据的不确定性是否会影响决策分析的结果。

3. 研究结果的应用　如果文献所提供的决策分析的结果是有效并且十分重要的，读者还应评价该结果是否能应用到自己的临床实践中，确定该决策分析的实用性如何。

（1）临床患者情况是否与文献分析中的研究对象的情况相似或相符。

（2）分析中设定的效用值是否反映临床患者的真实情况。

二、卫生技术评定

（一）卫生技术和卫生技术评定概述

1. 卫生技术的定义　卫生技术是指医疗保健和服务系统的、特定的知识体系。它包括医疗方案、药物、医学信息系统、医疗器械、卫生材料、后勤支持系统和行政管理体系等内容，或泛指任何用于疾病筛查、预防、诊断、治疗、康复及促进健康和提高生活质量的技术手段。卫生技术在提高卫生领域科技水平和服务质量方面也是的重要推动力。

从技术的物理特性进行分类，卫生技术一般包括药物、仪器、设备和物资供应、内外科程序、支持系统和组织管理及服务提供系统等。

根据医学特征或临床目的来分类，将卫生技术分为五大类：①诊断技术，有助于医务人员用来诊断疾病和判断患者的患病的严重程度；②预防技术，用于预防/保护机体免受疾病的侵害；③治疗与康复技术，缓解病情、根治疾病，或改善/代偿功能；④医疗组织管理技术，保证业务活动的高效运转；⑤医疗后勤支持技术，特别是为住院患者提供后勤

服务。

2. 卫生技术评定的定义　卫生技术评定是指对卫生技术的安全性（安全、风险）、有效性（效力、效果和生存质量）、经济性（成本效果、成本效益和成本效用）、社会适应性或社会影响（社会、伦理、道德与法律）等方面进行系统且全面的评价，以期为各层次的决策者制定医疗政策提供信息依据，从而合理地配置卫生资源、提高有限医疗卫生资源的利用率。

（二）卫生技术评定的内容

1. 安全性与有效性的评定

（1）安全性与有效性的概念：医疗安全是指在对患者进行治疗干预的过程中不引起不当的伤害或损伤，代表了对卫生技术风险可接受程度的价值判断。风险是用于估计人体健康可能受到伤害的可能性及严重程度的测量指标。即在某种限定的条件下，如针对某种特定人群中患有某种特定疾病的个体，在接受任何一种或多种医疗保健技术服务后，出现的任何不良反应或意外损害的概率及其严重程度的估计值。如果任何一项技术的使用后出现的风险。可以被患者、医师、社会及相关决策者所接受，那么这项技术就认为是"安全的"。

有效性有多种定义，世界卫生组织将其定义为医疗服务措施（服务、治疗方案、药物、预防或控制措施）的效益和效用。有效性主要看从效力和效果测量：效力是指在理想使用条件下使用的技术，在某种特定人群中患有某种特定疾病的个体，在接受干预后可能获得的效益；而效果是在现实环境中，某些特定人群在医疗保健后可能产生的效应。

（2）安全性与有效性评价的方法学：可以使用临床前期评价法、非正规的临床评价法、流行病学与统计学评价法、临床试验评价法与正规综合法等对安全性、有效性进行评价。

临床前期评价法是对患者进行临床研究前，选择合适的卫生技术对生物化学及动物实验开展研究，以收集可以进行人体试验的相关证据、了解毒力和安全性。

非正规的临床评价法分为个人经验评价法和同行评价法两种。根据个人的经验、同行和学术会

议以及刊物提供的信息,评价某一项或多项一项卫生技术是否可以广泛使用。

在描述性研究、回顾性或前瞻性的分析性研究中多选择流行病学与统计学评价方法,主要用于观察干预与其结果之间联系,以及探讨多因素与结果之间数量联系的多元回归分析等。

临床试验评价法适用于将卫生技术应用至患者人体的试验,利用随机化分组的方法将患者分成试验组和对照组,对其进行试验技术与对照技术(标准技术、安慰剂或其他方法)处理结果的比较研究,该方法可直接在人体中观察试验技术的安全性和疗效。

正规综合法是将现有的其他方法的研究结果进行综合分析,包括所有的可用信息的糅合过程,然后做出安全性与有效性的评价。这要求不仅是综合当前所有的研究及其他渠道得到的结论或发现,更重要的是对以上的结论和发现进行再分析、归纳总结。

2. 经济学评定

(1)经济性的含义:经济性是指使用某项卫生技术所支出的成本(费用)和由于该技术对疾病的作用所产生的疗效与效益之间的比较。这包括直接成本、间接成本甚至是隐含的无形成本,同时也要研究分析它是直接效益、间接效益还是无形效益。

(2)经济学的评价方法:常用的经济学评价方法主要有成本—效果分析、最小成本分析、成本—效益分析和成本—效用分析。这四种经济学评价方法都涉及成本问题。在经济学评定中,包含直接医疗成本、直接非医疗成本、间接成本和无形成本。将在第十四章作业治疗学的经济学效应的循证医学研究中详细介绍。

3. 伦理和社会影响的评定

(1)基本概念:伦理是对"责任、义务、权利、平等观念、善与恶"等若干方面的总体的认识与行为规范。社会的伦理体系是具有生存价值的社会道德准则的综合运用。

社会影响包括伦理、理论、社会和法律影响,它是一项关于某项技术的发展或进步所引起的社会环境变化。任何一项的卫生技术运用发展的结果

应尽可能与当前的社会的政治、经济、文化、伦理道德等方面相符合,即有社会的适应性。

(2)社会影响评定的方法:评价卫生技术社会影响的方法多种多样,大部分都属于社会科学的范畴。常常采用的资料收集与研究方法是定性研究方法,包括观察法,无结构、半结构、全结构等访问法。

(三)卫生技术评定的步骤

卫生技术评定由一系列复杂的活动组成,其步骤和流程可用图 11-3-2 表示。

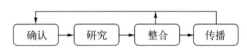

图 11-3-2 卫生技术评定流程

首先,确定有研究价值的技术作为目标技术进行评定。研究主要是进行原始数据和二手数据资料的适当收集和分析。整合是对已有的资料和检验步骤得到的结果进行深入分析和解释,并对技术的合理使用进行判断。传播是指向使用卫生技术的人群或相关领域的决策者提供,经过整合后的信息和其他评定信息。

三、临床资料库与医疗质量评定和改进

对医疗卫生的质量进行评价并不断地加以改进是十分必要的,适用于医疗卫生系统的各个方面。对最佳治疗进行决策"金标准"的评判方法是临床随机对照试验和数个随机试验的系统综述或 Meta 分析。然而,临床随机对照试验并不总是可行或符合伦理学原则。开展观察性的流行病学研究对医疗相关的服务进行评价、比较和发展。对质量指标进行监测并分析疾病病程的特征以改进质量时,需要对临床资料库的资料进行系统地收集,然后进行流行病学分析。

(一)系统地收集资料

系统地收集资料要求对拟收集的资料以定量的形式进行表格登记。需要预先决定收集何种资料作为基本的变量及指征,与疾病过程相关的变量可大致分为 3 大类:与患者相关、与治疗和护理相关以及与单位相关的变量(表 11-3-1)。

表 11-3-1 针对某患者的可能影响疾病过程结果的变量

与患者相关的变量	与治疗和护理相关的变量	与组织机构相关的变量
(1) 一般生物学变异指标(年龄的、性别、身高、体重等) (2) 疾病的严重程度 (3) 患者患有的其他(慢性)疾病 (4) 生活方式习惯(吸烟、饮酒、锻炼)、受教育程度、社会身份、住房条件等 (5) 患者对治疗的兴趣和倾向	(1) 医疗职业工作(如在临床指南中做出的更详细的描述) (2) 专业人员的技术水平	(1) 等待就诊的时间 (2) 人员配备 (3) 物质的限制(场所、条件、指南)及技术设备 (4) 工作机构 (5) 同其他病房、全科医疗之间工作和协调

病例问卷表可用来系统地收集诸多患者相关的资料,是保证以系统、前瞻和廉价的方式收集到每个患者的最低要求的一套资料。

当医护人员对患者所患疾病及其治疗和护理方面做详细记录时,也应当采用相应的系统方法,严格组织并采用特殊目的制作的表格,而且需要对缺失的表格、表格中丢失的资料和不合逻辑填写的资料等进行内部控制。为确保资料的高质量,需要对资料收集的全过程进行连续地监督。不同阶段的资料收集实行责任制。尤其重要的是,收集资料的人与随后登记资料的人系同一人。前瞻性研究表明,这样的系统地资料收集可以注意到资料收集过程的每一细节,因此可确保得到一套可靠的资料并以此作为分析阶段的结果。

(二)资料的处理与流行病学分析

从制定病例问卷表、表格登记到完成资料分析的所有阶段,必须确保由专业人员进行,并且在填表及资料的录入时,应当与一名信息技术专家一同进行。信息技术专家负责选择软件和硬件的使用,并对数据库进行专业的维护。资料分析应由临床医师和流行病学家/统计学家共同进行,临床医师将保证所进行的分析与提出的临床问题相关联的。

(三)临床资料库用于质量促进与研究

当进行治疗和护理质量分析时,有必要考虑所有影响患者健康的因素,而进行这项分析所需要的工具即为临床资料库和流行病学的分析。临床资料库是对相关质量指标进行评价、促进质量和保持质量的工具。

质量指标是指可测量的变量,能反映质量的水平。如果质量指标表明现有的质量并未达到所预期的质量目标,如依据国际上发表文献获得的最佳结果而制定的质量目标,应进行监测和分析与质量低有关原因的假设。通过修改治疗方案并用临床随机对照试验评价修改后的效果,并对治疗方案的假设进行验证。

其次,临床资料库用于揭示来自临床试验结果应用于临床实践中相符的程度。然而,有些情况不允许进行临床随机对照试验或不符合伦理道德,则需要在历史性对照试验中以治疗方案的变更来验证假设:对临床资料库中的资料进行流行病学分析以鉴定出所有可能的危险因素,制定治疗方案,通过资料库中质量指标的连续监测来测定其效应。

临床资料库也可用于划分治疗指征。建立临床资料库纳入有关生命质量、心理社会关系、症状、手术及术后结局等相关信息,随后的流行病学分析,能详细描述患者的特征,治疗后未见效的患者,因此可以使治疗指征更客观、准确。

四、医疗卫生系统质量、经营和改进的管理

(一)医疗卫生系统质量管理工具——认证

认证可定义为一种外部对遵循标准的审查评定体系,可用于医院、服务提供体系及职业活动。认证涉及医疗质量,其要点在于确保医患的安全、促进医疗质量的持续提高。一个医疗机构可通过认证获得共同的决策依据和优先权排序,为已建立的质量,奠定基础。认证系统的共同特征为:原则上它们独立于医疗购买者、提供者和政府机构,参与认证是完全自愿的。

1. 认证的历史 "认证"的最初形式来自 20 世纪初期美国的医疗领域,由于当时医院决定医师行医的标准形式多样,急需确立一种医院标准化程序。为此,美国外科医师学院于 1917 年在五项标准的最低标准系统之上,建立了"医院标准化程序"。这种认证形式随后成为医疗系统改革的一部分,随后几年,标准化手册又不断更新。

在澳大利亚,认证的理念始于 1926 年,但直到 1950 年澳大利亚才开始认证过程,第一个认证项目出现于 1974 年。在加拿大,1953 年成立了"加

拿大医院认证委员会",从医疗机构认证联合会(joint commission on accreditation of healthcare organizations，JCAHO)中分离出来。

随后几年来，认证已经逐渐发展成为一个大型的标准系统，用于评定医疗卫生服务。现如今，认证正在或即将在30余个国家中使用。

2. 认证的概念　认证是指通过独立于评定主体的认证机构对单位、部门或医疗服务进行的系统评定。认证可作为一种管理工具，成为了医疗机构团体文化的重要组成部分。

(1) 评定工具：认证过程使用定性和定量的测量，评定对标准的依从性。定性的工具包括与护士、临床医师、家庭和患者进行单独或集体的面谈，审计及审查文件记录。定量评价工具的指标用于评定医疗的结局。

(2) 标准：标准是认证的基础，实际效能与此作为比较。标准详细描述为所期望且有待满足的医疗水平，涉及医疗机构的中心结构、过程及结局。标准的制定是通过一个精细的过程而实施的。该过程包括审查、向持股人咨询、了解法律和条例、适当的研究、试验、评价和修订。所有的认证机构系统、连续地对其标准进行审查，以期能反映医疗卫生方面的新知识和新观点。

(3) 指标：在某一医疗机构中指标与某种结构、过程或结局有关。临床指标旨在对医疗结局进行测量，由于允许比较效能与阈值资料，使质量行为更加客观。临床指标有两大类：以率为基准的指标和监测事件指标，旨在对医疗机构补充正式的质量规程，因此被认为是一种补充工具或客观的结局测量。

(4) 调查：认证的调查是每间隔3~5年进行一次，中间调查主要用于对全面调查之间的空隙进行随访。调查的目的旨在反映组织机构所提供的服务。调查由一名医师、一名护士和一名行政人员组成的小组负责进行。调查者的数量和教育程度取决于待认证机构的大小和类型。通常，调查需要花费4天的时间。调查者需评定患者相关的功能与医院对质量促进的总体计划。一份调查包括三种类型的观察：医院提供给认证机构的信息，文件资料审查及调查者在医院的实地观察。

调查工作开始之前，认证小组会收到综合性的真实文件，记载有关医院、最后一次认证的结果和涉及医院机构的任何重要变革的信息。

认证过程从一项公开会议开始，介绍调查的日程。接下来，质量部门的领导做医院有关质量促进的政策和某些重要质量项目的汇报。在文件评定阶段，认证小组对涉及医院的重要文件进行评定。评定包括领导人员、法律和条例、人事政策的文件及质量部门的重要会议记录，关于过去12个月中重要事件的报告。

(5) 与领导访谈：重点了解对患者医疗质量促进的过程方面，高层领导之间的合作。访谈在现场巡视前进行，在调查结束后再次同领导进行另一次访谈。

(6) 其他活动：包括走访药物公司、试验室，对一般性建筑进行检查。

在会议上，调查员小组提交认证过程的结果并报告发现的问题。会议需证实对标准执行程度的决定，从而避免调查员对医院情况的误解。

(7) 评定的结果——调查报告：认证的结果是一份报告及一份根据执行标准计算的评分。认证报告包含认证分数、一份成绩列表、一份存在问题的阐述，如果可能，将医院的标准与国家相关的标准水平作比较。以此，该机构可能获得认证，或是附有意见的认证，或是未获得认证。公众越来越多地要求对认证的结果予以公开，增加其透明度、真实性及可靠性。

3. 国际组织和认证　为展示认证的国际可信度，国际医疗质量学会(international society for quality in health care，ISQua)几年来发展了医疗保健认证计划领导议程(agenda for leadership in programs for healthcare accreditation，ALPHA)计划，并于1999年启动。

ALPHA 的使命：①向国际社会展示，认证是一个值得信赖的评价过程；②展示一个国家的认证组织能够进行外部客观的评价，并且有评价的工具；③对日益增加的国际认证论坛做出积极的响应；④建立一个组织并通过该组织分享有关认证的知识和经验。

(二)医疗质量管理体系

1. 医疗质量和医疗质量管理概论　医疗质量是医院的生命,是医院在医疗市场中生存和发展的决定性因素。同时,随着我国由传统的医学模式转变为"生物-心理-社会医学模式",医疗质量的内涵已从单一的临床医疗质量过渡到临床疗效、服务、时间、费用等多方面的综合质量。

医疗质量的管理是为确定和达到质量要求所进行的医疗管理,主要负责质量方针的制定和实施,是医院管理工作的核心。包括了医疗的基础质量、环节质量和终末质量管理等各个环节组成的一个完整的工作体系。

循证管理(evidence-based management)的概念就是查找、收集、分析、总结、尝试和应用最佳/最合适的科学证据来管理医院。即在符合国家、集体和患者利益的前提下,根据现如今国内外最佳的管理科学证据,结合本院的实际情况和成功的管理经验,对医院的运营要素(组织架构、资源分配、运作流程、质量体系和成本)做出决策、指导实践、全程监督、评判效果、再总结经验和指导再实践。其中,证据的来源包括ISO9002族系统(企业的成功管理规范)、Cochrane资料库、卫生技术评定和循证医学的证据。

2. 循证医疗质量的管理　医疗质量的管理也必须"循证",在全部医疗工作的过程中的质量管理的三方面均反映了循证医学的理念和思想。

(1) 医疗基础质量管理:包括人员、医疗技术、药品物资、仪器设备、时间等在内的质量五要素的全面管理。

(2) 医疗环节质量管理是管理的关键:包括从首诊接待、诊断、治疗、护理、辅助检查到生活服务等每个环节和过程,要求质量管理部门对容易出问题的人员、岗位和关键操作采取全面检查、抽样检查或定期检查。用数据对发生问题的原因进行分析并采取相应的措施和方法,保证和提高医疗质量。

(3) 医疗终末质量管理:包括出入院诊断符合率、病床使用率、确诊时间、疗程长短、医疗费用、治疗结果(治愈率、好转率、病死率)、并发症的发生率、院内感染率、事故差错率及患者满意率等,这些需要调查的数据是评价终末质量优劣的依据,也是调整医疗整体资源(包括人、财、物)合理分布措施的参考。

3. 医疗质量的评价　医疗质量的评价是管理中的重要一环,完整的评价内容包括4个方面:医疗质量基本保证条件的评价、医疗行为过程质量的评价、医疗终末质量的评价和对医疗质量满意程度的评价即社会效益的评价。除了医务人员自评、科室之间互评、职能部门考评、院领导查评等内部评价之外,还包括院外的医学专家按一定的标准项目要求,对医疗行为的过程和结果进行的外部分析评价。

我国传统的临床科室医疗指标有:病床使用率、病床周转次数、患者平均住院日、入出院诊断的符合率、临床与病理诊断的符合率、三级查房率、疑难病例的讨论率、死亡病例的讨论率、手术病例术前的讨论率、术前小结率、手术签字率、术前麻醉访视率、术后麻醉访视率、无菌手术切口甲级符合率、同意输血签字率、成分血使用率、手术或危重病例书面交班率、住院病案甲级率、院内感染率、治愈好转率、抢救成功率、临床病理讨论会次数和医疗事故和重大医疗事件数等。其他医技等辅助科室包括检验科、放射科、病理科、超声科、心电图室营养科、血库、药剂科等,都有各自的质控指标。

4. 目前采用的其他先进的质量管理方法　单病种的医疗质量管理是以患同一种疾病的一组病作为质量单位。进行单病种的质量管理能相对准确地进行质量评价,有助于进行横向和纵向对比,还可以研究单病种的治疗费用的状况,帮助控制医疗费用的过度增长。

持续的质量改进(continuous quality improvement, CQD)的基本观点是指:管理及质量改进使服务和/或产品符合/满足消费者的需要,它是全面质量管理的发展。质量的改进必然减少浪费,以达到降低成本的最终目的。与监测质量不同,质量改进是一种持续性的研究,其重点是要探索更有效的方法,使质量更优,该方法适用于医疗服务部门。

临床路径根据目前普遍接受的最佳证据,对某些常见病,建立规范化诊治途径(内在指南),不仅可节约资源,降低医师在处理中的随意性(如不必要的检查、指征不当的治疗），也可保证小组中的其他医师实施相同的最佳方案，使诊治质量得到保证并进一步得到提高，而且资料可以共享，易于研究和教育。据报道，这种方法能够减少患者的住院天数，是目前较流行的治疗标准化模式。

第四节
作业治疗学的决策及其模式的演进

一、决策

（一）医学决策的特点和分类

决策程序包括提出问题、确立治疗目标、设计研究方案和选择干预方案四个阶段。典型的医学决策有卫生政策决策和临床实践决策。卫生政策决策是针对一个大的群体甚至一个国家的决策，是比较复杂的医学决策。临床实践决策是针对单个患者的决策，是比较简单的决策，但有其特殊性（表11-4-1）。临床面临的决策问题的种类相对比较单一，不外乎关于预防、诊断、治疗和转归几个方面。比如，脑卒中偏瘫后预防单侧忽略的方法有哪些？诊断单侧忽略的方法有哪些？对单侧忽略者可采取什么样的治疗？不治疗时单侧忽略的结果是什么？这种结果发生的机会有多大？治疗单侧忽略的目的是什么、效果有多大、不良反应有哪些？它们是作业治疗师熟悉的、每天需要面对和解决的问题。其次，在绝大部分的情况下不需要临时设计新的解决方案，只需在现有已知方案中进行选择。

表 11-4-1　临床决策的主要特征

临床决策的主要特征
● 是为患者进行的决策
● 最后的决定必须符合患者的意愿
● 属于针对个体的决策
● 在多数情况下，备选方案是已知的
● 多数属于常规的决策
● 治疗可改变的结局与设定决策目标有关
● 结果的预测多带有不确定性
● 多属于风险型决策
● 每个决策都存在机会成本
● 没有适合所有的同类患者的标准方案

比如，一名成人脑卒中偏瘫患者应采取什么样的作业治疗干预措施？引发决策需要的问题是偏

瘫后的功能障碍。治疗的目标包括通过作业治疗改善和维持患者受损的功能，减轻功能障碍的程度。大量的临床实践表明，早期开始进行的康复训练有助于改善患者受损的功能，减轻功能障碍的程度，包括急性期的作业治疗、恢复期的作业治疗及后遗症期的作业治疗。决策者可以根据患者的病情、经济情况以及对治疗的期望决定采取哪种措施。因此，临床决策的难点不在于明确决策问题和设计解决方案，而在于确定决策的目标和决策的结果。

（二）决策的目标

决策目标的制定十分重要，常常产生意见分歧是最终导致决策失败的地方。以治疗为例，决策的目标就是治疗要达到的主要目标，主要体现在它有利地改变主要的临床结局，以及这些结局改变的多少或程度，前者是估计治疗效果依赖的结局指标，后者是效果的大小。比如，日常生活活动训练可以改善患者的生活自理能力，日常生活活动能力的评分就可以用做衡量治疗效果的结局指标，评分增加的多少就是疗效的大小。然而，即使针对同一种疾病，不同的治疗方法改变的结局可能不同，因而不同的治疗方法所能够体现的治疗目标也就会有所不同。

很多治疗目标的制定是复杂的。比如，脑卒中偏瘫患者的问题可能包括运动功能障碍、感觉功能障碍、语言和吞咽功能障碍、视觉和知觉障碍、认知障碍、日常生活能力下降、心理功能障碍等。任何一项单一的治疗都不可能解决所有的问题。当决策问题复杂、决策目标多样时，决策者应善于抓住主要矛盾，针对主要目标采取措施。因此，临床决策的一个重要方面就是寻找主要矛盾，针对主要矛盾制定决策目标。

（三）决策的结果

按备选方案结果的单一性和可预测性，决策可分为确定型决策和风险型决策。确定型决策备选方案产生的结果明确且只有一种，预期目标明确，风险最小。而风险型决策中，备选方案可能产生多种结果，且不能准确地预测每种结果的发生概率。因此，预期目标能否实现没有充分的把握，此类决策的风险最大，也是最为棘手的。由于一种医学干

预可能产生的结果往往是多种的,有些甚至是未知的,而且每种结果发生的概率难以准确预测,故绝大多数的医学决策都属于风险型决策,只是风险的大小会有所不同。与临床决策相比,针对群体的决策可能产生的结果更复杂、更多样,结果的影响因素也更多、更复杂,变数也就更大,每种结果发生的可能性更难以预测,因此,针对群体的决策的不确定性就更大。

循证医学就是在这最根本的问题上挑战了传统的决策习惯。循证医学认为,不是所有现有的治疗措施都是有效的,对于不是十分有效的措施,实践经验不足以证明或否定它们的效果,最可靠的验证方法是开展有组织的科学性研究。在循证决策的模式里,关于治疗是否有效及其效果大小,决策者必须依据现有最佳的科学证据进行判断。

可靠的信息是预期结果实现的保证。循证医学强调医学决策必须是基于现有最佳的证据,这里的证据主要是关于决策结果预测方面的证据。该预测是决策的重要部分,是为决策服务的,贯穿于决策的全过程。然而,预测不是决策,预测侧重于对客观事物的分析,决策侧重于对决策目标的确定。

二、医学决策模式的演进

医学决策模式随着人们对疾病转归、治疗效果以及资源有限性认识的提高也在不断地演进。医学干预的决策主要有疾病决定模式、疗效决定模式、成本效果决定模式以及成本效用决定模式等四种模式。

(一)疾病决定模式

疾病决定模式即有病就该治疗,这种对一切疾病和一切治疗"一视同仁"的决策模式的假设是:①所有的疾病不治疗时的后果是一样的;②治疗一定有效且效果的意义和大小是一样的;③用于看病吃药的资源是无限的。在简单的"疾病决定治疗"的模式里,人们对健康过度的执着会使他们做出不明智的决定。

事实上,该决策模式的假设是不成立的,因此,该决策模式在大部分情况下是不可取的。每一种疾病都有着不同的严重程度的结局和后果,有轻重

缓急之分,治疗的意义和效果也就大相径庭。除非用于治病的资源是无限的,否则明智的决策者须针对每种不同的疾病做出相应不同的决策。此外,即使资源是无限的,如果治疗无效,用资源换来的只是不良反应,那么治疗也是不合理的。

(二)疗效决定模式

疗效决定模式即如果患病且具备有效的措施就应该实施治疗。与模式一相比,该模式的主要进步在于承认有些治疗是无效的,应该避免浪费资源且可能伤害患者的无效治疗。该决策模式的前提是我们必须预先知道治疗的效果。但是,该决策模式没有考虑费用的问题,在资源有限的条件下,决策还必须考虑机会成本,不可能把所有的资源都用于健康,也不可能所有的病都用最好的治疗。

(三)成本—效果决定模式

针对同一治疗目的,如果治疗的效果是等同的,那么应选择最便宜的治疗。与第二种模式相比,该决策模式的主要进步在于承认,用于健康和疾病的资源是有限的。前提是治疗的效果已知而且可比。但是,对于同一疾病不同目的的治疗,其疗效不能直接比较。比如,同是对脑卒中偏瘫患者的治疗,有些是改善运动功能,有些是改善心理功能,有些是提高生活质量,它们的价值和意义很难直接比较的,如果由于资源限制,不能采取所有的治疗。成本—效果分析不能用于比较对不同疾病治疗效果的优劣。脑卒中偏瘫患者的作业治疗和髋关节置换术后的作业治疗是无法直接比较的,治疗的预期效果也是不可比的。因此,当同一患者患有多种疾病时,当不同个体共享同一医疗资源时,成本效果决策模式是不适用的。

(四)成本—效用决定模式

该决策模式认为,一个人、一个家庭或一个社区的健康问题是多方面的,可用于健康和疾病的资源是有限的,且不足以满足所有可能的改善健康和治疗疾病的需要。因此,有限的资源必用在人们认为最重要的健康问题上。哪些健康问题是最重要的,哪些治疗是最有价值的?这是一个价值取向的问题,人们对一项治疗价值大小的主观判断就是效用。例如,质量调整生命年就是一个常用的一般性的效用指标,成本效用就是获得一个单位的效用

需要的成本。当用货币单位来表达效用大小时,相关的成本—效用分析就是成本—效益分析。

不同的人群价值取向可能不同,他们对不同疾病的重要性以及对不同治疗的价值的判断就会有所区别,自然决策就会不一样。遵循成本效用决策,人们将会获得对他们来说是最"物有所值"、"性价比"最好的、最满意的医疗卫生服务。比如,同是步行功能障碍的两位脑卒中后遗症老人,一位可能因为希望可以陪伴老伴散步而选择可以改善步行功能的治疗,而另一位认为继续步行训练是浪费资源和金钱,更希望选择轮椅替代步行,能把省下的钱用在老伴的生活费上。这两位老人选择的治疗方案是不同的,对自己都是正确的,但对于对方来讲,却不是最优的选择。

综上所述,决策模式的科学性、合理性和严谨性是逐渐升高的。模式四是最理想的医疗卫生决策模式,只有成本—效用决策模式才能使一个人或一个群体在有限的资源的前提下获得最满意的医疗服务。但事实上,这四种决策模式的理念都是存在于现在的医疗环境中。因为随机对照试验的诞生,医学才拥有了评定治疗效果的可靠的研究方法,基于疗效的决策模式才真正成为可能。直至近代,世界上才出现了国家或集体组织医疗卫生服务的现象。由于慢性病的管理逐渐流行,医疗卫生费用不断攀升,医疗资源短缺的问题才逐渐突显出来。为此,社会和决策的管理者开始关注国家和集体组织的医疗卫生服务的效益,要求依据成本效果进行医疗决策。因此。医疗决策已经成为一种有意识的、有组织的和广泛应用的决策行为。基于当前现代紧张的医患关系和合理地跨病种分配资源的必要性,决策者必须考虑患者的需求和意愿,医学决策必须回归到以患者价值取向为基础的决策模式,而这个回归是基于现代决策学、经济学和循证医学基础之上的回归。

作业治疗评定是应用康复医学方法和量表对患者的残存功能或恢复潜力进行评定,促进作业治疗计划的制定,以及对作业治疗结果及随访结果进行综合分析。作业治疗评定是临床康复评定的一部分,是治疗师对患者进行作业治疗的前提,它强调患者整体活动的独立性。

作业治疗评定可大致分为以下几类:作业活动评定、影响作业活动的躯体功能评定、影响作业活动的社会心理因素评定、环境的评定等。作业活动评定主要包括日常生活活动能力评定、职业评定、休闲活动评定;躯体功能评定;社会心理因素评定包括认知和情绪的评定;环境评定包括家居环境、社区环境、工作环境等评定;另外还可使用生活质量调查问卷、加拿大作业表现量表等。

一、日常生活活动能力评定

日常生活活动(activities of daily living, ADL)是指人们为了维持生存及适应生存环境而每天必须反复进行的、最基本的、具有共同性的身体活动,即进行衣食住行及个人卫生等的基本动作和技巧。常用的评定工具有 Barthel 指数、改良 Barthel 指数、功能独立性量表、诺顿工具性日常生活活动测量等。

(一)Barthel 指数

Barthel 指数(Barthel index, BI)由美国 Dorother Barthel 及 Floorence Mahney 于 1965 年设计并制订。Barthel 指数评定简单,可信度、灵敏度较高,是美国康复治疗机构常用的一种 ADL 评定方法,也是作业治疗中应用较广、研究最多的一种 ADL 评定方法。

1980 年后我国在评定日常生活质量时,也开始使用这一指数。Barthel 指数分值范围为 0~100分。100 分表示患者功能良好,无须他人帮助。0分表示功能很差,全无独立能力,所有日常生活动均需他人帮助。Barthel 指数具体评分见表 12-1-1。

表 12-1-1 Barthel 指数(BI)

ADL 项目	独立	需要部分帮助	需要极大帮助	完全不能独立
进食	10	5	0	0
洗澡	5	0	0	0
修饰(洗脸、刷牙、梳头、刮脸)	5	0	0	0
穿衣(系鞋带)	10	5	0	0
控制大便	10	5	0	0
控制小便	10	5	0	0
如厕(擦拭、整理衣裤、冲洗)	10	5	0	0
床-椅转移	15	10	5	0
平地行走 45 米	15	10	5	0
上下楼梯	10	5	0	0

根据 Barthel 指数评分,日常生活活动能力可以分为良、中、差三级。>60 分为良,日常生活需要小部分帮助就能完成;60~41 分为中,日常生活需要大部分帮助才能完成;≤40 分为差,日常生活绝大部分不能独自完成或需他人照顾。值得注意的是,若达到 100 分,这并不意味着他能完全独立生活,他也许不能整理家务、继续原有工作或参与体育运动。例:患者男,56 岁,左侧肢体活动障碍半年余。患

者半年前突然出现左侧肢体活动障碍,影像学检查显示:脑栓塞。系统治疗后病情平稳,今患者再次入院行康复功能训练。主治医师对其进行 ADL 评定,结果如下:该患者能够独立进食、洗澡、修饰、穿衣等,家人帮助下,可顺利大小便、床椅转移,在家人监护下能独立行走 100 米,上下楼梯时需要家人帮助。总分 70 分。该患者能够独立进餐(10 分),洗澡(5 分),修饰(5 分),穿衣(10 分)等,家人帮助下可顺利大小便(上厕所 5 分,大便 5 分,小便 5 分),床椅转移(10 分),家人监护下能独立行走 100 米(10 分),上下楼梯时需要家人帮助(5 分)。

(二)改良 Barthel 指数(MBI)

MBI 是由 Shah 等人于 1989 年在 Barthel 指数的基础上进行的改良,10 项内容没有变动,满分 100 分。MBI 的评分分值分为 5 个等级,1 级为最低,5 级为最高,级数越高代表独立能力越高,具体评分见表 12-1-2。

表 12-1-2 改良 Barthel 指数(MBI)

ADL 项目	自理	监督提示	稍依赖	可尝试但不安全	完全不能完成
进食	10	8	5	2	0
洗澡	5	4	3	1	0
修饰	5	4	3	1	0
穿衣	10	8	5	2	0
控制大便	10	8	5	2	0
控制小便	10	8	5	2	0
如厕	10	8	5	2	0
床—椅转移	15	12	8	3	0
平地行走 45 米	15	12	8	3	0
上下楼梯	10	8	5	2	0

(三)功能独立性测量

功能独立性测量(functional independence measure,FIM)作为医学康复统一数据库(uniform data system for medical rehabilitation,UDSmr)的一部分,是一种新的功能评定方法,主要评定内容为日常独立活动能力,它具有多种用途,如结局的测量及康复计划的评定,现已得到国际上的认可。

FIM 评定内容包括 6 个方面,共 18 项,分别为 13 项运动性 ADL 和 5 项认知性 ADL,具体项目及评分见表 12-1-3。

表 12-1-3 功能独立性测量(FIM)

项目			评定日期		
			年 月 日	年 月 日	年 月 日
运动功能	自理能力	1 进食			
		2 梳洗修饰			
		3 洗澡			
		4 穿裤子			
		5 穿上衣			
		6 上厕所			
	括约肌控制	7 膀胱管理(排尿)			
		8 直肠管理(排便)			
	转移	9 床、椅、轮椅间			
		10 如厕			
		11 盆浴或淋浴			
	行走	12 步行/轮椅			
		13 上下楼梯			
运动功能评分					
认知功能	交流	14 理解			
		15 表达			
	社会认知	16 社会交往			
		17 解决问题			
		18 记忆			
认知功能评分					
FIM 总分					
评定人					

FIM 评分采用 7 分制,即每一项最高分为 7 分,最低分为 1 分。每一项内容的评定由高到低分别为独立(7 分,6 分),依赖(5 分,4 分,3 分),完全依赖(2 分,1 分)。总积分最高分为 126 分(运动功能评分 91 分,认知功能评分 35 分),最低分为 18 分。其中按分值不同可以分为独立和依赖,独立(126 分,完全独立;108~125 分,基本独立;90~107 分,有条件的独立);依赖(72~89 分,轻度;54~71 分,中度;36~53 分,重度;19~35 分,极重度;18 分,完全)。

应用 FIM 时,应当关注以下注意事项:①明确每项活动的动作要点,按要点进行客观准确地评定;②注重患者的实操,而不能仅凭口述;③要对患者进行客观实际评定,不能主观放宽评定的条件,例如,一个抑郁症的患者能够做许多事情但是他现在却不做;④在活动评定过程中,如果患者在帮助下才可完成,也要进行详细的记录。评定的时机和场景也应更加接近患者真实生活;⑤再次评定的时间应该安排在一个疗程的治疗结束时以及出院前。但如果在此之间,出现了新的功能受损,应及时进行评定;⑥对于不能独立完成的活动内容,需进一步评定和分析相关因素,如关节活动度、肌力、平衡、协调性、感觉等。此外,有 ADL 障碍的患者,也应进一步评价认知和知觉功能;⑦各康复专业人员均可使用 FIM 进行评定。必要时可根据专业特点,将 FIM 分为几个部分由不同专业的人员分别进行评定。

(四)诺顿工具性日常生活活动测量

日常生活能力包括较为复杂的工具性日常生活活动能力(IADL)和基础性日常生活能力(BADL)。BADL 包括进食、穿衣、洗漱等;IADL 包括烹饪、通话、逛街等。IADL 需要更好的认知能力,因此 IADL 对识别早期认知能力下降的患者比 BADL 的灵敏度更高,其中服用药物、使用交通工具、处理财务和使用电话是痴呆早期最敏感的指标。

诺顿工具性日常生活活动测量(Lawton instrumental activities of daily living,Lawton IADL)功能对体力、智力要求较高,与环境条件、文化背景关系更为密切。IADL 反映较精细的功能,适用于较轻的残疾,多在社区老人和残疾人中调查应用。评定内容见表 12-1-4。

表 12-1-4　诺顿工具性日常生活活动测量(Lawton IADL)

工具性日常生活活动能力(IADL)(以最近一个月的表现为准)	
1. 上街购物[□ 不适用(勾选"不适用"者,此项分数视为满分)] □3. 独立完成所有购物需求 □2. 独立购买日常生活用品 □1. 每一次上街购物都需要有人陪 □0. 完全不会上街购物	勾选 1. 或 0. 者,列为失能项目
2. 外出活动[□ 不适用(勾选"不适用"者,此项分数视为满分)] □4. 能够自己开车、骑车 □3. 能够自己搭乘大众运输工具 □2. 能够自己搭乘出租车但不会搭乘大众运输工具 □1. 当有人陪同可搭出租车或大众运输工具 □0. 完全不能出门	勾选 1. 或 0. 者,列为失能项目
3. 食物烹调[□ 不适用(勾选"不适用"者,此项分数视为满分)] □3. 能独立计划、烹煮和摆设一顿适当的饭菜 □2. 如果准备好一切佐料,会做一顿适当的饭菜 □1. 会将已做好的饭菜加热 □0. 需要别人把饭菜煮好、摆好	勾选 0. 者,列为失能项目
4. 家务维持[□ 不适用(勾选"不适用"者,此项分数视为满分)] □4. 能做较繁重的家事或需偶尔家事协助(如搬动沙发、擦地板、洗窗户) □3. 能做较简单的家事,如洗碗、铺床、叠被 □2. 能做家事,但不能达到可被接受的整洁程度 □1. 所有的家事都需要别人协助 □0. 完全不会做家事	勾选 1. 或 0. 者,列为失能项目
5. 洗衣服[□ 不适用(勾选"不适用"者,此项分数视为满分)] □2. 自己清洗所有衣物 □1. 只清洗小件衣物 □0. 完全依赖他人	勾选 0. 者,列为失能项目
6. 使用电话的能力[□ 不适用(勾选"不适用"者,此项分数视为满分)] □3. 独立使用电话,含查电话簿、拨号等 □2. 仅可拨熟悉的电话号码 □1. 仅会接电话,不会拨电话 □0. 完全不会使用电话	勾选 1. 或 0. 者,列为失能项目
7. 服用药物[□ 不适用(勾选"不适用"者,此项分数视为满分)] □3. 能自己负责在正确的时间用正确的药物 □2. 需要提醒或少许协助 □1. 如果事先准备好服用的药物分量,可自行服用 □0. 不能自己服用药物	勾选 1. 或 0. 者,列为失能项目
8. 处理财务能力[□ 不适用(勾选"不适用"者,此项分数视为满分)] □2. 可以独立处理财务 □1. 可以处理日常的购买,但需要别人协助与银行来往或大宗买卖 □0. 不能处理钱财	勾选 0. 者,列为失能项目
(注:上街购物、外出活动、食物烹调、家务维持、洗衣服等五项中有三项以上需要协助者即为轻度失能)	

二、工作评定

康复的任务不仅是躯体功能的恢复,还应帮助患者获得工作的能力和就业的机会。作业治疗师应帮助患者取得最大限度的行动和自理能力,并协助患者及家属建立安全而满意的社会关系,进行心理调整,从而最大限度地发掘患者就业潜力。

工作评定是利用标准化的评定工具测试受检者完成与其所从事或将要从事的工作相类似的活动能力,并与资料库中受检者具体从事的工种要求进行比较,以确定受检者是否具有从事该工作的能力。评定对象包括处于学习和工作年龄并且有学习或工作愿望的患者。评定范围包括体能、认知、社交心理、工作技巧和工具的使用等。工作评定方法包括 VALPAR 系列评定工具、职业要求资料库、工作模拟评定仪等。

(一) VALPAR 系列评定工具

Valpar 评定系统(Valpar component work sample series)是作业治疗中对患者的工作能力进行评定的系统,由美国的 Valpar 公司制定。这一系统包括 19 类独立的工作模式或评定项目,包括:使用小工具、大/小辨别、数字分类、上肢关节活动范围(图 12-1-1)、文书综合技能、问题解决、多层分类、模拟组装、全身关节活动范围(图 12-1-2)、三层测量、眼-手-足协调性(图 12-1-3)、焊接和电子检测、财务管理、感觉统合技能、电路安装维修技能、制图(图 12-1-4)、动态体能测试等。主要针对职业技能评定而设计,可用于职业康复的技巧训练和评定、工作能力的评定和训练、保险判伤的标准化评定测试等。该系统可模拟实际工作的状况,判断其工作能力、工作效率,并可应用于职业评定、职业功能训练等。

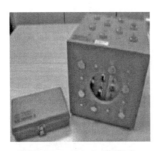

图 12-1-1　上肢活动范围评定工具

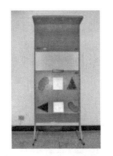

图 12-1-2　全身活动范围测量工具

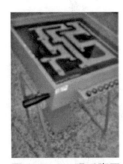

图 12-1-3　眼手脚同步训练工作组

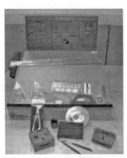

图 12-1-4　制图工作样本

治疗师使用 Valpar 评定系统时首先应了解患者的一般情况,重复评定时应尽量在同一条件或环境下进行,对结果分析时应考虑相关影响因素,如患者教育背景、心理状态、生活习惯、依从性等。

(二) 职业要求资料库

包括《中华人民共和国职业分类大典》、《美国职业大典》、工作分析网站(http://www.onet-center.org)等。下面以《中华人民共和国职业分类大典》为例简要介绍。

2022 版《中华人民共和国职业分类大典》将我国职业归为 8 个大类、79 个中类、450 个小类、1 639 个细类(职业)和 2 967 个工种。细分了包括事业单位人员、专业技术人员、服务业人员等多种职业人员。

作业治疗师应协助患者改善体能、认知、社交心理、工作技巧和工具的使用、进行心理调整等,从而最大限度地发掘患者就业潜力。并与《中华人民共和国职业分类大典》规定的相应的职业技能标准进行比较,测试受检者完成与其所从事或将要从事的工作相类似的活动能力,以确定受检者是否具有从事该工作的能力。

(三) 工作模拟评定仪

BTE PRIMUS 作业模拟系统(图 12-1-5)由美国 BTE 公司研发,可进行上肢和下肢训练、躯干训练、三维功能训练以及工作模拟训练;可模拟各种环境进行等长、等张、等速国际标准化测试和训练,系统会对结果进行分析并建立数据库以利于前后对比训练及研究;可进行单关节力量测试、多

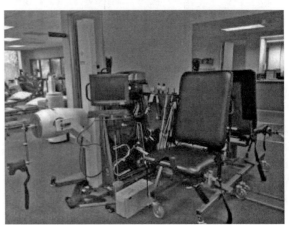

图 12-1-5　BTE PRIMUS 作业模拟系统

关节联合运动力量测试和神经肌肉的力量、速度做功的静态及动态测试;内置数据库,可提供详细的训练进度报告,帮助治疗师制定康复计划;应用范围广,通过配合使用配件,可以模拟日常生活中的动作、三维功能运动、多种工作任务和体育运动项目。

三、休闲活动评定

休闲是指在劳作时间以外的,通过多种娱乐方式调节身心,进而达到身体健康,精神放松的一种业余生活。良好的休闲方式,可以改善体能、调节生理和心理机能。休闲活动是指自愿从事与谋生和获取报酬无关的自己感兴趣的有意义的活动,如艺术活动,体育运动,俱乐部活动,各种游戏,旅行,观赏美景等。许多患者参加集体活动时仅仅局限在某些特定环境下,无法体验各种休闲活动的快乐。休闲活动的价值不在于提供物质财富或实用工具与技术,而是为人类构建有意义的世界和守护精神的家园,使人类的心灵有所安顿、有所归依。参与这些休闲活动可以使得患者缓解压力,保持身心健康,拓宽与他人的交流渠道,更加全面地融入社会。

患者由于受到自身状况的阻碍与环境的限制,无法参与以往喜爱的休闲活动中去或无法进行新的休闲活动。治疗师需要了解患者的兴趣,分析该活动特点并进行适应性改造,帮助患者参与到休闲活动中。休闲评定应注意:明确患者对休闲活动的需求状况及休闲兴趣;明确患者现有的休闲活动方式;了解患者的家庭状况,根据患者的需求设计合理的相关娱乐休闲活动;充分考虑休闲活动的可行性、安全性;评测患者对作业治疗师设计的休闲活动的满意度。

四、作业治疗的躯体运动功能评定

作业治疗在手功能康复过程中扮演着重要的角色,同时,在手功能恢复的过程中,作业治疗评定和手功能评定起着评价、对比、观察疗效重要作用。利用评定量表进行连续评定不仅可以随时指导调整治疗方案,而且对评判康复的效果非常重要。评定必须严格按照规范的标准方法实施,以保障评定的效度和信度。主要使用的是《偏瘫上肢功能七级评定量表》,共分为七个级别,分别是:第一级:肩关节、手肘及手部没有随意活动能力。第二级:肩关节及手肘有少许随意活动能力。第三级:肩关节有共同屈曲模式成30~60度,及手肘成60~100度;手部能保持松弛抓握有达3~5磅负重。第四级:肩关节有>60度共同屈曲,手肘成>100度,有少许手肘外展;有3~5磅手部松弛抓握,并有少许侧面捏握达1/2至3磅。第五级:开始有联合强力的共同屈曲及外展;>5磅的手部抓握;超过3磅侧面捏握并能随意放松。第六级:有肩胛、手肘及手腕的个别控制;肩关节、手肘、手腕及手指有完全的外展能力;>5磅手部抓握;超过3磅侧面捏握;但协调动作比较差。第七级:上肢各肌肉有很好的个别操控及协调。评测内容见表12-1-5。在通过或不通过的括号内打"√"。

表 12-1-5　偏瘫上肢功能七级评定量表

级别	日期(年 月 日) 项目	初期( ) 通过　　不通过	中期( ) 通过　　不通过	末期( ) 通过　　不通过
1	没有反应	( )　　( )	( )　　( )	( )　　( )
2	A. 联合反应 B. 患手放在大腿上	( )　　( ) ( )　　( )	( )　　( ) ( )　　( )	( )　　( ) ( )　　( )
3	C. 健手将患侧衣服塞入裤里时,提患侧手臂 D. 提着1公斤重袋子(持续15秒)	( )　　( ) ( )　　( )	( )　　( ) ( )　　( )	( )　　( ) ( )　　( )
4	E. 稳定瓶盖子(用健手打开瓶盖,患者抓住杯子) F. 患者固定毛巾一端,将湿毛巾拧干(健手扭两圈)	( )　　( ) ( )　　( )	( )　　( ) ( )　　( )	( )　　( ) ( )　　( )
5	G. 拿起并搬移小木块 H. 用匙子进食	( )　　( ) ( )　　( )	( )　　( ) ( )　　( )	( )　　( ) ( )　　( )

（续表）

6	I. 提举盒子 J. 用胶杯喝水	( ) ( )	( ) ( )	( ) ( )
7	K. 用钥匙开锁 L1. 操控筷子(利手) L2. 操控夹子(非利手)	( ) ( ) ( ) ( ) ( ) ( )	( ) ( ) ( ) ( ) ( ) ( )	( ) ( ) ( ) ( ) ( ) ( )
总体级别		第( )级	第( )级	第( )级
治疗师签名				

五、认知评定

认知是指人在客观事物的认识过程中对感觉输入信息的获取、编码、操作、提取和使用的过程，是输入和输出之间发生的内部心理过程，这一过程包括知觉、注意、记忆及思维等。认知功能的评定方法可分为以下几类：筛查法；特异性检查法；成套测验法；功能检查法。

（一）筛查法

神经系统疾病在发生和发展过程中常伴有认知障碍，严重降低了患者的生存质量，因此有必要对神经系统疾病患者进行快速的认知功能筛查。临床上常用的简易认知筛查工具如下：简易智能状态检查（mini-mental state examination，MMSE）、认知功能筛查量表（cognitive abilities screening instrument，CASI）等。本节主要介绍简易智能状态检查（mini-mental state examination，MMSE）。

MMSE 由 Folstein 等人于 1975 年编制，是最具影响的标准化智力状态检查工具之一，其内容包括定向力、记忆力、语言能力、视空间能力、执行能力和计算能力，总分为 30 分，耗时 5—10 分钟。MMSE 的优点在于具有良好的效度和信度，完成时间短，容易开展等；主要缺点在于敏感度较差，难以识别轻度认知障碍患者，而且容易受患者年龄、受教育程度、感官因素等的影响。MMSE 量表见表 12-1-6。

表 12-1-6 简易智能状态检查（MMSE）

定向力	分数	最高分
现在是：(星期几□)(几号 □)(几月 □) (什么季节 □)(哪一年 □)		5
我们现在在哪里：(省市□)(区或县 □) (街道或乡 □)(什么地方 □)(第几层楼□)		5

（续表）

定向力	分数	最高分
记忆力		
现在我要说三样东西的名称。在我讲完以后请您重复说一遍 (请仔细说清楚，每一样东西一秒钟停顿) "花园""冰箱""国旗" 请您把这三样东西说一遍。(以第一次答案记分) 请您记住这三样东西，因为几分钟后要再问您的		3
注意力和计算力		
请您算一算100减去7，然后从所得数的数目再减去7，如此一直的算下去，请您将每减一个7后的答案告诉我，直到我说"停"为止 (若错了，但下一个答案是对的，那么只记一次错误) 93□,86□,79□,72□,65□		5
回忆力		
请您说出刚才我让您记住的那三样东西 "花园"□ "冰箱"□ "国旗"□		3
语言能力		
(出示手表)这个东西叫什么		1
(出示铅笔)这个东西叫什么		1
现在我要说一句话，请您跟着我清楚地反复一遍："四十四只石狮子"		1
我给你一张纸，请按我说的去做，现在开始："用右手拿着张纸"；"用两只手将它对折起来"；"放在你的左腿上"(不要重复说明，也不要示范)		3
请您念一念这句话，并且按上面的意思去做：闭上您的眼睛		1
请您给我写一个完整的句子。(句子必须有主语、动词、有意义) 句子全文：_____		1
这是一张图，请您在下面空白处照样把它画下来。 (只有绘出两个五边形的图案，交叉处形成1个小四边形，才算对)画图处		1
总分：		30

（二）特异性检查法

特异性检查法用于评定某种特殊类型的认知

障碍。例如,Albert 线段划消测验用以评定单侧忽略;十字标测试用以评定空间关系障碍;复制图画用以评定结构性失用等。

(三)成套测验

成套测验主要用于认知功能较全面地定量测定。成套测验由各种单项测试组成,而且其信度和效度均经过检验。单项的特异性检查结果异常只能说明某种认知功能的障碍如单侧忽略,成套测验得分总和低于正常范围时则提示患者存在认知障碍。常见的成套测验有 H.R 神经心理学成套测验(Halstead-Reitan neuropsychological battery, H. R. N. B)、洛文斯顿认知评价量表(Loewenstein occupational therapy cognitive assessment, LOTCA)等。本部分主要介绍 LOTCA。

LOTCA 由以色列希伯来大学洛文斯顿康复医院的专家们研究提出,最初用于脑损伤患者的认知功能评价,以后逐渐扩展应用到具有认知障碍的认知功能评价,已在西方国家以及我国台湾省广泛应用。LOCTA 包括时间和地点定向、视知觉、空间知觉、动作运用、视运动组织、逻辑思维、注意力和专注力,评定项目多于 MMSE,且项目详细。LOCTA 的优点在于可以深入反映认知功能,并预测脑损伤的进展和转归;缺点为评价耗时长,约为 MMSE 的 2 倍,患者易疲劳。LOTCA 具体内容见表 12-1-7。

表 12-1-7 洛文斯顿认知评价量表(LOCTA)

姓名		性别		年龄		病案号	
科室		病房/床		临床诊断			
检查项目			评分			备注	
定向	1. 时间		1 2 3 4				
	2. 地点		1 2 3 4				
知觉	3. 物体失认		1 2 3 4				
	4. 形状失认		1 2 3 4				
	5. 重叠图形识别		1 2 3 4				
	6. 特征不明显物识别		1 2 3 4				
	7. 空间知觉		1 2 3 4				
	8. 失用症检查		1 2 3 4				
视运动组织	9. 复绘几何图形		1 2 3 4				
	10. 复绘二维图形		1 2 3 4				
	11. 拼钉盘图		1 2 3 4				
	12. 彩色积木设计		1 2 3 4				
	13. 无色积木设计		1 2 3 4				
	14. 拼蝴蝶		1 2 3 4				
	15. 绘钟面		1 2 3 4				

(续表)

思维运作	16. 范畴测验	1 2 3 4 5		
	17. 无组织的 ROC	1 2 3 4 5		
	18. 有组织的 ROC	1 2 3 4 5		
	19. 排序 A	1 2 3 4		
	排序 B	1 2 3 4		
	20. 几何推理	1 2 3 4		
注意与集中		1 2 3 4		

(四)功能检查法

功能检查法即通过直接观察患者从事日常活动的情况,评定患者相关认知功能障碍的情况。常见的功能检查法如 Arnadottir 作业治疗-日常生活活动神经行为评定(Arnadottir OT-ADL neurobehavioral evaluation, A-ONE)。

六、心理评定

现代医学模式认为,除生物学因素外,心理、精神、情绪和社会因素都会影响患者的康复治疗效果。因次,患者的社会心理评定是作业治疗学评定中的重要组成部分。心理评定(psychological assessment):是指在生物-心理-社会的模式下,综合运用访谈和量表测试等方法,对个体或团体的心理状况进行全面综合评定和深入分析。心理评定可制定个性化的治疗目标和选择个性化的治疗方案,体现以患者为中心的作业治疗模式。在心理评定过程中,焦虑和抑郁是最为常见的异常心理症状,本节主要介绍焦虑和抑郁的心理评定。

(一)焦虑评定

焦虑是人类在与环境作斗争及生存适应的过程中发展起来的基本人类情绪,焦虑并不均表明为临床上定义的病理情绪,在应激面前适度的焦虑可以充分地调动身体各个部位的机能,提高大脑对外界的警觉性以及应变能力。只有符合具体的病理性特征并且在进行正常的社会生活出现障碍时,才能定义为病理性焦虑。临床上常用的焦虑量表有汉密尔顿焦虑量表(Hamilton anxiety scale, HAMA)、焦虑自评量法(self-rating anxiety scale, SAS)、老年抑郁量表(the geriatric depression scale, GDS)等。本部分主要以 HAMA 为例进行介绍。

HAMA 由 Hamilton 在 1959 年制成。最早是

精神科临床中常用的量表之一,包括 14 个项目。《CCMD-3 中国精神疾病诊断标准》将 HAMA 作为筛查焦虑症的主要手段。临床上常将其用于焦虑症的诊断及程度划分的依据。

1. 适用范围 HAMA 主要用于评定神经症及其他患者的焦虑症状的严重程度,但对于各种精神病患者的焦虑状态的敏感性较低。同时,HAMA 与汉密尔顿抑郁量表(Hamilton Depression Scale, HAMD)有重复或相似的内容,如抑郁心境、躯体症状、胃肠道症状及失眠等,故不能很好地对焦虑症与抑郁症进行鉴别。

2. 评定方法 HAMA 应由经过培训的 2 名评定者同时在场,通常以交谈和观察的方式进行等评定过后,需要 2 名评定者进行独立评分。在评定心理或药物干预焦虑症状是否有效时,应分别在治疗前后进行评分,可以评价焦虑的严重程度及症状谱相关的治疗效果。

3. 评定内容及评定标准 HAMA 所有项目采用 0~4 分的 5 级评分法,各级的标准为:0 分,无症状;1 分,轻;2 分中等;3 分,重;4 分,极重。评定内容见表 12-1-8。其中第 1、2、3、4、5、6、14 项为精神性焦虑,其余项为躯体性焦虑。

表 12-1-8 汉密尔顿焦虑量表(HAMA)

圈出最适合患者情况的分数				
	无	轻	中	重	极重
1. 焦虑心境	0	1	2	3	4
2. 紧张	0	1	2	3	4
3. 害怕	0	1	2	3	4
4. 失眠	0	1	2	3	4
5. 记忆或注意障碍	0	1	2	3	4
6. 抑郁心境	0	1	2	3	4
7. 肌肉系统症状	0	1	2	3	4
8. 感觉系统症状	0	1	2	3	4
9. 心血管系统症状	0	1	2	3	4
10. 呼吸系统症状	0	1	2	3	4
11. 胃肠道症状	0	1	2	3	4
12. 生殖泌尿系统症状	0	1	2	3	4
13. 自主神经症状	0	1	2	3	4
14. 会谈时行为表现	0	1	2	3	4

(二) 抑郁评定

抑郁症又称抑郁障碍,主要临床表现为长时间不能缓解的情绪低落,是情绪障碍的主要表现类型。其情绪低落的程度与其现实境况明显不符,情绪的消沉的程度从轻到重可以分为,郁郁寡欢、忧心忡忡、甚至痛不欲生,有自杀倾向或行为。部分患者还会伴有显著的焦虑状态和躁动,严重者甚至会出现幻觉、妄想等症状。发作持续时间从 2 周到数年不等,且较多患者有症状反复的倾向。抑郁和焦虑一样,即是客观存在,又是主观感受。常用的抑郁评定量表有 HAMD、抑郁自评量表(self-rating depression, DS)等,本节主要以 HAMD 为例进行介绍。

HAMD 是由 Hamilton 在 1960 年制成,是临床工作中用于评定抑郁状态的最为广泛的量表。本量表有 17 项、21 项和 24 项等 3 种版本。应由经过训练的 2 位评定者同时对患者进行 HAMD 评定,通常以交谈和观察的方式进行,评定结束后,需要 2 位评定者分别独立评分;在评定心理干预疗效时,应在治疗开始时或开始前一周左右进行评定,然后在治疗后 2~6 周再次评定抑郁的程度,观察其是否出现变化。

1. 适用范围 HAMD 在临床上适用范围较广。评定方法简洁明了,易于操作,可用于多种疾病的抑郁症状的评定,尤其适用于抑郁症。然而,本量表在区分抑郁症与焦虑症方面,却没有较好的特异性,因为二者的评分都有不同程度的增高。

2. 评定标准及评定内容 HAMD 大部分项目采用 0~4 分的 5 级评分法。不同总分的临床意义为:<8 分为正常;8~20 分为可能抑郁;20~35 分为存在抑郁;>35 分为严重抑郁。评定的详细内容见表 12-1-9。

表 12-1-9 汉密尔顿抑郁量表(HAMD)

项目	评分标准	无	轻度	分数中度	重度	极重度
1 抑郁情绪	0. 未出现 1. 只在问到时才诉述 2. 在访谈中自发地描述 3. 不用言语也可以从表情、姿势、声音或欲哭中流露出这种情绪 4. 患者的自发言语和非语言表达(表情、动作)几乎完全表现为这种情绪	0	1	2	3	4

（续表）

项目	评分标准	无	轻度	分数中度	重度	极重度
2 有罪感	0. 未出现 1. 责备自己，感到自己已连累他人 2. 认为自己犯了罪，或反复思考以往的过失和错误 3. 认为疾病是对自己错误的惩罚，或有罪恶妄想 4. 罪恶妄想伴有指责或威胁性幻想	0	1	2	3	4
3 自杀	0. 未出现 1. 觉得活着没有意义 2. 希望自己已经死去，或常想与死亡有关的事 3. 消极观念（自杀念头） 4. 有严重自杀行为	0	1	2	3	4
4 入睡困难	0. 入睡无困难 1. 主诉入睡困难，上床半小时后仍不能入睡（要注意平时患者入睡的时间） 2. 主诉每晚均有入睡困难	0	1	2		
5 睡眠不深	0. 未出现 1. 睡眠浅多噩梦 2. 半夜（晚12点钟以前）曾醒来（不包括上厕所）	0	1	2		
6 早醒	0. 未出现 1. 有早醒，比平时早醒1小时，但能重新入睡 2. 早醒后无法重新入睡	0	1	2		
7 工作和兴趣	0. 未出现 1. 提问时才诉说 2. 自发地直接或间接表达对活动、工作或学习失去兴趣，如感到无精打采，犹豫不决，不能坚持或需强迫自己去工作或劳动 3. 病室劳动或娱乐不满3小时 4. 因疾病而停止工作，住院病者不参加任何活动或者没有他人帮助便不能完成病室日常事务	0	1	2	3	4
8 迟缓	0. 思维和语言正常 1. 精神检查中发现轻度迟缓 2. 精神检查中发现明显迟缓 3. 精神检查进行困难 4. 完全不能回答问题（木僵）	0	1	2	3	4
9 激越	0. 未出现异常 1. 检查时有些心神不定 2. 明显心神不定或小动作多 3. 不能静坐，检查中曾起立 4. 搓手、咬手指、头发、咬嘴唇	0	1	2	3	4
10 精神焦虑	0. 无异常 1. 问及时诉说 2. 自发地表达 3. 表情和言谈流露出明显忧虑 4. 明显惊恐	0	1	2	3	4

（续表）

项目	评分标准	无	轻度	分数中度	重度	极重度
11 躯体性焦虑	指焦虑的生理症状，包括口干、腹胀、腹泻、打呃、腹绞痛、心悸、头痛、过度换气和叹息、以及尿频和出汗等 0. 未出现 1. 轻度 2. 中度，有肯定的上述症状 3. 重度，上述症状严重，影响生活或需要处理 4. 严重影响生活和活动	0	1	2	3	4
12 胃肠道症状	0. 未出现 1. 食欲减退，但不需他人鼓励便自行进食 2. 进食需他人催促或请求和需要应用泻药或助消化药	0	1	2		
13 全身症状	0. 未出现 1. 四肢，背部或颈部沉重感，背痛、头痛、肌肉疼痛、全身乏力或疲倦 2. 症状明显	0	1	2		
14 性症状	指性欲减退、月经紊乱等 0. 无异常 1. 轻度 2. 重度 不能肯定，或该项对被评者不适合（不计入总分）	0	1	2		
15 疑病	0. 未出现 1. 对身体过分关注 2. 反复考虑健康问题 3. 有疑病妄想，并常因疑病而去就诊 4. 伴幻觉的疑病妄想	0	1	2	3	4
16 体重减轻	按A或B评定 A、按病史评定 0. 不减轻 1. 患者述可能有体重减轻 2. 肯定体重减轻 B、按体重记录评定 0. 一周内体重减轻1斤以内 1. 一周内体重减轻超过0.5kg 2. 一周内体重减轻超过1kg	0	1	2		
17 自知力	0. 知道自己有病，表现为忧郁 1. 知道自己有病，但归咎伙食太差、环境问题、工作过忙、病毒感染或需要休息 2. 完全否认有病	0	1	2	3	4
总分						

焦虑和抑郁是患者最常出现的心理症状，康复治疗师通过对患者情绪方面的评定，能够准确地掌握其心理症状的严重程度，帮助患者采取积极应对措施，挖掘其最大康复潜能，从而达到最佳康复

目的。

七、物理环境的评定

环境(environment)指的是人类的周围空间及其相关事物的统称。人类的一切生产生活均与所处的环境密不可分,人类与环境之间是相辅相成的关系。2001 年世界卫生组织(WHO)发布了 *International Classification of Functioning, Disability and Health*(中文版《国际功能、残疾和健康分类》),提出了身体结构与功能、活动和参与、环境因素的健康要素分类。由此可见,环境因素是除身体心理因素之外,决定患者能否真正实现功能独立,能否参与社会生活的重要影响因素。人类可以适应和改造环境,同样,环境因素也会反过来影响人类的各种生产生活。对于某些患者的损伤是无法通过医疗改善的,因此只能改变环境以使患者适应并发挥其潜能,从而更好融入家庭与社会。对残疾者的环境进行改造之前需要治疗师进行环境评定,明确残疾者的环境障碍,从而更好地改造环境,帮助残疾者将残疾者的环境障碍降到最低程度。

ICF 中的环境评定(environment assessment)是一项按照残疾人自身的功能水平对其即将回归的环境进行实地考察,分析并找出影响其功能独立的因素,并提出修改方案,最大限度地提高患者独立性的工作。

(一)评定目的

1. 环境评定的内容主要从残疾者家居、工作及社区环境的安全性、无障碍性、可使用性方面考虑;安全性是进行环境评定的首要目的;无障碍性是指了解评定残疾者所处环境通道有无障碍性;可使用性是患者所处环境是否能够使患者可以在环境中进行独立作业活动。

2. 明确影响残疾者功能活动的环境影响因素。

3. 根据评定结果,提供有效的环境改造方案。

4. 根据评定结果,决定残疾者是否需要辅助用具或设备。

5. 协助患者和家属为出院做准备。

(二)环境评定的方法

1. 观察评定法 观察评定法是通过对患者的实际家庭和社会环境的观察,然后对所观察的环境进行综合评定和分析,进而发现具体环境中是否存在影响患者的日常生活活动的部分,以尽可能制订合理的环境改造方案。此法真实可靠但却需要投入大量的时间和精力。

2. 询问评定法 询问评定法主要是对患者及家属进行询问,可以直接询问或以问卷形式进行调查,分析所得的数据,进而发现患者在面对家庭和社会环境时所遇到的实际阻碍,从而给出以环境问题为导向的建议和环境改造方案,有助于患者更好地回归家庭和社区生活环境,提高自理的能力。此法虽然简单直接但却不能全面反映患者在日常生活中的实际问题。

3. 实践评定法 让患者在具体的生活环境中进行作业活动,以便实地评定患者及其周围环境的关系,实时观察或及时解决环境中存在的对于患者日常生活活动内容的限制问题。这种评定的结果,考虑到了人与环境的交互作用,较为直观和实际,具有现实指导意义。

(三)评定内容与分级

根据 ICF,评定内容包括 7 个活动环境(生活环境、移动环境、交流环境、教育环境、就业环境、文体环境、宗教环境)和 2 个建筑环境(家居环境、公共环境)。每项活动的环境评定结果分为:无障碍、轻障碍、中障碍、重障碍、完全障碍。"无障碍"指可以自主地、迅速地完成该项生活活动,即完全自理;"完全障碍"是指完全不能自主地完成该项生活活动。

1. 生活环境 生活环境是人类日常生活活动的基本环境。通俗来讲就是进行吃、喝、拉、撒、睡、洗澡、穿衣、个人卫生等活动所需要的环境。主要有 7 类 18 项生活自理活动:①自己清洗和擦干身体(部分身体、全身)的环境;②护理身体各部(皮肤、牙齿、毛发、手指甲、脚趾甲)的环境;③如厕(控制小便、大便)的环境;④穿脱(衣裤、鞋袜)的环境;⑤进食(进餐、使用餐具)的环境;⑥喝水(用杯子、吸管)的环境;⑦照顾个人健康(确保身体舒适、控制饮食,维持个人健康)的环境。

2. 行动环境 行动环境是人类生存的必要环境,主要是下肢的运动,包括卧、坐、站的姿势及三者之间的互相转换。主要有12类47项行动活动：①维持和改变身体姿势（卧姿、蹲姿、跪姿、坐姿、站姿、体位变换）的环境；②移动自身（坐姿移动、卧姿移动）的环境；③用上肢举起和搬运物体的环境；④用下肢踢或移开物体的环境；⑤精巧手的使用（拾起、抓握、操纵、释放）的环境；⑥手和手臂的使用（推、拉、伸、转动或扭动手或手臂、投掷、接住）的环境；⑦行走（短距离、长距离不同的表现，绕障碍物）的环境；⑧到处移动（爬行、攀登、奔跑、跳跃、游泳）的环境；⑨不同场所移动（住所内、建筑物内、住所和建筑物外）的环境；⑩使用器具移动（助行器具、轮椅等）的环境；⑪乘坐交替工具（汽车、火车、飞机、轮船等）的环境；⑫驾驶车辆（骑自行车、三轮车、摩托车、汽车等）的环境。

3. 交流环境 交流环境是人类生活的重要环境。主要有3类17项交流活动：①交流-接收（听懂口语、非口语交流包括理解肢体语言、理解信号和符号、理解图画和图表及相片、理解正式手语、书面信息）的环境；②交流-生成（讲话；生成非语言信息包括肢体语言、信号和符号、绘画和照相、正式手语、书面信息）的环境；③交谈和使用交流设备及技术（交谈、讨论、通讯器具如电话或手机、书写器具如打字机或电脑、使用交流技术如因特网或盲文软件等）的环境。

4. 教育环境 教育环境的基础是交流环境加上行动环境。主要有3类20项评定内容：①有目的的感觉体验（视、听、触、嗅）的环境；②基本学习（模仿、复述、学习阅读、学习写作、学习计算、掌握技能如使用文具、电脑和工具等）的环境；③应用知识（集中注意力、思考、阅读、写作、计算、解决问题、做出决定）的环境。

5. 就业环境 就业环境包括从事工作的环境和就业场地环境。

工作的环境主要有4类12项评定内容：①准备就业（学徒工作）的环境；②得到、维持和终止工作（寻求、维持和终止工作）的环境；③有报酬的就业（自谋、兼职、全职）环境；④无报酬的就业环境。出入工作场景、工作场景内活动（办公室出入门、桌子、书桌和文件柜）、使用工具文具（如电脑、扫描仪、特殊的工具等）、在家里工作。

6. 文体环境 文体环境是人类特有的环境，指从事文化、娱乐和体育活动所需的环境。主要有6类18项评定内容：①游戏（棋类、牌类、电子游戏）的环境；②运动（保龄球、各种大球、各种小球、田径、游泳）的环境；③艺术和文化（看节目、看电影电视、参观展览、表演节目、演奏乐器、书法绘画）的环境；④手工制作（编制、陶瓷）的环境；⑤业余爱好（如集邮、收藏等）的环境；⑥社会活动（如走访亲友、参与公共活动等）的环境。

7. 宗教环境 宗教环境包括宗教活动场地的环境和进行宗教活动的环境。进行宗教活动的环境评定包括有组织的宗教活动（佛教、道教、回教、基督教等）和精神性活动。

8. 居家环境 居家环境是指进行家庭活动的环境。居家环境主要有5类32项评定内容：①获得商品和服务（购物、收集日用品）的环境；②准备膳食（简单食物、复杂食物）的环境；③料理家务（清洗和晾干衣服、清洁餐厅和餐具、清洁生活区、使用家电、贮藏日用品、处理垃圾）的环境；④照管居室物品（缝补衣服、维修住处和家居、维修室内用具、保养车辆、保养辅助器具、照管室内外植物、照管宠物）的环境；⑤住宅设计、建设及建造的产品和技术，如私人建筑物的出入口设施、建筑物内的设施、私人建筑物为指示道路、行进路线和目的地的标识。

9. 公共环境 公共环境是指参与公共活动的环境，包括参加公共活动的环境和公共建筑环境。公共环境主要有2类18项评定内容：①参加公共活动（非正式社团活动、正式社团活动、典礼等）的环境；②公共建筑物设计、建设及建造的产品和技术如公共建筑物的出入口设施、建筑物内的设施、公共建筑物为指示道路、行进路线和目的地而建造的标识。

（四）评定注意事项

1. 评定时要评定残疾人的真实环境，虽然需要评定的环境共9种，但作业治疗师可依据残疾者客观情况选择几种进行评定。

2. 环境评定时建议选择治疗师协作小组进行评定。

3. 每位评定人员需计算出每个环境评定结果

的障碍平均值,再计算出全体评定人员每个环境评定结果的总平均值,作为受测者的改造环境评定报告的总分值。

4. 环境评定需多次评定,可先初评,环境改造后再评,随访时再评。

5. 每次评定时需同一协作小组进行评定。

八、生活质量的评定

生活质量(quality of life,QOL)又被称为生存质量或生命质量。生活质量概念最早出现在美国,此后,生活质量逐渐成为一个专门的研究领域。20世纪 60 年代后生活质量广泛应用于社会领域的研究,20 世纪 70 年代以后生活质量研究相继在世界范围内展开,20 世纪 80 年代初我国开始结合本国国情对生活质量指标体系及有关问题进行研究。WHO 生活质量研究组在 1993 年提出的生活质量概念是指不同文化和价值体系中的个体对他们的目标、期望、标准以及所关心的事情相关的生活状况的体验。

(一)生活质量的构成

1. 根据美国环境保护署关于生活质量的构成因素所示,生活质量由生活者自身的质量和生活者周围环境质量两大方面构成。

生活者自身质量包括生活者的意识和生活者的状态。生活者的意识分为个人的意识(个人的需求、满足感、幸福感)和社会的意识(社会的需求、满足感、幸福感);生活者的状态分为个人的状态(生活时间所得、心身状态等)和社会状态(地位、家庭关系、邻居关系等)。

生活者相关的环境质量包括自然地理的环境和人的环境。自然地理环境分为自然环境(气候、空气、污染度、动植物生长等)和地理环境(地形、周边性、与其他地区的交通关系);人的环境分为物质环境(居住环境、公共服务环境等)和社会环境(风俗文化、社区印象、经济活力等)。

2. 上田敏将 QOL 分为四个层次,前三个层次(生命质量、生活质量以及人生质量)分别属于生物水平的 QOL、个人水平的 QOL 和社会水平的 QOL,均属于客观的 QOL;第四个层次(体验人生的质量)为主观的 QOL,属于实际水平

的 QOL。

(二)生活质量评定的方法

常用的生活质量评定方法主要有以下几种。

1. **访谈法** 通过访谈员和受访人员面对面交谈来了解受访人的心理、行为、健康状况、生活水平等,综合评价其生活质量的一种方法。

2. **观察法** 研究者在特定条件下的有目的和计划地,通过感官或借助于一定的工具,对特定个体的心理行为或活动、疾病症状及相关反应等进行观察,从而搜集资料判断其生活质量。

3. **主观报告法** 受试者根据自己的身体情况和对生活质量的理解,报告一个整体生活质量的状态水平,可用分数或等级数表示。

4. **症状定式检查法** 用于疾病症状和治疗的毒副作用时的生活质量评定。

5. **标准化的量表评价法** 标准化的量表评价法是生活质量评定中采用最广的方法,通过经考察验证具有较好信度、效度和反应度的标准化测定量表(可分为自评法、他评法),对受试者的生活质量进行多个维度的综合评定。常见的标准化量表评价法包括:世界卫生组织生活质量量表－100(简称WHOQOL-100)、健康状况调查问卷 SF-36(short form-36)、费城精神量表改良版(PGC)、功能性限制分布(functional limitation profile,FLP)量表、ESCROW Profile 量表、生活满意指数量表 A(life satisfaction index A,)等。本节主要以 LSIA 为例进行介绍。

生活满意度量表包括三个独立的分量表,生活满意度评定量表(life satisfaction rating scales,LSR)为他评量表;其余两个为自评量表,分别是生活满意度指数 A(life satisfaction index A,LSIA)和生活满意度指数 B(life satisfaction index B,LSIB)。LSIA(表 12-1-10)包含 20 个评定项目,受试者阅读每一项目后根据自己实际情况在"同意"(2 分)、"不同意"(0 分)、"其他"(1 分)打钩。正常者为 12分,评分越高者生活质量越佳。

(三)生活质量评定的注意事项

1. 进行评定时充分考虑与受试者生活质量有关的因素,如身体健康状况、心理健康状况、社会健康状况、精神健康状况等。

表 12-1-10　生活满意度指数 A(LSIA)

项目	同意	不同意	其他
1. 当我年级变大时,事情似乎会比我想象的要好些	2	0	1
2. 在生活中,和大多数我熟悉的人相比,我已得到较多的休息时间	2	0	1
3. 这是我生活中最消沉的时间	2	0	1
4. 我现在和我年轻的时候一样快活	2	0	1
5. 我以后的生活将比现在更快活	2	0	1
6. 这是我生活中最佳的几年	2	0	1
7. 我做的大多数事情都是烦人和单调的	0	2	1
8. 我希望将来发生是我感兴趣和愉快的事情	2	0	1
9. 我所做的事情和以往的一样使我感兴趣	2	0	1
10. 我觉得自己衰老和有些疲劳	0	2	1
11. 我感到我年纪已大,但它不会使我麻烦	2	0	1
12. 当我回首往事时,我相当满意	2	0	1
13. 即使我能够,我也不会改变我过去的生活	2	0	1
14. 和与我年龄相仿的人相比,在生活中我已做了许多愚蠢的决定	0	2	1
15. 和其他与我同龄的人相比,我的外表很好	2	0	1
16. 我已做出从现在起一个月或一年以后要做的事的计划	2	0	1
17. 当我回首人生往事时,我没有获得大多数我想要的重要东西	0	2	1
18. 和他人相比,我常常沮丧	0	2	1
19. 我已得到很多生活中我所希望的愉快事情	2	0	1
20. 不管怎么说,大多数普通人都变得越来越坏而不是好些	0	2	1

2. 评定内容围绕影响生活质量的因素展开,内容尽量全面,包括躯体功能评定、精神心理评定、社会功能评定以及与疾病相关的评定等。

3. 选用量表时要充分考虑所选量表的可测性、敏感度、易接受性等方面。

4. 选用量表时要充分考虑量表的国际通用性、可比性,又要兼顾国内的实际情况、地区的文化差异等,必要时对相关内容进行文化调适。

5. 对于不同的疾患,评定时应选择与该疾患相关的生活质量专用表,以便测得患者特有的问题。

第二节
描述作业治疗学常用评定方法准确性的指标

一、信度

科学研究的结果都会有误差。误差是指对事物某一特征的度量值偏离真实值的部分,即测量值与真实值之差。误差的种类包括随机误差(随机测量误差和抽样误差)、系统误差、过失误差。

信度是通过评定测量误差的大小来反映结果误差的大小,可以用于评价量表的精确性、稳定性和可靠性。可定义为真实分数的方差与测验实际分数的方差之比,当实际分数变异可以全部由真实分数的变异解释时,测验误差就为 0,这时问卷测验的信度为 1。通常以内部一致性来反映测验信度。信度系数愈高即表示该测验的结果一致性越强,即信度较高。

信度系数的类型主要有重测信度、复本信度、分半信度、Cronbach's α 系数等。Cronbach's α 系数是 Cronbach 于 1951 年创立,用于评价问卷的内部一致性的一个标准。α 系数取值在 0—1 之间,α 系数越高,信度越高,问卷的价值也就越高(一般来说,α 系数为 0.8 以上,问卷才具有使用价值)。

二、效度

当我们面对某一测量工具时,有时对它非常信任,有时也会产生怀疑,这时我们可能会采用再次施测的方法来判断该测量有无误差。或者我们还会找到测量相同特质的较成熟的测验,通过对两个测验的相关系数的考察,检验新测量工具的准确性。这种在原测量工具之外寻找新的证据来肯定或否定某一测量工具准确性的做法就是在研究测量的效度问题。效度即指实际测量结果与理论值、真实值或"金标准"符合的程度。效度分析是检验测定中的系统误差,主要评价量表的准确度、有效性和正确性。

效度具有相对性和连续性。对于每一个测验来说,都有其所要测量的一种或几种心理特性,不可能将所有的心理特性包含在一套测验中。这种测验的功能有限性决定了效度的相对性。我们不能说某个测验有没有效,而应具体说明对于什么样的目标此种测验有没有效。只有当测验用于与测验目标一致的情境和目的时,才可以说测量工具是否有效。任何测验的效度都是针对某一具体的目标来说的。通常用相关系数来表示测验的效度,系数值表明有效性的程度,没有"全有"或"全无"的区别。因此,我们评价一个测验时,不应该说"有效"或"无效",而应该用效度较高或较低来评价。

一般将效度分为三大类:即内容效度、结构效度和效标关联效度。然而这 3 种分类并不是绝对的,一个测验有时需要同时考察它在这 3 个方面的效度。有些学者还认为,效度估计就是多方寻找证据来证明一个测验的有效性程度的过程。

内容效度(content validity)是指测验题目对有关内容或行为取样的适用程度,从而确定测验是否是所测量的行为领域的代表性取样。内容效度关注的是测验的内容方面,也就是说,考察测验题目对有关内容或行为领域取样的代表性。在使用测验时,需要考虑具体的应用情境,当与测验的编制者设定的内容范围相同时,高的内容效度才说明意义。当然也应该注意测验使用的时代背景,因为可能随着时间的推移,过往成熟的测验未必和当下的环境匹配,内容范围的定义发生变化时,就会影响到测验的内容效度。

结构效度(construct validity)是指能在实际测量中能够反映出某种理论的结构或特质的程度。通过测验的结构效度可以了解到测验是否真正验证了最初的理论结构依据,以及是否体现了该理论结构的特异度。当然研究和考察结构效度还在于清晰把握某个测验测量了什么心理构想。对这构想的效度估计可以解释测验分数中有多少比例的变异数是来自测验所预测的构想。

效标关联效度(criterion-related validity)是指一个测验对处于特定环境中的个体的行为进行估计的有效程度。该效度主要重视那些与测验独立的效标行为,而不太注重测验内容或结构,也就是说,一个测验是否有效,应该以某一外部实践的效果来作为检验标准。

严格地说,凡是与测量目的无关的变量都会影响测量的效度。这就是说,测验本身的构成、受测被试的特点、施测的过程、阅卷评分、分数的转换与解释等一切与测量有关的因素都可能影响测量的效度。要想提高测量效度,就必须设法控制随机误差、减少系统误差,同时,还要选择好特别恰当的效标,把效标系数准确地计算出来。

三、信度与效度的关系

信度是效度的必要而非充分条件。一个测量工具具有一定的信度,但效度却并不一定高;而一个测量工具如果具有一定的效度,那么它的信度一定高。

第三节
常用作业治疗学评定方法的准确性及其意义

一、Barthel 指数

国外临床已证实 BI 有结构效度与预测效度。BI 的组间和组内信度达到 0.89~0.99,重测信度评定 7 项条目信度很好,3 项条目信度较好;评定者间信度评定,6 项条目信度很好,4 项条目信度较好。中文版的 BI 重测信度和评定者间信度佳,内部一致性好;具有结构效度、预测效度;使用方便,易于掌握,可广泛应用于脑卒中的评定中。

当然,BI 也有其使用上的缺陷,BI 偏重对运动功能的检测,由于缺乏认知、语言、情感等方面的项目,其敏感性受到限制,"天花板效应"较其他量表更为突出。在测试过程中,难度过于简单,导致大部分患者的得分都普遍偏高,即 BI 量表的总分虽然为满分的患者仍然可能存在某种功能残疾或残障。因此,对于更高活动能力水平的患者的残疾的评价,应借助于其他更为详尽的量表。尽管 BI 有使用上的缺陷,但其评测基础 ADL 能力方面的信度、效度与精确度均良好,使用简单、省时,至今仍是最著名的残疾患者基础性 ADL 功能评测工具之一。

二、改良 Barthel 指数

MBI 各次评定结果与 BI 总分及各项得分值间均具有高度相关性,说明 MBI 可较好地反映脑卒中患者 ADL 能力,具有良好的效度。不同评定员间进行 MBI 评定的信度高,MBI 量表重复测试性好,将其用于评定中国脑卒中人群同样具有良好信度。MBI 较 BI 能更敏感地反映脑卒中患者 ADL 的变化情况,同时也尽可能避免了天花板效应或地板效应。与 BI 量表比较,5 个等级的 MBI 量表在实际评定过程中更容易操作,且并未显著延长评定时间。

三、功能独立性测量

FIM 作为一种新的基础 ADL 评测方法,在美国已积累了 15 万名住院患者的资料。不少方法学研究已证实其表面效度(face validity)、内容效度(content validity)、测试者间的可信性等,结构效度的某些特征也已确立。FIM 的表面效度、内容效度均通过 Delphi 法确定,其中 FIM 项目中最具代表性的内容,由康复专业人员提供测定,FIM 的表面效度和内容效度均佳。研究显示无论是测试者内部还是测试者之间,相关性都很高,无论从重测信度还是 FIM 的内部一致性均提示 FIM 是一项可信的残疾评测工具。

四、诺顿工具性日常生活活动测量

Lawton IADL 主要用于评定功能性日常生活活动能力,也是老年人功能活动障碍常用的筛查量表。不仅评测躯体功能活动,还涉及认知范畴,共 8 个条目:使用电话、购物、食物烹调、维持家务、洗衣物、使用交通工具、药物服用和家庭财务处理。此量表在评定项目上有性别差别,女性为 8 项、男性 5 项(比女性少了备餐、做家务、洗衣 3 项)。该量表能够敏感地筛查出功能减退的早期患者。Lawton IADL 组内信度 0.94～0.97,内部一致性

0.70～0.74,评定者间信度 0.85,重测信度男性 0.96、女性 0.93。

五、简明精神状态量表

Folstein 等人于 1975 年编制的 MMSE 是最具影响的标准化智力状态检查工具之一,是目前世界上最有影响、最普及的认知筛查量表。国内外曾多次报道证实 MMSE 有很高的信度与效度,能反映认知功能受损的水平。MMSE 包括时间与地点定向、语言(复述、命名、理解指令)、计算、即刻与短时听觉词语记忆、结构模仿等 11 项题目,总分 30 分。主要对定向、记忆、语言、计算和注意等功能进行简单的评定。认知受损的国际分界值为 24 分;国内根据受教育程度区分:文盲组(未受学校教育)19 分,小学组(教育年限≤6 年)22 分,中学或以上组(教育年限＞6 年)26 分,低于分界值为认知功能受损。MMSE 重测信度 0.80～0.99,评定者间信度 0.95～1.00,用于痴呆诊断的敏感性和特异性分别为 80％～90％、70％～80％。

六、蒙特利尔认知评定量表

蒙特利尔认知评定量表(Montreal cognitive assessment,MoCA)是对认知功能异常进行快速筛查的评价工具。包括注意与集中、执行功能、记忆、语言、视结构技能、抽象思维、计算和定向力等 8 个认知领域的 11 个项目,总分 30 分。量表英文原版应用结果表明,痴呆患者的 MoCA 评分在 11.4～21.0,若受教育年限≤12 年则加 1 分,≥26 分被认为认知功能正常。北京版以 26 分为分界值时的敏感性和特异性分别是 90.4％和 31.3％。目前该量表主要用于筛查有轻度认知功能缺损主诉的老年人。

七、Frenchay 活动量表

Frenchay 活动量表(Frenchay activities index,FAI)于 1983 年由 Margaret Holbrook 等人编制。它主要用于脑卒中患者 IADL 的评定。作为一个问卷形式的量表,FAI 可以通过现场访谈,电话随访,邮件发送等多种方式进行评定,方法简单,效率较高并且还能节省相关交通和医疗资源。此

外,该量表的评定者不必经过专业的培训,适用的人群很广,甚至患者都能自行评定。由于该评定的评分是以实际完成活动的频率而不是质量为依据,所以能部分缩减非专业人士评定时所可能带来的偏倚。

测试内容包括家务劳动、工作/休闲、户外活动三大方面,细分为 15 个项目。不仅评定患者的自理能力,还能评定日常生活工具使用能力和社区参与能力。根据患者最近 3 个月或 6 个月实际完成该活动的频率进行评分,分值越高代表活动功能越好。评测形式既可以是访谈也可以是邮件,评定者不必进行专业培训也能很好的使用。FAI 内在一致性 0.87,重测信度 0.79,评定者间信度为 0.90。虽然中文版 FAI 在我国具有较好的重测信度,但由于社会和历史文化背景不同,有些项目对我国人群并不适用,使 IADL 量表的临床推广受限。研究显示 FAI 的信度和效度均较高。在信度方面,量表的各项目组间一致性较强,其组间系数为 0.846～0.977;在效度方面,FAI 的效度在 Kappa 系数之间存在差异,表明其效度较好。研究中发现 FAI 在评定高强度活动时具有较高的特异度。

第四节
实例解读

一、个案简况

杨某,66 岁,男,汉族。曾做过心脏支架手术,有高血压、冠心病、糖尿病等疾病,平日药物控制。今年 6 月份发生脑栓塞,病灶部位为右侧大脑。在医务人员及家人的悉心照料下,目前日常生活以及行动方面基本没有问题,能基本自理,且能完成简单的家务活动。现在的主要问题是手指发麻、发抖,手的精细运动完成困难。双下肢肌力下降,特别是患侧下肢。走路时,步幅、步长、步速都所降低。进入康复科治疗的目的是希望自己在身体功能上能够得到进一步改善,能够完成或参与烹饪和旅游等活动。

二、作业治疗评定

(一)COPM 量表

分析内容见表 12-4-1。

表 12-4-1　COPM 评定实际案例

1. A 自理
个人自理:可以独立进行穿衣、洗澡、进食、个人卫生等自理活动;但在使用碗筷时会出现手抖和麻木的情况 功能性行走:无转移能力的问题,在户外可缓慢步行 1 小时 社区生活:交通工具的使用、购物、理财需要有人陪同
2. B 生产活动
有薪或无薪工作:患者已经退休 家务活动:择菜、扫地等;之前有烹饪的爱好,但患病后没有继续进行该活动
3. C 休闲活动
静态娱乐:喜欢看书、看报、看新闻等 动态娱乐:散步、外出郊游和旅行等 社交活动:和老朋友进行闲聊、家人聚会、亲友探访等

由 COPM 量表得出结论:患者目前最希望能够完成的活动为煮饭和旅行。

(二)人-环境-作业模式

1. 个人范畴

身体:患者年龄 66 岁,有高血压、冠心病、糖尿病、脑栓塞等病史。使用身体姿势、肢体周径、关节活动度、肌力、感觉等测量工具进一步评定。

认知:经过 MMSE 测试后,患者的认知功能正常。自述随着年龄的增长与疾病的发生,记忆力有所下降。

兴趣爱好:平时无特殊爱好,平日的休闲活动主要为看电视和阅读报刊。

性格:开朗健谈,对疾病状态抱以接受和适应的态度,心态积极。

情感:患者在情感上自感幸福,夫妻和谐,儿女孝顺。由于认为自己患病后没有尽到自己应尽的责任而存在亏欠感。

生活方式:退休在家 6 年,和老伴居住,生活安排较规律。早上和老伴一起买菜,回家后负责择菜。午饭后睡午觉,下午做一些休闲活动,晚饭后出门散步,然后回家泡脚睡觉。

2. 环境范畴

物理环境:建筑环境—患者家住某小区 17 楼(电梯房),小区内有许多健身器材;家居环境中存在有门槛、过道被杂物占据空间、浴室防滑措施不够、无厕所扶手、厨房置物不合理等问题。

社会环境：患者和老伴住在一起，子女孝顺。每月有退休金，有医保保障。

文化环境：患者受教育程度高，有自己的信仰和价值观。

3.作业活动范畴

在日常生活活动方面，基本能自我照料，简单家务活动可以独立完成，但不能独立完成做饭这一活动，同时家人也反对患者进行烹饪活动；在生产活动方面无内容；在休闲活动方面，由于心脏支架的手术史，主要的休闲活动方式为静态娱乐，如看书读报等。患者有旅行的渴望，但目前不能完成。

综上，根据面谈、观察、测试等结果，治疗师明确该患者存在的问题有以下几点：①感觉运动功能：双手发麻、发抖，手的精细运动完成困难。下肢肌力有所下降，走路时，步幅、步长、步速都有所降低。②社会心理：家人不支持患者尝试做饭和旅行等活动，而患者渴望。根据上面的分析，得出本次的康复目标—独立完成做饭活动。

分析做饭活动的基本组成成分和患者能够完成该活动应具备的功能水平，见表12-4-2。

表12-4-2　做饭活动的功能水平评定实际案例

1.进厨房	·运动：能独立行走，协调性和平衡功能好，能持物行走，下肢、骨盆和躯干诸关节活动度和肌肉能活动、能保持直立的姿势 ·感觉：有助于走动的本体感觉、视觉正常 ·认知：有希望做饭的愿望，能进行社会交往，能作出决定，并知道在哪做
2.准备工作	·从橱柜和冰箱里拿米和拿菜、洗米、摘菜、调料等（考虑到患者有高血压，糖尿病等病史，菜品的选择应以清淡为主） ·运动：站立、行走、平衡、持物行走、弯腰/伸手拿物、四肢粗大运动和上肢精细运动和手的抓握（如侧捏、钩住、球形抓握和柱形抓握） ·感觉：本体感觉、视觉与触觉协调正常 ·认知：记忆力、理解力、逻辑思维和操作顺序、空间结构、图形与背景的辨别力

	（续表）
3.煮饭	·包括拿锅盛米，走到水槽处，将锅放进水槽，对准水龙头下，打开水龙头接水，关水龙头，双手洗米，倒出锅里的水（重复2～3次），拿毛巾将锅底擦干，拿起锅放在电饭煲内，连接电源等动作 ·运动：在小范围的活动，与前述运动分析相同；上肢运动要分析关节的屈伸运动，还有肩关节的外展与内收和内外旋转、前臂旋前与旋后及各种抓握方式 ·感觉：眼手协调，浅感觉和本体觉（触觉、温度觉、压力觉、肢体位置觉和运动觉），听觉
4.炒菜	·包括洗菜、切菜、开火、倒油（拧开拧紧瓶盖）、拿铲子、放盐、放菜、翻炒、放调料、起锅装盘 ·运动：肌力、平衡 ·认知：识别物品，重量估计 ·协调：注意的分配、转移

除上述活动分析外，还要分析抓握方式：侧手抓握、球形抓握、三指捏；感觉：触觉、温度觉；认知：估计、计量。

注意事项：①注意患者安全防护，必要时戴手套，避免烫伤；②工作台及工具符合人体工效学要求；③尽量在真实环境下训练；④提供必要的辅助器具；⑤地面干净不湿滑；⑥患者出入无障碍。

三、作业治疗目标及方案

（一）目标

1.改善手指的精细运动与肌力（手指捏力及抓握力的训练、双手协调训练、手眼协调）。

2.增强下肢肌力和扩大下肢关节活动度（髋关节）的问题。

3.独立完成做饭。

（二）方案

根据上述治疗目标，设计相应的作业活动。

第十三章

作业治疗方案的临床循证实例

美国作业治疗协会（AOTA）为了使作业治疗师们都能有效地查找证据、批判证据、利用证据，特推出了循证工程（evidence-based practice project）。本章的每一篇文章都总结了关于某一主题的已发表评论的证据，并提出了证据在相关临床病例中的应用，包括神经、肌肉骨骼、烧伤、心肺、儿童、精神心理、老年、肿瘤等方面的作业治疗循证医学研究案例。证据联系文章（evidence connection articles）展示了来自文献综述的研究证据是如何用于指导临床决策的，并有助于掌握循证医学应用的模式与方法。

第一节

神经疾病作业治疗的循证实例

一、脑卒中患者案例

（一）基本情况

乔某，男，45岁，三级高血压病史，右侧大脑中动脉梗塞，左利手，左侧肢体活动障碍，存在左侧空间忽略。兴趣爱好是做饭和打牌，社交面广，工作是自己开店，居住在市区一套带有电梯的两居室公寓里。已发病5周，现从急性照料病房转介到住院康复病房。

（二）作业治疗评定与结果

使用加拿大作业表现量表（Canadian occupational performance measure，COPM）对乔某的作业活动表现进行测评。从自理活动、生产活动、休闲活动三方面确定了以下5项对于乔某来讲完成困难但重要的作业活动：①做饭；②独立穿衣；③独立洗澡；④回归工作；⑤和朋友打牌。每项表现和满意度评分最高分为10分，乔某给这5项作业活动的表现度打分为3~5分，满意度打分为1~2分。

基于患者对作业活动重要性先后的排列，使用功能独立性评定FIM量表以及观察患者在做饭时的表现来评定乔某完成作业活动的能力。乔某的左手为利手，而现在左手活动不利，再加上存在左侧空间忽略，这两个因素严重限制了他的作业活动表现。此外，使用Fugl-Meyer和上肢动作研究量表（action research arm test，ARAT）进一步评定上肢及手功能；偏侧忽略的行为学评定量表（Catherine Bergego scale，CBS）用来进一步评定单侧空间忽略对日常生活活动功能；贝克抑郁量表Ⅱ用来评定乔某的心理状态。

评定结果显示：患者上肢和手处于Brunnstrom Ⅲ期，左侧肩、肘和前臂的协同运动障碍导致患者无法有效地进行左侧上肢向前、向侧方以及过头的够物动作；左手有钩状抓握，但不能伸指，使用左侧上肢够取、抓握以及转移物体的能力下降；伴有中等程度的左侧单侧忽略；左侧手臂和手的触觉减弱；以及出现抑郁的可能，评定结果见表13-1-1。

表 13-1-1 评定结果

评定内容	入院	出院	评定内容	入院	出院
FIM			FMA		
进食	4	6	上肢-运动	39/66	58/66
梳洗修饰	4	6	上肢-感觉	8/12	10/12
洗澡	3	4	ARAT	37/57	46/57
穿上衣	4	6	CBS		
穿裤子	3	4	作业治疗师	15/30	10/30

（续表）

评定内容	入院	出院	评定内容	入院	出院
如厕	3	5	自我报告	13/30	9/30
膀胱管理	7	7	BDI-Ⅱ	22/63	12/63
直肠管理	7	7			
转移	4	5			
行走	3	5			

注：FMA＝Fugl-Meyer 评定；ARAT＝动作研究手臂测试；CBS＝Catherine Bergego 量表；BDI-Ⅱ＝贝克抑郁量表Ⅱ。

基于乔某的康复意愿、评定结果、预期的出院环境（例如在家里有人照料），治疗目标为提高乔某做便餐、自我照顾技巧、进行工作相关的活动以及打牌休闲活动等方面的独立性表现。

提出问题：以任务为导向的训练方法对改善脑卒中患者上肢功能活动的影响。

P：脑卒中患者；I：任务为导向的训练方法；C：常规作业疗法；O：改善上肢功能、提高 ADL 能力；S：随机对照试验、队列研究、案例分析。

数据库：

①PubMed

检索策略：

♯1　stroke［MH］or cerebrovascular disorders［MH］or stroke［TW］or poststroke［TW］or cva［TW］or cerebrovascular［TW］or cerebral vascular［TW］or cerebral［TW］or cerebellar［TW］or brain［TW］or vertebrobasilar［TW］or apoplexy［TW］or cerebral［TW］or intracerebral［TW］or intracranial［TW］or brain［TW］or haemorrhage［TW］or hemorrhage［TW］or bleed［TW］

♯2　task-oriented training intervention［TW］or task-oriented approach［TW］or TOT［TW］or Task-Based［TW］

♯3　♯1 and ♯2

②中国知网（CNKI）

检索策略：

♯1　SU＝脑卒中 OR SU＝卒中 OR SU＝脑梗死 OR SU＝脑出血 OR 脑血管疾病 OR 中风

♯2　SU＝任务为导向 OR SU＝作业治疗 OR SU＝康复

♯3　SU＝日常生活活动能力 OR SU＝上肢功能活动

♯4　♯1 AND ♯2 AND ♯3

（三）证据评价与选择

回顾了《美国作业治疗杂志》的证据以及《脑卒中成人作业治疗实践指南》的建议：中等证据支持使用以作业为本的干预手段（occupation-based interventions）来改善患者住院时的日常生活活动的表现；中等至强有力的证据也支持了使用以活动或以作业为本的干预手段（activity-or occupation-based interventions）来提高休闲活动的参与度；强有力的证据支持对脑卒中患者进行视觉扫描训练（visual scanning training，VST）；在运动障碍领域，强有力的证据支持使用重复性任务训练（repetitive task training，RTP）来改善运动功能障碍患者的上肢功能、平衡功能、运动功能以及活动与参与能力；中等证据支持联合使用以任务为导向的训练方法（task-oriented training intervention）和认知策略（例如动作观察，action observation，AO）来改善上肢功能。

我国进行的几项随机对照研究（采用盲法进行评定、利用数字随机分配法分组、有严格的纳入排除标准等）表明结合上肢及手的 Brunnstrom 分期设定功能性任务目标有利于患者的理解、增加日常生活中的实用性动作、减少了日常生活对家人的依赖，提高了参与训练的积极性。

我国 2019 年发布的《中国高龄脑卒中患者康复治疗技术专家共识》指出对于发病 1 月左右处于恢复期的脑卒中患者，治疗目标为加强患肢的协调性和选择性随意运动，并结合患者日常生活活动进行实用功能的强化训练，适时应用辅具，指导患者使用代偿性手段，以补偿患肢的功能，提高自理能力。治疗方法如下：①上肢和手的功能训练：治疗师应设计上肢实用性运动模式组合，以任务为导向，强调双侧上肢参与，提高上肢运动功能；②预防和纠正单侧空间忽略：可采用视觉扫描训练、感觉觉醒训练、交叉促进训练等，并将训练融入日常生活活动中。

（四）作业治疗干预

基于上述的证据，作业治疗师选择了以下的干预手段来提高乔某的日常活动参与度（表 13-1-2）。

表 13-1-2　提高乔某的日常活动参与度的干预手段

干预手段	干预目的
动作观察结合任务练习	促进自我导向的独立练习
重复性任务训练（RTP）	提高上肢和手功能，支持积极参与
视觉扫描训练（VST）	治疗单侧忽略，提高作业表现
家庭宣教、患者心理支持疗法	提高患者积极性，纠正不良行为

1. 第一阶段　基于乔某评定中选定的几项重要的自理活动，治疗就以其中两项自理活动（洗澡和穿衣）的特定任务训练为目标在病房内进行。治疗开始时，作业治疗师先向乔某描述并演示这两项将要练习的活动，让他预估进行每项活动需要花费多长时间以及他所需的协助量。乔某估计在治疗师的监督下他大约需要 10 分钟完成一项活动。作业治疗师进而鼓励乔某积极参与到任务练习中，适时给予口头和肢体的提示。乔某需要提示来使用左侧肢体，以定位左侧的物品，最终完成任务。

任务完成后，作业治疗师让乔某反思自己的表现，对实际和预估的表现作比较。作业治疗师发现有证据支持视觉扫描训练对脑卒中患者的干预，而乔某正需要这种治疗来提高对患侧肢体的关注。因此，视觉扫描训练便成为乔某治疗计划中不可或缺的一部分。

2. 第二阶段　治疗在作业治疗室中进行，重点放在提高上肢和手的功能上，以任务为导向训练提高作业活动的积极参与度。基于乔某的兴趣选择任务，包括伸臂触碰、抓握、传送或操控、放开任务物品。具体的任务例子如下。

操控沐浴和梳洗用品——整理洗手台的物品、打开和盖上容器等。

打牌——发牌、翻牌、叠牌等。

患者利用肘关节的伸展推走桌上的毛巾。

患手尝试拿馒头、黄瓜、香蕉等食物。

作业治疗师对任务做分级，以此来设置不同的难度。例如，增加被操控物品的数量、改变环境中物品的位置、改变物品的大小/形状/重量、改变运动的速度等。

3. 第三阶段　作业治疗师通过任务预估的方法和录像反馈来增强行为表现。治疗师先向乔某

解释视觉扫描训练的操作及意义，征得同意和理解后，指导乔某在工作相关活动中一些可行的视觉扫描策略，例如扫视电脑屏幕、发票、工作桌的空间。这些策略随后可拓展至生活自理、打牌等活动。

4. 第四阶段　在厨房中进行目标为导向的 ADL 训练。作业治疗师了解到乔某最喜欢的简餐是水果沙拉，就以此作为训练项目，目的是鼓励乔某使用视觉扫描技巧，以及用左侧上肢的运动。例如，作业治疗师把必需品放在桌子的两边，这样可以促进乔某有条理地对桌面作视觉搜索；治疗师提供一个带手柄的削皮器，这样乔某就能用左手来削皮；切水果时，乔某需要用左手作多次重复运动。

除了每一节的治疗之外，作业治疗师还让乔某做自我导向的独立练习，布置家庭作业，家属协助并鼓励。治疗计划包括：观看 ADL 辅助用具操作录像，然后实践，如操控煮食用具和梳洗用品；准备一个"作业箱"（occupation box），专门放置乔某的任务目标物品，例如卡牌、狗毛刷、开罐器、纸和笔、硬币、餐具等，鼓励乔某在空闲时使用这些物品积极参与重复性任务训练；作业治疗师给乔某和他的妻子一本练习日志，鼓励他们记录下每一天的训练内容和心得。其后，作业治疗师和患者一起检阅这本日志。

（五）后效评价

个体化的治疗计划让乔某能够在妻子的帮助下在治疗时间之外加强练习。乔某从康复病房出院时，已经能达成大部分的目标。更重要的是，他在 COPM 中的表现度和满意度都有所提高。

治疗师在此次循证实践过程中，掌握了针对单侧忽略患者的视觉扫描训练方法，并且能够寻找证据、评价证据，将患者意愿和治疗经验相结合设定训练计划。

乔某的成功是基于循证的、以作业为本、以患者为中心的作业治疗干预的结果。乔某还有一些作业活动目标，例如参与社区生活等，这些目标会在居家或门诊作业治疗中继续实现。并且，乔某和他的妻子都接受了关于抑郁症的宣教，并了解到有相关的社区资源可以提供协助。

二、脑外伤患者案例

（一）基本情况

何某，33岁，1个月前在修整屋顶时，从屋顶掉到了水泥地上（8.5 m高），造成脑外伤。在ICU时需要呼吸机、饲管和气管造口，1个月后，转入康复医院。3个月的康复过程中，何某的认知功能分级（Rancho Los Amigos scale，RLA）逐渐提高，并在第六级时出院，之后进行脑外伤的门诊治疗。何某已婚，没有孩子，工作是销售。

（二）作业治疗评定与结果

在何某第一次门诊时，作业治疗师使用加拿大作业表现量表（COPM）来确定何某的作业概况和评定他作业活动的表现度和满意度情况。何某强调他需要改善的五个最重要的方面，分别是重返工作岗位、开车、做饭、购物以及重新加入公司篮球队。此外，何某还完成了社区整体问卷（the community integration questionnaire，CIQ）和生活满意度量表（the satisfaction with life scale，SWLS）。社区整体问卷评定何某目前的家庭、社会和生产力的整体水平（如就业、志愿者、学校）；生活满意度量表用目前的认知水平来评定他的生活满意度（表13-1-3）。

表13-1-3 何某的加拿大作业表现量表、社区整体问卷和生活满意度量表

评定内容	入院	出院	评定内容	入院	出院
COPM	表现度/满意度	表现度/满意度	CIQ		
回归工作	1/1	2/2	家庭	5	7.5
准备膳食	3/3	7/6	社会	5	7
与朋友社交	4/3	6/7	生产力	2	4
理财	2/1	6/5	SWLS	5	20
打篮球	1/1	7/8			

作业治疗师分析了评定结果，发现何某在社区参与中的局限性主要是由于社会心理功能、记忆和自我意识损害造成的。

提出问题：以目标导向干预对改善脑外伤患者作业表现的影响。

数据库：

①PubMed

检索策略：

♯1　cerebral trauma［TW］or brain trauma［TW］or brain injury［TW］or Traumatic Brain Injury［TW］or TBI［TW］

♯2　goal-directed training［TW］or goal-directed intervention［TW］or goal-directed［TW］

♯3　♯1 and ♯2

②中国知网（CNKI）

检索策略：

♯1　SU＝脑外伤 OR SU＝颅脑损伤 OR SU＝颅骨损伤 OR SU＝颅脑外伤

♯2　SU＝目标导向 OR SU＝作业治疗 OR SU＝康复

♯3　♯1 AND ♯2

（三）证据评价与选择

作业治疗师从成人脑外伤的作业治疗实践指南及《美国作业治疗杂志》中找到以下信息：中度到强有力的证据支持使用目标导向干预（goal-directed interventions）来提高满意度的自我评价、目标活动、作业表现和心理社会整合；中度证据支持使用水疗（aquatic therapy）来改善紧张、抑郁、愤怒和混乱的情绪；强有力的证据支持使用一般记忆干预结合恢复性和代偿性干预来改善记忆功能。

（四）作业治疗干预

基于临床资料、证据和患者的康复目标，作业治疗师制定了干预计划。干预措施以"以患者为中心设定治疗目标，提高自我意识和人际沟通，参加改善抑郁和愤怒的作业活动；使用恢复性和代偿性策略来改善记忆能力"为主，最大限度地提高何某的潜能。治疗频率为每周三次，每次两小时。

作业治疗师使用目标达成评级（goal attainment scaling，GAS）来提高患者的参与感和责任感，让其能够随着时间的推移来见证他的进步，最终提高自我意识以及行为和沟通技巧。作业治疗师安排何某参加一个由脑外伤（traumatic brain injuries，TBI）患者组成的社交和行为技能培训小组。在每周的小组会议中，何某在小组成员的帮助下建立了社会交往的目标（例如自我意识、说话、人际交流）和适当的行为举止。

何某认为抑郁症是影响他从事各种作业活动

的一个主要限制因素。他表示，在 TBI 之后，他很难理解和应对生活中的情感，也无法参与他曾喜欢的活动。门诊治疗设施中有一个水疗池，治疗师鼓励何某参与水疗池中的一个体育运动小组。何某每周至少参加 90 分钟的水疗运动，以改善紧张、压抑、愤怒、疲劳等情绪以及提高生活质量。

何某把理财和做饭作为 COPM 的目标。通过观察和评定，治疗师发现何某的短期记忆障碍使他难以独立地完成这些活动。何某的短期记忆损害通过各种干预手段、结合恢复和代偿策略来治疗。各种干预包括使用手机功能（例如购物清单、笔记、闹铃、日历、计算器）弥补记忆障碍，并提供视觉图像以改善回忆能力。在参与理财和做饭这些活动时，作业治疗师与何某进行了合作，一起完成列购物清单、在商店里找寻物品和付钱等。

（五）后效评价

何某在门诊治疗方案中接受了 6 个月的作业治疗。在这段时间里，他实现了最初设定的许多目标。出院时，COPM 的分值表明何某的表现和满意度提高了。尽管在作业治疗方面取得了进步，但是何某仍然面临着一个充满挑战和不确定的道路，因为出院后新的挑战会对他现有的认知、生理、心理和情绪能力的要求越来越高。虽然何某和他的妻子都接受过认知执行功能的宣教，但这些新的挑战可能会产生更大的困难。下一阶段，何某需要进行职业探索和回归工作岗位的训练。根据他的工作需求、症状和现有支持，何某可能需要进一步参与康复系统的各个方面。

第二节
肌肉骨骼疾病作业治疗的循证实例

一、全膝置换术患者案例

（一）基本情况

李某，男，65 岁。5 天前因骨关节炎进行了左膝全膝关节置换术。他已经退休，曾是一名消防员，和妻子一起居住，有两个儿子，均成年，儿子和他们生活在同一社区。另外，他还养了一只大型宠物狗。

术前，在李某的矫形外科医师办公室举行了一场多专业小组会议，在这次会议中，李某参加了第一次作业治疗访谈。在访谈中，李某了解了术后早期可能会出现的情况，接受了如何安全地进行基础日常生活活动的指导，包括厕所内转移、沐浴和穿脱裤子的技巧。作业治疗师还为他配备了一些辅具，包括长柄拾物器、穿衣钩、长柄浴刷和术后使用的袜子。

李某在医院做完全膝关节置换术后，基于多学科护理模式的建议和早期康复（包括作业治疗）可提高相关生活质量的经验证据支持，李某在手术后第三天出院回家了，随后他接受了以家庭为基础的作业治疗服务。

（二）作业治疗评定与结果

在与作业治疗师第一次会面时，李某完成了初次评定。作为评定的一部分，作业治疗师用加拿大作业表现模式评定量表和一份作业概况（occupational profile）来确定李某的作业史、所处环境对他现状的潜在影响以及他的作业兴趣和目标。

作业访谈中，李某说，由于双膝关节疼痛和骨关节炎引起的僵硬，他参与工作的能力越来越受限，最明显的是，他难以快速上下楼梯和在崎岖不平的地面上行走，在接到火警电话时也不能迅速进入消防车，工作上的困难直接导致他辞去了消防队队长的职务。除了与工作相关的活动之外，他在修理电器、照顾宠物狗、清理庭院等活动时也遇到了困难。

李某和妻子在社区里一直都很活跃，他们喜欢和住在附近的孙子们共度时光，而且他们担任了照料特殊儿童的社区志愿者。李某的日常生活通常包括早起、遛狗、准备早餐，然后在工作中、院子里或社区活动中度过一天。他喜欢的许多活动都需要在不平的地面上行走、跪着、蹲下和保持平衡，由于最近的手术和右膝状况恶化，他担心无法参与他之前能做的大部分活动。

根据 COPM 和其所描述的，李某的作业治疗目标包括：①重新参与社区活动，如为特殊儿童筹款并和他们一起参加野外活动；②完成家中的庭院维护，包括修剪草坪、照顾花草；③在家里做饭；

④独立完成生活自理活动。李某在描述自己的目标时指出,有时他会担心自己无法回到以前的活动水平。这种担心会让他有些焦虑,但他和妻子会定期诉说他的担忧,这减轻了他的一些恐惧。为了确定李某的自理能力和疼痛状态,治疗师还进行了自理表现评定-家庭版和视觉模拟疼痛量表的评定。作业治疗评定结果见表13-2-1。

表13-2-1 初次评定和治疗结束时的作业治疗评定结果

评定内容	初次评定	治疗结束时的评定
COPM的表现度/满意度		
沐浴如厕	4/10	9/10
穿衣	7/10	10/10
园艺	1/10	8/10
烹饪	2/10	9/10
遛狗	1/10	6/10
平均分	3/10	8.4/10
PASS-H		
床上活动	I=1;S=3;A=2(需要最低程度的人为帮助)	I=3;S=3;A=3
厕所转移	I=2;S=3;A=2(需要最低程度的人为帮助)	I=3;S=3;A=3(需要使用马桶增高垫)
沐浴和浴缸转移	I=1;S=3;A=2(辅具和最低程度的人为帮助)	I=3;S=3;A=3(需要使用浴缸转移凳)
穿衣	I=2;S=3;A=3(辅具和语言暗示)	I=3;S=3;A=3
VAS		
休息时	6/10	0/10
活动时	7/10	1/10

注:COPM=加拿大作业表现模式评定量表(表现评分从1最低到10最高;满意程度评分从1最低到10最高);PASS-H=自理表现评定-家庭版,I=独立性评分(3=无辅助,2=偶然性辅助,1=持续性辅助),S=安全评分(3=安全,2=小安全风险,1=需要提示以防止潜在危害的安全风险),A=任务完成充分性评分(3=可接受,2=可接受但有待提高,1=勉强接受,0=无法接受);VAS=视觉模拟疼痛量表(评分从0无痛到10剧痛)。

PASS-H的表现评定结果表明,李某因疼痛还不太适应上下床的转移和床上的活动。他已经学会了手术前和住院期间教给他的卧床和坐-立姿势转换的方法。他现在还不能保证沐浴的安全,所以只做简单擦拭。厕所内的转移需要保持平衡。他没有用于沐浴或个人卫生的辅具。在术前作业治疗访谈期间,李某展示了安全有效地用穿衣钩穿脱衣服和裤子、使用拾物器和袜子辅助工具。在评定过程中,他需要少量的技术提示。

COPM的结果表明,李某此时要解决的最重要的问题是生活自理、照顾宠物、做饭和园艺。他还想和妻子一起郊游,参观消防局并继续参与特殊儿童筹集捐款的社区活动。他最初的COPM表现评分为3/10,满意度评分为1/10。视觉模拟疼痛量表显示在休息和活动中都有中等程度的不适。作业治疗师检查了李某的日常用药,发现他正在服用建议剂量的止痛药而且没有任何困难。作业治疗师还对李某的单层住宅做了一次安全检查,发现了三张可能会绊倒人的地毯。

提出问题:辅具使用对全膝置换术患者作业表现的影响。

数据库:

①PubMed

检索策略:

#1 total knee replacement[TW] or total knee arthroplasty[TW] or TKR[TW] or TKA[TW]

#2 assistive device[TW] or assistive technology[TW] or technical aids[TW]

#3 #1 and #2

②中国知网(CNKI)

检索策略:

#1 SU=全膝置换术 OR SU=膝关节置换

#2 SU=辅助器具 OR SU=辅助用具 OR SU=辅具

#3 #1 AND #2

（三）证据评价与选择

大多数残疾人依靠辅助器具能进行日常活动,并积极有效地参与社区生活。调查显示2010年全球骨关节炎致残率为2.2%,同年其致残的人数超过150万,其中大部分为膝关节炎。辅助器适配及无障碍的环境改造对膝关节炎致残患者实现最大的功能独立性显得尤为重要,应用的膝关节辅具以手杖、步行器、轮椅、护膝、矫形支具及坐式马桶等较为常见。双侧减压型膝关节辅具增加了膝关节内外旋活动度,设置实验组(佩戴具备和不具备双自由度铰链的双侧减压辅具实验组)、对照组(未佩戴辅具)进行步态及力学实验测试。步态过程中,相比不具备双自由度铰链的辅具,具备双自由度铰链的辅具对膝关节内外旋运动的限制较小,且辅具可以在步态过程中为膝关节提供一定的牵引力,减轻患者疼痛,同时下肢软组织分时间歇承重,避免局部软组织长时间承受较高载荷而导致的血液循环障碍。

(四)作业治疗干预

根据作业概况的信息和对作业表现的分析,治疗性作业活动的重点是提高李某的自理能力和提供合适的辅具,包括饮食起居、照顾宠物、社区活动、与同事聚会以及与朋友的志愿服务活动。由于李某提到他偶尔会对自己未来的功能水平感到担心和焦虑,作为作业治疗干预的一部分,作业治疗师会观察他的应对能力和焦虑水平。具体的干预将包括下列项目。

1. 关于膝关节置换术和非手术膝关节保护的康复宣教。

2. 功能性移动活动,包括床上活动和功能性转移。

3. ADL再学习(穿衣和沐浴),包括膝关节疼痛和活动受限的代偿性技术。

4. 提供并指导沐浴(转移凳)和卫生间(马桶增高垫)的辅具使用,并为家庭安全提出建议,如拆除地毯。

5. 回归社区的重点是在自然环境中进行任务训练,以提高自我效能感、满意度和参与社区相关活动的信心。

作业治疗师与李某的物理治疗师和护士密切合作,以确保术后伤口管理和行动活动相协调。李某在5周多的时间里接受了5次家访,以解决他的困难。他的妻子也参与了家访,以便在需要时可以帮助他进行床上活动、穿衣和洗澡。

作业治疗师把使用辅具进行沐浴和厕所转移的治疗计划安排在清晨,这与李某早晨的ADL计划一致。作业治疗师指导李某使用辅具,用来提高活动参与的独立性和安全性。作业治疗师带着马桶增高垫样品和浴缸转移凳让李某试用,试用合适后,作业治疗师在李某的浴室里安装了浴缸转移凳,并在他的马桶上放了增高垫,调整高度以防止膝屈曲大于90°,也为了方便站立。

作业治疗师之前提及要在浴室里安装一个手持花洒,并放置防滑吸水垫来防止摔倒。他陪李某进了浴室,解释了辅具的使用方法,提醒李某站在浴垫边缘时要小心迈步以防绊倒。然后,治疗师检查了浴缸使用的设置程序,包括调整水温,把花洒放在浴缸底部,方便在完成转移后使用。然后,指导李某小心地坐到转移凳的边缘后再把双腿抬进浴缸,同时避免过度弯曲左膝,并沿着凳子进入浴缸。李某演示了用长柄刷刷洗背部和脚,并用沐浴管润湿和冲洗。然后,作业治疗师观察了李某使用马桶增高垫进行厕所转移,确保他能独立上厕所并穿好裤子。活动结束后,李某表示他对自己的能力和使用辅具的安全性感到满意。

在李某术后4周时,因为有证据支持在自然环境中进行任务训练有利于重新融入社区,还能提高参加社区相关活动时的满意度和信心,所以作业活动包括了社区郊游,要求李某、他的儿子、3个年幼的孙子以及宠物狗一起在当地公园郊游。李某能够在不同的地面环境中安全地行走,能与大人和小孩互动,能牵绳遛狗,能够完成这些活动让他很高兴。

在参观公园期间,治疗师鼓励李某沿着人行道走,遛狗时也可以在略微不平坦的地面上走。治疗师还建议他带着孙子们在公园里荡秋千、攀爬架子和滑梯。李某可以将孩子们放到秋千上,然后把他们荡到高处,当他们沿着滑梯滑下时抱住他们,他还可以走到池塘边和孩子们一起喂鸭子。这些活动除了为李某提供出门和与孙辈们互动的机会外,还可以解决平衡和耐力的问题,并提供改善自我效能感和信心的成功经验。此外,作业治疗师还指导了在自然环境中注意节约体力和保护关节,如选择合适的地面行走、适时休息等。

(五)后效评价

经过6周的5次治疗,李某实现了提高BADL、IADL的独立性和重返社区活动的目标。通过参与作业活动、ADL训练、宣教、辅具,李某能够完成功能性转移活动、沐浴、如厕和穿衣。他还重新开始做饭、参与社区活动。李某称疼痛已经明显减轻,他对未来的态度也很乐观。他计划根据作业治疗师提供的意见和建议,进行更具挑战性的庭院和社区活动。

二、手外伤患者案例

(一)基本情况

王某,女,35岁,患者在家中进行清洁时,鱼缸玻璃突然爆裂,不慎划伤左手(非利手)2~4指,伤后立即前往医院救治。就诊时见左手2~4指掌侧见斜形割裂伤口,切口起自示指掌指横纹桡侧,通过中指、环指近节至环指近节远端掌面尺侧,创缘整齐,创面深至骨膜,活动性出血明显。左手2~4指休息时呈伸直位,主动屈曲活动受限,指端毛细血管充盈反应差,指端刺痛觉仅有中指桡侧存在,其余消失。X线示:左示指及中指间软组织密度不均,片内未见明显骨折征象。入院后急诊手术治疗,术中见2~4指指浅、指深屈肌腱、指动静脉及指神经断裂。手外科医师予以肌腱、血管、神经修补术,手术顺利,术后屈腕屈指石膏托制动。术后4周患者因手功能障碍来康复科就诊,收治入院。

(二)作业治疗评定与结果

1. 感觉　使用英国BMRC感觉恢复分级方法,评定患者左手感觉,左示指、环指切割伤以远感觉评级S1,中指切割伤以远感觉评级S2。

2. 肿胀　使用米尺分别测量左右2~4指近端指间关节(PIP)和远端指间关节PIP围度,见左示指PIP 5.8 cm(健侧5.2 cm),DIP 5.3 cm(健侧4.8 cm);左中指PIP 5.7 cm(健侧5.0 cm),DIP 5.2 cm(健侧4.8 cm);左环指PIP 5.4 cm(健侧4.7 cm),DIP 4.9 cm(健侧4.5 cm)。

3. 瘢痕　左示中指掌指关节掌侧及环指近节掌侧瘢痕增生,温哥华瘢痕量表(VSS)评分为:M(色泽)2/3分,V(血管分布)2/3分,H(厚度)2/4分,P(硬度)2/5分。

4. 手指活动度　分别测量并计算出左示中环指的掌指关节(MP),近侧指间关节(PIP)以及远测指间关节(DIP)的主动屈曲角度之和和欠伸角度之和,用各手指总屈曲角度减去总欠伸角度得出每个手指总主动活动度,即各手指总主动活动度=总

指关节屈曲角度(MP+PIP+DIP)－总指关节牵伸角度(MP+PIP+DIP),各手指主动活动度百分比=患侧总主动活动度/健侧总主动活动度。最后得出患者左示指主动活动度百分比<50%,示指活动度分级为差,左中指主动活动度百分比<50%,示指活动度分级为差,左环指主动活动度百分比介于50%~75%,环指活动度分级为尚可。

5. 手功能评定　针对这类手外伤的患者使用改良Barthel指数进行ADL评定无法真实反映出患者的上肢与手功能水平。患者在MBI评定中虽取得满分项,但客观存在手外伤后的功能障碍,例如抓握物品,对捏等活动受限。借助常用的一些标准化的评定方法如Jebsen手功能测试、Carroll上肢功能测试等完成手功能评定。Jebsen手功能测试由7个部分组成,包括书写短句、翻转卡片、拾起小物放入容器、堆积棋子、模仿进食、移动轻而大罐头、移动重而大罐头。目前患者仅能完成拾起小物放入容器、堆积棋子、移动轻而大罐头,且用时较长。考虑与患者术后一直制动,引起瘢痕与肌腱组织粘连,肌力下降,关节囊挛缩有关,另外患者肌腱断裂术后四周余,肌腱内源性愈合不足。

6. 其他　患者年龄较轻,对功能恢复期望较高,渴望恢复正常的生活和工作,同时对患手的恢复结局担忧。

提出问题:手外伤康复中作业治疗的作用。

数据库:

①PubMed

检索策略:

＃1　hand injury[TW]

＃2　occupational therapy[TW] or OT[TW]

＃3　＃1 and ＃2

②中国知网(CNKI)

检索策略:

＃1　SU=手外伤

　＃2　SU=作业治疗

　＃3　＃1 AND ＃2

(三)证据评价与选择

患者手指切割伤涉及肌腱、血管和指神经,治疗需要手外科医师、康复医师以及患者与家属的参

与。作业治疗包括支具的固定与矫正、消肿、瘢痕处理、功能训练和心理支持。有临床实验研究发现,手外伤患者术后接受作业治疗,治疗优良率能明显提升,正常的生活能力得到有效恢复,并尽快恢复正常的生活与职业状态。

(四)作业治疗干预

患者术后已满 4 周,现阶段是软组织的愈合期,此期作业治疗的目的:消肿治疗;软化瘢痕,松解粘连,增加肌腱之间的滑动;恢复每个关节的全范围运动,并将所有这些运动纳入有目的的功能活动,如日常生活活动;以及心理支持。

1. 支具使用方案　患者术后 4 周后转入我院,此时使用静态伸直支具代替早期屈腕屈指石膏托。由于术后 4 周,需考虑缝合肌腱愈合情况以及粘连问题,在保障安全情况下要求支具呈腕中立位,指间关节尽可能伸直,掌指关节屈曲,白天活动时取下,夜间睡觉时佩戴(图 13-2-1)。对于左手指间关节伸直活动受限,使用手指压直器(图 13-2-2),每次使用 20 分钟。早期使用手指压直器时,为保护缝合的屈肌腱,避免二次断裂,压直时以患者感受为主,不可一味追求伸直角度,可在瘢痕按摩之后予以佩戴使用。术后 6 周使用完全伸直位支具,白天不再使用,仅夜间佩戴,术后 8 周去除支具。

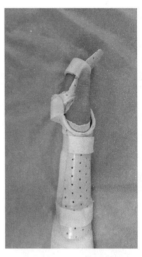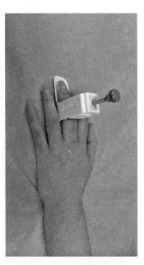

图 13-2-1　术后中期　　图 13-2-2　指间关节压
　　支具的使用　　　　　　　直器的使用

2. 消肿处理　指导患者使用自粘绷带缠绕加压(图 13-2-3),压力衣治疗,向心性按摩以及肌肉主动收缩训练等。

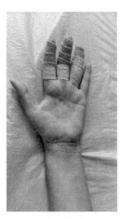

图 13-2-3　自粘绷带的使用

3. 瘢痕处理　患者瘢痕有增生迹象,指导患者瘢痕自我按揉,10 min/次,1 次/2 h;指导患者使用瘢痕贴、压力垫并配合使用自粘绷带缠绕加压。无论肿胀还是瘢痕增生,压力治疗是极其必要的,其原理是通过持续压力,促进血液回流,减轻肿胀,同时减少瘢痕表层下的血流和血流中运输的氧气,进而抑制瘢痕的增生。

4. 感觉训练　感觉训练包括感觉恢复再训练和感觉脱敏训练。患者入院时左示指、环指切割伤以远感觉评级 S1,中指切割伤以远感觉评级 S2。依据感觉恢复训练顺序,治疗师先进性针刺、深压、温度和触觉恢复训练。患者中期出现感觉过敏阶段,治疗师予以脱敏训练,包括 TENS 治疗,轻刷擦,振动以及加压训练等缓解过敏区接触外物时的不适。后期加强实物辨别觉、定位觉、两点辨别觉的训练。

5. 功能训练　针对患者手指屈伸功能活动受限问题,使用以下方法进行训练:①弹力绷带自制"拳击手套"(图 13-2-4)改善手指被动屈曲;②手指操训练改善屈肌腱粘连,促进肌腱滑动,包括勾拳、直拳、全握拳训练;③锁定练习,包括掌指关节(MP)、近端指间关节(PIP)、远端指间关节(DIP)的锁定练习。近端指间关节的锁定活动:患者健手握住近节指骨,保持稳定,屈伸近节指间关节;④在手功能训练桌上(图 13-2-5)开始训练,包括轻微的抓握训练(阻力开始为 250 g)、拧螺母和螺栓训练,侧捏、对指捏橡皮泥训练等。

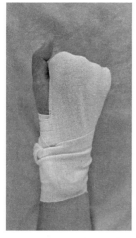 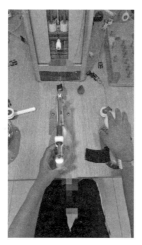

图 13-2-4 拳击手套 图 13-2-5 手功能训练桌
的使用 练习

6. 日常生活活动方案 经过一段时间训练后，患者手功能恢复情况较好。但患者不常使用受伤的非优势手，而是较多依赖未受伤的优势手，因此治疗师为患者设置了一些单手任务，包括使用左手抓握水杯完成喝水任务，使用左手端握饭盒完成病房内打饭任务，使用左手打开阻力程度不同的弹簧衣夹，使用左手单手解系衣扣，使用左手完成钥匙开锁，右手辅助下使用左手拧干毛巾等任务。

7. 心理支持 患者制动时间较久，入院时手功能不佳。治疗师帮助患者分析病情，多次与患者沟通康复治疗的意义，并依据自身丰富经验向患者表明了积极康复后的手功能结局。治疗师帮助患者完成了由消极到积极的心态转变。

（五）后效评价

屈肌腱断裂术后 2 个月，患者完成了手指充分的屈曲和伸展，表 13-2-2 手功能评价表显示患者使用左手独立地完成功能活动，并获得了一个良好的结局。

表 13-2-2 手功能评价表

活动	描述
轻捏	能从桌子上拿起一张纸、小钉子，能翻书
重捏	能扭开拧紧的水瓶盖
侧捏	能转动钥匙打开门
抓握	能够抓握 8 kg 的物品
精细捏握	能将鞋带穿进孔里，能捏开衣夹
功能性捏握	能用橡皮泥模拟饺子皮"包饺子"
实体辨别	可以无困难地识别以下物体：棉花、钥匙、螺丝、手套、硬币和立方体

第三节

烧伤作业治疗的循证实例

一、基本情况

王某，女，30 岁，煤气爆炸致全身 95% 面积烧伤。受伤后经急救并进行多次植皮手术，两个月入住康复科治疗。

二、作业治疗评定与结果

1. ADL 能力评定 MBI 评分 25 分，极重度自理缺陷，仅二便可自控及咀嚼吞咽，翻身、坐起、进食、洗澡、转移、如厕、个人卫生等活动完全依赖家人照顾。

2. 手上肢功能 外观上，双手明显肿胀，呈伸直位，创面已愈合，上臂及前臂存在少量破损水疱，瘢痕区颜色鲜红，质硬，稍高出皮肤，手指无缺损，各指仅能进行微弱活动。测量关节活动度发现双肩、肘、腕、指各关节活动范围均严重受限。双上肢主要肌群肌力为 3 级，握力、捏力无法测量。大部分瘢痕区感觉减退，多指指尖触觉过敏，各关节被动活动时有疼痛，VAS 评分 5～7 分/10 分，肩前部、上臂外侧、肘部瘙痒。手灵活性差，各指仅存在轻微主动活动（小于 5°），不能完成抓握及对指，不能完成任何功能性活动。

3. 瘢痕情况 各部位瘢痕已开始增生，VSS 评分为：面部 M（色泽）2/3 分，V（血管分布）2/3 分，H（厚度）1/4 分，P（硬度）2/5 分；双肩外侧 M3V2H3P2；双上臂及前臂 M2V2H1P2；双手背 M2V2H1P2；躯干 M2VH3P2；双大腿前部及外侧 M2V2H2P3；双小腿双肩外侧 M3V2H2P2；

4. 其他情况 听音乐是唯一的休闲活动，自我封闭，少与人交往。患者为中学英语教师，工作问题暂时不考虑。

提出问题：烧伤康复中作业治疗的作用。

数据库：

①PubMed

检索策略：

#1 burn injury[TW] or chemical bum[TW]

♯2　occupational therapy［TW］or OT［TW］

♯3　♯1 and ♯2

②中国知网（CNKI）

检索策略：

♯1　SU＝烧伤

♯2　SU＝作业治疗 OR SU＝康复

♯3　♯1 AND ♯2

三、作业治疗干预

1. 治疗目标

远期目标：生活完全自理（3 个月），重返原工作岗位（6～12 个月）。

近期目标：①抑制瘢痕增生（2 周～3 个月）；②独立坐位下进食（2～3 周）；③独立刷牙、洗脸、穿脱衣服（不含压力衣）（3～4 周）。

2. 治疗方案

（1）急性期时，作业治疗师可以在病房为患者配置夹板，以固定、保护结构和防止畸形；缓解患者的水肿；进行喂食训练；促进意识训练。

（2）亚急性期时，主要通过 ADLs 训练提高患者独立性，训练皮肤耐受力，训练关节活动度，感官恢复训练，初步讨论出院计划，预防瘢痕，练习使用辅助工具。如①压力治疗：配制压力衣、裤、手套、头套、袜子等压力用品；②手上肢功能训练：触觉脱敏训练、ROM 训练、灵活性协调性训练等；③手部矫形器应用：手指屈曲矫形器、虎口扩张矫形器等；④ADL 训练：进食、刷牙、洗脸、穿脱衣服训练。

（3）稳定期时，进一步训练 ADLs，继续水肿和瘢痕管理，确定患者是否继续使用夹板，继续感官训练，适配患者需要使用的辅助用具，讨论患者如何回归工作或社区，家访并讨论患者下一步需要的服务。

以上环节通常要和烧伤科医师、物理治疗师、社工等医疗团队一起完成。

四、后效评价

王某经系统治疗 4 个月出院，出院时生活完全自理，MBI 评分 100 分；手功能正常（但存在双小指 MP 过伸畸形）；全身瘢痕控制良好并稳定（尚未成熟），可自行压力治疗及日常基本治疗活动；可参与基本的社区活动和休闲活动。出院后半年重返教

师岗位。

第四节
心肺疾病作业治疗的循证实例

"2030 健康中国"行动规划指出，慢性呼吸疾病已成为我国居民的主要死亡原因，并造成巨大的疾病负担。尤其以慢性阻塞性肺疾病为代表，一直以来都是威胁人类健康的重大挑战之一。2002—2004 年，40 岁以上人群 COPD 患病率达 8.2％，到 2014 年患病率已升至 13.7％，2018 年《柳叶刀》上公布的大规模人群研究表明，2018 年我国慢阻肺患者已接近 1 亿，并且患病人数仍在增高。患者寻求医疗服务和接受肺康复治疗的主要原因是有呼吸困难、呼吸费力和呼吸不畅的感觉。

以下病例描述了对两名患有慢性阻塞性肺疾病的成人患者进行作业治疗干预的情况。作业治疗干预的模式是一对一的，在有些情况下，也可以一对二地进行治疗。一对二模式的作业治疗优先提供给有训练经验的患者，以优化他们的学习，促进积极地参与，特别是在转变呼吸困难管理模式、日常活动表现、减少体力活动等方面。作业治疗的地点在医疗中心的一套公寓里进行，通过公寓的后门可以进入相邻的室外花园。这种住所环境使患者能够结合有目的的日常治疗活动进行呼吸技巧控制训练。

一、基本情况

患者一：马某，女，68 岁，6 年前被诊断患有严重慢性阻塞性肺疾病和肺气肿。在干预治疗前，她的 1 秒用力呼气量（FEV_1）为 0.77 L，而正常的 FEV_1 应在 3～4 L。马某体重正常，体重指数（BMI）为 20.80 kg/m²。在 6 年前戒烟之前，马某 44 年来每天最多抽半包烟。马某结婚后和她丈夫住在一栋三层楼的房子里，她有四个孩子，其中两个住在附近。她曾在一所公立学校当秘书，已经退休 4 年了。马某的兴趣包括参加教堂和家庭活动，与朋友交往和旅行等。通过 MMSE 评定，马某的精神状态是正常的。

马某在以下活动中会发生呼吸困难：上肢过头顶活动（如挂衣服和整理衣橱）、弯腰活动、搬运食品、户外散步、家务劳动、购物、上楼、做饭等。她在户外行走时，常因为呼吸困难而严重限制她的步行运动。评定调查表明，马某功能受限的原因大多数是呼吸困难，其次是疲劳感的增加和自我管理能力的下降。她在日常体育活动中的体力活动仅限于3个代谢当量水平（METs）。马某在家里每分钟用2 L氧气，需使用鼻套管进行活动。她还使用便携式补充液氧来完成社区日常活动。

入院时，马某泪流满面，表现出强烈的挫折感，这种挫折感是由她的肺病致残造成的。

马某不知道控制呼吸的技巧，表现出一种浅而快的呼吸模式。在呼吸周期中，她不能正确地协调腹部的参与。随着活动量的增加，马某倾向于过度依赖她的辅助呼吸肌群，吸气时上肋骨过度上升，颈部肌肉突起。在进行体力活动时，她动作较快，这进一步增加了她在用力时呼吸困难的程度。在一个呼吸循环中她也不能协调呼吸。马某承认她患有与呼吸困难密切相关的焦虑。她解释说，一旦她在家庭活动中有轻微的呼吸困难感，她都很焦虑。由于因呼吸困难导致的焦虑，她避免一些会引发她呼吸困难的家务活动以及户外行走。

针对马某的情况，设定治疗目标：①通过包括自我护理在内的活动训练来减轻呼吸困难；②适当耐受呼吸困难（而不是过度补氧来缓解呼吸困难）；③增加活动的独立性和对家务活动的信心，包括弯腰、搬运和伸手过头（如挂衣服等）；④提高家庭室内行走耐力；⑤恢复短距离户外行走；⑥提高健康相关的生活质量。

患者二：汤某，男，71岁，3年前被诊断为支气管炎。汤某已有50年的烟龄，每天最多抽两包烟。他和妻子住在一起，有三个女儿，都已成年，其中两个就住在附近。他曾是一名心理学家，现已退休。他的兴趣包括园艺、家电维修和木工。他有两次心肌梗死和冠状动脉疾病的病史。

汤某确定了他经常做的但会导致他呼吸困难的几个日常活动，包括：穿衣服、爬山、家电维修（包括蹲坐活动）、在工作室做木工活、聊天和购物。由于呼吸困难，他只能爬几级楼梯。他在入院时的慢

性呼吸系统疾病问卷（chronic respiratory disease questionnaire，CRQ）和改良的肺功能状态和呼吸困难问卷（pulmonary functional status and dyspnea questionnaire-modified，PFSDQ-M）评分表现为中度呼吸困难。此外患者通过MMSE评定表现出正常的认知功能。

从以下几个行为特征可见汤某的呼吸模式存在问题：①吸气时，肩膀和胸部的移动过多；②膈肌和腹壁的运动不协调；③呼气费力；④缩唇呼吸差。在活动时，汤某偶尔吸气时大口喘气。随着活动的增加，他的呼吸模式越来越不稳定，例如爬楼梯时，他的呼吸速度变得非常快，无法控制。汤某说他会避免爬楼梯、较重的木工活、蹲和跪的姿势，以此来缓解呼吸困难症状。

汤某的干预目标是：①在讲话、穿脱衣服等活动中减少呼吸困难症状；②能够连续爬两层楼梯；③能够继续完成木工作业；④能够控制呼吸，并可以完成房屋维修和园艺活动；⑤与健康相关的生活质量有所改善。

二、作业治疗评定与结果

作业治疗师使用了慢性呼吸系统疾病问卷（chronic respiratory disease questionnaire，CRQ）及改良的肺功能状态和呼吸困难问卷（pulmonary functional status and dyspnea questionnaire-modified，PFSDQ-M）。

提出问题：慢性阻塞性肺疾病康复中作业治疗的作用。

数据库：

①PubMed

检索策略：

#1　chronic obstructive pulmonary disease［TW］or COPD［TW］

#2　occupational therapy［TW］or OT［TW］

#3　#1 and #2

②中国知网（CNKI）

检索策略：

#1　SU＝慢性阻塞性肺疾病

#2　SU＝作业治疗 OR SU＝康复

#3　#1 AND #2

三、证据评价与选择

作业治疗师在肺康复计划中的作用是评定呼吸困难程度,与COPD症状相关的活动限制,通过作业治疗最大限度地提高患者参与日常生活、休闲和职业活动的能力。作业治疗师依据呼吸困难的实践管理指南,用呼吸困难管理指导原则指导COPD患者的肺康复。实践指南旨在帮助慢性阻塞性肺疾病患者活动期间和活动后学习、掌握控制呼吸。指南强调通过活动训练和减少呼吸做功使患者呼吸困难减轻,提高体力活动水平和呼吸困难耐受性。指南还涉及疲劳管理和增加对呼吸困难的感知控制的内容,以及将个体化作业治疗干预与运动训练紧密结合。

四、作业治疗干预

在呼吸困难管理指导原则的基础上,每天1小时,每周5~6次的作业治疗。作业治疗的重点是教患者如何在运动过程中减轻和管理呼吸困难的症状。根据患者的能力、兴趣、治疗目标对患者进行个体化治疗。根据患者实施情况给予个性化的反馈和指令,强调患者维持正确的自主呼吸模式。

患者先在休息时练习呼吸技巧,然后再将呼吸与运动相结合。在下列不同的体位下练习呼吸控制:仰卧位,手臂支撑下前倾坐位,紧接着手支撑于墙前倾站位,以促进膈肌的自发协调运动。使用呼吸技术的目的是减少呼吸时的体力消耗,促进平稳、有节奏的呼吸,并培养患者自身的呼吸控制意识。

在治疗时,使用脉搏血氧计,其显示的数据可以通过视觉生物反馈用来指导患者进行呼吸控制训练。通过观察氧饱和度,患者调整呼吸的速度和力度,进而改善呼吸症状。视觉生物反馈的方法提醒患者使用前倾体位控制呼吸,并使患者从中获得益处。

听觉生物反馈技术也经常使用,即播放有节奏的呼吸声音的磁带来训练呼吸节奏。一台便携式盒式磁带播放机和节奏音磁带可以供患者在家中休息和活动时使用,磁带录音机可以方便地夹在患者的腰部。常使用以下两种呼吸周期模式:吸气时长2 s,呼气时长4 s或吸气时长3 s,呼气时长6 s。

关于呼吸控制技术的具体信息和指导可以使用讲义、教育录像、演示和实践机会向患者阐述。这样具体的信息可以储存起来以便随时重复学习。

为了减轻用力呼气,最初训练时将一条薄纱置于距离患者一个手臂长度的位置,鼓励患者向薄纱呼气,使薄纱产生轻微的波动。为了帮助患者更好理解腹式呼吸,指导患者将自己的肺想象成是一个气球,腹部因吸气而膨胀(就像气球充气一样),腹部因呼气而收缩(就像气球放气一样)。另外还可以给患者提供触觉反馈(手放置在腹部和上胸部)和本体感受反馈。作为家庭计划的一部分,鼓励患者每天练习呼吸控制至少5到10分钟。家庭训练计划的实施巩固了患者取得的进步。

根据自感用力度分级和呼吸困难感觉量表,对患者进行挑战性、目的性的呼吸控制运动训练。运动训练的强度介于轻度和中度费力之间,同时患者体验轻度和中到重度的与活动相关的呼吸困难症状。这些活动包括:床上铺床、园艺、户外清扫、操作吸尘器、举起和搬运不到4.5 kg的家用物品、户外散步、穿衣服、擦洗高低不等的架子、进行木工活、爬楼梯等。另外指导患者避免中到大幅度的弯腰,这会限制膈肌移动,进而导致呼吸困难。展示和讨论与呼吸困难恶性循环相关的图表可以帮助患者积极强化改善呼吸困难的生活方式。患者在进行一些日常生活活动时要进行吸气与呼气的协调训练。例如,在上楼梯的过程中,迈步时呼气,落脚休息时吸气。

治疗强调降低患者对呼吸困难的敏感性,在无危险因素的治疗环境下,激励患者在活动中使自己反复处于呼吸困难的状态,以此来实现脱敏。每次治疗活动之前、期间和之后都应密切监测生命体征和血氧饱和度。多位患者一起训练时可以互相观察,在练习呼吸控制时彼此鼓励,参与到运动中去。脱敏训练最终可以解开患者对呼吸困难的误解,并知道呼吸困难不一定是危险的征兆。当动脉血氧饱和度降至90%以下时,提示患者停止用力活动。患者暴露在尘埃环境中时,例如木工作业时,应佩戴防尘面罩以减轻对肺部的不良刺激。患者家中应备有防尘面罩以备不时之需。

除上述作业治疗外,患者还接受了总共 15 次的物理治疗运动训练课程。器械训练例如踏车运动,还有躯干的训练。根据需要,胸部物理治疗技术包括咳嗽训练、体位引流和叩击排痰等技术,帮助清除气道黏液。

五、后效评价

(一)患者治疗效果评价

马某表示,具有一定的能量储备和通气能力后,她的挫败感减轻了。马某在家通过模仿磁带播放的呼吸音来进行呼吸控制训练,在家务劳动中和劳动后能够使用呼吸控制方法,这使她不再恐慌。她已经开始推着手动轮椅在户外行走,并会在活动期间和活动后使用身体前倾的体位来获得休息。马某可以在室内步行运动时达到 5 个代谢当量,并且其动脉血氧饱和度介于 89%～98%。

汤某表示他的运动水平增加,运动性呼吸困难症状减轻。他使用协调的呼吸方式和较慢的速度能够持续爬上两层楼梯。他继续通过听觉生物反馈技术和晨走来训练自己的呼吸控制能力。大多数情况下,他进行体力运动时能坚持缩唇式呼吸。少数情况下,当他的注意力完全脱离呼吸控制,专注于某项作业活动时,他也能顺畅地呼吸。汤某表示训练后会有暂时的腹肌酸痛,这说明该项训练也有利于增强腹部力量。

(二)治疗师自我评价

通过此次病例的循证治疗,了解到了慢性阻塞性肺疾病的问题特点:不受自我控制的低效呼吸模式可能导致慢性阻塞性肺疾病患者呼吸困难。不受自我控制的低效呼吸模式包括以下特点:浅快呼吸模式(上胸、肩带和颈部过度运动,膈膜收缩受限),吸气时需费力吸气、屏息、胸部扩张,当上胸部吸气向外扩张时,腹部向内塌陷(与吸气时腹部膨起相矛盾),呼气费力不均匀,不规则呼吸等等。不受自我控制的低效呼吸模式可能会导致呼吸困难,因为呼吸效率低下,增加了呼吸所需的体力。这种呼吸模式进一步妨碍氧气和二氧化碳在肺中的分配和交换。肺部过多的气体滞留与快速而有力的呼吸模式有关,由于肺内几乎没有容纳更多气体的空间,呼吸将会变得越来越困难。慢性阻塞性肺疾病患者的呼吸往往依赖于辅助呼吸肌群而不是膈肌。

由于呼吸困难和由于呼吸困难而引起的焦虑,患者本人通常会减少体力活动,这形成了一个典型的恶性循环。由于担心窒息和死亡,患者可能会因呼吸困难而感到恐惧。与呼吸困难相关的活动减少,反过来也会导致呼吸困难和疲劳的加重。患者普遍表示对自己的病情失控,也就是说,他们对COPD症状的控制能力下降。

对基于呼吸困难的管理做出如下总结:

临床实践指南指导促进腹式呼吸,从而缓解呼吸困难和促进有效呼吸。腹式呼吸是涉及下胸部、膈肌、腹部运动的深呼吸方式。呼吸过程中膈肌运动的增加有助于更有效地进行肺泡中的氧气和二氧化碳的交换,并减少呼吸困难的程度和持续时间,促进主动运动。

腹式呼吸主要通过体位代偿和缩唇式呼吸来缓解呼吸困难,体位代偿可以推动膈肌向上、向外,将膈肌置于有效呼吸的体位,从而促进自发性腹式呼吸,有助于腹部肌群自发性地收缩来缓解呼吸困难。三种体位包括:①仰卧;②手臂撑在腿上或桌子上的前倾坐姿;③身体稍前倾,手臂撑墙,一只脚在另一只脚前面站立。前倾姿势(相对于直坐和站立)减少了对辅助呼吸肌群的依赖。另外,限制上胸廓和肩带的附属运动也可以减少呼吸困难;将腹式呼吸与缩唇呼吸相结合,可进一步缓解呼吸困难的症状。缩唇式呼吸是一种经鼻吸气,呼气时通过嘴唇松开(嘴唇接近闭合的状态)吐气的呼吸方式。缩唇式呼吸的潜在好处包括有效地排出气体、降低呼吸频率和呼吸道的通畅。呼吸频率的降低有助于延长呼气时间,从而缓解呼吸困难。

第五节

儿童疾病作业治疗的循证实例

一、新生儿重症监护室案例

(一)基本情况

贝贝,女,剖宫产出生,出生时产妇发热并伴有引产失败。在分娩时,她没有自主呼吸,接受了新生儿气管插管治疗。出生 3 分钟后由于疑似新生儿脓毒症被送入新生儿重症监护室。在她出生后的第一天，贝贝的生理指标不稳定，血氧饱和度低至 40%，脑电图证实癫痫发作，MRI 显示右侧颞枕叶脑梗死。

（二）作业治疗评定与结果

作业治疗师在贝贝出生的第六天为其进行评定。此时，贝贝需要输氧，并需通过鼻胃管供给营养。在评定中，贝贝有明显的躁动迹象，包括哭泣、挣扎、握拳、颤抖和惊吓。在整个评定过程中，她需要休息，并且治疗师给予其一些舒缓技巧，如使用触觉输入以增加本体感觉输入，减少她的惊吓和颤抖的反应。贝贝对舒缓技巧有积极反应，能够在 30~60 s 内达到安静状态。贝贝不能正常的对环境刺激做出反应，对动画或无生命物体的视觉聚焦有限，且对听觉刺激不敏感。贝贝张力低，桡偏受限但外旋和外展过度。这种异常运动模式使她无法完成吸吮奶嘴，需要通过他人辅助将她的手诱导到她的嘴进行自我吸吮。

婴儿运动表现测试（test of infant motor performance，TIMP）是对婴儿姿势和运动的全面评定，TIMP 能够辨识到运动发育迟缓高风险和中等风险的儿童，并有助于检测有脑瘫和发育迟缓风险的婴儿。有证据表明 TIMP 在妊娠 34 周至 4 个月大的婴儿中，检测婴儿姿势和运动变化的敏感度较高。贝贝的 TIMP 评定结果如图 13-5-1 所示。

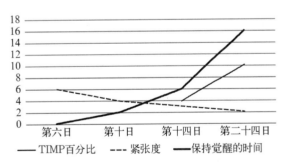

图 13-5-1　行为和运动评定结果

作业治疗评定的结果显示，贝贝的神经运动功能受损，自我调节、自我情绪舒缓、喂养以及与照顾者互动方面存在受限。

（三）作业治疗干预

在贝贝出生 3 周后，每周进行 4~5 次，30~ 60 min 的作业治疗干预。干预的重点是改善婴儿姿势状态和运动技能。由于贝贝的张力低，在仰卧、侧卧和俯卧位都需要支撑，所以摆位技术的重点是促进婴儿在屈曲位置的中线方向和对称的活动，使她的四肢更接近中线和屈曲内收的模式。可适当给予必要的外部支持，如利用枕头给肩部和臀部提供支持，减少自身重力的影响。如果贝贝表现出伸肌姿势、震颤和惊吓，则将婴儿重新摆放到侧卧位。逐渐增加俯卧位时间，以促进头部控制，并提供上下肢负重的机会。

下一阶段治疗的重点是促进正常的感觉发育，环境刺激反应使贝贝可参与日常护理和喂养。包括触觉、前庭觉、听觉和视觉刺激，促进唤醒和与照顾者的互动，并根据贝贝对刺激的反应做出调整。最初，贝贝需要外部支持来实现安静的警觉状态。为了防止过度刺激，需要对环境进行改造，包括调暗灯光、降低噪音和减少视觉干扰。

在整个住院期间，家庭支持和家庭教育被纳入作业治疗计划，治疗师向父母提供婴儿的日常康复管理技术和婴儿生长发育方面的培训，以方便父母在日常生活中与婴儿互动和参与婴儿照护。

（四）后效评价

1. 患者治疗效果评价　在整个住院期间，贝贝表现出注意力控制和运动发育的稳定进展。治疗 14 天后，能够保持 5 min 的清醒状态，并完成 TIMP 评定，此时需最少的抚慰技术来保持唤醒和促进状态控制。在治疗的第 25 天，婴儿能够持续 2~3 s 的视觉聚焦在看护者的脸上，并开始将手放在嘴里吸吮，进行非营养性的自我安慰行为。使用 TIMP 对姿势和运动重新评定显示整体运动性能有所改善（图 13-5-1）。

3 个月后，随着贝贝的运动控制的改善，她能够耐受运动干预所需的更多的活动。贝贝由改良的俯卧位逐渐进展到可俯卧在治疗师的大腿上或婴儿床上，并观察到贝贝可尝试抬起头转向听觉刺激。通过奶嘴上的非营养性吸吮以促进口腔运动能力。在与照顾者互动中，将贝贝以半弯曲的姿势抱在治疗师或父母的怀中，其双手可以放在中线。在进食过程中，可通过手掌抓取，与父母有日常互动。

2. 治疗师自我评价　新生儿重症监护病房

(neonatal intensive care unit, NICU)的作业治疗是一个高度专业化且不断扩大的领域,为高危、生命迹象微弱的新生儿群体提供个性化的作业治疗,而不仅仅是早产儿。在NICU中,作业治疗师的作用是促进婴儿的最佳生长发育,常用的干预包括感觉统合、神经发育干预。NICU内的作业治疗师需要掌握新生儿的评定和护理方面的高级知识和技能。

本次循证实践发现,作业治疗对早产儿的生长发育干预措施具有积极的短期效果,但大部分证据都是基于小规模研究,被认为是低水平的证据。

二、自闭症儿童案例

(一)基本情况

小凯是一名5岁的男孩,已被诊断出患有自闭症谱系障碍(autism spectrum disorder, ASD)。小凯母亲无特殊病史,整体健康状况良好,每晚服用5毫克褪黑色素以帮助改善睡眠,小凯是在其无妊娠合并症的情况下通过剖宫产出生的。小凯与他的父母和哥哥居住在城镇。就读于一所公立学校,每日课程包含半天的一般授课和半天的自闭症项目。

(二)作业治疗评定与结果

小凯的母亲接受了访谈,以确定小凯参与家庭、学校和社区活动的相关表现和需求。小凯的母亲形容他是非常有爱心的孩子,但对他的注意力很难转移去从事其他活动、行为刻板和活动笨拙等表现表示担忧,并指出他在家里和操场上活动都是存在安全隐患的。这些特征使他很难与他的哥哥或其他孩子一起玩。她也表示小凯睡眠困难,一般在摇椅上摇晃20~30 min才可帮助他入睡。小凯也无法独立穿衣,尤其是穿比较紧身的服装。

作业治疗师除了进行详细的家长访谈外,还完成了一系列评定,包括感觉统合能力评定和行为适应能力评定,以确定小凯的表现是否与其不良发育功能相关。

感觉统合能力的评定主要进行了感觉统合与实践测试(sensory integration and praxis test, SIPT),行为能力的评定应用了适应行为评定量表的父母评价表第二版(adaptive behavior assessment system-second edition, ABAS-Ⅱ)。ABAS-Ⅱ会为每个领域(交流,日常生活技能和运动技能)提供一个标准分数,以及一个适应行为综合分数。

评定结果显示:感觉信息处理的缺失会影响小凯参与社交、娱乐、家庭和社区活动的能力。SIPT分数表明他在触觉和运动感觉处理方面存在困难。小凯表现出对听觉、触觉和口触觉等感觉输入的过度反应(容易惊吓;在大声交谈中表现出困扰;被他人触摸脸部时强烈的抗拒;被描述为挑剔食者,几乎总是拒绝新食物)。他还表现出听力的不敏感(在呼唤时难以回应他的名字;经常会在周围环境中发出很大的声音),对疼痛的触觉输入反应迟钝(经常对疼痛的刺激没有反应)。

在ABAS-Ⅱ中,接受性沟通、个人日常生活活动、游戏和休闲时间活动以及粗大和精细运动技能被评为低,而表达性沟通、人际关系和应对能力被评为中度。

提出问题:作业训练在自闭症儿童作业治疗中的应用。

数据库:

①PubMed

检索策略:

♯1 sensory integration training[Title/Abstract] or sensory integration sensory integration[Title/Abstract] or sensory integration[Title/Abstract]or SIT[Title/Abstract]

♯2 Autism[Title/Abstract] or ASDs[Title/Abstract]

♯3 occupational therapy[Title/Abstract] or OT[Title/Abstract]

♯4 ♯1 and ♯2 and ♯3

②中国知网(CNKI)

检索策略:

♯1 SU=自闭症

♯2 SU=感觉统合训练 OR 认知行为

♯3 SU=作业治疗 OR SU=康复

♯4 ♯1 AND ♯2

(三)证据评价与选择

作业治疗师查阅《美国作业治疗杂志感觉整合特刊》以及儿童和青少年的职业治疗实践指南,其中提供了有关主题领域和系统评价过程的更多信息。A. Jean Ayses 提出人类的发育包括以下四个层次：触觉、固有感觉及视觉的统合；运动；视空间知觉和运动能力；学习和概念能力。感觉统合的主要对象是有学习障碍的儿童，治疗顺序建议为：调整感觉输入，促进姿势反应，促进运动策划，双侧整合，视空间、形态知觉、听觉、语言能力的促进。

基于 AOTA 循证实践指南系列的系统评价"Specific Sensory Techniques and Sensory Environmental Modifications for Children and Youth With Sensory Integration Difficulties（Bodison & Parham，2018）"，其概述了在职业治疗实践范围内有关干预措施的现有证据。该表列出了具体的干预措施，并表明有足够的证据支持该干预措施。

作业治疗师发现以下证据可以作为计划进行作业治疗干预的依据。

有充分的证据表明，基于团体的社交技能培训（group-based social skills training）可以提高社交技能。

强有力证据关于视频建模（video modeling），技术增强的视觉支持（technology-enhanced visual supports），以促进日常生活活动和工作表现的功能独立性。

中度的证据支持认知行为疗法（cognitive-behaviour approaches），以改善 ADL 和 IADL 的功能。

有希望的证据支持使用基于兴趣的俱乐部来提高社会参与度和互动。

（四）作业治疗干预

作业治疗干预方案由接受过感觉统合高级培训的治疗师提供，干预遵循感觉统合十项关键原则：①确保人身安全；②关注目前的感官状态；③促进孩子对唤醒水平、注意力和情绪的自我调节；④挑战姿势、眼部和双侧运动发育；⑥促进行为习惯的实训养成；⑦量身定制活动以提供恰到好处的挑战；⑧与孩子就活动选择进行合作；⑨创建游戏环境与孩子建立治疗伙伴关系；⑩确保成功。所有治疗过程都进行了完整录像。

（五）后效评价

1. 患者治疗效果评价　在 30 周干预结束时，由对小凯的治疗情况不知情的评定者进行的家长访谈表明，父母对小凯的适应行为和参与度的看法有所改善。小凯的母亲形容他是一个更快乐的孩子，行为举止不那么刻板，对日常意外变化的容忍度更高。她说能够去其他地方而不必提前告诉小凯（他的行为更加灵活），并且能够在郊游中进行意外停顿而不会感到沮丧。小凯的母亲说，他的分心和冲动性均有所下降，在比赛和日常活动中安全性更高。

2. 治疗师自我评价　越来越多的证据表明，经过训练的父母或其他照顾者提供的有针对性的干预可能是治疗方案的重要组成部分。家长管理分为两类：家长支持和家长干预。父母支持与干预包括对患儿的看护和心理支持等，比如对患儿的饮食进行严格管理，平衡肠道菌群；对照顾者进行培训课程，课程可以在家庭、诊所、学校或其他社区环境中提供，或者通过远程医疗进行；向患儿父母介绍孩子的病情和注意事项，帮助患者家庭树立积极的应对态度；并对家庭环境进行改造，包括家具的尖锐处进行包裹，将药品放在患儿够不到的地方等。

患儿有权接受适当的公共教育。针对自闭症学龄儿童的教育方案应促进沟通能力、适应能力和社交技能的发展，建议让患儿在学校与家庭共同确定的个性化教育计划的指导下，对他们的教育进行一些个性化的教育。

第六节

精神心理疾病作业治疗的循证实例

作业治疗师除了帮助患者取得最大限度的行动和自理能力，还应协助患者及家属建立安全而满意的社会关系，进行心理疏导，从而最大限度地发掘患者就业潜力，获得工作的能力和就业的机会。

作业治疗是一种非药物治疗方法，可以作为其他精神病疗法的重要辅助手段。目前有许多涉及心理健康环境中的作业治疗干预的研究，PubMed 中可检索到的 2000—2013 年间相关研究的文献超过 1 700 篇，目前的证据基础是"充实且多样化的"。

一、基本情况

李某，41 岁，2009 年确诊为自闭症（社交行为障碍）。她来自一个受过高等教育的中等收入家庭，大学毕业后在一家律师事务所当了两年秘书，之后没有工作记录。她以前工作的职责是协助主管准备文件，尽管她能够应付工作任务，但她与同事的关系很差，在与他们互动时很焦虑。因为她精神状态不佳，常常处于焦虑状态，也经常突然申请休假，最后辞去了她的工作。李某处于待业状态已经超过 10 年，她不知道如何获得一份工作以及什么样的工作适合她。2019 年由一个私立机构转介到我中心寻求帮助。

二、作业治疗评定与结果

作业治疗师为其进行了首次评定，并在 3 个月、7 个月、11 个月和 15 个月后进行随访评定，评定包括职业社会技能量表、工作压力应对量表、个人健康指数和一般自我效能量表，并评定参与者在处理与工作相关的情况时的感知能力。此外，通过访谈的形式获得李某的工作偏好信息。

评定结果如表 13-6-1，在职业社会技能量表的十个项目中的大多数项目上，她的自我评分在 3（有时很难）到 1（总是很难）之间。她认为"总是很难"的项目包括"适当参加面试"，"解决与主管冲突"和"解决与同事的冲突"。她在自我管理的清单上的总分是 20 分，这反映了她在与他人交谈时有很高的社交焦虑。在角色扮演练习中，李某似乎很紧张和不舒服。当被问及她的工作经历时，她停顿了一下，经常犹豫。李某在角色扮演方面的总分为 59 分，表明她在工作场所的人际交往能力不足。李某表示自己容易疲劳，因此无法应付需要长时间工作和繁重工作量的工作。她喜欢听从别人的指示，但不喜欢和陌生人交流。她已经掌握了基本的计算机技能，并希望能找到一份文员工作。

表 13-6-1 首次评定和后续评定情况比较

评定	预处理	第 3 个月	第 7 个月	第 11 个月	第 15 个月
工作压力应对量表	3.14	2.81	3.19	3.52	3.23
个人健康指数	6.11	7.33	6.44	7.33	7.44
一般自我效能量表	2.20	2.40	2.30	2.60	2.40

作业治疗师分析了评定结果，发现李某在工作与社交中的局限性是由于社交技能缺失及自身心理疾病导致的社会心理功能障碍。

提出问题：与工作相关的社会技能培训对因精神心理疾病无法回归工作人群的影响。

数据库：

①PubMed

检索策略：

♯1　mental disease[Title/Abstract] or psychotic disorder[Title/Abstract] or depression[Title/Abstract] or anxiety disorder[Title/Abstract] or autism spectrum disorder[Title/Abstract] or ASD[Title/Abstract]

♯2　work-related social skills training[Title/Abstract] or employment-related social skills training[Title/Abstract] or work based training or WSST[Title/Abstract]

♯3　♯1 and ♯2

②中国知网（CNKI）

检索策略：

♯1　SU＝精神心理疾病 OR SU＝精神行为异常

♯2　SU＝社会交往技能培训 OR SU＝社会技能训练

♯3　♯1 AND ♯2

三、证据评价与选择

作业治疗师从 PubMed 数据库中找到以下信息：在 1980 年至 2017 年间发表的 41 篇经同行评审的研究，这些研究回顾了干预计划，但这些干预计划着重于社交功能的一种或多种行为成分（即社交动机、社交焦虑、社交认知和社交技能）。研究表明，治疗目标、干预程序、评定方法和方法学质量存在很大差异。结果表明，强烈需要进行其他研究，以开发和严格评定针对自闭症成年人的干预措施。社交技能培训是解决成年人自闭症伴随的社交技能缺陷的最有代表性的方法。

四、作业治疗干预

李某缺乏工作所需的社会技能和社会参与能

力。在她求职之前,李某参加了工作相关的社交技能培训课程以提高她寻求和维持就业的能力。培训由 10 次课程组成,每次为期 1.5～2 h,内容涵盖基本的社会生存技能面试技巧,以及与主管、同事和客户的沟通技巧。每次社交技能培训课程包括热身活动、指导、演示、角色扮演、反馈和家庭作业。

经过 10 次社交技能培训课程,李某的社交技能有了明显的提高。她在职业社会技能量表中自我管理项目的总分从 20 分增加到 34 分。在职业社会技能量表的十个项目中的大多数项目上,她的自我评分在 4 分(偶尔很难)到 3 分(有时很难)之间。李某角色扮演测试的总分从 59 分上升到 85 分,这标志着她在工作场所的社会能力有提高。

五、后效评价

(一)患者治疗效果评价

6 个月后,在求职过程中,李某找了一份办公室兼职助理的工作。凭借她在与工作相关的社交技能培训课程中学到的面试技巧和在以前的工作中获得的经验,这次她表现很好,尤其是在向面试官解释她的以往工作和生活经历时十分自信。

(二)治疗师自我评价

作业治疗师要根据每个患者的恢复情况做好评定,拟定患者的作业治疗计划。除了精神心理疾病的心理指导与工作指导外,其他疾病(如神经、肌骨等)作业治疗师能做的也有很多,不要把目标局限在患者生理残疾,也要包括心理及社会适应等能力的改善。重视辅助器械工具的运用,重视环境改造与职业培训(图 13-6-1)。

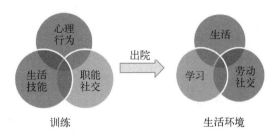

图 13-6-1　精神心理疾病案例自我评价总结

第七节

老年疾病作业治疗的循证实例

一、阿尔茨海默病老年患者案例

(一)基本情况

徐某,女,62 岁,与丈夫一起住在位于二楼的房子里。她的日常工作主要负责管理家庭的财务支出,并帮女儿照顾孩子,闲暇时到小区的合唱团里唱歌。在最近三年中,逐渐发现在管理支付账单和进行日常活动时变得越来越困难,甚至经常犯糊涂,不得不依靠她的丈夫和他们的女儿提供帮助。此外,徐某的朋友们注意到她常常忘记回复消息,忘记去合唱团练习或迟到。神经内科医师在一个月前确断徐某患有阿尔茨海默病(AD),药物治疗后仍有功能水平下降。她的症状反映了疾病进展到了中期。神经内科医师将其转介至康复医学科门诊接受作业治疗,以促进其功能表现与家庭活动安全性的提高,并为徐某的照顾者提供家庭支持教育。

(二)作业治疗评定与结果

在第一次作业治疗评定中,作业治疗师应用加拿大作业表现量表(COPM)对其进行评定,同时对徐某的丈夫进行访谈。她丈夫分享了徐某的兴趣和爱好,包括唱歌、听音乐、园艺和烹饪。同时表达了自己的担忧,他认为妻子在生活中可能需要一些帮助,但是当他主动提供帮助时,她经常拒绝,甚至有时情绪过于激动。此外,妻子经常在晚上睡不好觉,还会起床在房间里四处走动。当被问及要实现治疗目标的优先次序时,她丈夫说,他希望自己能为妻子做更多的事情,在需要时接受他的帮助,避免情绪激动,晚上可以睡得更香一些。在整个评定访谈中,徐某的丈夫表现出了压力和对妻子当下状态的不知所措。

徐某填写了 COPM 量表,完成了对自我作业表现的评定。作业治疗师使用艾伦认知水平筛查测验套件(large Allen cognitive level screen‐5,LACLS‐5)对患者进行认知功能的筛查,并使用 ADM‐2(艾伦认知水平诊断工具第二版,Allen diagnostic module-second edition，ADM-2)对其进行认知情况的诊断。LACLS-5能反映患者在家庭环境中安全地执行日常生活活动的能力，用于指导、干预患者和培训照顾者。此外，根据徐某丈夫的描述完成痴呆残疾评定表(disability assessment for dementia，DAD)，用于评定徐某完成日常生活活动能力和工具性活动的能力。为了评定徐某的情绪管理情况，作业治疗师应用了柯恩-曼斯菲尔德激越情绪行为量表(Cohen-Mansfield agitation inventory，CMAI)对其进行评定，同时请徐某的丈夫完成对徐某躁动行为(包括身体攻击性、身体非攻击性、言语攻击性和言语非攻击性)的评分。作业治疗师还使用了老年抑郁量表简表(geriatric depressi scale-short form，GDS-SF)和生存质量测定量表简表(QOL-BREF)评定徐某丈夫在整个干预过程中的健康状况。作业治疗师还使用了功能和环境的安全性评定(safety assessment of function and the environment for rehabilitation，SAFER)量表评定徐某家庭的环境安全，具体评定结果见表13-7-1。

表13-7-1 患者及家属的功能评价表和结果

评定项目	首次评定结果	末次评定结果
徐某(患者) LACLS-5	● 床椅转移：53 ● 如厕：52 ● 洗澡：51 ● 口腔卫生 52 ● 穿衣：51	● 床椅转移：53(同前) ● 如厕：53(与改良马桶座和正确的提示策略有关) ● 洗澡：52(与浴缸长凳和正确的提示策略有关) ● 口腔卫生：52(同前) ● 穿衣：53(与正确的提示策略有关)
ADM-2	ACL 53.8(需要提示，并在16小时内至少帮助7小时；46%的认知辅助)	未评定
DAD	总分 22/40 55%(较低百分比表示残疾水平较高)	未评定
CMAI	行为严重程度评分68/203(得分较高表示严重程度较大)	32/203
	行为总分5/29(较高的分数表示更多的行为)	6/29

(续表)

评定项目	首次评定结果	末次评定结果
徐某丈夫(照顾者)		
GDS-SF	总分 8/15(轻度抑郁)	5/15(得分较低；轻度抑郁)
QOL-BREF	平均分 5.3/10(＜7.5表示对生活质量不满意)	8.01/10(得分较高；7.5表示对生活质量满意)
SAFER	得分＝43(范围0～222；较高的分数表示更大安全危害的数量和严重程度)	6(0～222 范围)

注：LACLS-5＝艾伦认知水平筛查测验套件；ADM-2＝艾伦认知水平诊断工具-第二版(ADM-2)；DAD＝痴呆残疾评定表；CMAI＝柯恩-曼斯菲尔德激越情绪行为量表；GDS-SF＝老年抑郁量表简表；QOL-BREF＝生存质量测定量表简表；SAFER＝功能和环境的安全性评定；ACL＝艾伦认知水平(Allen cognitive level，ACL)。

评定结果显示，徐某在功能上是独立的，但是在如厕和洗澡时的移入和移出时，仍有跌倒的危险。在自我照顾方面，徐某要求口头提示以确保安全性，并表现出较差的安全意识。与这些发现一致的是，徐某的认知功能评定结果反映了其在日常活动中对程序记忆的依赖。LACLS-5显示，徐某不能独自生活，需要24小时监督以完成日常活动并需要帮其清除掉危险物品。徐某在早晨的自理中偶尔会表现出烦躁不安，最普遍的躁动类型是身体上的非攻击性行为，如跺脚、紧握拳头。

作为徐某的主要照顾者，徐某的丈夫表示，徐某因生活质量低下而处于轻度的抑郁状态。对徐某进行的环境评定显示，他们的家庭环境中存在着一些安全隐患问题，主要是在厨房和家庭活动方面。比如：在整个住宅中散布着许多杂物，而且一些危险物件如刀子、清洁剂也摆放在明显位置。

此次的干预目标集中在优化日常生活活动能力上，尤其是早晚的自理；减少情绪激动；增加包括体育锻炼在内的活动参与，以改善睡眠；并提高照顾者的沟通和提示能力。

(三)证据评价与选择

作业治疗师回顾了《美国职业治疗杂志》已发表的文章，并阅读了有力证据的干预建议：成人阿尔茨海默病和相关的主要神经认知障碍的职业治疗实践指南。经过努力寻找有力的证据，证明改造后的房间可以改善AD患者的行为。此外，还发现强有力的证据支持她为徐某制定的干预计划:通过无错的学习和提示策略、音乐环境等多感官干预和以锻炼为基础的干预措施,以改善或维持包括功能性活动和睡眠在内的 ADL 表现;在室内安装监控设备并对其照顾者进行技能培训以降低徐某在房间跌倒的风险性;为其照顾者制订多方面的心理干预方案,包括日常生活争吵等的应对策略,以改善其照顾者的生活质量。

(四)作业治疗干预

徐某在 8 周内接受了 12 次作业治疗干预。作业治疗师要求徐某的丈夫在每次的治疗期间都在场。徐某的女儿陪同参加了至少 4 次治疗。

1. 第一阶段　作业治疗师一般在早上就到徐某家中几次探访,以帮助解决徐某的日常生活活动。从附近的日用品商店买了高靠背的马桶套件和浴缸长椅。在徐某丈夫在场的情况下,作业治疗师对这些设备的安全转移进行了培训。作业治疗师通过使用简单的指示,沟通策略以及偶尔的指导,使徐某正确地放置手来防止错误并确保顺序一致。在每项活动中,徐某都需至少 2 次尝试才能学会转移的技巧。为此,在第一次指导结束时,作业治疗师为徐某丈夫留下了具体活动步骤顺序的说明书,并教给他一些提示和沟通策略,以借助照顾者帮助强化徐某对正确活动顺序的记忆。

作业治疗师还向徐某丈夫咨询了徐某过去的生活习惯,以确保最佳的活动计划。徐某丈夫表示徐某经常对厨房和卫生间的多余物品摆放感到困惑,偶尔会因此激动,但拒绝接受他人帮助。作业治疗师协助徐某丈夫减少厨房的杂物,仅摆放必要且安全的物品,以最大程度减少徐某的躁动。为了提高穿衣时的安全性,徐某坐在卧室最喜欢的椅子上,徐某丈夫则暗示并协助她穿衣服。多感官的刺激,包括柔和的灯光和清晨客厅中的轻音乐,似乎减轻了她烦躁的状况。

2. 第二阶段　随后几次的家庭干预中,作业治疗师选择了下午的时间段,重点在于解决徐某的睡眠问题和防止夜间跌倒。作业治疗师结合徐某种花的爱好,将其作为一种特定活动纳入徐某的治疗计划中。徐某的邻居提供了一个花园,该花园距离他们的家只有两条街。在下午时,作业治疗师、徐某和其丈夫共同前往花园进行园艺劳动,并陪同徐某参加社区中心组织的广场舞作为其他运动的选择。为了解决徐某的夜晚徘徊和跌倒的风险,作业治疗师协助徐某的丈夫安装了夜间离床报警器,作业治疗师还建议在卧室和浴室安装自动式的夜灯。

(五)后效评价

1. 患者治疗效果评价　经过 8 周的 12 次家访后,尽管徐某固有的认知能力下降,但仍实现了旨在优化日常生活活动独立性和安全性的目标。通过优化活动顺序、对其家居进行环境改造、ADL培训(侧重于无错的学习技术)以及对照料者的适当指导和教育,徐某得以在 COPM 的几个方面保持或改善,并减少了焦虑行为。徐某的丈夫在老年抑郁量表和生活质量简表上评得更高的分数,这主要是由于与妻子的沟通和 ADL 技能得到改善。作业治疗师推荐徐某的丈夫参加医院每周开展关于AD 的宣教与照顾者的团辅课程。

2. 治疗师自我评价　治疗师通过此次循证实践过程,掌握了针对阿尔茨海默病的循证作业治疗思路,通过寻找证据、严谨的评价证据,与患者意愿和治疗师经验相结合,设定合适的训练计划。针对阿尔茨海默病的治疗中,不仅需要考虑患者的功能状态还要关注到照顾者的心理状态,给予及时的干预以获得最佳的治疗效果。

老年病的作业治疗师要充分了解老年疾病的特点、患者情况及需求、明确康复治疗目标、合理地制订计划、侧重进行 ADL 的教育和训练、学习使用辅助器械、认知训练、促进心理精神卫生会让改善社会生活能力。基本目标是使患者保持独立、减少依赖、提高生活质量。

二、视力障碍老年人案例

(一)基本情况

黄某,女,74 岁,因有与年龄相关的萎缩性黄斑变性(atrophic macular degeneration,AMD)的病史,近期视力水平有所下降,被送往低视力康复服务中心。目前,在面容识别、药物管理、烹饪和阅读等方面遇到困难,7 年前有做过右侧髋关节置换手术。目前,她独自一人住在农村的自建房中,以前是卫生所的护士,已经退休 15 年。有 3 个子女和 7 个孙儿,他们会偶尔来探望,其中 1 个儿子住在附近。

(二)作业治疗评定与结果

黄某的作业治疗师到其住所进行了初步评定,其中获取了以下信息。

黄某在饮食、梳理、洗澡、穿衣等日常活动方面可以独立完成,但在看报纸、阅读药物的说明书、通过电子设备看孙儿们照片等方面不能完成。同样,也限制了她与朋友或家人社交的能力,如她不能在周末去教堂参加礼拜活动,因为她无法辨认人们的面孔,而且她也没办法开车,平时的出行只能依靠家人、朋友或乘坐出租车。黄某喜欢朋友和家人到她的家做客,尤其是她的孙子们。在她视力下降之前,她的工作包括准备一日三餐和打理自己的菜园,到了晚上,她会打电话给不住在一起的家人。

在过去的 3 个月中,她注意到她的视力和完成重要的生活活动的能力逐渐下降。她想学习能够帮助自己能正确的辨别药物、服药和安全做饭的策略,想找到可以与他人保持联系,如参加礼拜、与其他朋友们互动、通过使用电子设备问候家人和朋友。表 13-7-2 列出了第一次评定的结果。

表 13-7-2　第一次评定的结果

评定项目	评定结果
COPM	使用 COPM 来完成黄某的作业表现评定 黄某的表现总分和满意度得分均为 3/10,失分的地方在药物管理、读报纸、厨房安全、面部识别以及使用电子设备进行社交活动的表现不满意
作业观察(通过临床观察和访谈评定)	通过延长耗时和借助触觉代偿的策略,她还可以独立完成穿衣、修饰和功能性活动。但近期视力下降,使得她很难独立完成择菜、洗菜和切菜等过程,也没办法看药物的说明书,在使用智能手机时无法轻松看到屏幕上的图标
R-SRAFVP	R-SRAFVP 用于评定需要视觉功能的日常任务的能力 在 R-SRAFVP 上,她说在健康管理、做饭洗衣、读写以及个人活动方面需要大量的帮助。她报告称自己通过使用电话和功能上的移动实现了独立。但在财务管理方面需要她的家人帮助完成。黄某在 R-SRAFVP 上的得分为 63/116(54%)

(续表)

评定项目	评定结果
功能性视力检查	使用成人脑损伤视觉评定表的组件来评定功能性视敏度、视野和对比敏感度 中度视力为 20/160 OD,20/200 OS,20/160 OU;读取视力为 20/125 OD,20/200 OS 和 20/125 OU,右侧省略了字母。周边视野在功能范围内,能够识别对比度敏感度达到 10% 的数字
阅读评定	使用 MNread 视力表评定阅读能力。黄某的阅读速度为 20 字/min
自我状态报告	自我报告称过去三年没有跌倒过
GDS	GDS 是用于抑郁症的 15 个项目的筛查工具。0~5 分表示正常情绪,5 分表示抑郁 她在 GDS 上获得 3 分,表明她目前没有患抑郁症的风险

注:COPM=加拿大作业表现评定量表;GDS=老年抑郁量表;OD=右眼;OS=左眼;OU=双眼;R-SRAFVP=修订后的视觉功能自我评定报告。

提出问题:作业治疗对弱视(视力下降)老人的影响。

数据库:

①PubMed

检索策略:

♯1　((low vision[Title/Abstract]) OR (weak sight[Title/Abstract])) OR (lazy eye[Title/Abstract])

♯2　(((((((old persons[Title/Abstract]) OR (senior citizens[Title/Abstract])) OR (senior people[Title/Abstract])) OR (old people[Title/Abstract])) OR (aged people[Title/Abstract])) OR (aged adults[Title/Abstract])) OR (senior citizen[Title/Abstract])) OR (;old adults[Title/Abstract])

♯3　(OT[Title/Abstract]) OR (Occupational Therapy[Title/Abstract])

♯4　♯1 and ♯2 and ♯3

②中国知网(CNKI)

检索策略:

♯1　SU=弱视 OR SU=视力下降

♯2　SU=老人 OR SU=老年患者 OR SU=老年人群

♯3　SU=作业治疗 OR SU=OT

♯4　♯1　AND ♯2 AND ♯3

（三）证据评价与选择

2020年,美国作业治疗杂志发表的《视力低下的老年人作业治疗实践指南》中强力推荐作业治疗可作为改善弱视老年人功能的常规治疗方法,如可以明显地改善弱视老年人日常生活活动(ADL)、工具性日常生活活动(IADL),有中等强度的证据表明作业治疗在阅读、休闲以及提高其社会参与方面等也发挥重要的作用。研究报道,弱视的老年人已远超3亿人,且预计在未来的几十年仍以一种高速增长的速度在上升。为此,作业治疗对弱视老年人的研究需要进一步的广泛开展;作业治疗的干预方式包括视力下降的教育、工具的使用(如立式电子放大镜)及其使用技巧、视力下降的训练(阅读、视觉探索或视听刺激训练)等多组分的康复方法以及患者和家属自我视力下降的管理。还有研究报道远程康复对弱视老年人的影响,但仍需要高质量的随机对照试验进一步的验证。

（四）作业治疗干预

黄某共完成8次的作业治疗干预。在初步评定后,作业治疗师对其进行多组(成)分的干预方法,包括有关视力下降的教育、辅具使用、解决问题策略的训练(如对她和家属进行电子设备和使用技巧的培训以及适应策略的指导)以及环境改造。以下介绍作业治疗师对黄某的具体干预措施。

1. 第一阶段　包括有关AMD的教育,解决问题的初步培训以及环境改造。黄某接受了关于AMD的教育,由于AMD具有进展性,因此在整个干预过程中都采用主动解决问题的方法。治疗师与黄某一起确定需要解决的问题,提出潜在可行性高的策略并开始实施。黄某最初的问题是药物管理、煮饭、查看微信消息、看电子照片以及识别他人的脸。

第一阶段大部分时间用于解决提高阅读能力的策略。作业治疗师建议在黄某家中通过使用平板电脑来建立一个读写区,其中包括增加一个可弯曲的照明灯,可以将其对准阅读材料,同时可以放大文字大小。

2. 第二阶段　重点是评定提高阅读效果。目前,黄某拥有手持式放大镜和平板电脑。在使用辅助技术之前,治疗师与黄某讨论了提高使用效果的做法。他们认为通过调整放大镜的角度替代观察位置可能是有效的策略,同时使用平板电脑的缩放技术以利于查看、阅读信息和药品标签的情况。黄某试用了平板电脑来完成这些任务(她以前仅会用手机获取信息),并同意在继续练习时使用平板电脑。

3. 第三阶段　继续着重于提高关于阅读的作业表现,并将这些策略纳入日常生活中。作业治疗师指导黄某如何使用手持式放大镜进行阅读。黄某反馈在杂货店、饭店和教堂中使用放大镜会有所帮助。此外,可移动照明灯的使用提高了她在做饭和阅读的能力。黄某刻意观察并反复触摸每件家用电器的按键,以降低因错误操作造成不良安全事件发生的风险。

4. 第四阶段　重点是提高黄某的作业表现。作业治疗师再次向黄某演示了如何使用iPad进行社交,如阅读以及查看从她的家人那里收到的电子照片。黄某表示自己有兴趣学习并使用平板电脑来完成其他的活动。

（五）后效评价

1. 患者治疗效果评价　在8周的门诊作业治疗后,黄某实现了她个人目标。黄某认为她在洗衣、做饭、阅读邮件、管理药物和查看照片等方面的表现和满意度得到了明显的提高。正如作业治疗师所观察到的那样,通过适应性策略和环境改造,黄某能独立完成ADL和IADL;通过借助便携式手持放大镜和平板电脑能够完成面容识别,她对个人社交也更加满意。

黄某在加拿大作业表现评定中的得分提高到8/10(总分)和9/10(满意度)。在经修订的功能性视觉表现自我评定报告(R-SRAFVP)中,黄某认为她在健康管理任务、阅读和写作任务以及个人喜好活动方面需要的帮助最少。她认为在个人修饰、食物准备、衣物清理、打电话和功能调动方面的独立性有所改善。黄某在R-SRAFVP上的总得分提高到了91/116(78%)。MNRead用于重新评定阅读能力,黄某的读写速度为100字/min。但在成人脑损伤视觉评定量表的评分上没有发现明显变化。

2. 治疗师自我评价 治疗师在此次循证实践过程中，对视力下降老年人开展了基于循证医学理念下的干预，包括寻找证据、进行严谨的评价证据、结合与患者意愿和自身既往的治疗经验共同制定训练计划。

黄某的成功是基于循证的、以作业为本、以患者为中心的作业治疗干预。黄某还有其余的作业活动目标，例如参与更丰富的社区生活，这些目标会在居家或门诊的作业治疗中继续实现。

第八节
肿瘤疾病作业治疗的循证实例

作业治疗师经过专业知识的教育，可为患有肿瘤疾病的成年人提供作业治疗干预。随着癌症幸存者的数量不断增加，人们越来越重视基于证据的康复治疗。它可以帮助所有年龄段患有癌症并接受抗肿瘤治疗的人提高生活质量。以下是基于循证医学的肿瘤疾病作业治疗的案例分享。

一、基本情况

王某，男，38岁，他患有非霍奇金淋巴瘤，经过化疗和生物疗法未能成功治愈该疾病，于是自行前往医院就诊。在此次的住院治疗中，接受了相匹配供体的同种异体干细胞移植（SCT）。在他出院3个月后的SCT门诊随访时，他的医师转介到了康复门诊，接受了门诊的作业治疗和物理治疗。

二、作业治疗评定与结果

作业治疗师选择应用人类职业模式筛选量表对王某的作业功能障碍进行评定。应用加拿大作业表现量表了解患者作业活动的需求，以促进实施以患者为中心的治疗模式。作业治疗师了解到王某的主要角色包括丈夫、父亲、员工。他和妻子与两个孩子住在一间三居室的一楼中。他是一个建筑项目的主管，他戏称自己是一个包工头，因为需要管理8名员工和40名工人，而且经常从事繁重的体力劳动，并负责采购物资和工资核算。

为了获得有关王某功能状态的更多信息，作业治疗师还应用了一些评定量表，包括简明疲劳量表，疼痛评定量表，Rivermead行为记忆测试和卫生服务后续活动能力评定。作业治疗师与王某沟通了关于恢复工作的担忧，对其进行了日常生活活动能力（ADL）和工具性日常生活活动能力（IADL）的总体评定。此外，作业治疗师完成了抑郁症的一般评定，并进行了癌症治疗的功能评定。表13-8-1给出了评定结果的具体细节。

表 13-8-1 评定结果

评定项目	首次评定结果	末次评定结果
人类职业模式筛选量表	一些职业动机受抑制，职业模式受影响	改善职业动机和职业模式；使用补偿策略以改善对作业过程和运动技能（疲劳和认知）的抑制影响
加拿大作业表现量表	最受关注职业表现4～5分，满意度3～4分	表现得分7～8分，满意度得分6分
简明疲劳量表	大多数项目得分在2～4分，没有意识到疲劳管理策略	得分在2～7，但对使用疲劳管理策略的信心很高
疼痛评定量表	2分（满分10分）	3～4分（满分10分）但对使用疼痛管理技术有信心
卫生服务后续活动能力评定（AM-PAC）	83分反映了IADLs的一些困难，但优于ADLs	得分没有变化，但疲劳管理策略的有效使用
Rivermead行为记忆测验	GM＝88%；测试项目中与故事和小说相关的任务完成延迟	GMI＝91%；提高了利用补偿策略管理日常日程的能力

注：ADLs＝日常生活活动；IADLs＝工具性日常生活活动；GMI＝一般行为活动指数。

王某描述，他能够独立完成ADL，但在家中进行IADL需要家人的帮助。他在第一个疗程中，评定结果显示他的癌症相关疲劳是4/10，而疼痛水平是2/10。没有发现身体上的损伤。王某表明自己存在轻度的认知功能障碍，例如，忘记了下一步熟悉的任务以及在解决问题时感到困难。

提出问题：作业治疗干预对改善肿瘤患者术后功能结局的影响。

数据库：

①PubMed

检索策略：

♯1 （（tumour[Title/Abstract]）OR（cancer

[Title/Abstract]))OR（non-hodgkin lymphoma [Title/Abstract]）

♯2 （（intervention［Title/Abstract］）OR（Occupational therapy[Title/Abstract]））OR（OT［Title/Abstract]）

♯3 ♯1 and ♯2

②中国知网（CNKI）

检索策略：

♯1 SU＝肿瘤 OR SU＝癌症 OR SU＝非霍奇金淋巴瘤

♯2 SU＝作业治疗 OR SU＝康复

♯3 SU＝日常生活活动能力 OR SU＝生活质量

♯4 ♯1 AND ♯2 AND ♯3

三、证据评价与选择

作业治疗师回顾了《成人癌症康复作业治疗实践指南》中的证据，强有力的证据表明结合心理社会策略的作业治疗有利于癌症幸存者，可以减少焦虑和抑郁。中等证据表明作业治疗干预可以帮助癌症幸存者恢复其所希望的功能水平，并帮助其重返工作岗位。由此，将该证据纳入王某的作业治疗干预计划中。

四、作业治疗干预

根据王某的兴趣、评定结果以及王某在 ADL 评定中表现独立且准备重返工作的出院目标，作业治疗师为他制定了治疗计划。计划的重点是帮助王某管理疲劳和认知障碍；维持上肢运动范围以及监测免疫排斥反应相关的症状；鼓励他从事压力小的职业；并进行综合性医疗干预措施。

在王某进行脊髓干细胞移植的 12 周随访的前 8 周中，作业治疗师提供 2 次/周的作业治疗干预。在这段时间里，作业治疗师在每次治疗前都要查看王某的试验室检查结果，由于他并未出现淋巴水肿或免疫排斥反应相关的症状，并且在家中有效地进行了疲劳、疼痛管理和运动计划，因此作业治疗师在随访的最后一个月中将治疗疗程减少至每周一次。在作业治疗的过程中，主要包括以下干预策略（表 13-8-1）。

表 13-8-1 对王某的干预手段和目的

干预手段	干预目的
工作简单化和能量节约技术	解决问题以辅助任务分析，节约体能
监测淋巴水肿和免疫排斥反应的体征和症状	避免疼痛加剧，教育和解决问题的能力
基于正念的心理支持疗法	减少因疼痛加剧，教育和解决问题的能力下降而失去角色所引起的焦虑和抑郁
瑜伽和富有表现力的写作	减轻压力和改善生活质量促进自我导向的独立练习
家庭运动和拉伸计划	解决疲劳和改善睡眠治疗

作业治疗师还询问王某是否对自己的性健康和性行为有担忧，并向他表示在抗肿瘤的治疗中有这些忧虑是合理且正常的，还建议应该与他的心理学家讨论性健康和身体形象有关的问题。工作简单化和能量保持的治疗结合了 IADL 和休闲职业，制定了重返工作计划，该计划包括身体、心理、职业和环境方面的问题。

1. 第一阶段 王某最担心的是他的疲劳感，他自评自我的疲劳感为 4/10，而且到中午往往变得严重。因此，治疗师首先专注于节省体能，简化工作以及其他的疲劳管理策略。于是，王某开始记录自己的每日疲劳日志，以了解他何时最容易疲劳，以及什么策略是有效的。他与作业治疗师合作共同制定了每周的活动计划，包括安排休息时间并和确定他认为最有价值活动的优先级。例如，王某洗菜的时候，可以在洗手池旁边放一张高脚椅，如果感觉疲劳，就可以坐在高脚椅上再洗菜。这是为了来帮助他理解如何改变活动需求，调整工作节奏并改变活动任务以降低能量需求。作业治疗师还与王某的物理治疗师合作，进行家庭锻炼，制定运动和拉伸放松计划，因为运动是管理疲劳的最有效策略之一。

2. 第二阶段 王某表现出较大的心理压力、焦虑和沮丧。因此，作业治疗师将压力管理以及补充性健康方法与王某的疲劳管理和运动计划相结合。除了每天进行疲劳日志的记录，治疗师还让王某在感到焦虑或压力时，尽可能将原因写下来。治疗师教王某简单的压力减轻策略，如深呼吸、瑜伽和正念冥想，以应对压力触发事件。王某和他的家人很喜欢瑜伽，为此，建议将其作为一项每日需要完成的家庭活动,并且在日记上记录下来。患者发现他的日记帮助他表达了自己的情感,并对他所遇到的事情做出了更现实、更积极的反应。

3. 第三阶段 这阶段,患者的疼痛加重了,这个问题进一步加重了他的焦虑的情绪。于是,作业治疗师向王某推荐了呼吸疗法,有助于他缓解疼痛和舒缓相关的压力。与此同时,增加了冥想的练习,以帮助缓解他的痛苦。将这些策略整合为王某计划的日常工作中的一部分,并帮助他确定了这些活动的优先级。经过2周的治疗,王某报告了积极的结果并改善了癌症相关性疲劳和疼痛。

4. 第四阶段 王某继续对能否重返工作岗位并履行其作为两个孩子父亲的角色表示关注。作业治疗师基于循证和个人既往的案例,建议他进行疲劳和疼痛管理策略。此外,作业治疗师会定期评定患者对自身形象的态度,通过聆听王某的忧虑,给他的家人推荐一些解决方法,如让他与朋友和同事重新联系,并提前让他们知道王某因淋巴瘤及其治疗而发生的一些身体变化。

通过使用基于循证和以客户为中心的作业治疗干预,王某在3个月的门诊治疗和SCT随访结束时实现了他的目标。他认为他的情况比他未治疗前得到明显的改善,尽管疲劳和疼痛仍在存在,但他在治疗中学到的策略可以积极应对。王某依旧扮演着他主要的生活角色,以及继续执行重返工作的计划。他对自己的自我形象和身体形象更有信心,而且现在的压力和焦虑水平以及生活质量也得到明显的改善。

作业治疗师的出院建议,包括继续使用所有干预策略,包括家庭运动和拉伸运动,同时嘱咐王某在发生淋巴水肿或免疫排斥反应症状时及时到门诊治疗。

五、后效评价

王某在完成阶段性的作业治疗时已经能达成大部分的目标。更重要的是,他在COPM中的表现度和满意度都有所提高。治疗师在此次循证实践过程中,掌握了针对肿瘤患者的作业治疗方法,是在基于循证的基础上对证据进行严格的评价,并与患者意愿和自身的治疗经验相结合制定训练计划,以及在后续的治疗中不断地修改和实施。

王某的成功是基于循证的、以患者为中心的作业治疗干预。王某还有其余的作业表现的活动目标,例如参加社区活动,这些目标会在居家或门诊作业治疗中继续实现。并且最后,王某和他的妻子都接受了关于肿瘤疾病以及可能发生的并发症管理的康复宣教,并了解到有相关的社区资源可以在症状出现时提供帮助。

第十四章
作业治疗学的经济学效应的循证医学研究

一、治疗学的经济学评价的现状

作业治疗学的经济学评价是作业治疗学与经济学的结合,是通过经济学的方法,将治疗方案涉及的所有成本和收益进行比较并进行量化。该方法主要通过比较不同备选方案在成本和收益上的差异,选择其中较为合理的方案,也是评定相关的作业治疗对疾病与健康改善的结果,与结局及治疗成本的疗效分析。

随着人们的生活质量不断地提高,寿命不断地延长,但人口老龄化、疾病重症化、自然灾害、交通事故等原因,导致我国残疾人口总数早已超过 8 296 万人,占全国人口总数 6.34%。据报道:老年人(≥60 岁)已超 1.44 亿人,占人口总数的 11%;有康复需求的老年残疾人高达 4 416 万人,占残疾人口总数 53.24%。可想而知,有不同程度功能障碍的人不在少数。要不要做作业治疗? 选择何种方式的作业治疗? 什么时候是作业治疗介入的时间点? 以及选择住院治疗还是门诊治疗? 这些问题一直困扰着广大的患者及医务人员。

目前,国内外对作业治疗学的卫生经济学评价研究文献分析甚少,国家有关机构或部门也尚未制定和颁布作业治疗学的评价准则,医疗机构的康复工作者的研究工作尚处于自发状态。早在 2003年,有研究者用成本—效果分析法对脑卒中患者早期强化康复与一般康复进行对照研究,认为强化康复在脑卒中早期康复中更为经济,可以缩短住院日,减少医疗费用;但其分析的是单个病种的早期康复,且对患者后期生活质量的评价亦缺乏。在2005 年,邢宏义等人用成本—效果分析及增量分析法对脑卒中偏瘫患者三级康复方案和自行在家练习进行对照研究,认为三级康复方案对患者的功能恢复具有明显的促进作用,可提高其生活质量,而且更为经济。

二、作业治疗学的经济学评价的重要性

我国是人口大国,但医疗资源极其匮乏,为此,开展作业治疗学的卫生经济学效应的研究和应用显得尤为重大。

(一)对个体而言

循证医学研究表明,积极的作业治疗可减少内科用药种类和用药的剂量,减少西药费,减少相关的并发症和其他相关直接的医疗费用,缩短住院时长,提高患者的生活自理能力,尽可能快地促进患者回归家庭、社会和工作,减少患者直接和间接的经济损失。

(二)对国家而言

目前,医疗体制改革的重点是控制医疗费非理性增长,包括遏制不合理的药费、医疗耗材的支出,提高医疗技术的劳务价值。作业治疗大多数的干预方式是非药物和低医疗成本的专业技术,符合当前医改政策。但在我国,作业治疗仍然处于缓慢的起步阶段,国外的技术虽然较国内而言较为成熟,但普及的速度限制了国内作业治疗的发展。通过对作业治疗学的经济学评价,为政府制定更为合理的医疗资源的新政策提供依据。

(三)对社会而言

更合理对医疗资源进行分配和利用,可以有效减少卫生资源闲置与浪费,进一步提高护理资源的利用率,建立效益评价的指标体系。以达到尽量少的劳动耗费与物资耗费,提供更多的、优质的、高效

的、适合社会需要的卫生服务的目的。促使医疗资源发挥最大化的社会经济效益,保证资源最大程度得到有效的利用。

三、作业治疗学的经济学评价的方法

在作业治疗学的经济学评价中,首先要了解哪些是作业治疗的成本以及测量方法。

(一)成本的种类及测量方法

在作业治疗学经济学评价中,成本(cost)是患者在接受诊断,手法治疗等服务时所消耗的成本,由三部分组成,包括直接成本、间接成本、无形成本。

直接成本(ditect costs)是指进行作业治疗所花费的卫生服务成本,包括直接治疗成本和直接非治疗成本:前者包含手法治疗和各种理疗的费用等;后者指患者因功能障碍所花费的非医疗费用,如患者的营养费、陪护费和交通费等,还包括作业治疗特有的,患者回归家庭后需要进行的家庭设施改建费、日常生活工具的改造费等。前者可以用治疗费来计算,后者的费用就很难估算。

间接成本(indirect costs)为社会成本,主要是患者和家属因其住院、陪护误工天数转换成的工资,后期的诊治所需的费用以及误工天数转化为的工资。该方法理论上测定容易,但实际操作起来难度比较大,因为不同人群的收入有差别,标准很难统一,而且对于老人、小孩等无收入者就更难估计其损失。

无形成本(intangible costs)是指由于疾病所致的病痛和/或残疾给患者带来的精神损失,以及陪护给家属带来的生活压力等非直接的经济学结果。这类成本是很难评估的成本,往往无法用金钱来衡量,因此,目前在治疗成本研究中也很少涉及。

(二)在医疗卫生领域常用的4种卫生经济学评价方法

1. 最小成本分析法　最小成本分析法(costt-mimization analysis, CMA)是卫生经济学最简单的评价方法,其原理是评价两种或两种以上不同的作业治疗方案的成本,在成本的收益是相同或接近的情况下,则成本最低的治疗方案效益最高。但此法应用范围相对受限。

2. 成本—效果分析法　成本—效果分析法(costt-effectiveness analysis, CEA)是将成本和治疗效果结合在一起,评价某项作业治疗干预的净成本以及成本消耗得到的疗效。该方法可用于确定是否能最有效地合理使用有限资源的一种分析方法,也是目前在医保领域最常用的、较为完善的经济学评价方法之一。该方法较为成熟,有明确的评价方法,如当成本相同时比较疗效的大小;当疗效相同时比较成本的高低;或者可以比较增量成本和增量效果的比率。当前,该方法更被广泛应用于医学新思路、新方法等评价之中。如2009年张新等人对50例手外伤住院的指屈肌腱损伤的患者随机分组进行成本—效果分析。该研究发现,与对照组相比,康复组的患者评定每增加1分,可以明显治疗费。如 TAM、MMDT 的评分每提高1分,分别少花费 193.37 元和 57.06 元。尽管该评价方法应用的范围非常广泛,但不足之处是其权衡的不精确性,导致分析的结果可能不同。

3. 成本—效用分析法　成本—效用分析法(cost-utility analysis, CUA)是使用质量调整生命年(quality-adjusted life year, QALY)或伤残调整生命年(disable-adjusted life year, DALY)来计算每获得1个 QALY 所消耗作业治疗的成本。该方法在确定健康状况效用值上,在理论方面和实践操作上仍有困难。如伤残调整生命年(DALYs)不同年龄的加权法到目前为止仍未能被普遍接受,因而影响了该方法的推广和应用。

4. 成本—效益分析法　成本—效益分析法(cost-benefit analysis, CBA)是将作业治疗取得的最终疗效转化为统一的货币单位,直接对两个基本的指标(净效益和效益成本比)进行投入与产出的比较,从而从根本上揭示不同作业治疗方案的经济效应。虽然从理论上讲 CBA 是卫生经济学评价的最高境界,但它最难操作的地方在于把卫生保健效益赋予货币价值。支付意愿法(willingness to pay, WTP)和人力资源法(human capital method)是近年 CBA 中测量卫生保健效益最常见的方法。

四、解读作业治疗学经济学效应的研究

随着老年人口规模的进一步扩大,老龄化进程

加快,随之而来养老、医疗费用、健康等问题,已经成为医疗卫生的首要问题。据研究报道,中国在2018年时就已经有2.4亿的老年人,而在第七次人口普及报告调查显示有不能自理的老年人已达619万人。且大多数老年人均有不同程度的功能障碍。如因年龄的增长带来不同程度的生理功能衰退,抑或患有痴呆、脑卒中后遗症、帕金森病等疾病,导致其日常生活活动能力下降、认知功能减退、摔倒、社会的参与度降低以及工作能力下降等。上述的功能障碍不能通过药物或手术完全改善或减轻。这就意味着需要额外延长治疗时间和增加治疗费用,会进一步加重了家庭的经济负担和社会负担。

作业治疗着重关注个人的生物-心理-社会方面的功能缺失,是一项具有经济学效益的干预手段,如它不仅有很明显的临床经济效益,而且还具有很高的成本-效益(cost-effectiveness)。不仅如此,作业治疗的投入越多,患者的再住院率越低。即作业治疗师可以充当公共资金的守门人,通过对患者开展作业治疗干预,可以更合理、有效的分配和利用医疗资源,利于社会医疗资源的高效运转,解决患者的康复需求与康复资源不相匹配的矛盾。作业治疗为医疗资源的管理提供新的可能,可以在一段时间内提供具有成本-效益的医疗服务。因此,在面对数量如此庞大的医疗问题,需重点对有功能障碍的人群开展作业治疗的干预,为求在改善功能障碍的同时,提升其生活质量,也利于进一步提高医疗资源的利用率。

作业治疗以患者为中心,以日常生活方式为干预前提,以其实践模式为干预途径,旨在最大限度地改善被干预者的生物-心理-社会功能。作业治疗师根据患者/客户的作业表现,进行活动分析,针对性地选择有意义的作业活动作为干预措施。选择的治疗干预需要符合患者/客户的功能水平,激发其积极性,主动地参与治疗,进而最大限度地改善其作业能力。

五、实例解读

老年痴呆是神经系统的退行性疾病,包括血管性痴呆(vascular dementia,VD)、阿尔茨海默病(Alzheimer disease,AD)以及其他形式的痴呆。该疾病多见于以60岁以上的老年人,主要损伤患者的认知功能,表现为随着年龄的增长,病情越发严重,还具有高发病率和高治疗费用的特点。据世界卫生组织(World Health Organization,WHO)统计,全世界约有5 000万痴呆患者,几乎每3秒钟就增加一名新的痴呆患者,预计到2050年将会有1亿5 200万的痴呆患者。这将会给全世界的经济、民生带来重大的损失,因为单就2015年而言,全世界在老年痴呆疾病管理中总的社会成本投入约为8 180亿美元,相当于全球国内生产总值的百分之一。因此,在2017年时,WHO颁布了《2017年至2025年,全球公共卫生应对痴呆症行动计划》。该计划旨在通过改善痴呆患者、照顾者家庭生活的同时,减少疾病对患者家庭、社会和国家的影响。

在我国,因缺乏相关的居家养老社会帮助和辅助系统,痴呆患者更多选择的是居家养病,患病程度多为轻度至中度痴呆。接受痴呆患者的医疗机构主要有综合医院的神经内科、老年科、精神科或精神医院,患病程度为中度至重度痴呆。一项调查北京痴呆患者在不同场地费用的研究报告显示,在医院、养老院和居家这三个场地中,在医院花费的照顾成本是最多,居家的治疗费用最少。故此,从经济学角度出发,应鼓励患者们居家康复。

痴呆给患者个人带来的影响不仅有认知功能障碍、日常生活活动能力下降、职业能力丧失、社会交往能力减退,可能还伴随心理障碍、行为的改变、性情的转变等。依据老年痴呆发展的特点,在不同的疾病阶段,要求照顾者提供不同程度的帮助和照顾。为此,对照顾者来说不仅增加了他们直接医疗成本(医药费、检查费、治疗费等)、直接间接成本(辞职、误工的工资)、直接非医疗成本(营养费、雇护工费、尿垫等),还增添了巨大的心理负担。

为了解照顾者愿意支付的治疗费问题,JUTKOWITZ等人对选择家居治疗的患者及家属进行研究,研究结果显示:有57%的照顾者愿意支付为期3个月、8个疗程的作业治疗费用,费用平均为288美元(95%置信区间,213.82～362.18)。该费用是用于作业治疗师为指导照顾者提供的治疗策略、行为管理策略以及对照顾者进行心理干预。

目前关于老年痴呆的研究主要集中在,借助药物或非药物的方式来改善或延缓痴呆患者的认知功能的进一步发展。近年的研究认为改变遗传基因和/或改变生活方式是治疗此疾病的重要干预方法。据报道,通过调整生活方式改善认知功能的同时,也减少遗传患痴呆的发生率。甚至有研究报道,通过改变患者的生活方式,与痴呆最有关的基因 APOE-ε4 携带者的认知功能也得到改善。而作业治疗正是依据患者的认知功能水平,以日常生活活动为治疗的切入点,通过认知功能训练或认知刺激疗法(cognitive stimulation therapy,CST)来改善患者的认知功能。

一项发表在 BMJ 杂志的研究发现,经过作业治疗干预后的痴呆患者的治疗费用明显减少了 1 748 欧元。该研究纳入患有轻至中度的痴呆患者及其照顾者,共 135 名。随机分为作业治疗组和常规护理组,共干预 5 周,2 次/周,1 次/h。作业治疗组的干预包含行为和认知干预、环境改造以及辅具的使用。在前 2 周的治疗中,让患者及其照顾者选择对他们来说最想要改变的、有意义的活动,以便确定治疗目标。随后进行访谈、评定患者的家居环境,观察患者在日常生活中的活动能力、使用辅具的能力以及面对环境的变化采用的环境策略。在余下 3 周的治疗中,对患者的家居环境进行改造以及教会患者使用辅具,以期提高患者的日常生活活动能力。该研究在随访 3 个月后发现,作业治疗组的治疗总费用是 12 563 欧元,常规护理组的是 14 311 欧元,也就是说经过作业治疗的干预后减少了 1 748 欧元。因此,从经济学角度来看,增加作业治疗学的干预是一项具有明显成本-效益的治疗方法。

与家人的关系冲突会降低患者的生活质量。为此,英国一项在 8 个不同的研究中心进行的研究,纳入了有轻度至中度的痴呆患者及其照顾者,研究认知刺激疗法对患者的影响。该研究把 356 名患者和其照顾者随机分配至试验组和对照组,对照组进行常规护理,试验组开展认知刺激疗法。认知刺激疗法目前多用于痴呆患者,是一种旨在刺激思维、提高记忆力和注意力的活动,多以团体的形式进行。该疗法是基于生物-心理-社会的模式进行,包括肢体锻炼、使用感觉辅助器具、心理干预、认知干预、社会干预等。试验组在干预半年后发现,通过认知刺激疗法,在改善患者认知功能的同时,也促进患者与家庭成员保持亲近的家庭关系。

疾病带给患者及照顾者的躯体、心理功能受限,需作业治疗的介入。一项 Meta 分析显示作业治疗对痴呆患者和照顾者的干预疗效明显优于常规护理。具体体现在:对患者来说提高了总的日常生活活动能力、工具性日常生活活动能力、行为管理、调节情绪以及改善生活质量等;对照顾者来说减少照顾患者的时间、心理负担以及改善生活质量。

第十五章

作业治疗指南

一、概述

（一）作业治疗临床指南的制定现状

目前，我国临床实践指南的制定正处于发展阶段，我国没有专门的作业治疗指南。指南往往是针对某一疾病为主题制定的指南，只有一些常见疾病会涉及作业治疗部分，如《中国康复医学杂志》上 2015 年发表的中国脑性瘫痪康复指南，2019 骨质疏松症康复指南等，且我国的作业治疗指南干预方法较为局限。而国外一些作业治疗师协会，如美国作业治疗协会（American occupational therapy association，AOTA）、澳大利亚作业治疗协会（occupational therapy Australia，OTA）、加拿大作业治疗师协会等发布一些特定的作业治疗指南。

传统方式的临床实践指南采取的制定方式主要是专家共识。然而以专家共识为基础使得临床实践指南主观性较强，尤其是作业治疗干预方法方方面面（表 15-1-1）、不同人群的作业活动不甚相同，不同治疗师都有自己的观点、经验与习惯，使得其临床实用性不强。

表 15-1-1　常见的作业治疗干预方法

干预方法	解释
作业治疗师利用自身力量形成治疗手段	定义：治疗师计划使用他或她的性格，见解，观念和判断作为治疗过程的一部分 这是指作业治疗师和患者之间建立一个良好的关系，治疗师通过这种关系来鼓励患者积极参与到日常作业活动中。那因为每个患者的人生经历、性格和情况都不一样，只有我们积极调整自己建立关系的方式才可以发挥巨大作用 这要求作业治疗师具有同理心，能够灵活改变和患者接触的方式

（续表）

干预方法	解释
准备性干预手段	其目的是帮助患者返回到有意义的日常活动中 比如感觉输入、电刺激、肌肉力量训练、关节活动性训练、认知训练、声光热等物理因子治疗、夹板、热塑板应用等 此类的训练方法很多与物理治疗师职业规范重叠，也和患者参与到日常活动没有直接的联系，所以不建议作业治疗师单独使用
通过有意义的活动	活动是作业的一部分，我们在对患者进行评定后可以知道患者的康复目标，那么这种训练方法就是和目标紧密连接了 活动分为真实活动和模拟活动 对于使用模拟训练方法时，作业治疗师要思考以下几个问题 1A：这种模拟的活动训练与真实生活场景差距有多远 2B：这种训练所提高的技能能不能转化成帮助患者回归真实生活的能力，也就是转化性如何 3C：作业治疗师有没有把这种训练当成干预手段的全部
通过有意义的作业	作业治疗的终极目标是帮助患者参与到有意义的作业活动中（他们需要做的、被期待做的、想要做的） 这类干预手段是值得所有治疗师毕生研究的，这个也是区分我们与其他医学行业不同的职业属性

（二）作业治疗

作业治疗师是保持人们在生命各个阶段健康和幸福的健康专业人士。对于什么是作业？在作业治疗中，作业就是包括一切人们需要做（比如照顾自己），想要做（比如看电影），被期待去做（比如上班或交作业）的事情！作业是每天的一切活动，人们需要自己完成，在家庭中完成，在社区中完成的，这些活动充实生活，带来意义和目的！

人们参与作业活动的能力会被疾病、伤害或成长过程中的挑战所影响，因此作业治疗师将和人们一起去探索改变人、作业或环境是否能促进作业参与。改变人可能涉及学习新技能或者改变做事的方式。改变作业可能涉及以不同的方式做同样的作业活动，或者找一个替代性的作业活动。改变环境可能涉及引入新的对象或在空间重新排列对象。

作业治疗师可以做些什么？包括但不限于以下几个方面。

1. 帮助儿童　①帮助孩子们实现发展的里程碑，如运动技能和手眼协调。②教育和提高家长参与度，促进儿童的正常发展和学习。

2. 帮助老年人　①帮助患者在髋关节置换、脑卒中等疾病后恢复或改善日常生活。②评定和改变患者的家庭和社区环境，以提高他们的安全性和独立性，防止跌倒。③为患者配备工具，教育患者本人以及照护人员如何使用设备来协助日常生活。

3. 急性期　①作业治疗干预，包括手术，烧伤和急性心理健康。评定客户的认知，功能和社会心理需求。②监测患者的功能和疾病，配备适应性装备，确保出院时的安全。

4. 损伤管理　①使用专业的评定工具来确定各种工作的功能需求，以及客户返回工作的能力。②设计和协调分级回归工作计划。③在安全的工作中来教育患者。④改变工作环境以适应个人的需要，以防止或减少伤害。

5. 精神健康　①设计个人和团体活动，以提高客户在日常活动中的独立性。②为患者制定应对策略，克服心理健康问题。③提高患者在社会中的信心和自尊心。

接下来本章寻找到一些作业治疗指南，以期为一些疾病提供思路，提高作业治疗介入的意识。但注意指南的时效性，随着证据数量的不断更新，这些建议和限制是定期更新的。可能有些建议会不再适用。

二、糖尿病

对于糖尿病患者来说，这是一个慢性病，可能还会伴有多种并发症，比如脑卒中、视力障碍、心血管疾病、肾脏类疾病等。这些疾病都会严重影响患者生活参与度，而生活参与度降低又会导致糖尿病恶化，所以合理有效的生活管理急需要被介入，根据美国糖尿病协会的说明，作业治疗是糖尿病患者生活管理的医学职业之一。作业治疗的本质就是和日常生活息息相关，当临床医师在前线研究药物和手术方案时，在现代医疗还没有足够发达根治糖尿病时，当患者经历糖尿病长期慢性的折磨时，生活管理专家—作业治疗师的角色的重要性便不言而喻了。作业治疗学科的本质还有以人为本（client-centered），整体观念（holistic approach）。我们把疾病、人、环境当成一个整体，从生理、心理、认知、感觉等多方面介入提高日常生活参与度。这些完美的本质决定了作业治疗和慢性病管理乃天作之合。

作业治疗师通过宣教、训练来改变糖尿病患者的生活习惯，意志力等多种手段来促进更健康的生活方式以及减慢糖尿病的进程。

1. 美国糖尿病协会发表的关键词　美国糖尿病协会发表了如下7个关于糖尿病患者生活管理关键词。

（1）healthy eating，吃得健康。

（2）being active，动起来。

（3）monitoring，随时监测（血糖、血压、体重、足部）。

（4）taking medications，别忘了吃药。

（5）problem solving，及时解决问题。

（6）healthy coping，健康的心态应对。

（7）reducing risks，降低风险（戒烟酒、身体五官检查）。

2. 作业治疗如何介入糖尿病患者的生活　因为OT是以人为本，所以每个人的情况不同，自然没有一样的解决方案。比如有的糖尿病患者伴有视力障碍，有的被截肢、有的有脑卒中史等。所以我们通过科学的评定之后，需要有不同的作业治疗介入手段。最基础来说，作业治疗介入可以有以下几个例子。

（1）推荐合适的饮食（和营养师团队合作），推荐安全的烹饪方案。例如：Papamichou D等人的系统回顾表明，素食饮食和地中海饮食模式可以有效地控制血糖水平，素食饮食可以增加胰岛素敏感性，地中海饮食模式可以降低 HbA1C 水平。在

Fan R 的研究中,饮食干预后,患者 FPG(空腹血糖)、2h-PG(餐后 2 小时血糖)、HbA1C 下降,另外,饮食中燕麦的增加与 PG 和 HbA1C 的降低呈线性正相关。

(2)指导安全合适的锻炼项目,并结合到每日生活中(可能需要物理治疗师的建议)。例如:3 个月的瑜伽训练,包括一些体式、冥想和调息等,可以降低患者的 HbA1C 水平和应激水平。传统运动方法也可改善患者症状。研究发现,12 周的八段锦运动(每天每餐后 1 小时进行 30 分钟锻炼)可以降低 2 型糖尿病患者 FPG、HbA1C 水平。

(3)确保患者按时吃药(特别是有认知障碍的,这一点会比较困难,作业治疗师是这方面专家,会提供很多小技巧)。

(4)指导视力障碍的患者使用非视觉设备来测量胰岛素。

(5)帮助患者使用具有语音功能的血糖仪(某些患者可能需要使用单手操作的血糖仪)。

(6)对于感觉系统障碍的患者,要注意帮助患者使用保护措施去接触冷、热、尖锐的物体。

(7)帮助患者把复杂的问题简单化,使用省力策略,帮助改变不良习惯。

(8)心理健康的管理。例如:认知行为疗法可以改善患者抑郁症状,有效降低短期(4 周)和中期(8 周)血糖水平(HbA1c 水平),但是对于长期(12 周)血糖控制没有显著影响。同样基于社会认知理论的教育干预,可以缓解 2 型糖尿病的压力、焦虑,并且提高了患者自我效能感,帮助克服厌倦、疲劳,促使生活方式改变,进行身体活动锻炼。

3. 总结 通过作业治疗的介入,患者的生活方式可以有很大改观,这对于有慢性病的患者来说难能可贵。上述作业治疗对糖尿病患者的介入可以在医院门诊、住院部、患者家里,或者糖尿病专科机构等。

三、阿尔茨海默病

阿尔茨海默病(Alzheimer's disease,AD)是当前的"流行病"之一,发达国家估计其为第四位常见的死亡原因。阿尔茨海默病是发生在老年期及老年前期的一种原发性退行性脑病,是一种持续性高级神经功能活动障碍,即在无意识障碍的状态下,存在记忆、思维、视空间辨认等方面的障碍。其特征性病理变化为大脑皮层萎缩,并伴有 β-淀粉样蛋白沉积,神经原纤维缠结,大量记忆性神经元数目减少,以及老年斑的形成。目前尚无特效治疗或逆转疾病进展的治疗药物,老年痴呆患者往往要带病生活数十年直到终老,所以需要专业的人士介入来提高这群人的生活质量。

(一)作业治疗师的评定

可以用专业的方法评定老年痴呆患者的认知能力、运动系统能力、作业治疗表现力等,评定患者最大能力,有效利用现存能力,另外要评定整个家庭直到社区,做到以家庭为中心,社区为中心。结合 PEOP、PEO 模式等考虑所有的优势和劣势,然后设计介入方案。这些介入方案可以帮助患者提高生活独立性,同时减轻照顾者负担。

这些方案的基本原则是:①提高健康:通过维持患者的优势,以及促进家庭照护人员的健康,OT 可以通过设计一系列的活动最大程度促进患者表现力。②补偿:虽然认知技能的补救是无法估测的,但即使在痴呆的状况下,身体技能(运动范围,力量和耐力)的恢复仍然是有可能的。③维护:OT 可以确定痴呆症患者的日常生活状况,并提供支持,以确保尽可能长时间保持优势技能。④改造:这可能是 OT 面对老年痴呆群体最常使用的干预措施,因为它通过适应和补偿来确保安全和有利的环境。

表 15-1-2 是一些简单的例子。

表 15-1-2 AD 患者的问题及干预措施举例

问题和挑战	介入措施
患者忘记季节,忘记穿什么衣服	帮助限制当季衣服数量,提高患者控制力和自我效能
患者容易迷失方向	设置合适的环境来加强患者日常活动,包括提高安全范围,以及使用各种技术来确保患者安全
情绪易发生变化	OT 要负责向家属宣教,示范正确的照顾方法,注意患者情绪变化以及如何应对这些变化
重复无意义的活动	OT 要基于患者的兴趣爱好,设计有意义的活动,提高作业参与度和作业表现力

此外,因为还没有找到相应的治愈或改善疾病的方法,所以以家庭成员为主的无偿照护支持痴呆

症患者在家生活是一项重要的公众健康优先权利。尽管陪护人的作用十分重要,但他们处于医疗的边缘地位且常只提供长期照护服务。

AOTO 发表一篇与陪护共同参与对痴呆患者的康复干预的指南。通过培训陪护人来提供最安全有效的护理。其具体做法如下。

1. 确定陪护人 因为痴呆患者会忘记近期在规划和解决问题时学到的信息和经验,所以最好让陪护人参与到患者的照护规划中,将作业治疗的策略等应用到患者的日常生活中来。然而,如果陪护人认为护理涉及更复杂的 ADL 帮助或有偿服务时,他们最初可能不会自我认定为"照顾者",特别是当他们不是家人的时候。

此外,25% 的阿尔茨海默病患者独自生活在社区内,他们可能需要花额外的精力去找陪护人并和他们一起参与治疗。邀请所有陪护人参加治疗会议是至关重要的,并且教育他们参与的必要性,教的过程中可以提供一个简单的句子,如:"你妈妈因为她的脑部疾病,可能无法完成我们告诉她的事情,即使她认为她可以或说她会"。

2. 吸引了解痴呆症问题和具有相关知识的陪护者 陪护者苦恼于痴呆相关的行为障碍,他们可以从关于典型症状的讨论中获益(如患者对护理的抵触,缺乏洞察力,开始和执行重要任务困难),将陪护者纳入痴呆患者的功能、行为和心理症状评定(BPSD),将会加强治疗师对陪护者知识的评定,并增强干预,许多评定工具经验证是可以与陪护者一起使用的(表 15-1-3)。

表 15-1-3 为陪护者验证的评定工具示例

工具	目的	效用
医务人员准备情况量表	确定护理者的培训准备	使干预适合护理者的准备程度
布里斯托尔日常生活量表	评定阿尔茨海默病患者的日常生活能力	确定需要帮助的等级和阿尔茨海默病患者的 ADL 类型
痴呆的残疾评定	评定阿尔茨海默病患者日常生活的计划、组织以及表现	确定哪些方面的表现对阿尔茨海默病患者造成损害
家庭职业绩效评定——协助	确定优先照顾者任务和相关的环境障碍	用环境障碍评定分数来衡量对功能的影响

(续表)

工具	目的	效用
神经精神症状问卷 X 修订的记忆和行为问题清单	确定阿尔茨海默病患者和护理者不安的 BPSD	调整干预以解决令人不安的 BPSD

3. 提供针对最令人沮丧或困难任务的实践培训 实践培训至关重要,因为陪护者描述了他们通过反复试验来学习的过程,并报告了他们对犯错的恐惧。除非可以积极地参与到实践过程中,否则他们可能因为"提示"在痴呆护理中的复杂性而无法实施推荐使用的技术。提示是一个反复试验的过程,其中作业治疗师使用了言语,视觉和触觉线索以及适当的节奏,但这些技能并不容易被外行人理解。每个技能都应该得到详细的说明和解释,然后由陪护者扮演角色,和作业治疗师一起观察他们的方法。作业治疗师要对陪护者的努力进行验证,然后给予他们建设性的反馈或修改。在角色扮演之后,陪护者应该在作业治疗师的监督下与痴呆症患者一起进行练习和实践。

作业治疗师应该向陪护伙伴者强调"说什么和怎么说"会产生的影响,并且帮助他们将注意力吸引到有效的提示技术上。如果要求陪护者应用"反馈教育"技术,作业治疗师就可以进一步教导和帮助他们练习技能;例如,"用你自己的话向我解释你将如何提示你的丈夫完成洗澡"或"你今天学到的最有用的东西是什么?"

4. 给予肯定 帮助陪护者学习的前提是对他们的协助给予肯定。陪护者很少得到积极的反馈,更多的是经历着来自家庭、朋友,甚至医疗服务提供者的批评。例如,当患有 ADRD 的患者反复强调"我今天已经洗澡了",而陪护者不知如何干预而未给患者洗澡时,他们会遭遇来自他人的责骂。当陪护者坚信他们的协助被重视时,他们对自己和治疗师的信心就会增加。通常,"你做得很好"这样的肯定是有益的,明确和肯定陪护者使用的方法策略是有意义的。例如,"你刚才暗示你丈夫的方法是完美的。你使用了一个他能理解的简短表达。这是多么伟大的策略啊"。

(二)总结
将陪护者纳入作业治疗的评定与干预,对社区痴呆症患者服务的成功与否和有效性起着至关重要的作用。因痴呆症是一种动态疾病,作业治疗师们必须将互相作用的因素纳入所有干预措施中,以解决 BPSD、家庭安全和环境障碍等方面的挑战,并指导陪护者在面对现在和将来的挑战时能根据患者表现来修改任务和环境。即使治疗是出于非痴呆相关的原因,在治疗过程中仍应包含有陪护伙伴,并予以肯定和称赞。

四、COVID-19

2020 年新春之际的 COVID-19 打乱了世界各地人们的日常生活。我们为了免受病毒对躯体健康的危害,遵守保持社交距离和限制行动的建议,许多人将更多地待在家里,与此同时,仍需注意 COVID-19 对我们精神健康和作业健康造成的影响。澳大利亚作业治疗协会发布一篇旨在支持管理现在因疫情造成的作业中断的指南。所以让我们以作业治疗的角度,从工作效率、自我照顾、休闲、环境、日程、角色几个方面来重新思考要如何适应我们的日常生活。

(一)工作效率

工作包括你为了有偿或志愿工作、学习或研究而做的一切,以及任何对家庭和社区有益的事。目前的限制可能会对人们产生不同的影响,这取决于你平常都做些什么。

有些人要改变工作环境:对于在办公室工作的人来说,在家里完成相同或相似的工作并不难。有些人可能需要熟悉在线会议平台,以确保工作顺利进行。对于从事客户服务的人来说,那些习惯和客户面对面打交道的人,可能会被指派去完成基本的办公任务,帮助完成其他业务。学生以往是在学校上课,现在需要适应在线学习或有家长参与的学习。在家如何保证工作效率?如果你将在家里做大量的工作或学习,建立一个良好的工作环境是很重要的。因为在目前阶段以及可能在未来一段比较长的时间,这里将会是你主要的工作场所。如果你使用的是笔记本电脑,检查一下是否可以使用办公椅、高度合适的办公桌、键盘、鼠标和显示器等设备。作业治疗中有很多关于居家工作的资源和建议,现在可以派上用场了。社交方面与同事、同学

或者同行之间保持联系。通过电话、Skype 或 FaceTime 了解大家工作状态是否一切正常。

有些人会继续去工作地点上班,但是工作方式可能会改变。或者在应对 COVID-19 时,工作压力会变大(如医疗服务和急救人员、政府领导、快递员等)。确保合理的饮食和作息以完成轮班工作,同事之间可以进行定期的互相检查。在面对新的困境时,如果你需要帮助就去寻求帮助,如果你身心俱疲,你的工作效率也会大大降低。

对于那些需要直接和客户打交道的行业工作者来说,这可能是一段非常可怕的时期。他们不仅服务量会减少,而且有可能面临暂时关门或永久倒闭的情况。根据自己的技能、经验和工作地点的不同,考虑一下你还能做什么来保持生产力,如作为急需人员来应对疫情的行业中担任新的角色,如:医疗保健、保洁、线上配送、政府、生物技术行业、制药公司、网络通信等。但并非每个人都能轻易找到新工作。如果你失业了,早期通过福利机构或者就业平台去寻求权利和支持的建议很重要。也可以利用此段时间提升自身素质与技能,例如参加在线课程,在疫情期间很多学习都通过线上进行,这也方便了资源共享,有很多免费或低成本的课程可以通过以下平台获取,如:中国大学 MOOC、超星学习通、智慧树教育平台、FutureLerarn、EdX 等。虽然有一份稳定的收入很重要,但你仍然可以通过做贡献来获得成就感和满足感,这有利于你保持心理健康和拥有幸福感。在家里或者花园里做一些大扫除或其他维护工作。支持他人——帮忙照顾孩子,让从事基本服务行业的朋友或家人在学校停课时仍能继续上班,或帮助长辈或邻居购物、取药等。

(二)自我照顾

美国著名护理理论家奥瑞姆(Dorothea Oream)的自理模式解释了什么是自理以及人有哪些自理需求。他认为自理即自我照顾。是个体为维持生命、健康和完整而需要自己采取的有目的的行动,简而言之就是照顾自己和自己的生活空间。包括洗漱、穿衣、进食等日常生活,也包括社会交往、适应环境变化等方面的个体活动。

在疫情阶段,一定要保持健康,大多数的个人照顾活动不应被现在的情况所打乱,如果你没有药

物或者口罩等维持健康和卫生的物资时,一定要请求援助。许多人认为卫生专业人员是她们日常自我照顾的一部分,向你就诊的诊所确认,你是否还能预约就诊。其他诊所有可能会提供家访、远程医疗或在线预约服务。在这个艰苦时刻,也要注意自己的精神健康状况。当你需要精神健康支持时,可以联系你平时的护理人员,通过电话或者在线接受相关服务。

购买食物和生活必需品的照顾活动可能会发生根本变化。留意你当地疫情发展的情况,并考虑本人亲自购物是否可能或可取。如果你之前就使用网上购物,那么对你来说适应就可能很容易了,如果你没有网上购物,那么现在是时候让别人教你如何在线下单了。不要完全依赖外卖。在一段时间内,这将是一个既昂贵又不太健康的选择。准备营养均衡的膳食,不需要太过花哨。拿出一本食谱或者观看在线视频,就可以在厨房一显身手了。

锻炼有利于保持身心健康。要仔细考虑你一天的锻炼活动。你可以在 Keep APP 上寻找拉伸或身体锻炼的说明。或者重新拾起健身脚踏车、蹦床或跑步机。日常活动中,在进行园艺、清洁玻璃或清扫私家车道时做一些附带的锻炼。如果你有可能离开家,可以遛狗、去公园跑步、或在附近散步,感受一下风景的变化。

睡眠对你的健康也非常重要!当你第二天不必出门时,通常很难按时上床并按照惯例睡着。自律以保持规律的睡眠和清醒时间,这也是为自己好。如果你入睡困难,就在睡前一小时内关掉电子设备。试着喝一杯热饮(不含咖啡因),洗个热水澡,听舒缓的音乐,或者做些可以让你放松下来的事情。

(三)休闲

确保我们依然可以追求那些能给我们带来快乐的东西是非常重要的。不要只是沉迷于电影和电视剧。要考虑替换掉你平时会做的但疫情期间不便做的活动。试试这些休闲活动:听你最喜欢的唱片,和朋友同时看演唱会视频或电影,然后在电话里聊聊,翻阅一本咖啡桌上的书或浏览在线画廊收藏品来参加一场虚拟展览,看一部纪录片,订阅付费电视继续关注你喜欢的球队,策划和表演属于

你自己的家庭音乐会,分享笑话、小品、魔术或音乐表演,学习使用当地图书馆的电子资源,这里有书籍、杂志、有声读物和电影等——全都是免费的,开车欣赏美景,或去某个可以享受新鲜空气和新风景的地方,避免与人群接触。

看起来,接下来的几个月里,我们仍会有大部分时间都待在家里,这可能是开始或完成一个个人计划的最佳时机。做你一直拖延未完成的事,例如:重新构建你的花园布局,整理一本相册,掌握一项厨房或工作坊的新技能,整理橱柜、棚屋、车库,学习演奏钢琴或吉他的新曲子,完成缝被子的计划。

(四)环境

环境方面我们可以打造自己的空间,我们生活在一个大环境下,改变我们周围的空间和物品可以维持我们的参与度和舒适感。在这个社区活动受限的时期,你是否能带一些东西到你的大环境中来帮助你,比如说搜寻书籍、办公设备以及运动器材,以参与到业余爱好和维护工作中去。什么会让你感到舒适和投入——声音、味道、香气、视觉环境?放点音乐来提升你的情绪,打开窗户,让新鲜空气或白噪音进来,或者你可能需要用耳塞来专心工作。听对讲电台来减少孤立感,使用花草茶或精油,在花瓶里放一束花或一小片叶子来点亮你的空间。

(五)日程

日程是为我们的日常生活提供的一种模式,它通常在我们需要的时候支持我们去做需要做的事。拥有一个可预测的日程能给我们一种稳定感,尽量保证你的日程安排比较稳定和规律,对许多人来说,极端的社交疏远措施和产业的关闭可能会严重打乱他们的日常生活。在这段时间里,尽可能地保持日常生活或创造一种你和你的家庭"新常态"的日常生活是非常重要的。虽然活动的地点可能会改变,但是请尽量保持类似的日常生活。如果你在家工作,那就在平时工作的时间内工作;如果你家里有学龄儿童,试着保持和平常上课时间一样的模式,在平时上课时间内做功课,在平时该吃饭的时间吃饭,该玩耍的时间玩耍,在你平常的时间起床和睡觉。考虑一下如何模拟你平时每周的活动,以

防止脱节。目标是在你以前每周的固定时间去做这些事情。尽量保证你的日程安排,当你不能去上舞蹈课时,可以跟着舞蹈视频学习,在自家车库门口进行投篮训练而不是出去打篮球,在走廊上进行对狗的训练而不是去宠物店,甚至你仍然可以在你所在的地方散步、跑步、滑冰、踩滑板车或骑自行车。

对于安排日程,制定一个时间表可能会有所帮助。如果你在家工作,你可能会发现很难给"家庭"任务和"工作"任务设定明确的界限,所以保持一个有条理的日常安排可以帮助你明确地区分它们,避免分心。在家工作的成年人就如何管理在家的工作需求和照看孩子进行协商,要清楚在何时谁可以满足孩子的需要。这听起来可能很奇怪,但一些成年人和孩子可能会觉得通过穿衣服或佩戴饰品——比如挂工作牌或穿校服,能表明你对他的关注,能使他们的日常生活联系更紧密。

(六)寻找平衡

在你的日常生活中,找到自我照顾、工作效率和休闲活动之间的平衡是非常重要的。考虑用平时你使用的空间和物体来平衡你的日程。避免把你所有的时间都花在使用设备或坐在一个空间里。多样化很重要。在上网课时做一些温和的伸展运动。站起来打电话或者坐在沙发上读文件。通过在你的日常生活中建立社交互动来管控感觉被社会孤立的风险。注意你花在看新闻上的时间。这不仅会增加你的焦虑,还会分散你对其他需要做的事情的注意力。

(七)角色

角色代表了我们所做的事情以及我们与周围人的关系。你可能是学生、员工、俱乐部成员、业余爱好者、父母、兄弟姐妹或朋友。想想你所认可的角色,考虑一下你将如何在这段保持社交距离和孤立的时间里维持甚至发展这些角色。你们当地的社区组织、俱乐部会提供一定的机会,比如在疫情期间做志愿者,进行在线聚会方式等,利用这些来保持你在日常社交网络中的参与度,如果你对这些在线平台不太熟悉,可以寻求帮助。在线工具能帮助你与家人和朋友保持联系,与朋友或者兄弟姐妹一起玩网络游戏,或者通过 Skype 给孙辈们读一本

书。尝试一种老式的人际交往方式——拿起电话,来和朋友畅聊一番!写一封信或一张卡片。做一些东西寄给某个人。这是一个好机会能让你去做一个好邻居。和你家附近的人联系一下,并去了解他们。

我们的生活被不同程度地打乱。这是令人很不愉快的,没有人会愿意遭受这些。但是也有可能会有一些意料之外的好事出现。不得不放慢的生活节奏,拥有更多时间去陪伴家人,这又何尝不是一件幸事。COVID-19 的情况可能暂时将我们限制在了地理上的小圈子,但这并不能阻止我们享受生活,一起来寻找隐藏的宝藏吧。

五、远程医疗

远程医疗是利用远程交流技术提供远距离临床服务,通过将医师和患者、照顾者或任何参与照顾患者的人联系起来,以达到评定、干预、咨询和(或)监督的目的。这包括电话咨询、邮件和/或视频会议,目的是为因距离或其他因素而被隔离的患者提供及时、方便、临床适用、经济有效、以患者为中心的医疗服务。

近年来,国家在远程医疗方面不断出台相关政策,从 2009 年的《关于深化医药卫生体制改革的意见》到 2018 年 4 月的《国务院办公厅关于促进"互联网+医疗健康"发展的意见》,可以看出我国政府对远程医疗事业的重视。并且受 2020 年新冠疫情影响,疫情加速"互联网+医疗"发展,一方面,远程会诊咨询需求进一步扩大,另一方面,我国多个在线平台可供使用,如腾讯会议、钉钉等。2020 年 1 月 31 日晚,武汉火神山医院首个"远程会诊平台"调试成功。此外,康复医学的关注点就是患者日常生活活动能力的改善,由于医院资源有限,社区以及家庭会是患者康复的重要组成部分,那么如何保证患者在家庭以及社区康复的有效性以及有效的传播、教授康复知识,远程医疗会是重要的发展方向。

OTA 意识到人们对利用远程医疗提供作业治疗服务的兴趣日益剧增。OTA 支持使用符合世界作业治疗师联盟(World Federation of Occupational Therapists,WFOT)原则、以患者为中心、基于循

证、以健康为目的并属于作业治疗职业范畴的远程医疗服务。但需要注意的是，虽然有越来越多的证据表明远程医疗在作业治疗实践中的价值，还是有必要去评定个别患者的需求，并在个案的基础上去确定这种服务提供方法是否合适。制定这些指南是为了帮助会员减少专业和临床风险，并提供负责任的服务。但它作为一种相对新颖的服务提供方法，在证据、政策和先例上是空白的，这可能会使远程医疗容易受到某些网络风险的影响。

WFOT 概括了一些使用远程医疗的核心原则。本质上，远程提供作业治疗服务应符合与亲自提供服务相同的护理标准，并遵守所有管辖、机构和专业的作业治疗规范和政策。比如在澳大利亚，它需要遵守从业者管理局（Australian health practitioner regulation agency，AHPRA）的行为准则和专业能力标准、澳大利亚作业治疗道德规范和执业范围与架构。

（一）准备阶段

在准备开始之前，需先确定提供哪些远程医疗服务是合适的，以及提供远程医疗服务需要哪些技术。确定一种服务模式，以便能提供安全、临床有效并基于循证的干预措施。确保您的工作地点和设备能满足需求——安静、专业、免受干扰、最重要的是能保护患者的隐私和尊严。

确定最能满足患者需求和喜好的是什么，核实是否需要有人在现场陪同患者参与治疗。患者充分理解远程医疗的重要性，如何在他们的个人环境中使用远程医疗，以及您将如何保障他们的隐私和机密性。治疗师制作一本常用信息手册会很有用，内容包括：通过远程医疗您将提供哪些服务；患者参与需要哪些技术；如何管理隐私和保密资料，以及如何获得知情同意。

（二）设备

利用您的技能和专业知识，通过远程医疗提供临床护理，您还需要能够处理可能出现的技术问题。准备一个备用手机以免视频电话无法进行。在配置您准备和患者在远程医疗中使用的硬件和软件设施时，应考虑技术的兼容性、可访问性、可负担性和用户友好性。您需要一台电脑或者一个能联网的智能设备（或视频会议设备）、一个网络摄像头或摄影机；显示屏、麦克风、扬声器/耳机、可靠的网络连接和视频会议软件（或访问基于网页的远程会议服务）。确保设备具有良好的音质和图像连接。

技术建议：将麦克风放在一个牢固平整的平面，尽量靠近参与者，提高音质，减少背景杂音，要求参与者以正常的音量讲话，吐字清晰，每次只允许一个人发言，要求参与者将手机关机或调成静音模式，当视频咨询另一端的人正在讲话时，打开静音键。

视听建议：确保房间光线充足，能看清面容，不要在被观看人身后放置太明亮的灯光。提前检查并调整摄像头的角度，允许参与者之间进行眼神交流，在咨询之前，要求参与者避免穿图案鲜艳或反光的衣服，检查屏幕共享能力，以便共享临床指南或资源。

（三）安全性

作业治疗师使用远程医疗时必须遵守保密原则、保密法规和管辖区保密条例，这些法规管理着患者数据的网络存储和传输，使用安全的网络服务进行会议或传输信息。确保您和患者网络站点的安全性和会议的保密性。录音和文档也要确保安全传输和存储。确保安全措施到位，以保护和控制对患者数据的访问，防止误用、干扰和丢失，以及未经授权的访问、修改或披露。这包括如何收集、存储、使用、安全备份和处理患者的个人信息。供应商应使用安全的（加密的）专业服务器，完成审计跟踪、安全传输、强大的多步骤身份验证和独立登录权限，将数据泄露的风险降到最低。《个人信息安全指南》对如何确保远程医疗实施中有足够的安全措施进行了详细说明。

（四）隐私和保密

您必须遵守各国指定的保密原则、保密法规和保密条例。作为一名作业治疗师，您还必须遵守作业治疗协会的行为准则和道德规范。

确保您有明确的政策、规程和风险管理协议，以确保您遵守隐私和保密法规。这包括任何录像和静态图像的存储，远程会议室的视听隐私，以及可能发生的任何数据泄露的处理流程。

（五）风险管理

进行风险分析并制定应急预案，以应对远程医疗实践中可能出现的潜在风险（例如，如果患者跌倒风险高、情绪低落或出现意想不到的健康状况）。

应该向专业赔偿保险公司寻求恰当的建议，明确您将提供的远程医疗是否属于专业赔偿保险的服务范畴。

参考文献

［1］刘晓清,吴东.临床流行病学和循证医学的学科建设［J］.协和医学杂志,2019,10(04):398-402.

［2］喻佳洁,李琰,陈雯雯,等.循证医学的产生与发展:社会需求、学科发展和人文反思共同推动［J］.中国循证医学杂志,2019,19(01):108-113.

［3］曾宪涛,邝心颖,孙燕,等.什么是循证医学?［J］.湖北医药学院学报,2013,32(01):1-5.

［4］何俐,屈云,李幼平.循证医学的定义、发展、基础及实践［J］.中国临床康复,2003(04):540-541.

［5］沈洪兵,齐秀英.流行病学［M］.8版.北京:人民卫生出版社,2013:1-9.

［6］施榕.预防医学［M］.北京:高等教育出版社,2011:372.

［7］唐寒梅,傅燕艳,毛绍菊,等.国外研究生循证医学教学理念与方法的介绍及启示［J］.中华医学教育探索杂志,2016,15(2):130-134.

［8］闫宇翔,宋曼殳,张玲,等.以问题为基础的循证医学方法研究与实践［J］.中国医药导报,2015,12(02):117-120.

［9］田文静,刘宇鹏,朱琳,等.国外及中国香港地区循证医学教学方法研究综述［J］.中国高等医学教育,2016(11):104-105.

［10］张鹏,高静,叶熊,等.临床医学教育中循证医学思维方法的应用研究［J］.中国继续医学教育,2018,10(28):32-35.

［11］WILLIAMS A, SOKOL-MCKAY D A, BARTOS B, et al. Disabilities position statement of the American Association of Diabetes Educators［J］. Diabetes Educ, 2009, 35(1):41-44.

［12］吴尚洁.循证医学的再认识［J］.中国医师杂志,2018,20(02):161-163,170.

［13］童峰,郑昊,刘卓.从循证医学到循证实践的思辨与发展［J］.医学与哲学(A),2017,38(02):38-42.

［14］王吉耀,唐金陵,陈世耀.再谈循证医学［J］.中国循证儿科杂志,2017,12(03):161-163.

［15］李幼平,李静,孙鑫,等.循证医学在中国的发展:回顾与展望［J］.兰州大学学报(医学版),2016,42(01):25-28.

［16］曾宪涛.再谈循证医学［J］.武警医学,2016,27(07):649-654.

［17］American Association of Diabetes Educators. (n. d.). AADE 7TM self-care behaviors. Retrieved December 4, 2010. http://www.diabeteseducator.org/ProfessionalResources/AADE7.

［18］廖晓阳,王家良.循证医学和临床流行病学［J］.医学文选,2002(04):560-561.

［19］王家良.临床流行病学对临床科研及循证医学实践的科学价值［J］.实用医学杂志,2000(08):611-613.

［20］王家良.循证医学与临床医学［J］.中国循证医学,2001(01):5-7.

［21］HOLM M B. The 2000 Eleanor Clarke Slagle Lecture. Our mandate for the new millennium: evidence－based practice［J］. The American journal of occupational therapy: official publication of the American Occupational Therapy Association, 2000, 54(6):575-585.

［22］BAKER N, TICKLE-DEGNEN L. Evidence-Based Practice: Integrating Evidence to Inform Practice. In SCHELL B A B, GILLEN G, SCAFFA M E, et al. Willard and Spackman's occupational therapy (12th ed.). Philadelphia: Lippincott Williams & Wilkins, 2014.

［23］MACDERMID J, LAW M. Evaluating the evidence. In LAW M, MACDERMID J C (Eds), Evidence-based Rehabilitation: A guide to practice.

New Jersey：Slack Incorporated，2014.

[24] 王艳红.流行病学[A].2007—2008 公共卫生与预防医学学科发展报告[C]，2008：9.

[25] GUYATT G，CAIRNS J，CHURCHILL D，et al. Evidence-based medicine：a new approach to teaching the practice of medicine[J]. JAMA，1992，268（17）：2420-2425.

[26] SACKETT D L. Evidence-based medicine[C]//Seminars in perinatology. WB Saunders，1997，21（1）：3-5.

[27] SACKETT D L，ROSENBERG W M C，GRAY J A M，et al. Evidence based medicine：what it is and what it isn't[J]. BMJ，1996.

[28] SACKETT D L，ROSENBERG W M C. On the need for evidence-based medicine. Therapie，1996，51(3)：212-217.

[29] HAYNES R B，SACKETT D L，RICHARDSON W S，et al. Evidence-based medicine：How to practice & teach EBM[J]. MAJ Open，1997，157（6）：788.

[30] 曹庆，王颖，朱昭锦，等.5 个国家作业治疗师职业状况分析[J].中国康复理论与实践，2019，25(10)：1228-1235.

[31] 朱昭锦，杨雨洁，郭佳宝，等.太极特色作业治疗实践模式[J].中国康复理论与实践，2016，22(011)：1354-1356.

[32] 张天嵩，钟文昭.实用循证医学方法学[M].长沙：中南大学出版社，2012.

[33] 李立明.临床流行病学[M].北京：人民卫生出版社，2011.

[34] 刘续宝，王素萍.临床流行病学与循证医学[M].4 版.北京：人民卫生出版社，2013.

[35] 詹启敏，王杉.医学科学研究导论[M].2 版.北京：人民卫生出版社，2015.

[36] 刘鸣.系统评价、Meta-分析设计与实施方法[M].北京：人民卫生出版社，2011.

[37] ZENG X，ZHANG Y，KWONG J S W，et al. The methodological quality assessment tools for preclinical and clinical studies，systematic review and meta-analysis，and clinical practice guideline：a systematic review[J]. J Evid Based Med，2015，8（1）：2-10.

[38] 曾宪涛，包翠萍，曹世义，等. Meta 分析系列之三：随机对照试验的质量评价工具[J].中国循证心血管医学杂志，2012，04(3)：183-185.

[39] HIGGINS J，GREEN S. Cochrane handbook for systematic reviews of interventions Version 5.1.0[updated March 2011][M]//Cochrane handbook for systematic reviews of interventions/. Wiley-Blackwell，2011：102-108.

[40] Center for Evidence-Based Physiotherapy at the George Institute for Global Health. Physiotherapy Evidence Database (PEDro)[EB/OL].[2018-01-07]. http://www.pedro.org.au/english/downloads/pedro-scale/.

[41] CASP(Critical Skills Appraisal Programme)[EB/OL].[2018-01-07]. http://docs.wixstatic.com/ugd/dded87_4239299b39f647ca9961f30510f52920.pdf.

[42] JADAD A R，MOORE R A，CARROLL D，et al. Assessing the quality of reports of randomized clinical trials：Is blinding necessary?[J]. Controll Clin Trials，1996，17(1)：1-12.

[43] 曾宪涛，庄丽萍，杨宗国，等. Meta 分析系列之七：非随机试验性研究、诊断性试验及动物实验的质量评价工具[J].中国循证心血管医学杂志，2012，4（6）：496-499.

[44] SLIM K，NINI E，FORESTIER D，et al. Methodological index for nonrandomized studies（minors）：development and validation of a new instrument[J]. ANZ J Surg，2003，73(9)：712-716.

[45] 曾宪涛，刘慧，陈曦，等. Meta 分析系列之四：观察性研究的质量评价工具[J].中国循证心血管医学杂志，2012，04(4)：297-299.

[46] ROSTOM A，DUBE C，CRANNEY A，et al. Celiac Disease. Rockville（MD）：Agency for Healthcare Research and Quality（US）；2004 Sep.（Evidence Reports/Technology Assessments，No.104.）Appendix D. Quality Assessment Forms. http://www.ncbi.nlm.nih.gov/books/NBK35156.

[47] STANG A. Critical evaluation of the Newcastle-Ottawa scale for the assessment of the quality of nonrandomized studies in meta analyses[J]. Eur J Epidemiol，2010，25(9)：603-605.

[48] WELLS G A，SHEA B J，O'CONNELL D，et al. The Newcastle-Ottawa Scale（NOS）for Assessing the Quality of Non-Randomized Studies in Meta-Analysis[J]. App Eng Agric，2014，18（6）：727-734.

[49] SAGARI A，IKIO Y，IMAMURA N，et al. Effect of occupation-based interventions in patients with haematopoietic malignancies undergoing chemotherapy：A pilot randomised controlled trial[J]. Hong Kong J Occup Ther，2018，31（2）：97-105.

[50] WELLS G，SHEA B，O'CONNELL D，et al. NewCastle-Ottawa Quallty Assessment Scale—Case Control Studies[EB/OL].[2018-01-07]. http：//www. ohri. ca/programs/clinical_epidemiology/oxford. asp.

[51] CASP（Critical Skills Appraisal Programme）Cohort Study Checklist[EB/OL].[2018-01-07]. http：// docs. wixstatic. com/ugd/dded87_5ad0ece77a3f4fc9bcd3665a7d1fa91f. pdf.

[52] CASP（Critical Skills Appraisal Programme）Case Control Study Checklist[EB/OL].[2018-01-07]. http：// docs. wixstatic. com/ugd/dded87_afbfc99848f64537a53826e1f5b30b5c. pdf.

[53] WHITING P，RUTJES A W，REITSMA J B，et al. The development of QUADAS：a tool for the quality assessment of studies of diagnostic accuracy included in systematic reviews.[J]. Chin Med，2003，3（3）：25.

[54] WHITING P F，RUTJES A W，WESTWOOD M E，et al. QUADAS-2：a revised tool for the quality assessment of diagnostic accuracy studies.[J]. Ann Intern Med，2011，155（8）：529-536.

[55] Review Manager（RevMan）[Computer program]，Version 5. 2. Copenhagen：The Nordic Cochrane Centre，The Cochrane Collaboration，2012.

[56] 邬兰,张永,曾宪涛. QUADAS-2 在诊断准确性研究的质量评价工具中的应用[J].湖北医药学院学报,2013(3):201-208.

[57] CASP（Critical Skills Appraisal Programme）Diagnostic Checklist[EB/OL].[2018-01-07]. http：// docs. wixstatic. com/ugd/dded87_5f100f2d207a462a8dd552bfb6090d60. pdf.

[58] HIGGINS J P，SAVOVI J，PAGE M J，et al. Assessing risk of bias in a randomized trial[M]. John Wiley & Sons，Ltd，2019.

[59] DENT O. Methodological index for non-randomized studies[J]. ANZ J Surg，2003，73（9）：675-676.

[60] ROSTOM A，DUBÉ C，CRANNEY A，et al. Celiac disease[J]. Evid Rep Technol Assess（Summ），2004，104（104）：1-6.

[61] DRUMMOND M F，JEFFERSON T O. Guidelines for authors and peer reviewers of economic submissions to the BMJ[J]. BMJ，1996，313（7052）：275-283.

[62] 肖军,孙谨芳,王琦琦,等.卫生经济学评价报告指南及应用现状[J].中华预防医学杂志,2017,051（003）:276-280.

[63] OFMAN J J，SULLIVAN S D，NEUMANN P J，et al. Examining the value and quality of health economic analyses：implications of utilizing the QHES[J]. J Manag Care Pharm，2003，9（1）：53-61.

[64] EVERS S，MARIËLLE GOOSSENS，VET H D，et al. Criteria list for assessment of methodological quality of economic evaluations：Consensus on Health Economic Criteria.[J]. Int J Technol Assess Health Care，2005，21（2）：240-245.

[65] SHEA B J，GRIMSHAW J M，WELLS G A，et al. Development of AMSTAR：a measurement tool to assess the methodological quality of systematic reviews[J]. BMC Med Res Methodol，2007，7（1）：10.

[66] 熊俊,陈日新.系统评价/Meta 分析方法学质量的评价工具 AMSTAR[J].中国循证医学杂志,2011（9）:1084-1089.

[67] 张方圆,沈傲梅,曾宪涛,等.系统评价方法学质量评价工具 AMSTAR 2 解读[J].中国循证心血管医学杂志,2018(1):14-18.

[68] DE C L，BEKKERING G E，BOUCKAERT L，et al. Home-and community-based occupational Therapy improves functioning in frail older people：a systematic review[J]. J Am Geriatr Soc，2017，65（Suppl 1）.

[69] LIU C J, CHANG W P, ARAUJOD C I, et al. Effects of physical exercise in older adults with reduced physical capacity: meta-analysis of resistance exercise and multimodal exercise[J]. Int J Rehabil Res, 2017, 40(4): 303-314.

[70] WANG S, ZHANG J, GUO M, et al. The efficacy of Shen Shuaining Capsule on chronic kidney disease: a systematic review and meta-analysis[J]. Evid Based Complement Alternat Med, 2016(7): 1-11.

[71] SCHULZ K F, ALTMAN D G, MOHER D. CONSORT 2010 Statement: updated guidelines for reporting parallel group randomised trials [J]. BMJ, 2010, 340(7748): 698-702.

[72] 王小琴,韦当,刘雅莉,等. PRISMA 声明应用现状调查[J]. 中国循证医学杂志,2014,14(09):1160-1164.

[73] DAVID M, ALESSANDRO LI, JENNIFER T, et al. 系统综述和荟萃分析优先报告的条目:PRISMA 声明[J]. 中西医结合学报,2009,7(09):889-896.

[74] SOKOL-MCKAY D A. Vision rehabilitation and the person with diabetes [Special issue: Diabetes care]. Topics in Geriatric Rehabilitation, 2010, 26 (3): 241-249. https://www.aota.org/~/media/Corporate/Files/AboutOT/Professionals/WhatIsOT/PA/Facts/Diabetes%20fact%20sheet.pdf.

[75] 张天嵩,钟文昭,李博. 实用循证医学方法学[M]. 2 版. 长沙:中南大学出版社,2014.

[76] 王吉耀. 循证医学与临床实践[M]. 3 版. 北京:科学出版社,2012.

[77] 田金徽,李伦. 网状 Meta 分析方法与实践[M]. 北京:中国医药科技出版社,2017.

[78] 左力,王梅,王海燕. 荟萃分析(meta-analysis)及其临床作用[J]. 中华肾脏病杂志,1999(05):57-59.

[79] 耿利,顾明君. 荟萃分析简介[J]. 第二军医大学学报,2000(08):97-98.

[80] 靳英辉,吴世文,拜争刚,等. 系统评价与 Meta 分析的内涵及价值[J]. 同济大学学报(医学版),2019,40(01):105-111.

[81] 曾宪涛,冷卫东,郭毅,等. Meta 分析系列之一:Meta 分析的类型[J]. 中国循证心血管医学杂志,2012,4(01):3-5.

[82] 陈耀龙,沈建通,李琳,等. 循证医学术语介绍Ⅳ[J]. 中国循证医学杂志,2009,9(04):376-383.

[83] 文进,李幼平. Meta 分析中效应尺度指标的选择[J]. 中国循证医学杂志,2007(08):606-613.

[84] 杨娟,郑青山. Meta 分析的统计学方法[J]. 中国临床药理学与治疗学,2005(11):1309-1314.

[85] 王珍,张红,潘云. Meta-分析固定效应模型及其扩展应用[J]. 中国组织工程研究与临床康复,2008(39):7715-7718.

[86] 程里礼,雷鹏,陶园,等. 基于统计学角度:解读固定效应模型和随机效应模型[J]. 中国循证心血管医学杂志,2017,9(03):261-264.

[87] 徐勇勇. Meta 分析常见资料类型及统计分析方法[J]. 中华预防医学杂志,1994,028(005):303-307.

[88] 康德英,洪旗,刘关键,等. Meta 分析中发表性偏倚的识别与处理[J]. 中国循证医学杂志,2003,3(1):45-49.

[89] 翟俊霞,王丹,牟振云,等. Meta 分析中的偏倚分析[J]. 河北医药,2009,31(24):3413-3414.

[90] 史红,李静,包务业. 医学研究中的发表偏倚问题[J]. 中华医学杂志,2001(14):63-65.

[91] 付文杰,吴君怡,许杨鹏,等. Meta 分析中二分类数据效应量的选取[J]. 中国循证心血管医学杂志,2016,8(01):7-11,22.

[92] HIGGINS J P T, THOMAS J, CHANDLER J, et al. Cochrane Handbook for Systematic Reviews of Interventions version 6.0 (updated August 2019). Cochrane, 2019. Available from www.training.cochrane.org/handbook.

[93] TSENG T Y, DAHM P, POOLMAN R W, et al. How to use a systematic literature review and meta-analysis [J]. J Urol, 2008, 180(4): 1249-1256.

[94] SACKETT D L, ROSENBERG W M, GRAY J A, ET al. Evidence based medicine: what it is and what it isn't [J]. BMJ, 1996, 312(7023): 71-72.

[95] DEEKS J J. Issues in the selection of a summary statistic for meta-analysis of clinical trials with binary outcomes [J]. Stat Med, 2002, 21(11): 1575-1600.

[96] BLETTNER M, SAUERBREI W, SCHLE-

HOFER B, et al. Traditional reviews, meta-analyses and pooled analyses in epidemiology [J]. Int J Epidemiol, 1999, 28(1):1-9.

[97] RESSING M, BLETTNER M, KLUG S J. Systematic literature reviews and meta-analyses: part 6 of a series on evaluation of scientific publications [J]. Dtsch Arztebl Int, 2009, 106(27): 456-463.

[98] LIN L, CHU H. Quantifying publication bias in meta-analysis [J]. Biometrics, 2018, 74(3): 785-794.

[99] HUEDO-MEDINA T B, SÁNCHEZ-MECA J, MARÍN-MARTÍNEZ F, et al. Assessing heterogeneity in meta-analysis: Q statistic or I2index? [J]. Psychol Methods, 2006, 11(2): 193-206.

[100] IOANNIDIS J P. Interpretation of tests of heterogeneity and bias in meta-analysis [J]. J Eval Clin Pract, 2008, 14(5): 951-957.

[101] IMPERIALE T F. Meta-analysis: when and how [J]. Hepatology, 1999, 29(6): 26S-31S.

[102] HIGGINS J P, THOMPSON S G. Quantifying heterogeneity in a meta-analysis [J]. Stat Med, 2002, 21(11):1539-1558.

[103] CHEN B, BENEDETTI A. Quantifying heterogeneity in individual participant data meta-analysis with binary outcomes [J]. Syst Rev, 2017, 6(1):243.

[104] EGGER M, DAVEY SMITH G, SCHNEIDER M, et al. Bias in meta-analysis detected by a simple, graphical test [J]. BMJ, 1997, 315(7109): 629-634.

[105] BILJANA M, JELENA M, BRANISLAV J, et al. Bias in meta-analysis and funnel plot asymmetry[J]. Stud Health Technol Inform, 1999, 68: 323-328.

[106] LEE Y H. An overview of meta-analysis for clinicians [J]. Korean J Intern Med, 2018, 33(2): 277-283.

[107] SIDDAWAY A P, WOOD A M, HEDGES L V. How to Do a Systematic Review: A Best Practice Guide for Conducting and Reporting Narrative Reviews, Meta-Analyses, and Meta-Syntheses [J].

Annu Rev Psychol,2019,70:747-770.

[108] 赵静,韩学杰,王丽颖,等.循证性临床实践指南的制定程序与方法研究[J].中医杂志,2009,11(5):983-987.

[109] 胡晶,陈茹,谢雁鸣,等.科学和规范的改编临床实践指南[J].中国循证儿科杂志,2012,7(3):226-230.

[110] 王小钦,王吉耀.循证临床实践指南的制定与实施[M].北京:人民卫生出版社,2016.

[111] 雷军强,杜亮,王梦书,等.制定高质量循证诊断临床实践指南的方法与策略[J].中国循证医学杂志,2016,16(1):7-10.

[112] 胡晶,詹思延.中国临床实践指南制定的现状与建议[J].中国循证心血管医学杂志,2013,6(5):217-218.

[113] 陈耀龙,杨克虎,田金徽,等.循证实践指南的制定:国际经验与中国实践[J].兰州大学学报(医学版),2016,2(42):29-35.

[114] HUNTER E G, GIBSON R W, ARBESMAN M, et al. Systematic Review of Occupational Therapy and Adult Cancer Rehabilitation: Part 2. Impact of Multidisciplinary Rehabilitation and Psychosocial, Sexuality, and Return-to-Work Interventions[J]. Am J Occup Ther, 2017, 71(2): 7102100040p1-7102100040p8.

[115] 赵光杰,王小钦.如何循证制定临床指南[J].中华内科杂志,2015,54(11):919-921.

[116] 王波,詹思延.国外循证临床实践指南制定的方法与经验[J].中国循证心血管医学杂志,2013,5(4):334-336.

[117] HOLGER J S, WOJTEK W, ITZIAR E,等.指南2.0:为成功制定指南而系统研发的全面清单[J].中国循证医学杂志,2014,14(9):1135-1149.

[118] GUYATT G, OXMAN A D, AKL E A, et al. GRADE guidelines: 1. Introduction—GRADE evidence profiles and summary of findings tables [J]. J Clin Epidemiol, 2011, 64(4): 383-394.

[119] SCHÜNEMANN H J, WIERCIOCH W, ETXE-ANDIA I, et al. Guidelines 2.0: systematic development of a comprehensive checklist for a successful guideline enterprise[J]. Can Med Assoc J, 2014, 186(3): E123-E142.

[120] 赵静,韩学杰,王丽颖,等.中医临床实践指南制定过程中存在的问题及对策[J].中医杂志,2010,51(2):119-121.

[121] CHALMERS I, GLASZIOU P. Avoidable waste in the production and reporting of research evidence[J]. Obstetrics & Gynecology, 2009, 114(6): 1341-1345.

[122] TENNY S, VARACALLO M. Evidence Based Medicine (EBM) [M]. StatPearls. Treasure Island (FL): StatPearls Publishing LLC, 2019.

[123] MOHER D, WEEKS L, OCAMPO M, et al. Describing reporting guidelines for health research: a systematic review[J]. J Clin Epidemiol, 2011, 64(7): 718-742.

[124] BEGG C, CHO M, EASTWOOD S, et al. Improving the quality of reporting of randomized controlled trials: the CONSORT statement[J]. JAMA, 1996, 276(8): 637-639.

[125] 谭力铭,薛竑飏,范曼如,等.临床实践指南制订方法——指南发布前的外部评审[J].中国循证心血管医学杂志,2019,11(7):771-773.

[126] MOHER D, LIBERATI A, TETZLAFF J, et al. Preferred reporting items for systematic reviews and meta-analyses: the PRISMA statement[J]. PLoS Med, 2009, 6(7): e1000097.

[127] VON ELM E, ALTMAN D G, EGGER M, et al. The Strengthening the Reporting of Observational Studies in Epidemiology (STROBE) statement: guidelines for reporting observational studies[J]. PLoS Med, 2007, 4(10): e296.

[128] KILKENNY C, BROWNE W J, CUTHILL I C, et al. Improving bioscience research reporting: the ARRIVE guidelines for reporting animal research[J]. PLoS Biol, 2010, 8(6): e1000412.

[129] RISON R A, KIDD M R, KOCH C A. The CARE (CAse REport) guidelines and the standardization of case reports[J]. J Med Case Rep, 2013, 27(7):261.

[130] PLINT A C, MOHER D, MORRISON A, et al. Does the CONSORT checklist improve the quality of reports of randomised controlled trials? A systematic review[J]. Med J Aust, 2006, 185(5): 263.

[131] SMITH B A, LEE H J, LEE J H, et al. Quality of reporting randomized controlled trials (RCTs) in the nursing literature: application of the consolidated standards of reporting trials (CONSORT) [J]. Nurs Outlook, 2008, 56(1): 31-37. e3.

[132] NARAHARI S R, RYAN T J, AGGITHAYA M G, et al. Evidence-based approaches for the Ayurvedic traditional herbal formulations: toward an Ayurvedic CONSORT model[J]. Journal of Alternative & Complementary Medicine, 2008, 14(6): 769-776.

[133] ALTMAN D G, SIMERA I, HOEY J, et al. EQUATOR: reporting guidelines for health research[J]. Lancet, 2008, 371(9619):1149-1150.

[134] GRILLI R, MAGRINI N, PENNA A, et al. Practice guidelines developed by specialty societies: the need for a critical appraisal[J]. Lancet, 2000, 355(9198): 103-106.

[135] World Health Organization. WHO handbook for guideline development[M]. World Health Organization, 2014.

[136] CHEN Y L, YAO L, XIAO X J, et al. Quality assessment of clinical guidelines in China: 1993-2010[J]. Chin Med J (Engl), 2012, 125(20): 3660-3664.

[137] HAYWARD R S A, WILSON M C, TUNIS S R, et al. More informative abstracts of articles describing clinical practice guidelines[J]. Ann Intern Med, 1993, 118(9): 731-737.

[138] SHIFFMAN R N, SHEKELLE P, OVERHAGE J M, et al. Standardized reporting of clinical practice guidelines: a proposal from the Conference on Guideline Standardization[J]. Ann Intern Med, 2003, 139(6): 493-498.

[139] International Organization for Standardization. Documentation: Abstracts for Publications and Documentation[M]. ISO, 1976.

[140] ROSENFELD R M, SHIFFMAN R N, ROBERTSON P. Clinical practice guideline development manual: a quality-driven approach for translating evidence into action[J]. Otolaryngol Head

Neck Surg, 2013, 148(1): S1-S55.

[141] ANON. Knowing what works in health care: a roadmap for the nation[M]. National Academies Press, 2008.

[142] BROUWERS M C, KHO M E, BROWMAN G P, et al. AGREE II: advancing guideline development, reporting and evaluation in health care[J]. Can Med Assoc J, 2010, 182(18): E839-E842.

[143] MOHER D, SCHULZ K F, SIMERA I, et al. Guidance for developers of health research reporting guidelines [J]. PLoS Med, 2010, 7 (2): e1000217.

[144] HÖHL W, MOLL S, PFEIFFER A. Occupational therapy interventions in the treatment of people with severe mental illness. Curr Opin Psychiatry, 2017, 30(4): 300-305.

[145] 丁泓帆,邓围,杨楠,等.WHO 指南评审原则与方法[J].中国循证医学杂志,2016,16(4):478-481.

[146] 谢秀丽,陈耀龙,卢传坚,等.中医(中西医结合)临床实践指南制修订方法——外部评审[J].中华中医药杂志(原中国医药学报),2016,31(8):3155-3157.

[147] 靳英辉,邓通,曾宪涛,等.临床实践指南制订方法——指南的实施工具[J].中国循证心血管医学杂志,2019,11(10):1157-1161.

[148] PHILLIPS B N, KASEROFF A A, FLEMING A R, et al. Work-related social skills: Definitions and interventions in public vocational rehabilitation[J]. Rehabil Psychol, 2014, 59 (4): 386-398.

[149] TSANG H W. Applying social skills training in the context of vocational rehabilitation for people with schizophrenia. J Nerv Ment Dis, 2001, 189 (2): 90-98.

[150] CHRISTENSEN T N, NIELSEN I G, STENAGER E, et al. Individual Placement and Support supplemented with cognitive remediation and work-related social skills training in Denmark: study protocol for a randomized controlled trial [J]. Trials, 2015, 16: 280.

[151] 夏扬.康复医学中循证医学的使用[J].医学与哲学(B),2012,33(11):10,25.

[152] PELLEGRINI M, FORMISANO D, BUCCIARELLI V, et al. Occupational Therapy in Complex Patients: A Pilot Randomized Controlled Trial [J]. Occup Ther Int, 2018: 3081094.

[153] PIERSOL C V, JENSEN L, LIEBERMAN D, et al. Occupational Therapy Interventions for People With Alzheimer's Disease[J]. Am J Occup Ther, 2018, 72(1): 7201390010p1-7201390010P6.

[154] XIA Q H, JIANG Y, NIU C J, et al. Effectiveness of a community-based multifaceted fall-prevention intervention in active and independent older Chinese adults [J]. Inj Prev, 2009, 15(4): 248-251.

[155] SCHWEICKERT W D, POHLMAN M C, POHLMAN A S, et al. Early physical and occupational therapy in mechanically ventilated, critically ill patients: A randomised controlled trial [J]. Lancet, 2009, 373(9678): 1874-1882.

[156] PYATAK E A, CARANDANG K, VIGEN C L P, et al. Occupational Therapy Intervention Improves Glycemic Control and Quality of Life Among Young Adults With Diabetes: the Resilient, Empowered, Active Living With Diabetes (REAL Diabetes) Randomized Controlled Trial [J]. Diabetes Care, dc171634.

[157] 梁碧莹,唐强.作业治疗对脑卒中后上肢功能障碍的国内临床应用进展[J].中国康复医学杂志,2019,34(01):107-111.

[158] MARITZ R, BAPTISTE S, DARZINS S W, et al. Linking occupational therapy models and assessments to the ICF to enable standardized documentation of functioning [J]. Can J Occup Ther, 2018, 85(4):330-341.

[159] 郭铁成,陈小红,卫小梅.中国版脑卒中简明 ICF 核心要素的初步研究[J].中国康复医学杂志,2008(07):609-614.

[160] 郭铁成,陈小红,卫小梅.中国版脑卒中简明 ICF 核心要素量表的信度与效度研究[J].中国康复医学杂志,2008(08):700-703.

[161] 张静,邱卓英.脑卒中 ICF 核心分类量表综合版的效标关联效度研究[J].中国康复理论与实践,2013,19(01):4-7.

［162］韩东,王金艳,孙李慧子,等.以 ICF 为指导的作业治疗对脑卒中患者 ADL 影响的临床研究［J］.中国康复,2016,31(03):171-173.

［163］袁海新,陈文华.ICF 指导下的作业治疗对脑卒中偏瘫患者日常生活活动能力的效果［J］.中国康复理论与实践,2017,23(02):151-154.

［164］闫彦宁.作业治疗关注功能、生活、健康与幸福［J］.中国康复,2016,31(01):3-4.

［165］SORITA E, TARRUELLA A, BOSSARD C, et al. Contribution of occupational therapy intervention with stroke patients［J］. Ann Rehabil Med, 54(supp-S1).

［166］高怡,鲍勇,谢青,等.脑卒中患者基础性日常生活活动训练中 PEO 模式的应用研究［J］.中国康复医学杂志,2016,31(02):208-211.

［167］范亚蓓,吴玉霞,伊文超,等.任务导向性游戏结合音乐治疗在脑瘫儿童作业治疗中的应用［J］.中国康复,2015,30(06):416-417.

［168］杨延辉,张洁,贾杰.抛投运动训练对脑卒中患者手及上肢功能改善的临床应用［J］.中国康复医学杂志,2019,34(09):1103-1105.

［169］刘静娅,刘璇,黄富表,等.作业治疗在腕管综合征中的应用［J］.中国康复理论与实践,2017,23(05):563-566.

［170］谢敏.手外伤康复中作业治疗的应用价值分析与研究［J］.黑龙江医药,2019,32(04):968-969.

［171］COLE T, NICKS R, FERRIS S, et al. Outcomes after occupational therapy intervention for traumatic brachial plexus injury: A prospective longitudinal cohort study［J］. J Hand Ther,2020, 33(4):528-539.

［172］LOGAN P A, GLADMAN J R, AVERY A, et al. Randomised controlled trial of an occupational therapy intervention to increase outdoor mobility after stroke［J］. BMJ, 2004, 329(7479): 1372-1375.

［173］STURM J W, DEWEY H M, DONNAN G A, et al. Handicap after stroke: how does it relate to disability, perception of recovery, and stroke subtype?: the north North East Melbourne Stroke Incidence Study (NEMESIS)［J］. Stroke, 2002, 33(3): 762.

［174］SHANG-YU Y, JUNG-DER W, JER-HAO C. Occupational therapy to improve quality of life for colorectal cancer survivors: a randomized clinical trial［J］. Support Care Cancer, 2020,28(3):1503-1511.

［175］张英,廖维靖,郝赤子.低频重复经颅磁刺激联合作业治疗对脑卒中患者上肢运动功能恢复的临床研究［J］.中国康复,2019,34(03):142-145.

［176］赵一瑾,余彬,何龙龙,等.虚拟现实技术结合作业治疗训练对脑卒中偏瘫患者上肢功能影响的临床研究［J］.中国康复医学杂志,2019,34(06):661-666.

［177］BAR M A, PADE M, JARUS T, et al. Problem-based learning in occupational therapy curriculum-implications and challenges［J］. Disabil Rehabil, 2018, 40(17): 2098-2104.

［178］姜志梅,吕智海,孙颖,等.PBL 教学法在作业治疗学教学中的应用实践［J］.中国伤残医学,2008,16(6):128-129.

［179］陈颖,符彩萍.PBL 教学法在作业治疗学教学中应用效果的探讨［J］.中国高等医学教育,2016,(8):97-98.

［180］李洪秋,赵忠海,丁晓伟,等.循证医学理念在我国临床实践教学中应用效果的 Meta 分析［J］.沈阳医学院学报, 2019, 21(2): 188-192.

［181］THOMPSON C J. Fostering skills for evidence-based practice: The student journal club［J］. Nurse Educ Pract, 2006, 6(2): 69-77.

［182］SZUCS K A, BENSON J D, HANEMAN B. Using a Guided Journal Club as a Teaching Strategy to Enhance Learning Skills for Evidence-Based Practice［J］. Occup Ther Health Care, 2017, 31(2): 143-149.

［183］STERN P. Using journal clubs to promote skills for evidence-based practice［J］. Occup Ther Health Care, 2008, 22(4): 36-53.

［184］ANON. Therapy and Adult Cancer Rehabilitation: Part 1. Impact of Physical Activity and Symptom Management Interventions［J］. Am J Occup Ther, 2017, 71 (2): 7102100030p1-7102100030p11.

［185］CROSKERRY P, NIMMO G R. Better clinical

decision making and reducing diagnostic error[J]. J R Coll Physicians Edinb, 2011, 41(2): 155-162.

[186] SMALLFIELD S, KALDENBERG J. Occupational Therapy Interventions for Older Adults With Low Vision[J]. Am J Occup Ther, 2020, 74(2): 7402390010.

[187] SMALLFIELD S, KALDENBERG J. Occupational therapy interventions to improve reading performance of older adults with low vision: A systematic review[J]. Am J Occup Ther, 2020, 74(2): 7402397010.

[188] TORBICA A, FATTORE G. Understanding the impact of economic evidence on clinical decision making: A discrete choice experiment in cardiology[J]. Soc Sci Med, 2010, 70(10): 1536-1543.

[189] 唐金陵. 循证医学基础[M]. 北京: 北京大学医学出版社, 2011.

[190] 茅艺伟, 陈英耀, 唐檬, 等. 我国卫生技术评定决策转化现状及影响因素的定性研究[J]. 中国卫生质量管, 2015, 22(02): 91-94.

[191] TANG J L, WANG W Z, AN J G, et al. How willing are the public to pay for anti-hypertensive drugs for primary prevention of cardiovascular disease: a survey in a Chinese city[J]. Int J Epidemiol, 2010, 39(1): 244-254.

[192] LIEBOW M. Evidence-Based to Value-Based Medicine[J]. Mayo Clin Proc, 2005, 80(10): 1396.

[193] VRANCEANU A M, COOPER C, RING D. Integrating Patient Values into Evidence-Based Practice: Effective Communication for Shared Decision-Making[J]. Hand Clin, 2009, 25(1): 83-96.

[194] RAO C, DARZI A, ATHANASIOU T. An Introduction to Decision Analysis[J]. Evidence Synthesis in Healthcare, 2011: 127-140.

[195] MILTON C W. 临床决策分析(哈佛版)[M]. 上海: 复旦大学出版社, 2005.

[196] 李奎成, 唐丹, 刘晓艳, 等. 国内 Barthel 指数和改良 Barthel 指数应用的回顾性研究[J]. 中国康复医学杂志, 2009, 24(08): 737-740.

[197] YI Y Y, DING L, WEN H L, et al. Is Barthel Index Suitable for Assessing Activities of Daily Living in Patients With Dementia? [J]. Front Psychiatry, 2020, 8(11): 282.

[198] 闵瑜, 吴媛媛, 燕铁斌. 改良 Barthel 指数(简体中文版)量表评定脑卒中患者日常生活活动能力的效度和信度研究[J]. 中华物理医学与康复杂志, 2008(03): 185-188.

[199] 邱纪方, 李建华, 梁小平, 等. 康复科住院患者功能独立性测量与住院费用和时间的关系[J]. 中华物理医学与康复杂志, 2002(07): 11-15.

[200] COHEN J T, MARINO R J, SACCO P, et al. Association between the functional independence measure following spinal cord injury and long-term outcomes[J]. Spinal Cord, 2012, 50(10): 728-733.

[201] 崔立玲, 于洋, 王玥, 等. Valpar 训练系统对帕金森病患者的疗效[J]. 中国康复理论与实践, 2018, 24(07): 767-772.

[202] 卞立, 陈永桃, 邵一, 等. Valpar 职业评定系统在工伤职业康复中的应用进展[J]. 中国康复, 2015, 30(06): 428-431.

[203] 董强, 郭起浩, 罗本燕, 等. 卒中后认知障碍管理专家共识[J]. 中国卒中杂志, 2017, 12(06): 519-531.

[204] 孙云闯, 秦斌. MoCA 和 MMSE 在轻度认知障碍中的应用比较[J]. 中国神经免疫学和神经病学杂志, 2010, 17(02): 138-140.

[205] JUNG Y K, JEONG E H, LEE H J, et al. Validation of MoCA-MMSE Conversion Scales in Korean Patients with Cognitive Impairments[J]. Dement Neurocogn Disord, 2018, 17(4): 148-155.

[206] NILSEN D, GILLEN G, ARBESMAN M, et al. Evidence Connection-Occupational therapy interventions for adults with stroke[J]. Am J Occup Ther, 2015, 69: 6905395010.

[207] 李响, 张洪蕊, 杨宪章, 等. 以任务目标为导向的上肢功能训练对卒中患者日常生活活动能力的影响[J]. 中国康复医学杂志, 2017, 32(10): 1180-1182.

[208] 任云萍, 李明莹, 李长江等. 任务导向性训练结合肌电生物反馈治疗对脑卒中患者上肢腕背伸功能的影响[J]. 中华物理医学与康复杂志, 2013, 35

(9):7102-7105.

[209] 中国高龄脑卒中患者康复治疗技术专家共识[J]. 中国老年保健医学,2019,17(01):3-16.

[210] WHEELER S, ACORD-VIRA A, ARBESMAN M, et al. Evidence Connection——Occupational therapy interventions for adults with traumatic brain injury. Am J Occup Ther, 2017, 71: 7103395010.

[211] ANON. Occupational Therapy Practice Guidelines for Adults With Traumatic Brain Injury, Wheeler & Acord-Vira, 2016.

[212] AMINI D, LIEBERMAN D, HUNTER E. Evidence Connection——Occupational therapy interventions for adults with musculoskeletal conditions. Am J Occup Ther, 2018, 72: 7204390010.

[213] 黄露露,苏友新. 国内膝关节骨性关节炎社区康复的研究现状[J]. 中国康复医学杂志,2018,33(09):1122-1128.

[214] 刘婷,甘云,刘杰民,等. 具备内外旋自由度的双侧减压辅具对膝关节生物力学的影响[J]. 医用生物力学,2016,31(05):443-448.

[215] BRAUN P W. Less than ten: Surgeons with amputated fingers. J Hand Surg Am, 1982, 7: 31-37.

[216] HOPKINS H L, SMITH H D. (Eds.). Willard and Spackman's occupational therapy (4th ed) [M]. Philadelphia: Lippincott, 1971.

[217] STRATEN V O. The use of games in occupational therapy of hand burns[J]. Burns Including Thermal Injury, 1986, 12(7):521-525.

[218] 黄文柱,严文,王志军,等. 基于康复花园的园艺训练对手外伤术后的康复效果[J]. 中国康复理论与实践,2017,23(11):1326-1329.

[219] NASTASI J A. Occupational therapy interventions supporting leisure and social participation for older adults with low vision[J]. Am J Occup Ther, 2020, 74: 7401185020.

[220] 周新建,先元涛,田荣平,等. 社区康复经济学分析[J]. 全科医学知识窗,2011(08):2830-2832.

[221] WANG J Y. The application of bealth economic in clinical medicine/Wang JL: Clinical epidemiology[J]. The second edition. Shanghai; shanghai Scientific Technoloy Publisher, 2001:347.

[222] 周罗晶,吴大嵘,欧爱华等. 卫生经济学评价方法在临床路径中的适用性、现状及应用思路[J]. 中国卫生经济学,2010,29(1):52-54.

[223] 张新,吴洪,冉春风,等. 手外伤康复治疗的成本-效果研究[J]. 中国康复医学杂志,2009,24(1):33-36.

[224] MICHAEL F D. 卫生保健项目经济学评估方法[M]. 李世雪,主译. 北京:人民卫生出版社,2008.

[225] MIGLIORE A. Case Report——Improving dyspnea management in three adults with chronic obstructive pulmonary disease. Am J Occup Ther, 2004, 58: 639-646.

[226] ROAN C, BELL A. Occupational Therapy in the Neonatal Intensive Care Unit for a Neonate with Perinatal Stroke: A Case Report[J]. Phys Occup Ther Pediatr, 2017, 37(3): 283-291.

[227] SMALLFIELD S, HECKENLAIBLE C. Effectiveness of Occupational Therapy Interventions to Enhance Occupational Performance for Adults With Alzheimer's Disease and Related Major Neurocognitive Disorders: A Systematic Review[J]. Am J OccupTher, 2017, 71(5): 7105180010p1-7105180010p9.

[228] VANDENBERG K A. Individualized developmental care for high risk newborns in the NICU: a practice guideline[J]. Early Hum Dev, 2007, 83(7): 433-442.

[229] ANON. Research opportunities in the area of children and adolescents with challenges in sensory processing and sensory integration[J]. Am J Occup Ther, 2014, 68(2): 242-244.

[230] RANDELL E, MCNAMARA R, DELPORT S, et al. Sensory integration therapy versus usual care for sensory processing difficulties in autism spectrum disorder in children: study protocol for a pragmatic randomised controlled trial[J]. Trials, 2019, 20(1): 113.

[231] SCHAAF R C, HUNT J, BENEVIDES T. Occupational therapy using sensory integration to improve participation of a child with autism: a case report[J]. Am J Occup Ther, 2012, 66(5): 547-555.

附 录

Meta 分析 meta-analysis

A

安慰剂效应 placebo effect

B

报告偏倚 reporting bias

背景因素 contextual factors

比值比 odds ratio，OR

标准化均数差 standardized mean difference，SMD

病例对照研究 case control study

病例分析 case analysis

病例系列分析 case series analysis

C

参与 participation

参与有限制 participation restriction

测量 measurement

测量偏倚 measurement bias/detection bias/ascertainment bias

测量误差 random measurement error

抽样误差 sampling error

存活队列偏倚 survival cohorts bias

D

单个质量评价条目 individual quality compo-nent or item

动机 motivation

动作 activity/action

队列研究 cohort study

对照组 control group

对照组事件发生率 control event rate，CER

E

二次研究证据 secondary research evidence

二分资料 binary data

F

非随机对照研究 non-randomized controlled trial

分析性研究 analytical study

G

干扰 intervention

干预研究 interventional study

个案病例报告 case report

个案研究 individual study

个人因素 personal factor

国际功能、残疾和健康分类 International Classification of Functioning, Disability and Health, ICF

国际损伤、残疾和障碍分类 International Classification of Impairments, Disabilities, and Handicaps, ICIDH

H

河川模式 Kawa model

横断面研究 cross-sectional study

253

环境 environment

环境因素 environmental factor

灰色文献 gray literature

回忆偏倚 recall bias

混杂偏倚 confounding bias

混杂因素 confounding factor

活动 activity

活动受限 activity limitation

霍桑效应 Hawthorne effect

J

集合偏倚 assembly bias

计数资料 dichotomous data

加拿大作业表现模式 Canadian occupational performance measure，COPM

加拿大作业能力模式修订版 Canadian model of occupational performance and engagement，CMOP-E

加权均数差 weighted mean difference，WMD

角色 role

精确性 precision

K

开放式系统 open system

L

滥用 overuse

连续变量 continuous data

临床决策分析 clinical decision analysis

临床流行病学 clinical epidemiology

临床实践指南 clinical practice guideline，CPG

临床证据手册 handbook of clinical evidence

零点偏倚 zero time bias

流行病学 epidemiology

履行力 performance capacity

率差 risk difference，RD

M

描述性研究 descriptive study

敏感性分析 sensitivity analysis

N

内部真实性 internal validity

牛津循证医学中心 Oxford centre for evidence-based medicine，OCEBM

P

偏倚 bias

偏倚分析 risk of bias

评价 evaluation

Q

迁移性偏倚 migration bias

R

人 person

人-环境-作业模式 person-environment-occupation model，PEO

人类作业模式 model of human occupation，MOHO

任务 task

S

设计 design

身体结构与功能 body functions and structure

身体损伤 impairment

失访偏倚 lost to follow-up bias

实践参数 practice parameter

实施偏倚 implementation bias

试验性研究 experimental study

使用不足 underuse

试验组事件发生率 experimental event rate，EER

熟练技巧表现 skilled performance

随访偏倚 attrition bias

随机对照试验 randomized controlled trial，RCT

随机化 randomization

随机误差 random error

T

同行评审 peer review

统计效率 statistical efficiency

推荐强度 strength of recommendation

W

外部真实性 external validity

危险比 hazard ratios，HR

卫生技术评定 health technology assessment，HTA

卫生技术评定报告 health technology assessment，HTA

文献综述 narrative review

无应答偏倚 non-response bias

误差 error

误用 misuse

X

习惯 habit

系统评价 syntheses

系统误差 systematic error

系统综述 systematic review，SR

相对危险度 relative risk，RR

向均数回归 regression to the mean

信息偏倚（观察偏倚）information bias（observational bias）

选择偏倚 selection bias

循证实践 evidence-based practice，EBP

循证医学 evidence-based medicine，EBM

Y

亚组分析 subgroup analysis

严格评价 critical appraisal

意志力 volition

原始研究 primary study

原始研究证据 primary research evidence

Z

沾染 contamination

真实性 validity

证据 evidence

证据分级 level of evidence

证据评定 assessing the evidence

证据体 evidence body

证据系统 system

证据摘要 synopses

志愿者偏倚 volunteer bias

质量评价量表 quality scale

质量评价清单 quality checklist

中国生物医学文献数据库 China biology medicine disc，CBM

中国学术期刊数据库 China science periodical database，CSPD

中国学术期刊网络出版总库 China academic journal network publishing data-base，CAJD

中国知网 China national knowledge infrastructure，CNKI

中文生物医学期刊文献数据库 Chinese medical current contents，CMCC

作业 occupation

作业表现力 occupational performance

作业表现模式 occupational performance model

附录二

循证医学常用名词解释

循证医学：将当前最佳研究证据与临床专业知识同患者的价值观和意愿相结合，制定出具体的治疗策略。

循证实践：即慎重、准确和明智地应用当前所能获得的最好证据，整合实践者的个人专业技能和临床经验、患者的价值和医院、系统研究得来的最佳证据，用于患者健康服务的临床决策过程。

随机对照试验（**randomized controlled trial，RCT**）：指平行组随机对照研究，RCT 通常被认为是临床治疗性试验的黄金标准方法，严格采用随机分配的方法，将符合要求的研究对象随机分配到试验组和对照组，分别给予研究的干预措施和对照措施，在一致的条件或环境下，前瞻性地进行观察、分析、比较试验的效应，从而得出研究结论。

流行病学：流行病学是人们在防治传染性疾病

的过程中逐步发展起来的,现代流行病学定义指的是研究人群中疾病与健康状态的分布及其影响要素,是研究疾病与健康状况的防治方法和策略的科学。

描述性研究(descriptive study):描述性研究是利用已有的或专门调查的资料,按不同地区、时间或人群特征分类,将健康人群或患病人群的分布情况真实地展现出来的一类研究方法。

分析性研究:分析性研究是在描述性研究的基础上,进一步在有选择的人群中检验研究因素与研究结局之间是否存在因果关联的一类研究方法。分析性研究需要事先设立对照组,通过观察、测量发生在不同组别研究对象上的各种现象或不同因素,通过对比分析确定疾病或健康状态与可能的影响因素之间的关联,从而检验假说。分析性研究主要包括病例对照研究、队列研究及其衍生类型。

队列研究(cohort study):又称定群研究、群组研究,也是研究病因的一种主要流行病学方法。是依照研究人群有无暴露于某暴露因素或该暴露因素程度的差别,分为暴露组和非暴露组,随访一定期限,查看和比较两组之间某病发病率或死亡率是否有区别,从而检验该暴露因素与疾病之间是否有关联以及关联大小的研究办法。

横断面研究:横断面研究是指在某一个时点(或期间)这个断面上,对某一特定人群的有关变量(因素)、疾病或健康(或事件发生)状况及各种因素(暴露)进行的调查分析,以描述分布与因素的关联。由于横断面研究是在短时间内完成,如1天、1周或1个月,且调查的是患病频率,因此又称为现况研究,或现患病率研究(prevalence study)。

试验性研究:在研究者控制下,对研究对象施加或消除某种因素或措施,以观察此因素或措施对研究对象的影响,再对所获得的第一手数据,进行统计学处理、分析、总结后得出结论。

病例对照研究:病例对照研究是以某人群内一组患有某种疾病的人(称为病例)和同一人群内未患此病但在与患病有关的某些已知因素方面和病例组相似的人(称为对照)作为研究对象,调查他们过去对某个或某些可疑病因(即研究因子)的暴露有无和/或暴露程度(剂量),通过对两组暴露率的比较,推断研究因子作为病因的可能性。

病例分析:病例分析是对现有的病例临床资料进行归纳、分析并得出结论,或对新的疾病病因或表现特征进行描述、分析、总结的一类研究。

病例注册登记:病例注册登记通常是指涉及健康信息的登记。狭义的病例注册登记研究是为了达到一种或更多预定的科学或临床目的,利用观察性研究方法收集统一的数据来评定某一特定疾病、状况或暴露人群的结局指标,其结论可为描述疾病的自然史或确定某一治疗措施的临床疗效、安全性、成本效益以及评价或改善临床治疗提供科学依据。

证据:证据是指任何原始或二次研究的结果和结论,包括离体研究、体外细胞研究、动物实验及人体(人群)研究的结果和结论,但主要指以患者为研究对象的各种临床研究(包括预防、病因、诊断、治疗及预后研究、经济学研究及评价等)所得到的结果和结论。证据主要来自互联网在线数据库、杂志及指南等。

证据体:证据体是指针对同一临床问题,多种来源、不同研究方法和等级强度的多个研究构成的证据体系。

原始研究证据:原始研究证据是指直接以受试者(包括健康人及患者)为研究对象,通过进行单个的预防、病因、诊断、治疗及预后研究,获得一手数据,经统计学分析和总结后得出的结论。

二次研究证据:二次研究证据是指对某一具体问题系统地收集全部原始研究证据,然后应用科学的标准严格评价、整合处理、分析总结后所得出的综合结论。是对多个原始研究证据再加工后得到的更高层次的证据,主要包括临床实践指南、临床证据手册、系统综述和卫生技术评定报告等。

灰色文献:灰色文献是指已完成,还未公开发表的研究证据,主要有非公开出版的政府文献、会议文献、技术档案、企业产品资料及内部刊物等。

证据分级:证据分级是指按照论证强度将证据定性分成多个级别,以进一步定量评价证据质量的系列方法。

推荐强度:推荐强度是指证据被介绍给证据使用者并可能被接受的程度。证据级别高,不一定推荐强度高。

PICO：P（participant/population）即特定的研究对象；I（intervention）即干预措施或暴露因素；C（comparison/control）即对照，可以是两种干预措施的比较或两种诊断试验的比较等；O（outcome）即结局。

证据的内部真实性：证据的内部真实性指研究结果正确反映被研究对象真实状况的程度。影响内部真实性的因素主要包括研究方法设计是否合理、统计分析是否正确、结论是否可靠、研究结果是否支持研究结论等。

证据的外部真实性：证据的外部真实性又称为普遍性（generalizability）、适用性（applicability），是指研究结果和推论与外部对象真实情况的符合程度，考虑的是从研究中得出的联系或研究结论是否能被外推至研究对象以外的、不同时间、不同地区的不同人群。

证据的重要性：证据的重要性是指研究结果本身是否具有临床价值。

证据的适用性：即外部真实性，是指研究结果与预期推论对象的真实情况相符合的程度，多指研究结果针对不同人群、不同地点和具体病例的推广应用价值等，多受到研究人群与目标人群特征上的差异，研究对象的类型、社会环境、经济条件等的影响。

精确性：又称为可靠性（reliability）和重复性（reproducibility），指反复测量结果的一致程度，与样本量的大小或测量的次数有关。

误差：通常指研究中获得的实际测量值与客观真实值之间的差异。

随机误差：随机误差是由机遇引起的，又称为机遇误差（chance error）、偶然误差（accidental error）。研究对象通常是从某个特定总体中随机抽取的样本，样本与总体之间必然存在一定的差别。这些差别可能来自被测定指标本身或测量方法本身等的随机变异。随机误差包括抽样误差（sampling error）和测量误差（random measurement error）等。

系统误差：系统误差是指在临床调查或测量时，由于某些确切的原因而造成的确定性误差，通常表现为结果有规律的偏大或偏小。造成系统误差原因包括实验方法不当、仪器不准、试剂不同、调查员凭主观意向询问、操作人员技术不熟练或未执行标准操作规程、医师诊断标准不一致等。

偏倚：偏倚是指在整个研究过程中，由于方法不当导致研究结果系统地偏离真实值的情况。偏倚是影响医学研究结果内部真实性的主要因素，其存在会使研究者对真实干预效应的估计过低或过高，从而导致研究因素与研究结局间的关联强度高于或低于真实情况。

选择偏倚：选择偏倚主要发生在研究设计阶段，是由于选取研究对象的方式不当，导致入选者与未入选者之间在与暴露或疾病有关的特征上存在差异，从而造成的系统误差。

信息偏倚：或称观察偏倚（observational bias），是由于测量或收集资料的过程存在问题，如资料收集不完整、仪器测量不准确等，致使获取的资料或信息出现系统误差。

混杂偏倚：混杂偏倚是指所研究因素与疾病（或事件）之间的联系被一个或多个外在因素掩盖或夸大，从而错误地估计了二者之间的真实联系。

霍桑效应：霍桑效应是指在临床试验中，研究者更关心自己感兴趣的试验组的研究对象，而受到"关照"的研究对象由此而产生某种心理变化，进而改变了他们的行为，这往往会夸大治疗效果。

志愿者偏倚：当治疗组的研究对象为志愿者时，志愿者和非志愿者除了暴露状态不同外，在与疾病发生相关的其他很多方面也可能不同，如志愿者的自我保健意识更强等。

实施偏倚：在干预措施的实施过程中发生的偏倚。指除目标措施外，试验组和对照组研究对象接受的其他干预措施不一致。标准化治疗方案和对研究对象及实施研究措施者采用盲法可避免这类偏倚。

安慰剂效应：某些患者由于依赖医药而表现一种正向的心理效应，即使服用无任何疗效的安慰剂也会表现出一定的疗效。因此当以主观症状的改善情况作为疗效评价指标时，其效应中可能包含安慰剂效应。

干扰：干扰是指试验组或对照组额外地接受了

与目标治疗类似的干预措施,从而人为地夸大了干预的疗效。

沾染:沾染是指对照组额外地接受了试验组的干预措施,从而人为地夸大了对照组疗效的现象。干扰和污染的控制办法就是在临床试验中使用盲法,严格地执行治疗方案,不要随意增加和减少干预措施。

随访偏倚:指在随访过程中,试验组和对照组因退出、失访、违背治疗方案的人数不一样造成的系统差异。为减少这类偏倚的影响,应尽可能获取失访者的信息,并对失访人员采用恰当的统计学方法处理,如意向处理分析(intention to treat analysis)。

报告偏倚:报告偏倚指文章中报告的结果与已测定但未报告的结果间存在的系统差异。

无应答偏倚:对调查作出应答的受访者占总受访人群的比例称应答率。影响应答率的因素包括:①群众是否了解调查;②调查方式或内容是否适当;③调查对象对疾病调查是否关心;④调查是否因为自身原因抗拒调查;⑤调查对象外出未遇等。若无应答比例高(如在抽样调查中达 30%),即可造成偏倚。一般要求应答率应在 90% 以上,如果应答率低于 85% 会对结果造成较大影响。

调查人员偏倚:由于调查人员主观因素造成的偏倚。例如有意识地对具有某些特征的对象进行深入调查,或者为了获得所需要的回答进行诱导性询问等。

测量偏倚:测量偏倚可来自被测量者、测量者与测量过程中的各个环节。被测量者由于不配合或生物学变异可引起测量误差;测量者技术水平的差别,测量过程中可因测量环境不佳,仪器、试剂不统一,标本采样、处理不当,判定标准不统一等,均可影响患病率、检出率等研究结果。因此应对疾病的诊断,健康、生理、病理、精神心理等指标的测量要严格进行测量质量控制,统一测量人员、测量用具,必要时重复测量等,尽量减少测量偏倚,以保障测量结果准确可靠。

病情检查偏倚:又称证实偏倚(verification bias),是指在评价诊断或筛检试验时,只对诊断或筛检试验出现阳性结果的受试者采用金标准加以确诊,而阴性结果者不再做进一步检查就认定无病,造成假阴性资料缺失,使诊断的灵敏度增加而特异度降低。

疾病谱偏倚:又称疾病谱效应(spectrum effect),是指诊断或筛检试验的灵敏度和特异度在不同的患者亚组间存在差异,如果所选择的对象不能充分代表各亚组,即可产生疾病谱偏倚。

领先时间偏倚:领先时间偏倚是指筛检诊断时间和临床诊断时间之差被解释为因筛检而延长的生存时间,是筛检导致诊断时间提前所致的偏倚。通过筛检试验,在某疾病自然史的早期(如症状出现前)提前做出诊断,从而赢得提前治疗疾病的时间被称为领先时间(lead time)。实际上就是从筛检发现到临床诊断发现所能赢得的时间。

病程长短偏倚:与恶性程度高的肿瘤患者相比,恶性程度低的同类肿瘤患者常有较长的临床前期。因此,后者被筛检到的机会更大,且由于恶性程度低的肿瘤患者生存期又比前者长,从而造成筛检者比未筛检者生存时间长的假象。

参考试验偏倚:参考试验偏倚是指诊断试验的金标准(参考试验)选取不当造成的偏倚。当金标准不够准确时,会造成错分(misclassification),即将有病者判为无病者,将无病者判为有病者,从而影响诊断试验评价的准确性。

评价偏倚:与干预研究盲法类似,预先知晓金标准结果可能会影响对诊断结果的判读,反之亦然。

失访偏倚:在待检试验结果和金标准结果出来之前的退出病例,应详细介绍原因并进行经验性分析。

发表偏倚:往往那些认为干预措施与传统治疗有明显差别的研究(阳性结果的研究)容易发表,而阴性结果的研究论文,通常会被忽视,诊断试验亦然,这种由研究结果的方向性和强度来决定研究论文是否被发表。

文献综述:文献综述简称综述,是指在全面掌握、分析某一学术问题(或研究领域)相关文献的基础上,对该学术问题(或研究领域)在一定时期内已有研究成果、存在问题进行搜集、分析、归纳、整理,做出综合性介绍和阐述的学术论文。

系统综述：系统综述是指使用系统、明确的方法针对某一特定的临床问题，系统全面地查询、选择和收集相关证据，用统一的科学评价标准从符合纳入标准的研究中提取并分析资料，得出可靠的综合性结论的过程。

Meta 分析（meta-analysis）：Meta 分析也被译为荟萃分析、元分析等，广义的 Meta 分析被定义为：运用定量方法概括各项研究结果的系统评价，即系统评价的一种类型，指全面收集所有相关研究并逐个进行严格评价和分析，再通过定量合成的方法对资料进行统计学处理所得出综合结论的过程；狭义的 Meta 分析定义为：Meta 分析是文献评价中将若干项研究结果合并成一个单独数字估计的统计学方法，即是一种定量合成的统计学方法。

比值比（OR）：OR 是测量疾病与暴露联系强度的一个重要指标，是某组中某事件的比值与另一组内该事件的比值之比。OR 的意义是指暴露组的疾病危险性为非暴露组的多少倍。

相对危险度（RR）：RR 也被称为率比（rate ratio），是暴露组的发病率与非暴露组的发病率之比，其意义是两组事件率之比。RR 是反映暴露（干预）与事件关联强度最有用的指标。

率差（RD）：RD 也被称为归因危险度（attributable risk，AR）、绝对风险差（absolute risk difference）和绝对风险降低率（absolute risk reduction，ARR），是指干预（暴露）组合对照组结局事件发生概率的绝对差值。RD 反映了暴露（干预）组中净由暴露（干预）因素所致的发病水平（从暴露组角度考虑）。

加权均数差（WMD）：WMD 是指两组均数之差，可用于估计治疗改变结果的平均量。Meta 分析中，WMD 用于所有研究具有相同连续性结局变量（如体重）和测量单位时。

标准化均数差（SMD）：SMD 是两组估计均数差值除以平均标准差而得。

异质性：Meta 分析中不同的研究间的各种变异。Cochrane 网站的术语网页中将异质性定义为：①广义上描述参与者、干预措施和一系列研究间测量结果的差异和多样性，或那些研究中内在真实性的变异；②专指统计学异质性，用来描述一系列研究中效应量的变异程度。

敏感性分析：敏感性分析是用于结果评价稳定性的一种方法，它评定数据和使用方法的不确定性假设如何影响合并结果的稳健程度。

临床实践指南（clinical practice guidelines，CPGs）：又称医学指南、临床指南，是以系统综述为依据，用于指导决策和提供卫生保健的某特定领域中诊断、管理及治疗相关原则的文件。它可以帮助医务人员及患者在特定临床情况下对卫生保健做出合理决策。1990 年美国科学院医学研究所（institute of medicine，IOM）将临床实践指南定义为：系统制定的多组指导意见，帮助医师和患者针对具体的临床问题做出恰当处理，从而选择合适的卫生保健服务并做出决策。

临床路径：也称关键路径，是将研究证据、专业技能与实践经验加以结合的一种行之有效的临床实践模式，是循证医学原则在临床实践中的具体体现。它代表了"以疾病为中心"向"以患者为中心"的医疗模式转化的趋势，倡导多学科合作及持续质量改进。

单元化管理：单元化管理是针对某类疾病进行的特定医疗管理体系，以提高临床疗效，属于特殊医疗管理模式之一。例如：卒中单元是其中典型的代表，指为卒中患者提供药物治疗、肢体康复、语言训练、心理康复和健康教育等系统化的医疗管理。以多元医疗（即多学科合作）、整合医疗模式为特点。

变异：变异是指患者的实际情况或疾病进展与事先预设的标准、规范、级别、目标、阈值或预期结果的偏离，是一种变化或分离的状态。变异管理是对临床路径在实际应用过程中遇到的问题进行反馈分析，并提出相应的持续质量改进（continuous quality improvement，CQI）方法的过程。

定性研究：又被称为质性研究、质的研究，是社会科学研究领域的主要研究方法之一。定性研究是研究者通过访谈、现场观察、查阅文献等方法，了解人们对某一事物或现象的经历、观点、见解、想法、感觉，收集定性资料，并按一定的主题、类别进行编码、归纳推理的过程。

卫生技术评定：卫生技术评定是指对卫生技术的技术特性，以及使用过程中患者、操作者和环境的安全性、有效性、经济性和社会适应性等进行系统全面的评价,为各层决策者制定卫生技术相关政策提供决策依据,从而优化卫生资源配置、提高有限卫生资源的利用质量和效率。

成本:成本是指为相应获益而实施某项医疗服务规划或方案所消耗的全部人力和物质资源(通常用货币来表示)。

固定成本(fixed cost)和变动成本(variable cost):按服务成本与服务量的关系,可分为固定成本和变动成本。

直接成本(direct cost):直接成本指用于医疗防治项目及处理项目结果所消耗的资源或所花的代价。包括与维护健康或防治疾病相关的预防、诊断、治疗、康复等所消耗的资源,如药品、材料、卫生人力支出、固定资产折旧,以及保健、康复、健康教育等活动支出。

间接成本:间接成本指因伤病或死亡引起的社会成本或代价。包括休学、罢工、因病或死亡所损失的工资或因劳动力丧失所造成的产值减少等。

平均成本:平均成本指每个单位服务量平均消耗的资源。

边际成本:边际成本指每增加(或减少)一个单位的服务量所增加(或减少)的成本额。当边际成本低于平均成本时,增加服务量,在某种程度上将使平均成本继续降低;当边际成本等于平均成本时,每单位服务量的平均成本最低,所获得的经济效益也最大。

无形成本:无形成本指伤病带来的一类难以评测的成本,如疼痛、精神上的痛苦、紧张、忧虑或死亡给家属带来的悲痛等。

效果:效果指现实环境中干预项目实施后产生的健康结果改善。既包括血脂、血压等替代指标,也包括最终产出指标,如人群期望寿命延长及发病率、病死率等。

替代指标:替代指标指用来替代主要结局的指标,如血压对于高血压导致的重要脏器损害和脑卒中、冠心病、肾病的发生率就是一个替代指标。一项合格的替代指标应该满足两个条件:一是该指标与临床结局有高度的相关性,并可预测疾病结局;二是该指标可以完全解释由干预引起的临床结局

变化的净效应。提倡在临床经济学分析中采用合格的替代指标作为效果指标。

效益:效益是以货币的方式表示医疗保健服务的结果改善情况,即有用效果的货币表现。通过把效果转化为效益,对干预的成本和效益进行比较,可以直观地了解到效益是否大于成本。

直接效益:直接效益是指实施某项医疗防治服务计划后所节省的医疗资源消耗。

间接效益:间接效益是指实施某项医疗防治服务计划后所减少的非医疗类的经济损失,包括减少了误工时间而带来的产值的增长,减少了患者及家属或其他陪同人员的工资奖金损失等。

无形效益:无形效益是指实施了某项医疗防治服务计划后使人们获得的心理满足感,如减轻或避免了患者肉体和精神上的痛苦、增加患者信心以及康复后带来的舒适和愉快感等。尽管无形效益难以定量地用货币来表示,但却是客观存在的效益。

效用:效用是人们在获得医疗防治服务后对自身健康水平改善和生活能力提高的满意程度。

成本—效果分析:成本—效果分析是一种评价各种医疗防治项目成本与结果的方法,用于确定有效使用有限资源,以成本效果比(cost/effectiveness, C/E)的形式为各类决策者提供医疗防治项目的重要依据。

成本—效用分析:成本—效用分析是通过比较医疗防治项目投入及其产生的效用来衡量卫生干预效率的一种经济学评价方法。

成本—效益分析:成本—效益分析是将各种备选方案的全部预期成本和结果均用货币量为单位来表示,进行比较和评价。其中尤以将预期结果换算为货币量为其特点。

附录三
网上常用循证医学资源及其主要内容

一、循证医学网络数据库

(一)常用中文数据库

中国知网(National Knowledge Infrastructure,

CNKI)

万方数据知识服务平台（Wanfang Data Knowledge Service Platform）

中国生物医学文献数据库（Chinese Biological Medical Database，CBM）

维普资讯中文期刊服务平台（VIP）

（二）常用英文数据库

Cochrane Library

UpToDate

PubMed

EMBASE

MD Consult

Clinical Evidence

Embase

Web of Science

二、临床实践指南资源

美国国立临床实践指南（National guideline clearinghouse，NGC）

英国国家卫生与临床优化研究所（National Institute for Health and Clinical Excellence，NICE）

苏格兰校际指南网络（Scottish Intercollegiate Guidelines Network，SIGN）

加拿大医学会临床实践指南（CMA Infobase）

新西兰临床实践指南（NZGG）

三、循证医学搜索引擎

Trip Medical Database

SUMsearch

Otseeker

OT SEARCH

AgeLine

CINAHL

Scopus

世界作业治疗师联盟（WFOT）

日本作业治疗师协会（JAOT）

美国作业治疗协会（AOTA）

英国作业治疗学会（BAOT）

澳大利亚作业治疗协会（OTA）

加拿大作业治疗师协会（CAOT）

新西兰作业治疗师协会（NZAOT）

新加坡作业治疗师协会（SAOT）

中国香港职业治疗学会（HKOTA）

中国台湾职能治疗学会（TOTA）

中国澳门职业治疗师公会

中国台湾职能治疗师公会全联会

中国香港职业治疗学院

中国康复医学会

中华医学会物理医学与康复学分会

中国作业治疗网

OT 循证网

美国作业治疗协会循证官网

谷歌学术

OT CATS

PubMed

Cochrane library

OTseeker

Evidence-Based Series（AOTA 证据系列）

OT Now Critically Appraised Papers（CAOT）

其他搜索器：Embase，CINAHL，PsycINFO，ERIC，AMED，CancerLit，Ageline 等

四、电子期刊

BMJ Evidence-Based Medicine

ACP journal club

Bandolier

中华 OT 电子杂志：http：//www. hkiot. org/（中国香港职业治疗学院网站可下载）

美国作业治疗杂志（全文免费）：http：//ajot. aotapress. net/content/by/year

香港作业治疗杂志（SCI 收录）：http：//www. hkjot-online. com/

澳大利亚作业治疗杂志（部分免费）：http：//onlinelibrary. wiley. com/journal/10. 1111/（ISSN）1440-1630/issues

亚洲作业治疗杂志（部分免费）：http：//www. jstage. jst. go. jp/browse/asiajot/_vols

Clinical Rehabilitation（SCI 收录）：http：//cre. sagepub. com/content/by/year

Physiotherapy：http： // www. physiotherapy-journal. com/issues

    Archives of Physical Medicine and Rehabilitation：http：//www. archives-pmr. org/issues

    Journal of Rehabilitation Medicine：http：// jrm. medicaljournals. se/

中国康复医学杂志

中国循证医学杂志

中国循证儿科杂志

中国循证心血管医学杂志

循证护理